21 世纪高等医学院校教材

局部解剖与手术学

凌光烈　王　竞　舒　强　主编

U0313074

科 学 出 版 社

北 京

内 容 简 介

目前国内外局部解剖学和手术学方面的参考书有很多,但都是将局部解剖和手术分开,且编写局部解剖学的作者缺乏手术经验,而编写手术学的作者又缺乏解剖方面的广博知识。偶有将两者结合在一起的,其联系的紧密性及深度、广度也都不能满足读者需求。

本书是中国医科大学解剖与手术学教研室多年临床实践和教学经验的总结,编者们从教学改革的需要出发,从培养复合型实用人才的需要出发,将解剖学与手术学知识有机地融合在一起,在基础知识学习和临床实践应用之间架起了一个桥梁。

全书反映了外科应用解剖与手术学的最新学术进展,增添了许多新的科研资料,其内容涉及普通外科、矫形外科、神经外科、泌尿外科、胸外科和急救外科等,具有结构清晰、语言简练、图文并茂和易读易懂的优点,适于用做必修课教材和供临床医师参考。

图书在版编目 (CIP) 数据

局部解剖与手术学/凌光烈,王　竞,舒　强主编. -北京:科学出版社,2002.4

(21 世纪高等医学院校教材)

ISBN 978-7-03-010299-7

Ⅰ. 局… Ⅱ.①凌…②王…③舒… Ⅲ.①局部解剖学-医学院校-教材②外科手术-医学院校-教材 Ⅳ.①R323②R61

中国版本图书馆 CIP 数据核字(2002)第 017628 号

科 学 出 版 社 出版

北京东黄城根北街 16 号

邮政编码: 100717

http://www.sciencep.com

北京教图印刷有限公司 印刷

科学出版社发行　各地新华书店经销

*

2002 年 4 月第 一 版　　　开本:850×1168　1/16

2016 年 1 月第二次印刷　　印张:27

字数:553 000

定价:59.80 元

(如有印装质量问题,我社负责调换〈路通〉)

《局部解剖与手术学》编写人员

主　编　凌光烈　王　竞　舒　强

副主编　高克明　杨凌洪　公茂青　张雪峰
　　　　程云飞

编　者　(按姓氏笔画为序)

于淑瑛　王　竞　王　静　王光辉
王红梅　王荫槐　公茂青　石恩金
卢　敏　刘俊杰　刘瑞昌　孙　娟
李万冬　杨凌洪　佟玉章　张雪峰
孟凡东　袁冰荣　徐恩相　高克明
凌光烈　梁传声　程云飞　舒　强

绘　图　邹卫东　姚丽娟　董　迈

前　言

　　局部解剖与手术学是一门重要的医学桥梁课,是医学生进入临床必备的基础知识和基本技能。各高等医学院校对这门课程均很重视,但目前还缺乏这样一本教材以满足读者需要。

　　在迈入新世纪的今天,知识信息爆炸,科学技术发展迅猛,许多理论和技术需要更新、丰富,局部解剖与手术学也同其他学科一样需要更新和补充。由于新时期对素质教育、创新能力的要求,急需一本适应新时期要求的局部解剖与手术学教科书。本教材突出思想性、科学性、先进性、启发性和实用性,修订了某些概念、定义、论点或不适之处,删除了某些与系统解剖学不必要的重复,增添了有代表性的新资料。在突出基本理论、基本知识和基本技能的前提下,又涵盖了新理论、新技术和新知识。参加编写这本书的人员均有丰富的理论知识和实践经验,其中有很多内容是他们在临床和教学工作中的体会。

　　本书共有 11 章,文字约 25 万字;插图 700 余幅,均为线条图。

　　本教材适用于高等医学院校本科生、七年制学生学习和青年医师参考。

　　由于水平有限,本书欠妥之处在所难免,敬请广大读者提出批评、指正。

编　者

2002 年 4 月

目　　录

第一章

绪　论

　　局部解剖学与手术学是基础与临床的桥梁课,是解剖与临床外科相结合的实用性学科,要成为一个优秀的外科医生,就必须学好此门课程。

一、局部解剖学

　　局部解剖学(regional anatomy)是从外科疾病与手术相关的实际需要出发,阐述人体器官的解剖关系,如:人体各局部的层次,各器官的位置、毗邻、血管、神经的走行、体表投影和常见的变异,以及各组织与器官之间的相互关系等。对局部解剖的熟悉程度决定了一个外科医生的工作能力和水平,只有很好地掌握局部解剖才能使外科医生在手术过程中得心应手,避免不必要的损伤,减少并发症,使手术获得较好的效果。

二、手　术　学

　　手术学(operative surgery)是专门研究手术的技巧、方法、条件的科学,是外科学的重要组成部分。外科手术是外科治疗疾病的重要手段,是在无菌、无痛条件下,在人体上所进行的器械操作,以达到诊治疾病的目的。

　　手术术式是在基础理论指导下进行设计和创新的。较理想的手术术式应是既能达到治疗疾病的目的,取得预想的治疗效果,又没有或很少有因手术而给患者带来的不可弥补的后遗症。一个称职的外科医师应是精于基本知识、基本理论、基本技能,对患者有高度责任感的科学工作者。

　　外科医师在进行手术时主要是"手工操作",所以无菌术和手术的基本操作技术是外科医师必备的基本功。手术中操作是否熟练,是否能严格遵守无菌原则,都是手术能否成功的关键。无菌术和手术基本操作技术是医学生必须完全掌握的内容,也是判定医学生在手术学学习中是否达到合格的重要标准。

　　手术器械操作对机体是一种创伤,所以术中必须要保护组织,操作要轻柔,要尽最大努力维护器官的生理功能,尽力避免副损伤。手术要在保证患者安全和无痛、无菌条件下进行。保证患者在术中的安全包括考虑患者的机体情况、手术对患者机体的影响、患者对手术的耐受能力、创口愈合以及为此而必须进行的术前和术后处理。保证患者无痛即要选择最适于患者的麻醉。手术较大、失血较多和时间较长时,还要从维护机体重要系统(循环、呼吸、泌尿等)的生理功能和防止感染的角度出发,给予输血、补液、抗菌治疗等。

术前必须认真讨论,对病情充分估计,明确诊断,进行周密的手术设计。术中应按计划和手术操作步骤进行。如发现病情与估计不符,需要改变手术术式时,应及时组织会诊或经手术人员讨论后,按新方案进行手术,并应记录在手术记录中。手术是集体劳动,第一术者负主要责任。

三、围手术期

围手术期(perioperative period)是指以手术治疗为中心,包含术前、术中及术后的一段时间,具体是指从确定手术治疗时起,直到与这次手术有关的治疗结束为止,时间约在术前5~7天至术后7~12天。围手术期处理是贯穿于术前、术中、术后的一个连续的整体处理,以使患者获得最佳的手术治疗效果。由于手术对机体的损伤较大,容易导致内环境失调,产生各种并发症,甚至导致死亡。因此,加强对围手术期的处理至关重要,可以降低手术引起的并发症和病死率。

四、手术的分类

手术有多种分类方法:

1. 按外科专科分类:神经外科手术、眼科手术、耳鼻喉科手术、骨科手术、泌尿外科手术、妇产科手术、胸外科手术等。

2. 按手术操作的复杂程度及创面大小分类:大手术、中等手术、小手术。

3. 根据手术的缓急程度分类:急救手术、紧急手术、限期手术、择期手术。急救手术指病情迅速变化,直接威胁患者生命而需立即施行的手术。如急性窒息时所做的气管切开术,大血管损伤时的止血手术等。紧急手术指病情的发展危及患者生命,必须及时手术,如胃肠道穿孔修补术等。限期手术指应在短期内实行,而不应拖延日期的手术,恶性肿瘤的手术属于此类。择期手术指病情发展缓慢,术前可做适当的准备,再选择合适时间进行的手术。如腹股沟疝修补术、甲状腺大部切除术等。

4. 根据手术性质和远期疗效分类:根治性手术、姑息性手术,主要用于恶性肿瘤。前者如乳癌根治术、直肠癌根治术等,即将原发病灶连同所属淋巴结一并切除,而不再残留转移淋巴结和病变者。达不到上述要求的恶性肿瘤手术,称为姑息性手术,这种手术只能减轻症状或延长患者生命。如为解决晚期食管癌患者的进食而做的胃造瘘术、直肠癌结肠造口术等。

5. 根据手术是否分期完成分类:一期手术、二期手术、多期手术。一期手术指经过一次即可完成全部治疗目的的手术,大部分手术属于此类。因病情复杂、患者耐受性差或某些特殊情况,手术难以一次完成,需要分两次或多次进行的手术为二期或多期手术,如整形修复或器官再造等。

6. 根据手术的无菌程度分类:无菌手术、污染手术、感染手术。无菌手术指手术的全过程均在无菌条件下进行,手术部位的病变组织没有感染或污染,伤口可得到一期愈合,如甲状腺次全切除术等。污染手术指手术过程中,手术区有被污染的可能,如胃肠道手术、胆道手术等。感染手术指手术部位已有感染或化脓,如脓肿切开引流术等。

五、手术对机体的影响

1. 精神症状:术前应细心观察患者的精神状态,耐心进行解释,解除其对疾病的顾虑和对手术的恐慌,建立患者治病的信心。为了消除患者的精神紧张,还可适当应用一些镇静药物。应注意患者有否不安、异常活动、幻觉、幻想、意识障碍以及代谢紊乱等不正常情况,如发现异常应立即处理。

2. 代谢紊乱:手术后创伤的修复和热量的供应需要消耗大量氨基酸和糖,术中、术后如摄入不足,可大量消耗机体原有的蓄存,形成负代谢平衡。一般术后每日可失氮 12~35 g,且患者有糖耐量低下、肝糖原下降、血糖升高和一过性糖尿。代谢紊乱又带来内分泌紊乱(如胰岛素、肾上腺皮质激素、高血糖素等),内分泌改变又可带来电解质的改变,如垂体后叶素增加造成钠潴留等。对这些代谢上的紊乱,术后均需根据实际情况,给予适当的处理。

3. 凝血机制改变:手术创伤可使机体凝血机制一过性亢进,可为形成血栓的条件,继续亢进又可激发纤维蛋白溶解系统,成为发生 DIC 的潜伏病因。术中、术后输入的血液和血浆,可扰乱机体的凝血机制,这些因素虽然可以通过机体自身调节进行缓冲,一旦超越机体的缓冲能力,即可发生比较严重的后果。

4. 失血和体液的丧失:不足 400 ml 的失血,机体可自行调节,超过 500 ml 以上的急性失血,可使循环功能发生障碍。术中除经皮肤蒸发和随呼吸排出的水分外,胸、腹腔手术时可自内脏创面丢失大量水分,如不加以保护和及时补充可发生脱水。失血和脱水都是导致休克的因素。

5. 自主神经功能紊乱:自主神经功能紊乱可因精神作用和对神经的直接刺激而引起,如术中内脏牵拉引起血压下降及心跳加快;胃肠道手术后肠蠕动的抑制可导致轻度肠麻痹、术后尿潴留等。自主神经功能紊乱在循环系统中表现比较明显,在术中、术后观察患者时应作为参考条件。

6. 对其他重要器官的影响:手术和经呼吸道的麻醉均可使气管分泌物增加,特别是全麻患者在意识丧失后常有分泌物排出不畅,轻者影响呼吸,重者可造成肺不张。胸、腹腔手术后,因患者惧怕大呼吸带来的创口疼痛、不敢咳嗽以及卧位均可使肺活量下降,呼吸面积减小。分泌物排出不畅和肺活量下降是呼吸系统并发症的重要原因。手术时,由于代谢增加和内环境的紊乱,可使肝肾的负担增加,手术的创伤越大、负担越重,越易导致肝肾功能下降,尤其在失血和乏氧时更加明显。术中、术后应对肝肾功能进行维护和监测。由于手术造成的内环境紊乱,还可使微量元素和维生素的需要量增加、代谢产物(包括超氧自由基)增加,加之各种激素的变化及酸碱平衡紊乱等,都可影响机体正常的生理功能和术后的恢复。上述变化都应根据情况给予适当的处理。

六、创口愈合

创口愈合过程可分为三个阶段:①炎性反应期:创缘内毛细血管及小血管破裂出血,创周毛细血管扩张,血液中纤维蛋白原及以白细胞为主的血细胞渗出,纤维蛋白原迅速形成凝血块,白细胞和巨噬细胞消化和吞噬无活力组织。②修复期:此期约需 4 天左右,幼稚成纤维细胞进入凝血块变成成纤维细胞,并形成结缔组织。结缔组织中胶原纤维连接两侧创缘。上皮细胞分化增生,覆盖创面。③愈合期:此期约需 2~3 天,特点是结缔组织中细胞成分减少,胶原纤维束增加,形成瘢痕。基于以上情况,一般创口 4 天以内主要靠缝线维持张力;6~7 天形成较牢固的愈合即可拆线。

为争取创口的顺利愈合,减少其不利因素,术中应注意以下几点:①尽力减少和防止组织的破坏和出血。组织破坏严重、出血较多时,局部坏死多,可使炎性反应期延长,且出血多也为感染创造了条件。因此,术中要尽力做到操作细致,减少组织破坏及出血,止血完善,缝合时防止过松或过紧,使创缘对合良好。②防止感染。血肿和污染是发生感染的两个重要因素,术中应彻底进行止血,严格遵守无菌原则。感染可使局部 pH 值偏碱性,而碱性环境可使凝血块液化。同时,感染可使毛细血管栓塞,破坏成纤维细胞,影响愈合过程。创口感染多数使创口失去一期愈合的机会。③注意纠正患者的营养状态,如低蛋白血症患者的成纤维细胞生成少、成熟时间长,影响胶原纤维形成,从而影响创口愈合;维生素 C 缺乏则可影响胶原纤维成熟、降低吞噬细胞的作用和毛细血管的新生,使愈合时间延长;维生素 K 与凝血机制有关,如果缺乏不利于创口愈合,应及时给予补充。此外,贫血、脱水、水肿、年龄大的患者愈合功能均较差,应给予一定的处理。

七、手术切口的分类

手术切口依其有无污染分为Ⅰ、Ⅱ、Ⅲ三类:Ⅰ类切口指清洁无污染的切口,如甲状腺大部切除术的切口;Ⅱ类切口指可能污染的切口,如胃大部切除术的切口;Ⅲ类切口系指已经污染的创口,如腹膜炎手术的切口。根据创口愈合情况,又分为:甲级愈合,为无感染的一期愈合创口;乙级愈合,创口虽有炎症反应所见,但尚未化脓的创口;丙级愈合为化脓创口。

八、手术记录

手术记录是病历的组成部分,不但具有疾病治疗档案、科研资料的职能,还具有法律文件的作用。手术记录书写的好坏也代表着外科医师的水平。

(一) 手术记录书写的要点

1. 原则上手术记录必须由术者填写,如由参加手术的助手书写,必须经术者认定或修改后签字。

2. 手术后应及时完成手术记录的书写,并需准确无误,特别是操作先后顺序要层次分明。

3. 描写用语要确切,不应使用"大概"、"可能"等含混不清的字样。

4. 对手术术式的填写要与实际操作一致,绝不能编造。描写手术过程时要客观地叙述,重点步骤一定要详细记载。

5. 为了补充描述的不足,对手术的主要部分可用画图表示。

(二) 手术记录的内容和填写方法

一般项目如姓名、年龄、性别、病历号、X 线片号等必须做到有格必填。诊断栏中的名称要与病历诊断一致。如术后发现与原诊断不符,可在术后诊断中说明诊断名称并填写日期。预定手术一定要尽量写明确定的术式。实施手术的术式要写全,如疝修补术应在后面括号中写明是用哪种方法,并且要忠于原法,没有按原法或对原法有变动和改进的方法应该注明。如系在上级医师指导下进行的手术,应在助手中第一个写上指导者的名字,并加括号注明指导字样。手术的开始和终止时间是以开始切开皮肤和缝合最后一针为准。麻醉栏中内容的填写,在有麻醉单时可根据麻醉单填写,无麻醉单或手术者进行的腰麻、局部麻醉等应注明方法、用药和用量。手术记录顺序可按体位、麻醉、消毒、切口、术中经过及所见、标本所见、绘图、小结、签名、日期列项填写。书写中如有文字更改需盖章。术中发生的特殊情况如血压下降、误伤其他组织和器官等均需如实记载,并详细写明处置经过。手术结束送回病房前,应将患者的情况记于手术记录中。

手术记录格式举例如下:

手 术 记 录

住院号:

姓　名:　　　　　　性　别:男　女　　　　手术日期:

手术前诊断:

手术后诊断:

手术名称:

手术开始时间:

施手术者:　　　　　助　手:　　　　护　士:

麻醉药品和用量:施麻醉者:

送检标本:

手术过程:

第二章

无菌技术

第一节 手术室的建立

　　手术室是保证安全、顺利地进行手术的场所,在位置、结构、设备等方面要严格按照无菌原则建立。

　　手术室应设在手术治疗区的中心或附近,环境清洁,无噪音,采光好。设有专用供电、供冷热水、中心供氧、中心负压吸引系统。有条件的医院,还应设有空气净化和温、湿度调节系统。手术室的墙、地面应用易刷洗的材料装修,地面应设有排水孔,墙角应为弧形,因其不易积尘。手术间的数目与外科病床数目之比应约为 1：20。大、中、小手术间面积应分别为 40～60 m²、30～40 m²、25～30 m²,最小不能小于 25 m²。手术间内的设备(图 2-1-1)以简单、适用、易移动、便于刷洗为原则。

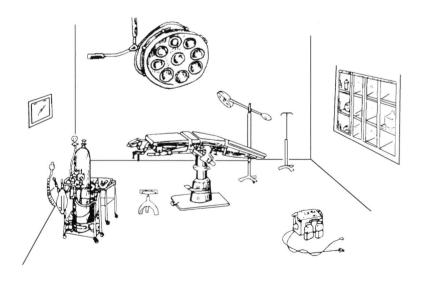

图 2-1-1　　手术间设备

第二节 手术室的无菌原则

外科无菌技术是为防止细菌进入手术野,避免伤口感染所采取的一系列消毒措施、操作方法和规则的总称。

一、手术伤口的细菌来源和控制途径

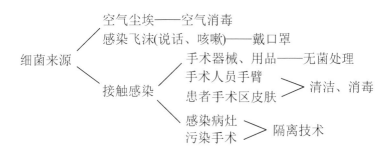

皮肤表面附着大量细菌,称暂存菌;深居毛囊、汗腺、皮脂腺及皮纹深处的细菌称为常住菌。刷洗及皮肤消毒剂可消灭暂存菌,而常住菌不能被消灭。

二、无菌原则

手术室的无菌原则见表2-2-1。

表 2-2-1 无菌原则

手术安排	无菌手术与感染手术分手术间进行,手术者先行无菌手术,后行有菌手术
人员安排	患急性呼吸道感染或化脓性感染者不应参加手术或参观手术
无菌分区	手术者肩以上、脐以下以及手术台、器械台缘以下均视为有菌区,手和器械不可超出上述区域;不得在术者背后传递器械;术中互换位置时,要背对背移动,靠近手术台者须面向无菌区。台下协助人员的手臂不可接触或跨越无菌区
保护伤口	手术中注意皮肤的消毒和隔离,切皮前与缝皮前均应再消毒一次。切过皮肤的刀应更换或消毒后再用。手不可直接接触皮肤,应用纱布加以隔离,手套破损时应即刻更换
器械物品	手术台上应用的物品必须是无菌的,稍有怀疑或污染应立即更换。往手术台送物品要用无菌持物钳。术中已污染的器械、敷料需另放于弯盘内,不可再用。一套无菌物品仅限于给一个患者使用,不得与其他台交换使用
术中要求	杜绝不必要的谈话;咳嗽、打喷嚏时面向外,偏离无菌区;巡回护士应及时为术者擦汗,擦汗时术者转向一侧,防止汗滴、纱布絮污染手术台
参观人员	应限制人数,每间不超过5人,参观时距手术台至少30 cm,不能站得过高。参观感染手术后不能接着参观无菌手术,防止交叉感染

三、手术器械与物品的灭菌

消毒是通过物理或化学的方法杀灭病原微生物或抑制其繁殖,以达到相对无菌的方法。灭菌是通过物理或化学的方法杀灭所有微生物以达到绝对无菌的方法。常见的灭菌法有:①机械除菌法,如刷洗、隔离、过滤等;②物理灭菌法,如高压蒸气灭菌、干烤、烧灼、紫外线照射、电离辐射等;③化学灭菌法,如用化学制剂擦拭、浸泡、熏蒸、喷雾等。常用的灭菌剂有碘酊、碘伏(PVP-I)、75%的乙醇溶液(酒精)、0.5%的氯己定醇溶液(洗必泰)、苯扎溴铵(新洁尔灭)、过氧化氢(双氧水)、过氧乙酸、甲醛溶液(福尔马林)、戊二醛、含氯石灰(漂白粉)等。手术器械与物品的灭菌详见表 2-2-2~4。

表 2-2-2　手术器械、物品的消毒方法

物品名称	消毒方法
一般金属器械	高压蒸气灭菌法、临时煮沸灭菌法、烧灼灭菌法(即用时)
锐利金属器械	浸泡法、干烤法
玻璃、搪瓷器皿	高压蒸气灭菌法,小型器皿可煮沸灭菌或浸泡灭菌
棉布、橡胶、丝线类	高压蒸气灭菌法,无条件者可用蒸笼灭菌法
羊肠线	70%乙醇溶液浸泡,已开封的用二甲苯浸泡 24 小时
乳胶引流片、内镜、特制导管	高压蒸气灭菌法、熏蒸灭菌法
塑料、有机玻璃类	浸泡法、^{60}Co 辐射灭菌法、熏蒸灭菌法
骨蜡	高压蒸气灭菌法
特殊器械、精密仪器、纤维制品、密封物品	熏蒸、^{60}Co 辐射灭菌法

表 2-2-3　不同物品干热灭菌所需温度和时间

物　品	温　度(℃)	时　间(min)	要　求
玻璃器皿	160	60	需清洁无油
油类	160	120	量限 1/3 瓶高
	170	60	
粉剂	160	120	量限 1/4 瓶皿高
	170	60	
金属器械	160	60	需清洁无油,置于金属盒内

表 2-2-4　手术用品浸泡消毒剂及浸泡时间

物　品	消毒液	消毒时间(min)	灭菌时间(h)
锐利器械	器械液	30	
	10%甲醛溶液	20	2
塑料制品	0.5%氯己定醇溶液	30	
	70%乙醇溶液	30	
内镜、特制导管	10%甲醛溶液	20	12
	20%戊二醛溶液	15	4

注:器械液配方:10%苯扎溴铵溶液 10 ml,亚硝酸钠 5 g,加蒸馏水至 1 000 ml;或 95%乙醇溶液 26 ml,甘油 26.6 ml,加蒸馏水至 1 000 ml。

四、手术人员的术前准备

(一) 一般准备

手术人员进手术室后,先要换穿手术室准备的清洁鞋和衣裤,戴好帽子和口罩。帽子要盖住全部头发,口罩要盖住鼻孔。剪短指甲,并去除甲缘下的积垢。手或臂部皮肤有破损或有化脓性感染时,不能参加手术。

(二) 手臂消毒法

在皮肤皱纹内和皮肤深层如毛囊、皮脂腺等处都藏有细菌。手臂消毒法仅能清除皮肤表面的细菌,并不能消灭藏在皮肤深处的细菌。在手术过程中,这些深藏的细菌可逐渐移到皮肤表面,所以在手臂消毒后,还营戴上消毒橡胶手套和穿无菌手术衣,以防止这些细菌污染手术伤口。

肥皂水洗手法已沿用多年,现已逐渐被新型消毒剂的刷手法所替代。后者刷手时间短,消毒效果好,且其消毒作用能保持较长时间。洗手用的消毒剂有含碘与不含碘两大类。

1. 肥皂水刷手法:

(1)手术者先用肥皂进行一般的洗手,再用无菌毛刷蘸浓肥皂水刷洗手臂,从指尖到肘上10 cm 处,两手臂交替刷洗,特别要注意甲缘、甲沟、指蹼等处的刷洗。一次刷完后,手指朝上肘朝下,用清水冲去手臂上的肥皂水。反复刷洗3遍,共约10分钟。用无菌毛巾从手到肘部擦干双手臂,擦过肘部的毛巾不可再擦手部。

(2)将手和前臂浸泡在70%乙醇溶液内5分钟,浸泡范围到肘上6 cm 处。

(3)如用苯扎溴铵代替70%乙醇溶液,则刷手时间可减为5分钟。手臂在彻底冲净肥皂水和擦干后,在1∶1000苯扎溴铵溶液中浸泡5分钟。残留在手臂上的肥皂水若带入桶内将会影响苯扎溴铵的杀菌效力。配制的苯扎溴铵溶液在使用40次之后,不再继续使用。

(4)洗手消毒完毕后,保持拱手姿势,手臂不应下垂,也不可再接触未经消毒的物品。否则应重新浸泡消毒。

2. 碘尔康刷手法:肥皂水刷洗双手、前臂至肘上10 cm 3分钟,清水冲净,用无菌纱布擦干。用浸透0.5%碘尔康溶液的纱布涂擦手和前臂1遍,稍干后穿手术衣和戴手套。

3. 灭菌王刷手法:灭菌王是不含碘的高效复合型消毒液。清水冲洗双手、前臂至肘上10 cm 后,用无菌刷蘸灭菌王溶液3~5 ml 刷手和前臂3分钟。流水冲净,用无菌纱布擦干,再用蘸灭菌王的纱布球涂擦手和前臂。待稍干后穿手术衣、戴手套。

4. 碘伏刷手法:肥皂水刷洗双手、前臂至肘上10 cm 2遍共5分钟,清水冲净,用无菌纱布擦干,用浸透0.5%碘伏溶液的纱布涂擦手和前臂两遍,稍干后穿手术衣、戴手套。

如果无菌性手术完毕,手套未破,需连续施行另一手术时,仅需浸泡酒精或苯扎溴铵溶液5分钟;也可用碘尔康或灭菌王涂擦手、前臂,再穿无菌手术衣、戴手套。但需注意采用下列更衣方法:先将手术衣自背部向前反折脱去,使手套的腕部随之翻转于手上,然后用右手扯下左手手套至手掌部,再以左手手指脱去右手手套,最后用右手手指在左手掌部推下左手手套。这个步骤可使脱手套时手套的外面不接触到皮肤。若前一次手术为污染手术,则接连施行手术前应重新洗手。

(三) 穿无菌手术衣和戴手套的方法

目前多数医院都采用经高压蒸气灭菌的干手套,较少使用消毒液浸泡的湿手套。如用干手套,应先穿手术衣,后戴手套;如用湿手套,则应先戴手套,后穿手术衣。

1. 穿无菌手术衣:将手术衣轻轻抖开,提起衣领两角,注意勿将衣服外面对向自己或触碰到其他物品。将两手插入衣袖内,两臂前伸,让跟台护士协助穿上。最后双臂交叉提起腰带向后递,由别人在身后将带系紧(图 2-2-1)。

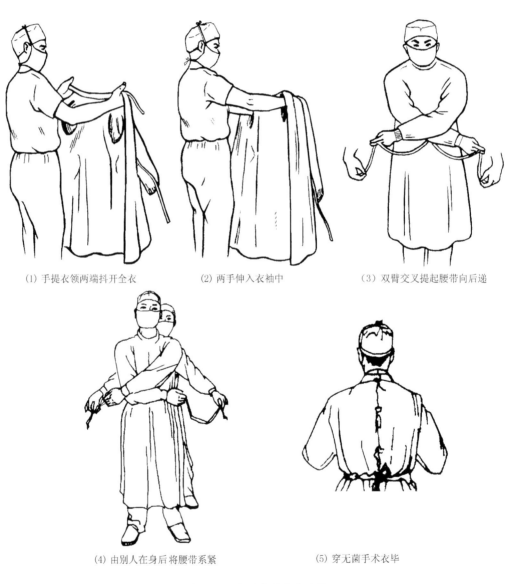

(1) 手提衣领两端抖开全衣　　　(2) 两手伸入衣袖中　　　(3) 双臂交叉提起腰带向后递

(4) 由别人在身后将腰带系紧　　　(5) 穿无菌手术衣毕

图 2-2-1　穿无菌手术衣步骤

2. 戴无菌手套:手接触手套套口向外翻折部分,不能碰到手套外面。

(1)戴干手套法:取出手套夹内无菌滑石粉包。轻轻敷擦双手,用左手自手套夹内捏住手套套口翻折部,将手套取出。先用右手插入右手手套内,注意勿触及手套外面。再用已戴好手套的右手指插入左手手套的翻折部,帮助左手插入手套内。已戴手套的右手不可触碰左手皮肤。将手套翻折部翻回手术衣袖口。用生理盐水冲净手套外面的滑石粉。

(2)戴湿手套法:手套内先盛适量的无菌水,使手套撑开,便于戴上。戴好手套后,将手腕部向上稍举起,使水顺前臂沿肘流下,再穿手术衣。

五、手术区皮肤的准备、消毒范围及消毒方法

术前 1 日剃除手术区毛发,范围达切口周围 15~20 cm。洗澡、修剪指甲、更换清洁衣裤。无菌手术应以手术切口为中心平行扩展进行消毒。

感染病灶和肛门、会阴部手术,则应自周围向中心进行消毒。已接触污染部位的纱球,不可再擦清洁处。

躯干、四肢皮肤消毒:①用 2.5% 碘酊溶液擦拭 1 遍,稍干 20 秒后,用 70% 乙醇溶液脱碘 2 遍;②用 0.5% 碘伏溶液擦拭 2 遍;③碘过敏者,用 0.5% 氯己定醇溶液擦拭 2 遍。

面部、婴幼儿、植皮区的皮肤消毒:①用 0.5% 碘伏溶液擦拭 2 遍;②用 2.5% 碘酊溶液擦拭 1 遍,之后用 75% 乙醇溶液擦拭 2 遍;③用 70% 乙醇溶液或 0.5% 氯己定醇溶液擦拭 2 遍。

不同部位手术的具体消毒范围如图 2-2-2~9 所示。

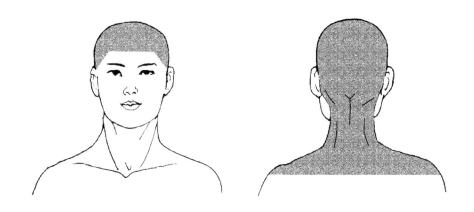

图 2-2-2　颅脑手术消毒范围

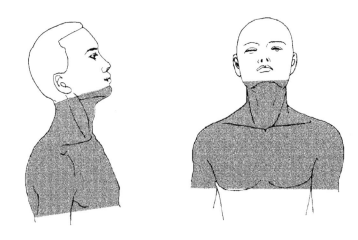

图 2-2-3 颈部手术消毒范围

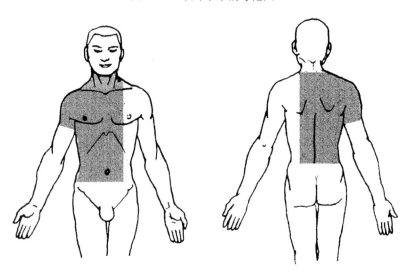

图 2-2-4 胸部手术消毒范围

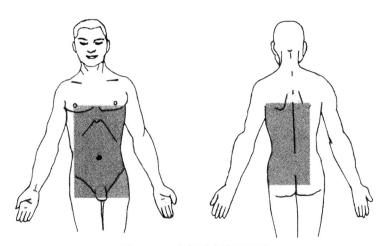

图 2-2-5 肾部手术消毒范围

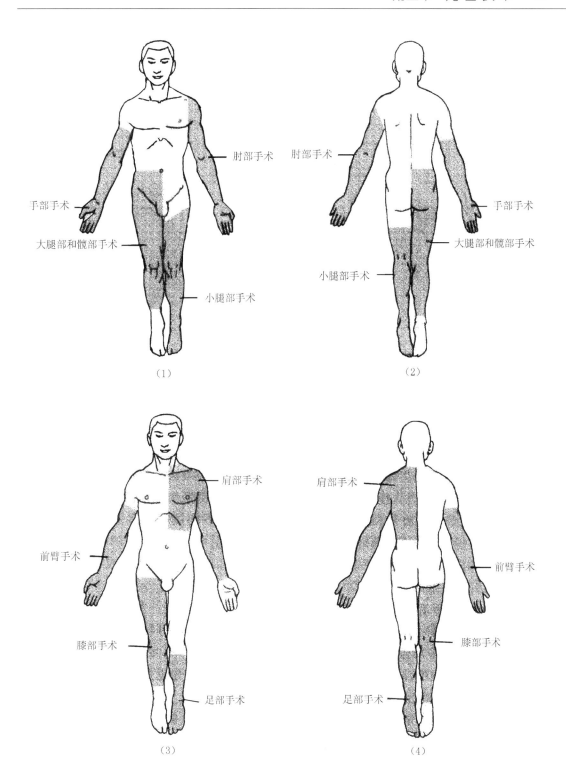

图 2-2-6 四肢手术消毒范围

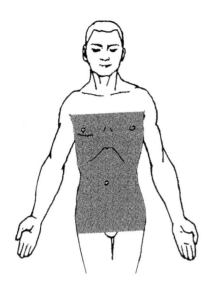 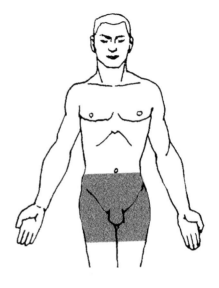

图 2-2-7　腹部手术消毒范围　　　　　　　图 2-2-8　腹股沟区及阴囊手术消毒范围

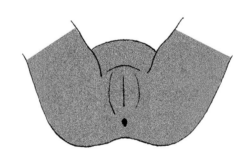

图 2-2-9　会阴部手术消毒范围

六、各部位手术铺无菌单方法

　　手术区周围需要铺 4~6 层无菌巾,手术区外至少有 2 层无菌巾遮盖;铺置时应一次到位,如需移动只可自手术区向外撤,不可向内移。

　　以腹部手术铺单法为例:

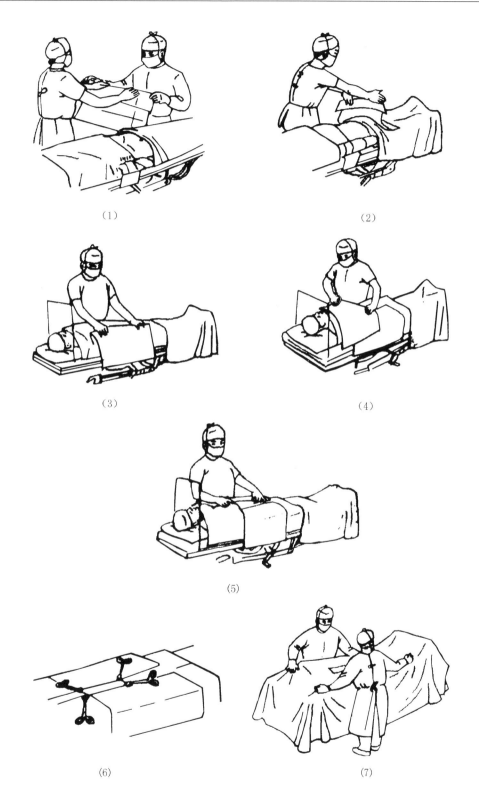

（1）

（2）

（3）

（4）

（5）

（6）

（7）

图 2-2-10 腹部手术铺单法

第三章

手术器材及使用方法

第一节　常用手术器械

手术器械种类繁多,除一般常用者外,各专科还有专用器械,如显微外科手术器械、颅脑外科手术器械、胸外科手术器械等。现将一般常用手术器械分述如下(图 3-1-1)。

1. 手术刀(scalpel):用于皮肤和组织切开,刀柄还可用作钝性分离。手术刀由可装卸的刀片与刀柄两部分组成。刀柄和刀片分开存放和消毒,使用时安装在一起。安装方法是用持针器夹持刀片背侧前端,将刀片豁口对准刀柄的槽缝,刀片向后,刀柄向前相互推进而将刀片安装在刀柄上。拆卸刀片时,可用持针器夹持刀片背侧后端,并稍向上方抬起,随即将刀片向前推动,使刀片脱离刀柄(图 3-1-2)。

常用的手术刀柄有 3、4、7 号三种。手术刀片种类较多,有尖刃、圆刃、弯刃之分以及大小之分,一般按手术需要选用。只要型号相当,一把刀柄可安装不同形状的刀片。

持手术刀方法(图 3-1-3):①指压式,亦称餐刀式或抓持式,用于切开较坚韧的组织;②执弓式,用于切开腹壁较大切口;③执笔式,用于短距离的切口;④反挑式,刀刃向上挑起,以免伤及深部组织器官。

2. 外科剪(surgical scissors):用于剪线和剪开、分离组织。外科剪有直和弯、尖头和圆头、大和小之分,可根据不同用途选用。手术操作中用于沿组织间隙进行分离和剪断组织者称组织剪,一般为弯形,尖端较钝圆;用于剪断缝扎线、引流物或敷料等用品者称剪线剪,为直形。

持剪方法(图 3-1-4)是以拇指和无名指各伸入剪柄的一个环内;中指放在剪环的前方;食指压在剪轴处,能起到稳定和定向作用。

使用时剪刃不宜张开过大,分离组织时要将剪刃并在一起,以防刺伤组织。剪断血管结扎线时要用"靠、滑、斜、剪"四个动作进行剪线。即剪稍张开,以剪的一刃靠紧提起的结扎线,向下滑至线结处,稍将剪叶倾斜,随之将线剪断,倾斜的角度取决于所要保留线头的长短,一般丝线为 1~2 mm,肠线为 5~10 mm。

3. 手术镊(forceps):手术镊主要用于夹持和提起组织、协助缝合、夹持敷料和夹取异物,分有齿和无齿两种,各种有大、小及长、短型号。有齿镊用于夹持较坚韧的组织,如皮肤、筋膜等。无齿镊用于夹持较脆弱的组织,如血管、神经、黏膜等。正确持镊法是以左手拇指对食指和中指分别握持镊的两柄,镊柄末端要外露,不可将镊柄握于手掌中。

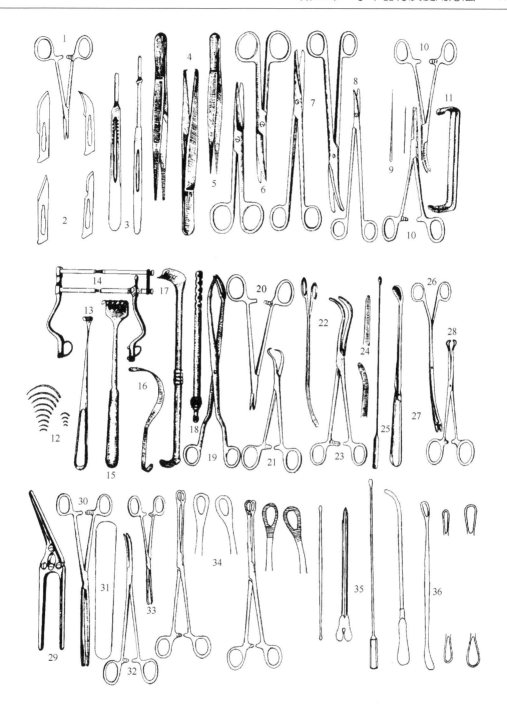

图 3-1-1　常用手术器械

1. 血管钳;2. 手术刀片;3. 手术刀柄;4、5. 手术镊;6、7、8. 手术剪;9、12. 缝合针;10. 血管钳;11. 扁平拉钩;13. 静脉拉钩;14. 腹壁拉钩;15. 锐爪拉钩(皮肤钩);16. S 形拉钩;17. 腹部拉钩;18. 吸管;19. 器械钳;20. 持针钳;21. 巾钳;22. 肾石钳;23. 肾蒂钳;24. 血管钳;25. 胆道扩张器;26. 胆石钳;27. 胆石匙;28. 阑尾钳;29. 胃钳;30. 肠钳;31. 压肠板;32. 血管钳;33. 组织钳;34. 海绵钳;35. 探针;36. 刮匙

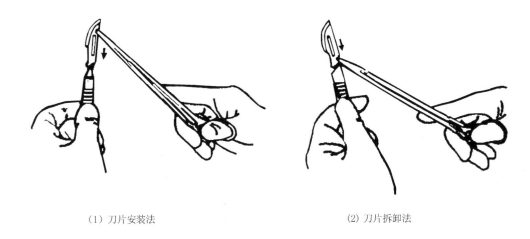

（1）刀片安装法　　　　　　　　　　　（2）刀片拆卸法

图 3-1-2　刀片装、卸法

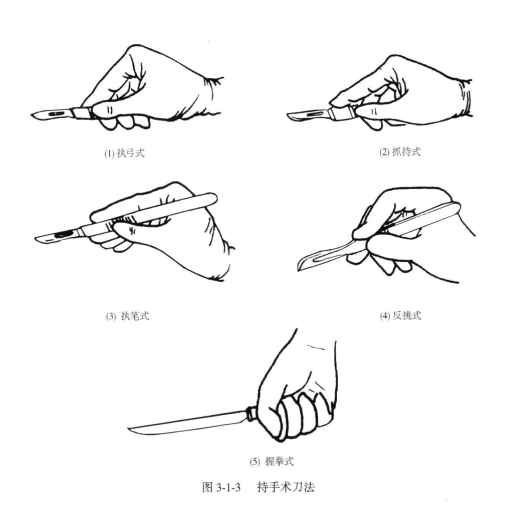

(1) 执弓式　　　　　　　　　　　　　　(2) 抓持式

(3) 执笔式　　　　　　　　　　　　　　(4) 反挑式

(5) 握拳式

图 3-1-3　持手术刀法

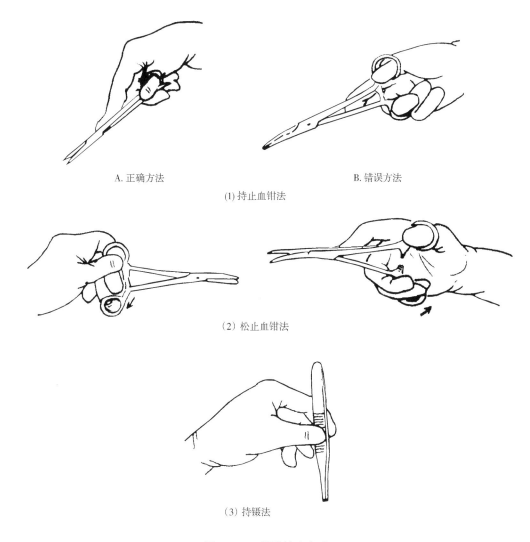

A. 正确方法   B. 错误方法

(1) 持止血钳法

(2) 松止血钳法

(3) 持镊法

图 3-1-4 器械持拿方法

4. 血管钳(artery forceps):血管钳主要用于钳夹出血点,以达止血的目的。此外,血管钳尚可用做分离、夹持组织和牵拉缝线。因血管钳挤压力量大,故严禁用其钳夹皮肤、脏器及脆弱组织。血管钳结构的差异主要表现在钳端外形及齿槽床处,可分直、弯、直角、弧形等多种。较常用的止血钳有四种:①直止血钳(straight clamp),用以钳夹浅层组织的出血点;②弯止血钳(keily clamp),用以钳夹深部组织或体腔内的出血点;③蚊式止血钳(mosquito clamp)有直、弯两种,用于钳夹脏器、颜面等精细手术的微小出血点,严禁用其钳夹大块组织;④带齿止血钳(Kocher´s forceps),有直、弯两种,其钳尖端咬合面有齿,用于钳夹肥厚、易脱落组织内的血管出血(如子宫),不能用做一般出血点止血,有时可用其尖端齿突来固定保护伤口周围的纱布垫。

各种止血钳的持拿方法同持剪法。开放止血钳的方法是利用右手已套入钳环口的拇指与无名指相对挤压,或将钳柄两个环放于手掌,拇指与其余手指向相反方向推动钳环即可开放该钳。使用止血钳时,必须用其尖端钳夹出血点,尽量少夹周围组织,以减少因结扎缺血引起的组织损伤。在钳夹皮下组织出血点时,不可连同皮肤一起钳夹。

5. 组织钳(tissue forceps,Allis forceps):尖端有小齿,如鼠齿状,故又名鼠齿钳,在术中用于夹持、牵引组织。

6. 环钳(ring forceps):又称海绵钳或卵圆钳,前端呈环形、椭圆状,有直头、弯头两种,其咬合面分有齿纹和无齿纹两型。外科多用有齿纹的卵圆钳,作夹持纱布块或棉球进行手术区皮肤消毒及夹递无菌物品用。腹部手术时,无齿纹的卵圆钳还可用以夹持病变组织,便于手术的进行等。

7. 巾钳(towel clips):用于钳夹、固定手术区铺放的消毒巾,有时也可用做牵引组织。

8. 黏膜钳(mucous forceps):尖端无齿,但有纵行沟槽,钳叶稍窄,两叶间有较宽距离。此钳多用于胃肠吻合时夹持吻合口边缘组织。

9. 持针器(needle holder):主要用于夹持弯针进行缝合用。其结构似止血钳,但钳嘴短粗,钳柄较长,钳齿较浅呈交错状。持拿方法同持剪法,称指套法。缝合组织时,为了准确有力,手指可不必伸入持针器的环内,可直接将持针器柄握于手掌中,称掌握法。在做精细缝合时,可用小号持针器,常用执笔式持拿,称执笔法。正确的夹持缝针方法,是用持针器的尖端,夹持弯针针体的中、后1/3 交界处(图 3-1-5),这样一则便于操作,二则可免于折断缝针。

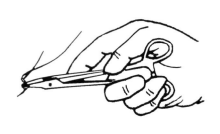

图 3-1-5 持持针器法

10. 肠钳(intestinal forceps):有直、弯两种,主要用于肠切除、肠吻合时阻断肠腔内容物外溢,以防污染腹腔。肠钳富有弹性,不易损伤肠壁,持拿方法同止血钳。使用时注意调整压力的大小。

11. 肠板(intestinal plate):关闭腹腔、缝合腹膜时用于隔离肠管,以便于缝合腹膜,防止损伤腹腔脏器。

12. 拉钩(retractor):种类很多,主要用于显露手术野。手术时视具体情况而选用。常用的拉钩有耙形、平板形、马鞍形、S 形和固定式多种。使用时一般掌心向上握持拉钩柄部;牵拉处要垫以敷料,以免损伤脏器;牵拉力量要根据手术野显露的要求随时调整。

13. 探针(probe):分为普通探针和有槽探针两种,用于探查窦道或瘘管。此外,还有其他特殊用途的探针,如胆道探子、尿道探子等。

14. 吸管(suction tube):用于吸除手术区的血液、脓液、分泌液及冲洗液等。使用时连接于接吸引器的橡胶管上。

15. 刮匙(curet):用于刮除坏死组织或肉芽组织等。

16. 缝合针(suture needle):用于缝合各种组织或贯穿缝合结扎等,有三角针和圆针两大类。三角针有三个刃,断面呈三角形,锐利,损伤性较大,用于缝合皮肤。圆针断面呈圆形,损伤性小,用于缝合皮肤以外的各种组织。

缝合针包括针尖、针体、针径、针尾四部分。三角针或圆针的主要区别在针尖部和针体的前部。缝合针针尾分有穿线孔的和有弹机孔的两类,穿线孔缝针须将线穿入,而弹机孔缝针可将线在针尾压入。

缝合针还可分为直针和弯针两种,按其长短、粗细、弯曲度又分为多种型号。其长短与缝合的宽度有关。弯针的针长为弦长,1/2 弧度的弯针其针长为直径长。弯针的弧度越大越便于缝合深部组织。弯针常用的弧度为 1/2 弧度及 3/8 弧度。

在显微外科手术中常用一种所谓无损伤缝针,其特点是针径细小、针尾无孔并连有一条细绵纶线,此针对血管损伤较小。

第二节 缝合线和引流物品

一、肠 线

肠线(catgut)是一种可吸收线,多用羊肠黏膜下层的组织制成,消毒后贮存在密闭的玻璃管中备用。肠线分净制和铬制两种。净制肠线又称普通肠线或素肠线,抗张力较差,在组织内一般 7~10 天被吸收。铬制肠线系经铬酸处理后的肠线,抗张力较强。常用者为中度铬制者,一般在术后 15 天左右被吸收。

肠线的优点为:能被机体组织吸收,适用于胆道及尿路的黏膜缝合,可减少产生结石的可能性。其缺点为:组织反应较大,且其拉力随时间增加而逐渐减少,故拉力不恒定。为保持应有的拉力,缝合时所用的肠线应较丝线为粗,故肠线穿过时组织损伤较大。肠线的型号由小到大有 7-0 号至 7 号,号数越大越粗。肠线的应用原则为:适用于胆道、尿路和胃肠道的内层缝合,腹膜壁层和胸膜的缝合也可用肠线;不宜用于需要拉力持久的组织(如肌腱、血管、韧带等)。临床常用的是 3-0 至 1 号铬制肠线。肠线用做缝合,因其较僵硬,线结不易拉紧、易松脱,故结扎时应打三重结。

二、丝 线

丝线(silk suture)组织反应小,在体内不会被吸收,拉力持久可靠,柔软不滑,易打结,价格便宜,故为常用的医用线。

丝线的缺点为:不被吸收,在组织内作为异物长期存留,在创口感染时,丝线可成为隐藏细菌的异物,致使创口形成窦道经久不愈。因易形成结石,所以丝线不宜用于胆道或尿路的黏膜缝合。

丝线的型号有 6-0 至 10 号共 16 个型号。其应用原则为:用于出血点结扎和血管、皮肤、肌肉、筋膜、肌键、神经的缝合。术中常用的是 1、4、7、10 四个型号,一般出血点结扎用 1 号线;大血管结扎时常用 4~7 号线进行双重结扎;4 号线常用做皮肤缝合线;7 号线常用做肌肉缝合线;7 号或 10 号线,可用于减张缝合。

三、合 成 线

人造纤维近年来也应用于临床,包括不吸收合成线和可吸收合成线。

不吸收合成线(nonabsorbable synthetic suture)包括聚酚胺纤维的锦纶(nylon)线、聚酯纤维的涤纶(dacron)线、聚烯烃纤维的罗纶(prolene)线等。合成线的优点是组织反应小,保持抗张力的时间长,抗张强度较丝线大,表面光滑,可制成很细的线,常用于小血管、神经的缝合及整形手术。其缺点是打结后较易松脱,故应采用三重结,且剪线应保留较长线头。

可吸收合成线(absorbable synthetic suture)包括聚羟基乙酸线(dexon)、聚乳酸羟基乙酸线(vicryl)和聚二氧杂环己酮线(polydioxanone,PDS)等,其中以聚羟基乙酸线使用较多。此类缝线组织反应小,在组织中保持张力时间长,强度大于丝线,在组织中可经水解于60天后被吸收,具有丝线和肠线的某些优点,可以成为肠线的替代品。

四、金 属 线

金属线(metallic wire)有不锈钢丝、合金丝等。优点:组织反应小,不被吸收,拉力可靠,创面感染时不包藏细菌。可用于缝合、固定骨组织、缝合肌腱或作减张缝合用。缺点:坚韧、不易打结,不宜用做内脏器官及血管、神经的缝合。金属线号数越大者越粗,常用的为22~38号。其中,34、36、38号用来缝合肌腱,其他型号用做减张缝合或骨连接内固定等。

五、引流物品

引流物品(drainage)分两类,一类是纱布类,如纱布条、凡士林纱布条;另一类是由胶皮管制成的橡胶引流管。硬橡胶管常用于胸腔闭式引流;软橡皮管及胶皮薄膜常用于甲状腺及阴囊等手术的引流,以防止血肿的形成。

第四章

手术基本操作技术

任何外科手术均需通过外科基本操作来完成,基本操作技能的优劣直接影响手术的效果。对外科基本操作的要求是准确、熟练和轻巧。外科基本操作的主要内容包括切开、分离与显露、止血、打结、剥离与缝合等。

第一节　切开、分离与显露

一、切　开

应在直视下按局部解剖结构。如组织层次、血管、神经走行及重要器官的体表投影等进行逐层切开(incision)。理想的手术切口应符合下列要求:①显露充分,接近病变部位,便于操作,必要时易于延长;②损伤小,利于愈合且愈合后瘢痕少或不明显,不影响外形;③操作简便,不影响功能。

切开皮肤及皮下脂肪(图 4-1-1)时,先用左手将局部皮肤固定,使其紧张,右手持手术刀,刀片要与皮肤表面垂直,刀柄与皮肤表面所成的角度大约为 45°,用力均匀、适当,一次切开皮肤及皮下脂肪,避免多次切割,以免切口边缘参差不齐,并应防止刺入过深,损伤深部组织。对皮下脂肪层较厚者,切开时注意勿将皮下脂肪向一侧牵拉,以免切线偏斜。对深部组织应逐层切开。

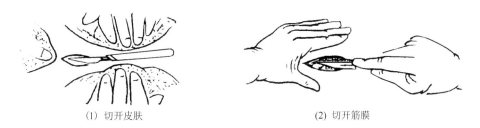

(1) 切开皮肤　　　　　　　(2) 切开筋膜

图 4-1-1　切开皮肤及皮下脂肪

皮下组织下面的筋膜和腱膜可以用刀切开,也可以先用刀切一小口,然后用组织剪插入筋膜下面,使其与深面组织分离后再行剪开。皮肤、皮下组织切开及止血完善后,应用手术巾或纱布垫将手术切口周围遮盖好,使创口与皮肤隔离,以减少深部操作时器械和手同切口表皮接触的机会,从而避免从表皮带入细菌。

肌肉的切开:肌膜用刀切开,肌肉的切开若是顺着肌纤维方向,可先用刀柄或止血钳分开其中一处,随后用牵开器或手指向两侧扩开。如果肌纤维交错,牵开困难时,则需用刀或剪离断。

二、分离与显露

组织间的分离(dissection)方法有锐性和钝性两种(图4-1-2)。锐性分离是利用刀或剪的刃进行切割,这种分离方法组织损伤少,适用于比较致密的组织分离。为避免副损伤发生,锐性分离宜在直视下进行。钝性分离是用止血钳、手指、刀柄、剥离子等进行分离,适用于比较疏松组织的分离。

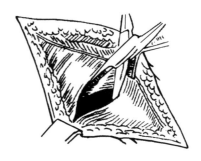

(1) 分开肌组织

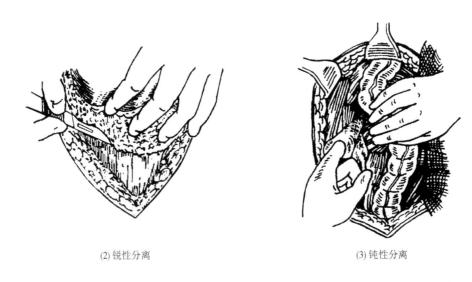

(2) 锐性分离　　　　　　　　　　　(3) 钝性分离

图 4-1-2　分　离

分离需要一定的技巧,应了解局部解剖结构和认清病变性质。良性肿瘤包膜完整,与正常组织分界清楚,可采用钝性分离。如果局部粘连紧密,勉强采用钝性分离会增加脏器和组织损伤的机会。

手术野的显露由下列条件决定:①采取适当的体位,使手术部位突出。②皮肤切口选择适当,切口部位应在体表距离手术区最近处。③良好的麻醉。如果麻醉不满意,患者的肌肉紧张将影响显露。④合理使用牵开器和纱布垫。⑤良好的照明。

第二节　止　血

任何手术过程中创面都有不同程度的出血,出血不仅妨碍手术野的清晰,而且可引起失血。因此,在手术过程中充分、彻底地止血(hemostasis)是很重要的。止血方法很多,下面介绍几种常用的止血方法。

一、压迫止血法

压力能使血管破口缩小或闭合,血小板、纤维蛋白、红细胞随之形成血栓而使出血停止。此法适用于毛细血管出血,较大血管的出血也可用此法暂时止血,然后结扎止血。对毛细血管出血和渗血,用纱布或纱垫压迫几分钟后即可达到止血目的。对骨髓腔、肌肉断面、腹膜后间隙、粘连剥离创面处的渗血,可用干纱布或热盐水纱垫填塞、压迫,有加强止血的作用。如用压迫法能达到止血的目的,则可减少止血钳止血法给组织带来的损伤,同时又可减少结扎创口局部组织带来的异物。对于难以用其他止血方法止血的出血,有时只能采用压迫填塞法。一般用无菌干纱布或绷带填塞,填塞时注意勿留死腔,而且需保持一定压力,并应记载填塞纱布或绷带的数目。填塞物一般于术后 3~5 天逐步松动后缓慢取出。过早取出有再度出血的可能,取出过迟易导致感染。

二、结扎止血法

结扎止血法是最主要而常用的止血方法。一般小血管出血的处理,除用纱布压迫止血外,可随时用止血钳准确地钳夹出血点(小血管断端),然后用细丝线予以结扎。操作时要注意以下几点:①用止血钳尖端夹住出血点,尽量不夹周围组织;②助手持止血钳,先抬高钳柄,让术者绕过结扎线,然后抬高钳尖,以便术者结扎;③术者打好第一个单结后在撤去止血钳的同时紧扎,之后再打第二个单结,即可完成一个方结(图 4-2-1)。

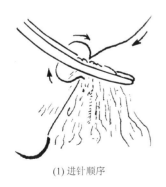

(1) 进针顺序

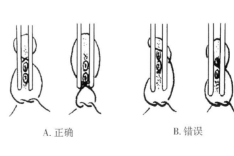

A. 正确　　　　　B. 错误

(2) 缝合（横断面）

图 4-2-1　贯穿结扎

结扎止血法有单纯结扎和缝合结扎两种。一般采用单纯结扎法,有时为了防止结扎线脱落,或因用单纯结扎有困难,可采用缝合结扎法,其止血效果更为可靠。

对较大血管的结扎止血方法,是在切断之前将血管分离清楚,用3把止血钳夹住血管,于远侧两钳间切断,最后双重结扎血管断端。器官的切除常用这种方法处理其主要血管,如此可使出血量显著减少。

对于手术中发生意外的大出血,先用纱布或手指暂时制止出血,用吸引器清除局部血液,看清出血部位和性质,酌情选用单纯结扎法或缝合结扎法止血。切忌惊惶失措、盲目乱夹,避免因引起新的损伤而导致更多出血。

三、电凝止血法

电凝止血法是利用电凝器产生的高频电流使出血点组织凝固,以达到止血目的。此法是先用血管钳夹住出血点,再以电凝器头接触血管钳柄而止血,也可用电凝器直接接触出血点止血。此法止血迅速,可缩短手术时间,减少创口内存留的线头。但是,电凝使组织坏死,手术后反应较大,有时凝固组织脱落,可发生再次出血。如果电凝器安装或使用不当,可灼伤患者和手术人员。手术室空气中如有高浓度易燃麻醉剂(如乙醚)存在时,电凝产生的火花可能引起爆炸。电凝止血一般用于出血点较多的小血管出血,如切除巨大肿瘤时。对大血管出血、空腔脏器和皮肤等处不宜使用,以免因凝固组织脱落、脏器和皮肤坏死而产生并发症。使用电凝止血时,应调整好电流强度和掌握好电凝时间,吸干出血点周围的血液,注意使电凝器头不与出血点以外的组织接触,以保证电凝效果和不灼伤邻近组织。

四、止血带止血法

止血带可暂时阻断血流,可用于手术中临时制止大出血或预防出血。止血带止血法能创造出“无血”术野,消除了术中失血,利于操作。一般用于肢体手术或在肝十二指肠韧带处阻断肝动脉和肝门静脉,以控制肝的出血。但需指出,这种阻断血流的结果会使组织缺氧,故须掌握阻断时间,以免引起坏死。

五、止血剂止血法

对用上述止血方法难于止血的创面,如实质性脏器或骨断端的出血,可用局部止血剂止血。常用的止血剂有吸收性明胶海绵、淀粉海绵、止血粉、氧化纤维素纱布等。使用时,吸干积血,在出血处敷以止血剂,压迫片刻即可。有时可用某些自体组织作为止血材料,如大网膜、捣碎的肌肉等。手术部位应用肾上腺素能使血管收缩,可减少切开后的出血,但有增加感染的机会,且可影响心脏功能,宜慎用。

六、其他止血法

脑外科手术时可采用银夹止血;骨外科手术时对骨髓腔的出血可用骨蜡填塞止血;肝脏手

术时应用微波肝脏止血机止血。

第三节　结　扎

手术中,对切断血管的止血和手术切口缝合,都要用线结扎(ligation)。结扎必须正确、迅速、牢固可靠、不松脱。血管结扎不牢,是术后出血的重要原因。正确的结扎有赖于熟练掌握打结方法。打结的速度还影响着手术的快慢,所以打结是直接关系到外科手术的效果和预后的基本技术。

一、结的种类

结的种类较多(图4-3-1),但外科手术中只能使用方结、三重结和外科结,而不使用假结、滑结。

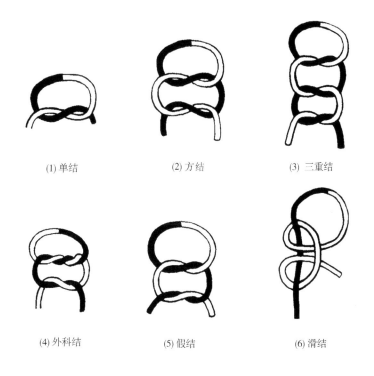

(1) 单结　　　　　　(2) 方结　　　　　　(3) 三重结

(4) 外科结　　　　　　(5) 假结　　　　　　(6) 滑结

图 4-3-1　结的种类

1. 方结(square knot):由两个方向相反的单结(simple knot)组成,为手术中最常用的结,用于结扎血管和各种组织缝合。

2. 三重结(triple knot):由三个单结组成,即在方结的基础上再加一个单结,第三个单结与第一个单结的方向相同。三重结最为牢固可靠,用于有张力的组织缝合、大血管的结扎或肠线、尼龙线的打结。

3. 外科结(surgical knot):第一个单结的线圈绕两次,使摩擦面加大,因而打第二个单结时第一个结不易松散,比较牢固可靠。组织张力大时可采用,一般不常用。

4. 假结(false knot):由两个方向相同的单结组成,结扎后易于松散、滑脱,不能使用。

5. 滑结(slip knot):是在打作方结过程中,由于牵拉线头和线尾的力量、方向不均而造成,易滑脱,也不能使用。

二、打结的方法

1. 单手打结法:单手打结法常用,此法简便、迅速,用线节省,左、右手均可打结。主要用拇指、食指及中指进行操作。操作要领如下:①打结的手所持线段要短些;②凡"持线"、"挑线"、"勾线"等动作必须运用手指末节近指尖处;③拉线打结时注意线与成结的方向应一致;④双手用力要适当 、均匀、平衡,否则易成滑结(图4-3-2)。

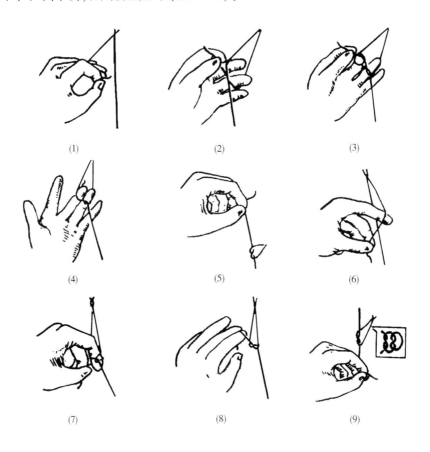

(1)　　　　　(2)　　　　　(3)

(4)　　　　　(5)　　　　　(6)

(7)　　　　　(8)　　　　　(9)

图4-3-2　单手打结法

2. 双手打结法:第一个单结用右手如同单手打结法第一步骤,第二个单结换用左手以同样方法打结。该法适用于深部组织的打结(图4-3-3)。

用双手打结时,还有一种紧张结打结法(图4-3-5),即两线段一直保持适当的张力,不至于在打第二个单结时第一个单结松开。

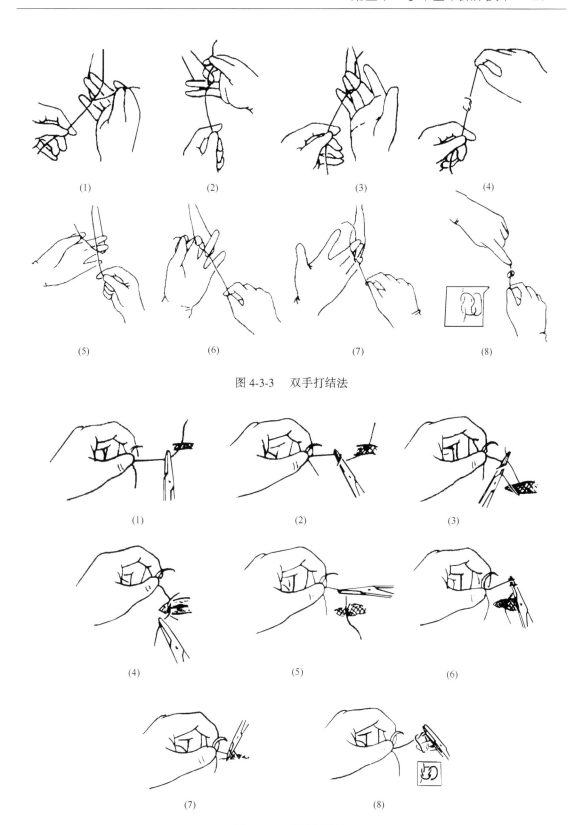

(1)　　　　(2)　　　　(3)　　　　(4)

(5)　　　　(6)　　　　(7)　　　　(8)

图 4-3-3　双手打结法

(1)　　　　(2)　　　　(3)

(4)　　　　(5)　　　　(6)

(7)　　　　(8)

图 4-3-4　器械打结法

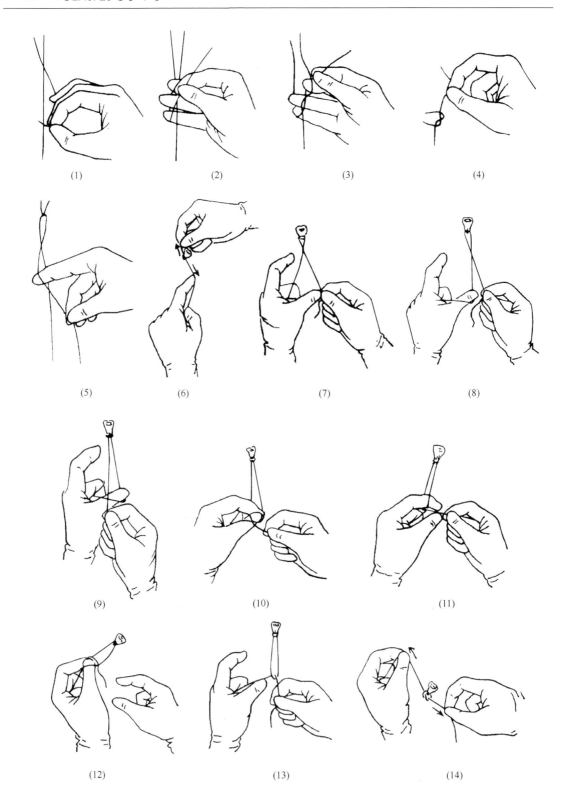

(1) (2) (3) (4)

(5) (6) (7) (8)

(9) (10) (11)

(12) (13) (14)

图 4-3-5　紧张结打结法

3. 器械打结法:当线段过短,或为了节约缝线,或在深部组织进行结扎时,都可用此法打结。但此法不如单手打结快捷、牢固。常用的器械为止血钳或持针器,可用左手持线,右手持钳打结(图4-3-4)。

第四节 缝 合

组织缝合(suture)的原则是尽可能同类组织、自深而浅、逐层缝合,并要正确对合。

组织缝合的要求是:①缝合切口两侧的组织时,缝线所包括的组织应是等量、对称和对合平齐;②组织缝合后不能留有死腔;③缝线选择要适当;④注意缝合时的针距和边距;⑤结的松紧要适度,以创缘密切相接,不会割裂缝合部位的组织,又不会造成结扎部位的组织发生缺血为原则。

缝合方法可根据缝合后切口边缘的形态分为单纯缝合、内翻缝合和外翻缝合三种(图4-4-1)。

一、单纯缝合法

单纯缝合法缝合后,切口边缘对合,常用的有以下五种缝合法:

1. 间断缝合:又称结节缝合,最常用。每缝一针即打结,各结缝线互不相连,如皮肤、皮下、筋膜等组织的缝合。

2. 连续缝合:从切口的一端开始(最好在切口的顶端处)先缝一针打结,缝线不剪断,继续进行缝合,直至切口的另一端再打结。打结前须将线尾反折部分留在切口一侧,用其与双缝线打结。此法的优点是节省用线和时间。

3. "8"字缝合:缝针斜着交叉缝合,呈"8"字形,具有两针缝合的效力,常用于张力较大的组织缝合(如肌腱),结扎较牢固,且可节省时间。"8"字缝合有内"8"字和外"8"字两种。

4. 毯边缝合:又称锁边缝合,常用于胃肠吻合时后壁全层缝合或游离植皮时边缘的固定缝合等。

5. 减张缝合:当创缘相距较远,单纯缝合后切口张力较大时,为防止术后切口裂开,可增加减张缝合。在远离切口线处进针,缝线穿出皮肤后,套上一段橡皮管,以防止缝线切割组织。由于张力缝合的存在缓解了手术切口处的张力,因而利于愈合。

二、内翻缝合法

用内翻缝合法缝合后切缘内翻,外面光滑,常用的有下列六种缝合法:

1. 垂直褥式内翻缝合法:又称 Lembert 缝合,分间断与连续两种缝合,常用的为间断法。在胃、肠吻合时,用以缝合浆肌层,缝合后形成浆膜对浆膜。

2. 间断水平褥式内翻缝合法:又称 Halsted 缝合,用于缝合浆肌层或修补胃肠道穿孔。

3. 连续水平褥式内翻缝合法:又称 Cushing 缝合,多用于肠管浆肌层的连续缝合。将线尾自同侧肠壁内穿出,跨至对侧同样做一针与切口平行的浆肌层缝合,用于关闭断端。

4. 连续全层水平褥式内翻缝合法:又称 Connell 缝合,多用于胃肠吻合时缝合前壁全层。

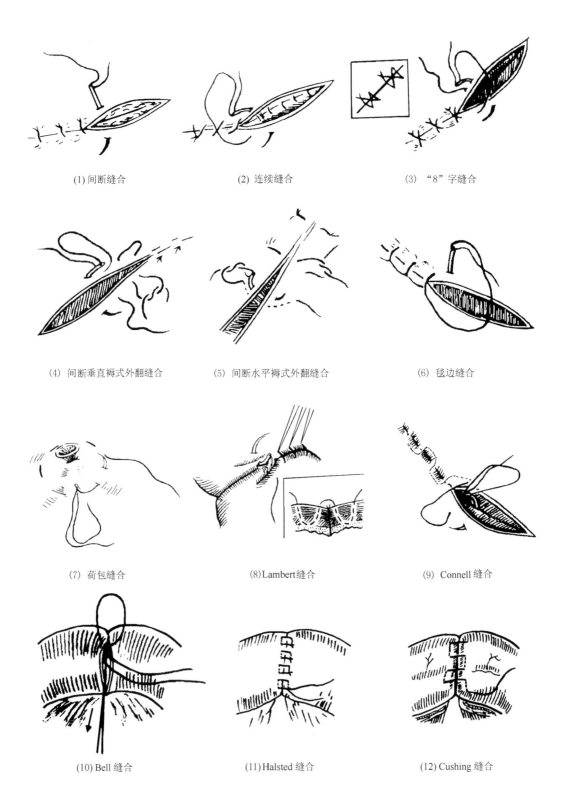

(1) 间断缝合

(2) 连续缝合

(3) "8"字缝合

(4) 间断垂直褥式外翻缝合

(5) 间断水平褥式外翻缝合

(6) 毯边缝合

(7) 荷包缝合

(8) Lambert 缝合

(9) Connell 缝合

(10) Bell 缝合

(11) Halsted 缝合

(12) Cushing 缝合

图 4-4-1　常用缝合法

即由浆膜面进针、黏膜面出针,再由同侧黏膜面进针、浆膜面出针,拉紧缝线使肠壁内翻,再至另侧肠壁,如此反复进行直至将吻合口前壁缝完。

5. 荷包缝合法:用于缝合胃肠道小的穿孔、阑尾残端的埋入、固定插入空腔器官中的导管。其缝合方法是围绕断端或穿孔的周围行浆肌层连续缝合,当收紧缝合线时,则将断端或穿孔边缘埋入。

6. 全层对针缝合法:又称 Bell 缝合。进针的方向是从肠腔黏膜刺入,针从肠壁浆膜层穿出,再至对侧浆膜面刺入,从黏膜面穿出,如此可将肠壁全层内翻。

三、外翻缝合法

外翻缝合法的缝合结果是形成切口外翻、内面光滑,常用于血管吻合、腹膜缝合、减张缝合等。有时也用于缝合松弛的皮肤(如老年或产妇腹部皮肤、阴囊皮肤)等,防止因皮缘内卷而影响愈合。

外翻缝合的基本缝法是褥式(Mattress)缝合,包括:

(1) 间断水平褥式外翻缝合法:用于血管吻合或减张缝合。

(2) 间断垂直褥式外翻缝合法:常用于松弛的皮肤缝合。

(3) 连续外翻缝合法:多用于缝合腹膜或吻合血管。

四、注意事项

无论何种缝线均为异物,因此术中应尽可能减少缝线用量。一般选用线的拉力能胜过组织张力即可。为了减少缝线,肠线宜用连续缝合,丝、棉线宜用间断缝合。

缝合后的抗张力与缝合的密度成正比,因此增加缝合切口抗力的方法是增加缝合密度,而不是增粗缝线。

连续缝合的力量分布均匀,抗张力较用间断缝合者强,但缺点是一处断裂会使整个缝线松脱,伤口裂开。此外,用丝、棉线时,连续缝合用线较多,异物反应也较大,特别是伤口感染后的处理较间断缝合者更为困难。如无特殊需要,一般少用连续缝合。

缝合皮肤时应以深度恰达创底为好,如此可使创缘对合好。正确的方法是由伤口一侧垂直

 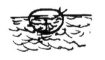 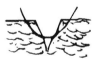

(1) 正确的皮肤缝合　　　　　　　　　　　(2) 进针过浅形成死腔

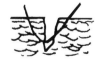

(3) 进针深浅及边距不同造成对合不齐　　　(4) 进针太深及结扎太紧造成皮肤内陷

图 4-4-2　正确与不正确的切口缝合

刺入,等距离地从另侧穿出。缝针不可过浅,因易留死腔、积血、积液或伤口对合不齐,导致伤口感染或裂开;缝线过深、过紧则皮缘易内卷或下陷,缝线过紧尚可影响切口血液循环,使其发生肿胀,妨碍愈合(图 4-4-2)。

第五节　引　流

正确地使用引流(drain),可防止感染的发生和扩散。但是引流物又为异物,可刺激组织使渗出液增多,导致伤口愈合时间推迟。如引流物放置时间过久,反而会促使继发感染、粘连、瘢痕组织增多,因此选用引流时应慎重。

引流的主要作用为:①将创口内或腔隙中的分泌物、血液、脓汁等引出体外;②刺激组织使渗出液增多,用以中和及稀释毒素;③渗出液中含大量纤维蛋白原,可使局部发生粘连,使病灶局限。

放置引流的适应证有:①脓肿、积液切开排脓、排液后,使脓汁和渗液不断排出,使创腔逐渐缩小而愈合。②创口污染严重,用一般清洁伤口的方法估计不能控制感染发生,为使渗液及时排出可放置引流物。③创面较大,术后有渗血可能,尤其是可能存有死腔者,放置引流可避免血肿形成。④肝脏、胆道、胰腺及泌尿系手术后,为了防止胆汁、胰液、尿液从缝合处漏出潴留在腹腔,放置引流物有引导作用。⑤胃肠道手术有渗漏可能者。⑥减压作用,如开胸术后的胸腔闭式引流术,除可排气、排液外,还可促进胸腔负压的恢复,利于肺扩张;胆道手术后放置"T"形管引流,可防止胆道内压力增高、胆汁外漏;脑室引流可减低颅压等。

一、引流物品的种类与选择

1. 橡皮条引流:一般可用废胶皮手套或薄橡皮制品制成,主要用于表浅伤口的引流。
2. 烟卷式引流:用橡皮薄片裹纱布条制成香烟状,其表面光滑,利用毛细管的虹吸作用达到引流目的。对组织刺激性较小,常用于腹腔引流。
3. 胶皮管引流:诸如橡皮胶管、硅胶管、塑料管等均可用做引流,多用于体腔和深部组织的引流。
4. 纱布引流:可用干纱布或油纱布进行引流,前者用于较大脓腔排脓后制止渗血、吸收渗液和脓汁,后者的使用目的是使创口敞开,促使肉芽组织由深向浅层生长,且不与新生肉芽组织黏着。

二、注意事项

1. 引流物为异物,因而在能达到引流目的的前提下,应尽量缩短放置时间。一般引流物放置时间为 24~48 小时,烟卷引流可适当延长放置时间,但要每日松动一次,逐日拔出 1~2 cm;脓腔内的引流物则应放置至脓腔缩小,接近闭合为止。一些特殊管状引流可根据具体情况而定。
2. 引流物放置的位置必须正确。引流液体应尽量放在腔隙的低位。引流气体则应放置在较高位置。体腔内的引流物,最好不经手术切口引出,以在切口旁另做一小戳口为宜。
3. 引流物必须保持通畅,出口处不宜太紧(胸腔闭式引流除外),引流物不要扭曲,引流管不能被堵塞。

4. 引流期间要注意观察引流液体的性质及数量,用以判断是否有出血、缝合口破裂、感染、引流不畅等情况,以便采取措施及时处理。

5. 引流物必须妥为固定,并记录其数目。引流管如需接引流瓶则应及时安接好,并要注意防止引流瓶内液体倒流入体腔内。

第六节　剪线、拆线

一、剪　线

结扎、缝合后均应剪短线头,线头应留的长度与线的种类、粗细及结扎的组织有关,粗线、肠线、易滑脱的合成线及重要的结扎线,线头要留长些。一般丝线应留 1~2 mm,肠线留 3 mm,皮肤缝线留 0.5~1 cm。

剪线时由打结者提起线尾并偏向一侧,使不妨碍剪线者的视线。剪刀微张开剪尖,以一侧剪刃靠线下滑至线结处,再将剪刀侧斜剪断线尾(图 4-6-1)。

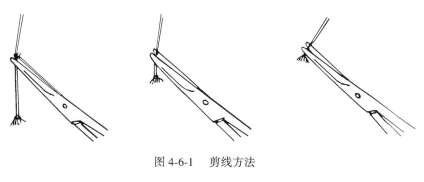

图 4-6-1　剪线方法

二、拆　线

拆线是指皮肤缝合线的拆除,一般在术后 5~7 天拆除。头、面、颈部可在术后 4~5 天拆线;胸、腹等部位可在术后 7 天左右拆线;四肢部一般在术后 7~9 天拆线;邻近关节部在术后 10~14 天拆线;减张缝合后,约 14 天拆线。拆线时常规消毒后,用镊子提起线头,使线结下埋于皮内的缝合线露出,剪断、拉出缝合线(图 4-6-2)。

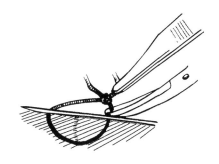

图 4-6-2　拆线方法

第五章

常用外科小手术

第一节 静脉切开术

【适应证】

因大量失血、休克等危急情况急需输血、输液,而静脉穿刺有困难或失败者,可行静脉切开术。此外,在行某些大手术时,为确保术中输血、输液通畅或测定中心静脉压,也可预先行静脉切开。一般浅表静脉均可选用,通常多选用内踝前的大隐静脉。

【手术步骤】

以踝部大隐静脉切开术(图 5-1-1)为例。于内踝前上方 1 cm 处做横切口,长 1~2 cm。切开皮肤、皮下组织,用弯止血钳由前向后紧靠胫骨骨膜分离,即可将包括大隐静脉在内的一束组织挑起,其中常伴有隐神经。再用止血钳沿静脉走行方向将大隐静脉分离出 1~2 cm。在静脉后面穿过 2 条细丝线,结扎远端丝线,近端丝线先打一线结,暂不结扎。

在两线间用蚊式止血钳钳夹小部分血管壁,于其下方斜行切开部分静脉壁,注意不可切断。左手轻轻提起蚊式止血钳,右手持已充满生理盐水的塑料管,自切口向近端轻轻插入 5~6 cm。结扎近端丝线,剪除线尾,结节缝合皮肤。用皮肤缝线结扎固定塑料管,以防脱落。

【注意事项】

1. 小儿的踝部大隐静脉较细,有时仅能容纳细塑料管,在横行切开静脉时,极易切断,故可做纵切口,将塑料管断端斜行剪断,使其前端是尖形。左手将远端线结轻轻向下牵拉,使血管稍呈紧张状态,右手将塑料管沿静脉纵切口轻轻插入。

2. 如误将静脉切断,血管回缩,则可将切口向上延长 1~2 cm,即可找到静脉断端,仍可完成手术。

3. 向静脉内插管完成后,立即连接输液管,同时检查液体有无外渗。如有外渗,可能有以下三种原因:①静脉近端结扎线松脱,应重新结扎;②在切开处附近曾进行过多次穿刺,液体可经静脉刺破处外渗,应将塑料管向近端再插入 10~15 cm,即可防止渗漏;③插入塑料管时,其尖端穿破静脉,此时需要重新更换切开部位。

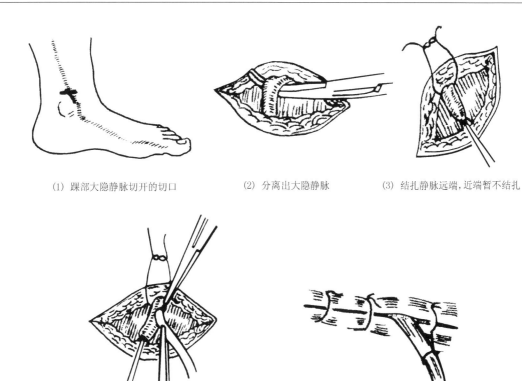

(1) 踝部大隐静脉切开的切口　　(2) 分离出大隐静脉　　(3) 结扎静脉远端,近端暂不结扎

(4) 向静脉内插入塑料管　　　　(5) 固定塑料管

图 5-1-1　大隐静脉切开术

第二节　清 创 术

【适应证】

清创术(图5-2-1)是对各种开放性损伤用无菌技术进行处理。目的是使污染创口变成清洁创口,争取创口早期愈合。其内容包括:清除异物和血肿,切除坏死和失去活力的组织,消灭细菌及其繁殖条件。

开放性创伤均有不同程度的污染。一般在伤后6~8小时以内,细菌尚未侵入到深层组织,是清创的最好时机。但清创术又不能绝对限制在6~8小时之内进行,根据受伤部位的局部解剖特点、创口污染程度,清创时限可适当延长。对创口已有明显感染者,可用换药等方法处理。

【麻醉、体位】

可根据具体情况进行选择。上肢外伤多用臂丛麻醉,下肢外伤可选用硬膜外麻醉。体位根据受伤部位选择。

【手术步骤】

1. 刷洗:用无菌纱布覆盖创口,剃净创口周围皮肤上的毛发,必要时可用乙醚或汽油去除油垢。先用肥皂水刷洗创口周围皮肤2~3遍后,再用生理盐水冲洗干净。

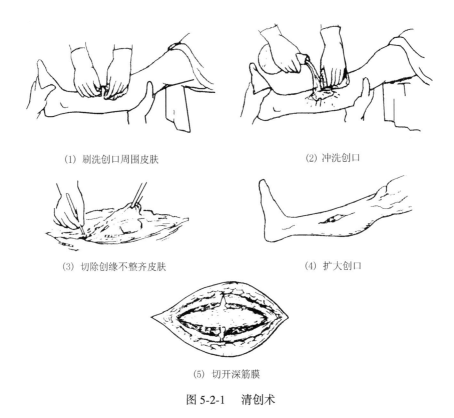

(1) 刷洗创口周围皮肤　　　　　　　　　　(2) 冲洗创口

(3) 切除创缘不整齐皮肤　　　　　　　　　　(4) 扩大创口

(5) 切开深筋膜

图 5-2-1　清创术

2. 冲洗伤口:取下覆盖创口的纱布,用生理盐水冲洗创口,边冲洗边用纱布轻轻擦拭创口,去除表浅异物。如伤口较深,尚应以 3% 过氧化氢溶液冲洗后,再用生理盐水冲洗干净。有活动性出血时,应予止血,然后将手术区周围的皮肤由外向里进行消毒,铺无菌巾。

3. 清创:检查创伤范围及程度,确定清创计划。对损伤组织的具体处理原则是:

(1)对皮肤、皮下组织的处理:用利刀沿创缘切除挫伤和不整齐的皮肤,一般切除约 0.2～0.3 cm。但对皮肤应尽量保留有活力的部分,以免缝合时张力过大,特别是手部皮肤应最大限度保留。皮缘修整后更换手术刀,对污染、破碎的皮下组织尽量切除。如深部组织挫灭严重,需切开深筋膜,进行减压。

(2)对肌肉组织的处理:彻底切除坏死和失去活力的肌肉,如暗红色或灰白色、失去原有光泽和收缩能力、切割时又不出血的肌肉组织。

(3)对骨骼的处理:完全游离的小骨片可以取出。较大的或与骨膜联结的骨片应尽量保留,并放回原位,以免造成骨缺损和骨不连接。

(4)对血管的处理:较大的血管损伤,如侧支循环充分、不妨碍远端血运时可予结扎;若危及远端血运,需要进行血管吻合。

(5)对神经、肌腱损伤的处理:对神经、肌腱的断裂伤,如情况允许,可将损伤部分修整,尽量争取一期缝合。否则,可将断端分出,分别用黑色丝线缝于附近组织上,以备二期修复。

(6)对关节开放性创伤的处理:切开关节囊,清除异物及游离小骨片并彻底止血,充分冲洗后缝合关节囊。如果缺损较大无法缝合时,可将附近的软组织覆盖在关节上,使之不与外界相通。关节囊内注入抗生素,囊外放置引流。

4. 缝合:根据局部污染轻重、伤后经过时间等决定是否进行一期缝合。一般伤后6~8小时内得到清创处理的,可做一期缝合。但对手部损伤,即使在伤后24小时以上才得到清创处理,也应考虑一期缝合,或定位缝合、局部放置引流。创腔有神经、血管、肌腱、骨骼暴露时,即使不做一期缝合,也要用邻近肌瓣将上述组织覆盖,并做简单的定位缝合,似防暴露的组织坏死或感染。一期缝合的创口,如果皮肤缺损较多,张力过大时,可行减张缝合。

对因创伤污染较重、清创较晚而使清创不够满意者,可在清创术后4~7天缝合;对创面无感染、创缘对合后张力不大者,可行延期缝合。

对创伤污染严重、已发生明显感染的,暂不缝合,给以换药、抗感染治疗。待清创后10~14天缝合。如果创面炎症消退、肉芽生长良好、对合后张力不大,可进行二期缝合,目的是促进创口愈合,减少瘢痕,最大限度地恢复其功能。

【注意事项】

1. 对创伤广泛、出血较多者,应给予输血、补液,预防休克。

2. 术中严格无菌操作,注意勿造成副损伤。清创要彻底,创口应呈楔形,使外口大,底部小,便于引流。缝合时深筋膜不要缝合,以免影响引流。

3. 缝合前要彻底冲洗创腔,按层次对合准确,避免留有死腔,否则易造成感染。

4. 对肢体创伤,一般术中不用止血带,以免不易识别坏死组织(特别是肌肉),影响清创的彻底性。

5. 合并血管、神经、肌腱损伤者,修复后应局部制动。

6. 对战伤,因战地环境和条件所限,任何伤口都不做一期缝合,留待做延期或二期缝合。

第三节　体表脓肿切开引流术

【适应证】

已确诊的体表脓肿。

【麻醉】

自脓肿周边向中心浸润麻醉,不可穿透脓肿壁,也不可从中心向外浸润,以防炎症扩散。较大脓肿可采用神经阻滞麻醉或全身麻醉。

【手术步骤】

1. 切开:应在皮肤最隆起的部位,长度与脓腔大小相似。如脓腔位置较深且为多房性,可做两个切口,以便对口引流。为了减张,痈可行"十"字形切口,或多"十"字形切口(图5-3-1)。

2. 乳房脓肿切口(图5-3-2)为放射状,不可切开乳晕,以防损伤乳腺导管。深在、巨大乳房后脓肿可沿乳房下缘做弧形切口。如脓腔很大,可做两个以上放射状切口,做对口引流。

3. 切开关节附近脓肿时应尽量远离关节,以防瘢痕影响关节功能。

4. 脓腔探查:用食指伸入脓腔,探查脓腔大小、清除脓汁和坏死组织。如有纤维间隔,轻轻剥开,以确保引流通畅。

5. 反挑法切开脓肿(浅部),用止血钳扩大脓腔,排出脓汁。止血钳匆插入过深,以防止损伤脓肿后壁。遇小血管出血时应予结扎。乳房脓肿引流见图5-3-3。

6. 痈切口应深达深筋膜的浅面,按此深度切开皮下炎性组织,使皮瓣游离外翻,剔除坏死组织。

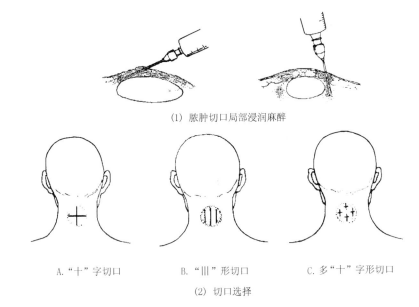

(1) 脓肿切口局部浸润麻醉

A. "十" 字切口　　　　　B. "川" 形切口　　　　　C. 多 "十" 字形切口

(2) 切口选择

图 5-3-1　颈痈切口

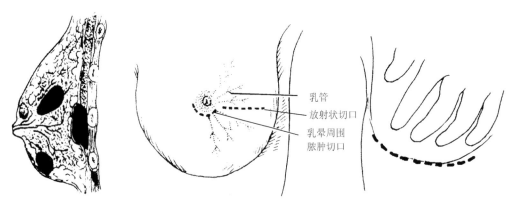

(1) 乳房脓肿的位置　　　(2) 乳房脓肿放射状切口及乳晕周围脓肿切口　　　(3) 乳房后脓肿弧形切口

图 5-3-2　乳房脓肿引流切口

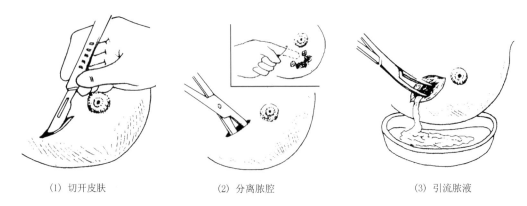

(1) 切开皮肤　　　　　　(2) 分离脓腔　　　　　　(3) 引流脓液

图 5-3-3　乳房脓肿引流术

7. 排除脓汁后,可用生理盐水棉球擦拭脓腔。较深较大的脓腔,可用生理盐水冲洗,然后根据脓腔位置、大小及脓汁多少选用引流物(生理盐水纱布条、凡士林纱布条、有侧孔的胶管等),放置脓腔底,尾部留于切口外,并用无菌纱布覆盖包扎。

第四节　体表肿物切除术

【 适应证 】

已确诊为体表良性肿物者或取活检。

【 麻醉、体位 】

局部麻醉。取较舒适且有利于肿物暴露的体位。

【 手术方法(图 5-4-1) 】

1. 一般脂肪瘤、纤维瘤、性质未定的体表肿物和浅表淋巴结切除活检,可做直切口。

2. 对需要连同皮肤一同切除的体表肿物,如小海绵状血管瘤、鸡眼、痣、疣等可做梭形切口。此外,皮脂腺囊肿因其中央部位多与皮肤紧密粘连,为避免切破囊肿壁,多采用此切口。切口应沿皮纹方向,以最隆起处为中心。梭形切口大小以能完整取出肿物后平坦而无张力对合皮肤为宜。

3. 切开皮肤、皮下组织后,用组织钳提起牵开皮肤边缘,仔细分离暴露出肿物,用组织钳或镊提起肿物或梭形切开的皮肤,用组织剪或止血钳紧贴肿物的囊壁或包膜仔细剥离,直至将肿物充分剥离。注意严密止血。

4. 如为皮脂腺囊肿,在用组织剪或止血钳在囊壁与软组织间进行剥离时应避免囊壁破裂。如不慎剥破囊壁,即用止血钳夹住囊壁破口,擦净流出的内容物,然后夹住囊壁破口继续剥离、摘除完整囊壁。如仍不能阻止内容物外流时,则用干纱布保护好周围组织,将全部内容物挤出,然后将囊壁全部摘除,勿残留囊壁,以免复发。

5. 如为脂肪瘤,可沿脂肪瘤包膜用食指或止血钳做钝性分离,直至剥除,之后严密结扎止血。

6. 如为血管瘤,可用止血钳沿瘤壁与正常组织分离,结扎、切断与血管瘤相交通的血管,最后将血管瘤完整切除。

如为头皮部的蔓状血管瘤,因手术时出血量较多,应先将与血管瘤相交通的动脉经皮肤逐一贯穿缝合结扎,以控制出血。如缝扎后瘤体仍有搏动,可在血管瘤外 1 cm 处,经皮肤贯穿缝合一周,深达颅骨骨膜,可控制出血。血管瘤切除后,再逐一拆去头皮缝线,同时结扎出血点。如有皮肤缺损,可行游离植皮。

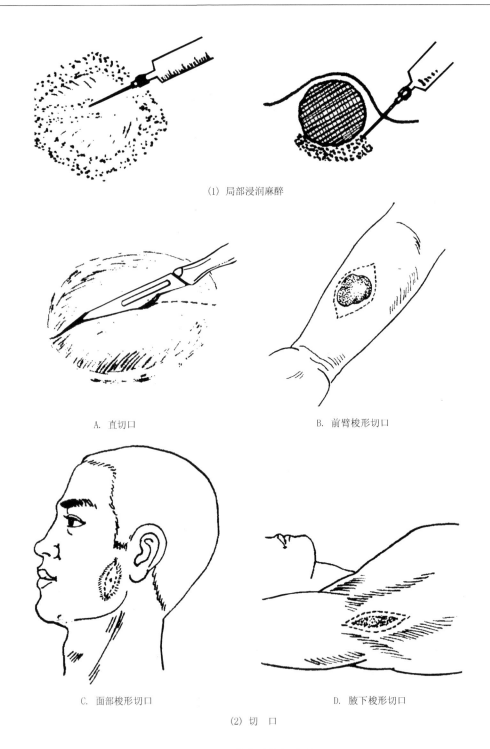

（1）局部浸润麻醉

A. 直切口

B. 前臂梭形切口

C. 面部梭形切口

D. 腋下梭形切口

（2）切　口

图 5-4-1　体表肿物切除术

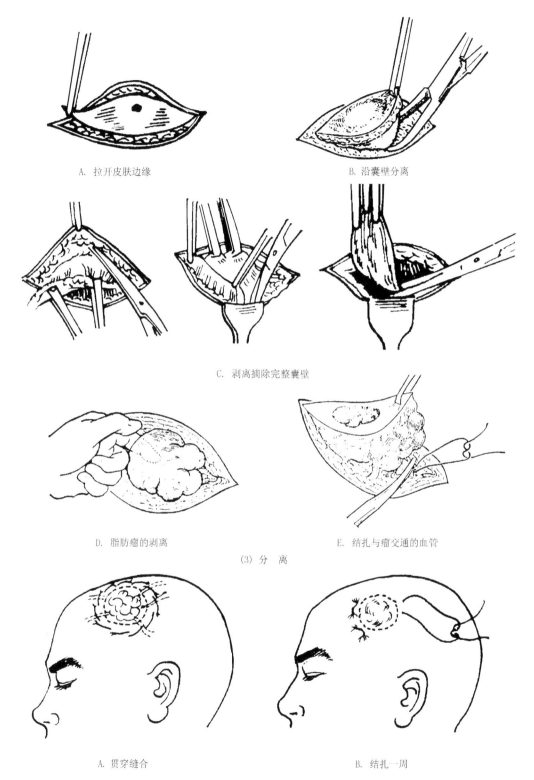

A. 拉开皮肤边缘　　　　　　　　　　B. 沿囊壁分离

C. 剥离摘除完整囊壁

D. 脂肪瘤的剥离　　　　　　　　　E. 结扎与瘤交通的血管

(3) 分　离

A. 贯穿缝合　　　　　　　　　　　B. 结扎一周

(4) 头皮血管瘤的缝扎

图 5-4-1(续)

第六章

头颈部的局部解剖与手术

第一节　颅顶部的局部解剖与开颅术

一、颅顶部的局部解剖

(一) 颅顶部软组织

颅顶部软组织由浅入深分为五层:皮肤、浅筋膜(皮下组织)、帽状腱膜(epicranial aponeurosis)和颅顶肌、腱膜下疏松结缔组织、颅骨外膜(图 6-l-1)。由于皮下组织内有许多垂直纤维束将皮肤和帽状腱膜紧密相连,使这三层难以分离,因此将其统称为头皮。如果头皮切割伤口明显裂开,表明帽状腱膜也已破裂;反之,伤口裂开不明显。皮下组织内血管丰富,血管壁与纤维组织粘连紧密,外伤时血管壁不易收缩,出血较多,手术时常需用特殊方法止血。腱膜下疏松结缔组织是连接头皮与颅骨外膜的一薄层疏松结缔组织,在头皮撕脱伤时,整个头皮可从此层分

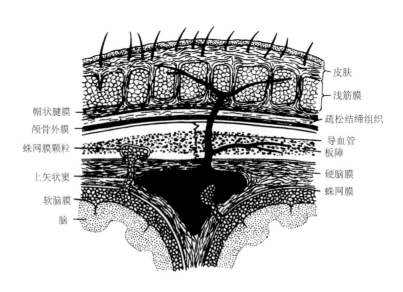

图 6-1-1　颅顶部软组织层次

离。如有出血或感染,血液或脓液可沿此层蔓延,甚至波及全颅顶部。此层内还有一些小动脉和导血管,将头皮动、静脉与颅骨和板障静脉及颅内的静脉窦连接起来。如伤及血管,在此层中可引起大面积血肿。感染一旦发生,可经导血管向颅内蔓延(图 6-1-2),继发颅骨骨髓炎或颅内感染,因此外科称此层为颅顶的"危险层"。

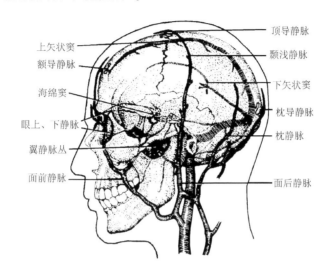

图 6-1-2　颅内、外静脉及其交通

颞部软组织层次与额、顶、枕部有所不同:即包括皮肤、皮下组织、颞浅筋膜(帽状腱膜的延续)、颞深筋膜、颞筋膜(temporal fascia)下间隙、颞肌及颅骨外膜(periosteum)(图 6-1-3)。颞部由于有较厚的颞肌和颞深筋膜而对颅骨有保护作用。所以,常选颞部作为开颅术的手术入路。

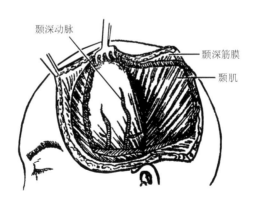

图 6-1-3　颞部深层组织

颅顶部的动脉可分为三组:额部主要来自眶上动脉和额动脉(眼动脉分支);颞顶部主要来自颞浅动脉;枕部主要来自耳后动脉和枕动脉。上述各动脉都有同名静脉伴行。颅顶部各神经干皆与动脉伴行:分布在额部的有眶上及滑车上神经;分布在颞顶部的有耳颞神经;分布在耳后部的有耳大神经、枕小神经;分布在枕部的有枕大神经(图 6-1-4、5)。由于颅顶部的血管神经都是由颅底四周走向颅顶,故做头皮直切口时,应以颅顶为中心呈放射状,防止损伤血管和神经。如为瓣状切口,则皮瓣的蒂应在下方,并至少含有一支动脉,以保证皮瓣的营养。

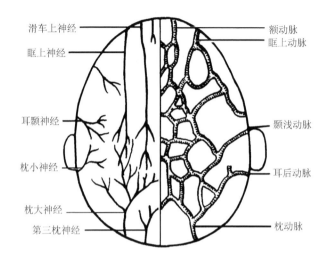

图 6-1-4　颅顶部血管、神经(模式图)

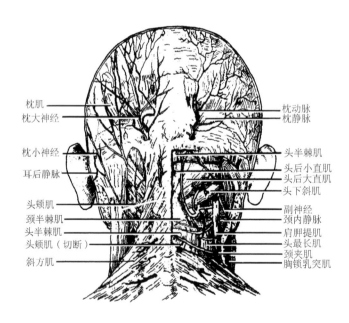

图 6-1-5　颅顶部血管、神经(背面)

(二) 颅骨的组成

颅骨可分为颅顶骨和颅底骨两部分。颅顶骨均是扁平骨,其内、外板为致密骨。外板坚厚,弧度小,耐受张力大;内板薄脆,弧度大,有玻璃样板之称,以致有的颅骨骨折,外板完整而内板断裂。内、外板之间的骨松质称为板障,内含大量板障静脉,它们借导血管与脑膜静脉、硬脑膜静脉窦和颅顶的静脉相交通,成为颅内、外感染蔓延的途径(图6-1-6)。颅底骨骨质厚薄不均,有大量孔隙和裂缝,所以颅底骨比较脆弱,易骨折。颅前窝骨折时可出现脑脊液鼻漏和眼眶淤血;颅中窝骨折时可出现脑脊液耳漏或鼻漏;颅后窝骨折时也可见乳突或枕下部皮下淤血和咽后壁血肿(图6-1-7)。

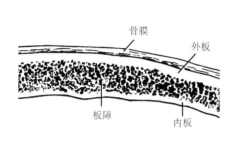

图 6-1-6　颅盖骨的构造

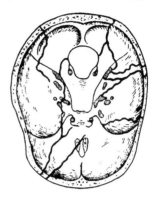

图 6-1-7　颅底骨折示意图

(三) 脑膜中动脉及脑沟的体表标志

脑膜中动脉是颈外动脉的分支上颌动脉(颌内动脉)的分支,经棘孔入颅腔,沿颞鳞内面的脑膜中动脉沟向前外走行3~4 cm后,约在颧弓上方2 cm处分为前、后两支(图6-1-8)。前支较粗大,经蝶骨大翼至顶骨前下角(即在翼点附近),约有71.5%的人在此处经过骨性管道上行至矢状缝处。脑膜中动脉前支的行程与中央前回的位置相当,前支受伤后形成硬膜外血肿,血肿压迫中央前回下半部,可出现对侧面肌和上肢肌肉的瘫痪;只在血肿扩大后,下肢才有症状。后支的径路相当于颞叶的位置,即从蝶骨内后经颞鳞部走行至后顶部。

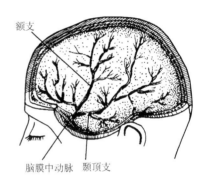

图 6-1-8　脑膜中动脉

脑膜中动脉的表面投影,一般常用 Kronlein 颅脑表面投影线测定,即在头部侧面划出 6 条线(图6-1-9):

1. 下横线:连接眶下缘与外耳门上缘。
2. 上横线:沿眶上缘延长与下横线平行。
3. 矢状线:由鼻根中点到枕外隆凸的连线。
4. 前垂直线:经颧弓中点上下垂直。
5. 中垂直线:经下颌关节中点上下垂直。
6. 后垂直线:经乳突基底部后缘上下垂直。

脑膜中动脉主干的投影相当于下横线与前垂直线相交处;其前支的投影相当于上横线与前垂直线相交处;后支的投影相当于上横线与后垂直线相交处。大脑中央沟相当于前垂直线和上横线的交点与后垂直线和矢状线交点的连线。大脑外侧裂的投影相当于中央沟线与上横线之间夹角的平分线处。

此外,尚有中央沟简易测定法,即从眉间到枕外隆凸中点后 1 cm 向两侧前下方做一与矢状

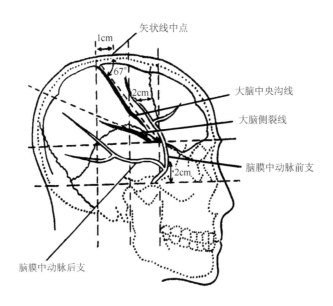

图 6-1-9　中央沟、外侧裂、脑膜中动脉体表投影测定

线约成 67° 的斜线,此即中央沟的投影位置。

翼点为额、顶、颞及蝶骨大翼四块骨相会合之处,其表面投影部位相当于额骨颧突后方 3.5 cm 和颧弓中点上缘 4 cm 的交点,大致是脑膜中动脉前支经过之处,也是大脑中央沟的起端。

二、开 颅 术

【适应证】

开颅术是颅脑外科的基本手术,应用于多种颅脑疾患和损伤,如颅内血肿、脑挫裂伤、颅脑清创术及颅内肿瘤切除术等。

【麻醉、体位】

常用局部麻醉,为减少切口渗血,每 100 ml 麻醉药内可加入 0.1% 肾上腺素 10 滴。病情严重、手术复杂时,可用全麻,以便做辅助呼吸及消除呼吸道分泌物。开颅术时患者的体位视手术部位而定(图 6-1-10),可有仰卧位、侧卧位、俯卧位、仰坐位、俯坐位等。幕上开颅术多采用仰卧位及侧卧位。幕下开颅术常采取侧卧位、俯卧位或俯坐位。采用侧卧位时,腋下垫软枕,以防臂丛受压过久产生麻痹。位于下方的腿屈曲,上方的腿略伸直,以免躯体向一侧倾倒。坐位时,患者双腿应裹以弹性绷带以防休克,躯干及四肢用宽帆布带固定于手术台上。

【手术步骤】

开颅术按手术部位可分为两种:一种是在小脑幕以上,称为幕上开颅术,如额部、顶部、颞部、颅前窝和颅中窝的手术;另一种是在小脑幕以下,称为幕下开颅术,如颅后窝的手术。开颅术也可按手术方法分为两种:一种是骨瓣成形开颅术,即做一个有肌蒂的骨瓣,掀开骨瓣后进行颅内操作;手术完毕后,将骨瓣复位固定,不遗留颅骨缺损。幕上开颅术常采用此法。另一种是骨窗式开颅术,即将颅骨钻孔扩大形成骨窗,手术后遗留骨缺损,借头皮和肌肉保护颅内结构。

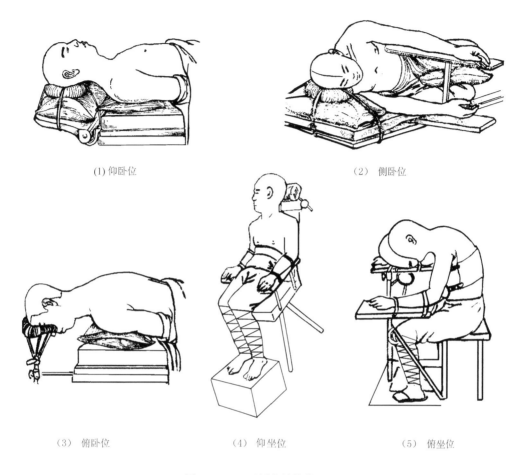

(1) 仰卧位　　　　　　　　　　　　　　　　　　(2) 侧卧位

(3) 俯卧位　　　　　　　　(4) 仰坐位　　　　　　　　(5) 俯坐位

图 6-1-10　开颅术的体位

幕上减压术和幕下开颅术均用此法。

1. 头部备皮后用 1%甲紫(龙胆紫)在头皮上标出矢状线、中央沟线和设计的切口线,再涂以 3%碘酊,即使其不易被擦掉。头皮用 3%碘酊、75%乙醇溶液消毒,消毒范围要宽,铺盖手术巾,仅显露切口区,不要遮盖口鼻,以便观察病情。

2. 切口的选择(图 6-1-11):开颅术的切口种类较多,应按手术的指征和部位、显露的范围以及头皮血管走行的解剖特点来选择切口。常用的手术切口有:直切口,多用于幕下开颅术;瓣状切口,常用于幕上开颅术。根据头皮动脉从颅底侧向颅顶侧放射走行的特点,皮瓣的蒂部必须留在颅底侧。皮瓣基底宽度约 5~6 cm,切口大小要适当,以便充分显露。

3. 开颅方法:常用的有骨瓣成形开颅术和骨窗开颅术,现分述如下:

(1)骨瓣成形开颅术(图 6-1-12):其优点是暴露充分、止血较好、不遗留骨缺损,但操作步骤多,时间较长,创伤也较重。以幕上开颅术为例。

选用瓣状切口,在切口两侧垫上纱布,以手指压紧。分段一次切开头皮直达腱膜的深面,止血钳应夹于帽状腱膜缘及出血点上,间距约 1 cm。每 4~5 把止血钳排列整齐后用橡皮筋捆扎,悬垂于切口一侧,借止血钳压力即可达到止血。钳间出血点用电凝止血,也可用头皮夹进行

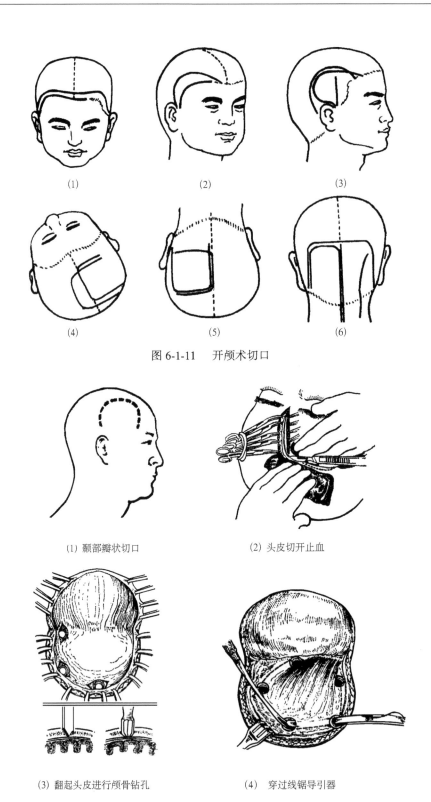

(1)　　　　　　　　　(2)　　　　　　　　　(3)

(4)　　　　　　　　　(5)　　　　　　　　　(6)

图 6-1-11　开颅术切口

(1) 颞部瓣状切口　　　　　　　(2) 头皮切开止血

(3) 翻起头皮进行颅骨钻孔　　　　(4)　穿过线锯导引器

图 6-1-12　骨瓣成形开颅术

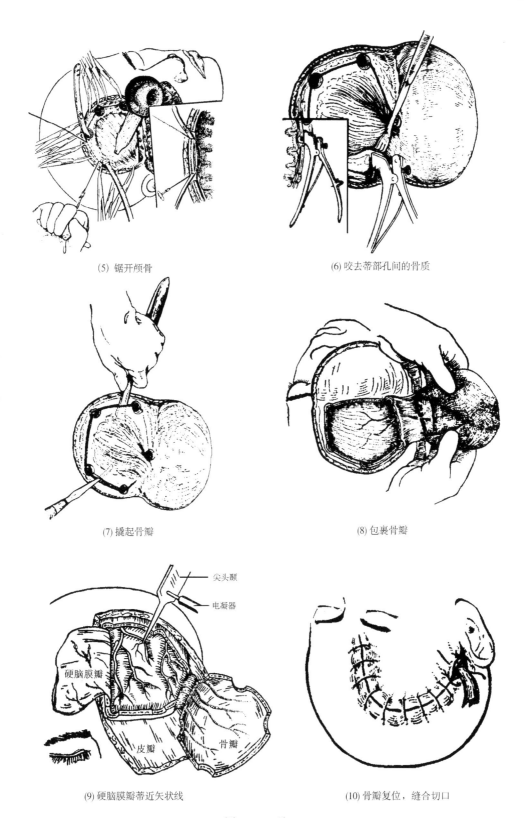

(5) 锯开颅骨

(6) 咬去蒂部孔间的骨质

(7) 撬起骨瓣

(8) 包裹骨瓣

(9) 硬脑膜瓣蒂近矢状线

尖头颞
电凝器
硬脑膜瓣
皮瓣
骨瓣

(10) 骨瓣复位，缝合切口

图 6-1-12(续)

头皮止血。从帽状腱膜下方分离皮瓣,翻向一侧。按骨瓣大小决定钻孔数目,一般为 4~6 个。选好钻孔部位后,先切开骨膜或颞肌及骨膜,以剥离器向旁推开,暴露颅骨。用钻头与骨面垂直进行钻孔,当钻头钻通外板进入板障时,渗血较多,此时应减轻压力,减慢速度。当刚钻穿内板时,有滞涩感。钻孔完成后,将钻孔间骨膜切开并推向两旁。用线锯导引器从一钻孔穿入,由邻近钻孔穿出。将线锯挂于导引器上,一手前推,一手外拉,即可导出。导引器留置原位,暂不取出,挂上线锯柄,由里向外拉动线锯,使骨断面呈斜面,便于复位。拉锯时要用力均匀,并不断向锯缝内滴入生理盐水。锯开后取出导引器。骨瓣三面锯通后,肌蒂侧用咬骨钳或颅骨剪咬去部分钻孔间的骨质,撬起骨瓣,于基底部折断。骨瓣断面用咬骨钳咬平整,板障出血用骨蜡填塞止血。骨瓣用纱布包裹翻向一侧固定。彻底冲洗伤口,除尽骨屑,即可进行下一步手术。为避免损伤上矢状窦,硬脑膜应在颅底侧切开,而向颅顶侧掀开。操作完毕,将骨瓣复位,取下止血钳,电凝止血。必要时在瓣下放引流物。分层缝合颞肌筋膜、帽状腱膜及皮肤。

(2)骨窗开颅术:其优点是简单、迅速、创伤较少,对危重伤员,可争取手术时间。但其手术野显露有时不够好,并造成颅骨缺损。骨窗开颅术适用于颅脑外伤、颅内血肿或肿瘤引起颅内压增高的重病患者。现以颞部硬脑膜外血肿为例简述如下:

一般根据临床的判断或颅骨骨折的部位先做钻孔探查(图 6-1-13),待确定血肿部位后,再延长原切口,扩大形成骨窗,清除血块、止血。现以脑膜中动脉损伤合并有硬膜外血肿为例进行骨窗开颅探查术的讲述。

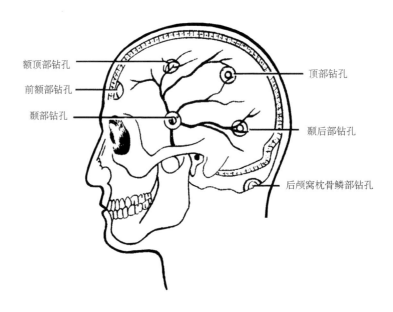

图 6-1-13　钻颅探查部位

具体手术步骤是:自颧弓中点向上做一个 8 cm 长的切口,其下端勿超过颧弓,以免损伤面神经颞支。切开皮肤、皮下组织,结扎颞浅动脉,纵形切开颞浅、颞深筋膜,钝性分离颞肌,结扎颞深动脉,切开骨膜,以剥离器将其推向两侧,显露颞骨,在颞骨鳞部钻孔(图 6-1-14),此处骨质较薄,不可加大压力。如系血肿,在钻孔下即可见黑紫色的凝血,再用咬骨钳扩大骨孔至距脑膜中动脉断裂处周围约 1 cm 为止(图 6-1-15),用吸引器将血及血块吸出,将断裂的脑膜中动脉用细丝线结扎或用银夹夹住(图 6-1-16)。有时脑膜中动脉的主干在棘孔附近断裂,止血很困难,则应迅速清除积血,用脑压板顺脑膜中动脉分离颅底硬脑膜,然后找到棘孔,用小棉球填塞棘孔压迫止血,或用银夹止血。硬脑膜表面渗血可用电凝止血,或贴一块吸收性明胶海绵。止血完毕后,用等渗盐水冲洗伤口,置橡皮片引流,分层缝合头皮。减压性手术不引流,以防脑脊液漏。

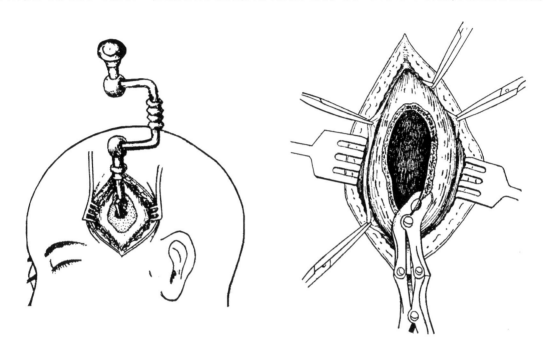

图 6-1-14　颅骨钻孔　　　　　　　　　　　图 6-1-15　颅骨开窗

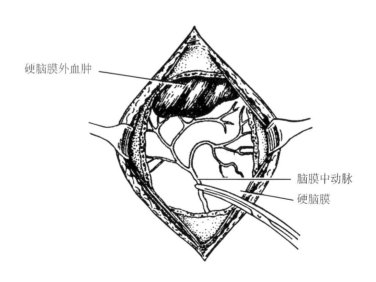

图 6-1-16　结扎脑膜中动脉

第二节　腮腺的局部解剖与脓肿切开引流术

一、腮腺的局部解剖

(一) 位置和形态

腮腺(parotid gland)为唾液腺中最大的一对,位于面部两侧、耳的下方和下颌后窝。腮腺的主体部分较浅,称为浅叶,形扁平,略呈四边形,上到颧弓,下至下颌角,前到咬肌表面,后到胸锁乳突肌和乳突。腮腺的余部较深,称为深叶,位于下颌后窝内,为不规则的楔形。内侧的深部与咽侧室和茎突为邻腮腺与面神经的关系见图 6-2-1。

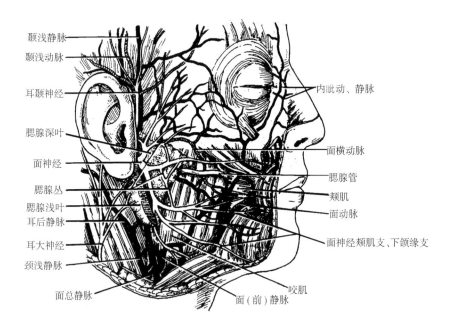

图 6-2-1　腮腺与面神经的关系

(二) 腮腺筋膜

腮腺的被膜称腮腺筋膜,来自颈深筋膜的浅层,包绕腮腺的全部。被覆在腮腺浅面的腮腺筋膜厚而致密并向腺的实质分出许多纤维隔,使腮腺具有无数封闭的小叶。小叶内有积脓时,压力急剧增高,引起剧痛且不易显出波动。腮腺深面的筋膜较薄,尤其在接近外耳道和咽侧壁处更薄,甚或缺如,因而腮腺脓肿的脓液容易向外耳道、咽前间隙或翼下颌间隙扩散。

(三) 腮腺导管

腮腺导管(parotid duct)自腮腺的前缘穿出,在颧弓下 1 横指平行向前走行,经咬肌表面到该肌的前缘急转向口腔,穿过颊肌开口于颊部黏膜,正对上颌第二臼齿。颜面部手术时,勿伤腮腺导管。

(四) 腮腺内的血管、神经

腮腺体内有血管、神经通过(图6-2-2),腮腺手术时注意,不要损伤其中重要的血管和神经。通过腮腺的血管主要有颈外动脉和其两个终末支:颞浅动脉和颌内动脉。还有颞浅静脉与颌内静脉在腮腺内形成面后静脉。通过腮腺的神经有耳颞神经(为三叉神经第三支的分支),与颞浅血管伴行。面神经出茎乳孔后,先分为两大支(颞支、颈支),再在浅、深两叶之间形成丛,由该丛组成五个分支,从腮腺前缘穿出,支配面部表情肌。手术时应妥为保护(图6-2-3)。

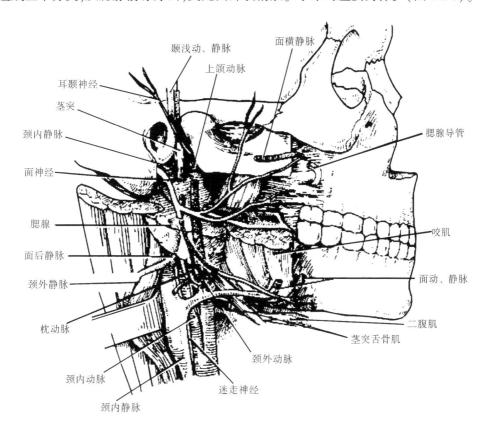

图6-2-2　腮腺内血管、神经的排列

二、腮腺脓肿切开引流术

【麻醉、体位】
局部麻醉。侧卧。

【手术步骤(图6-2-4)】

1. 切口:腮腺的前缘有面神经分支、腮腺管、面横动脉穿出;其后缘上端从前向后依次有颞浅动、静脉和耳颞神经等。所以,腮腺脓肿多用 Blair 切口,即自颧弓下缘耳前 2 cm 向下延伸至下颌角的下后方,切开皮肤和皮下组织,钝性分离,暴露腮腺筋膜。

2. 切开筋膜,引流排脓:由于腮腺内有重要血管、神经等,因此切开筋膜时,切口方向应与

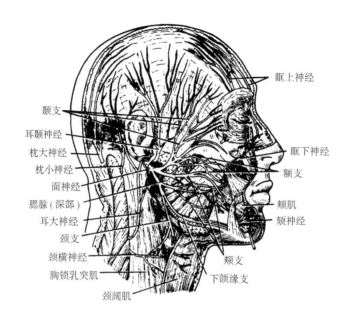

图 6-2-3　面神经的分支

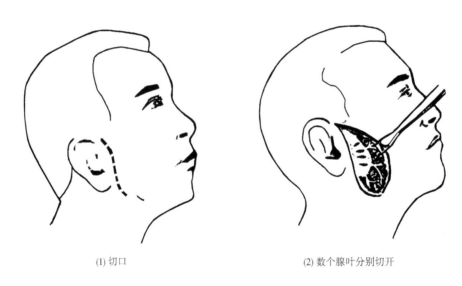

(1) 切口　　　　　　　　　　　　　(2) 数个腺叶分别切开

图 6-2-4　腮腺脓肿切开引流术

面神经走向平行。在已穿刺证实抽出脓液的部位,用弯血管钳插入腺体内,多处引流排脓,放置橡皮引流条。为了避免损伤腮腺管,切忌在腺体上做切口,防止形成腮腺瘘。

3. 缝合:一般切口可不缝合,如切口过大可在上、下端皮肤缝合 1~2 针,术后保持引流通畅,并辅以抗生素和全身治疗。

第三节　气管的局部解剖与气管切开术

一、气管的局部解剖

气管(trachea)由 16~20 个气管软骨环中间连以环状韧带组成,可分为颈段和胸段。颈段约有 6~8 个气管环,上接环状软骨,其下在颈静脉切迹(胸骨上切迹)平面转为胸段。颈段气管从上前向下后斜行,上部较浅,下部较深。颈段位置的深浅还与头的位置有关,当头后仰时,气管颈段更凸向表面。所以,高位气管切开术较低位的易于操作。气管颈段周围有疏松结缔组织包绕,活动度较大,切开气管时,需将气管妥为固定,避免滑动。

颈部的筋膜分浅筋膜和深筋膜,颈浅筋膜内包有颈阔肌。颈深筋膜分为三层,即颈深筋膜浅层(包绕斜方肌、胸锁乳突肌,在正中线与对侧的颈深筋膜浅层交织构成颈白线)、颈深筋膜中层(包绕舌骨下肌群,并构成气管前筋膜、甲状腺假被膜、颈动脉鞘等)、颈深筋膜深层,颈深筋膜深层即椎前筋膜,在椎前肌和椎体的前面。

气管颈段前面由浅至深依次被皮肤、皮下组织(包括颈阔肌、颈深筋膜浅层组成的颈白线和颈深筋膜中层包绕的舌骨下肌群)、气管前筋膜所覆盖(图 6-3-1)。颈前正中线的两侧、颈阔肌深面,各有一条向下走行的颈前静脉。这两条静脉在胸骨柄上方被一横行的静脉相通连,称为颈静脉弓。在舌骨下肌群的后面,有甲状腺峡部跨越第 2~4 气管环的前方。在峡部的下方有甲状腺奇静脉丛,偶有甲状腺最下动脉(见本章第四节)。

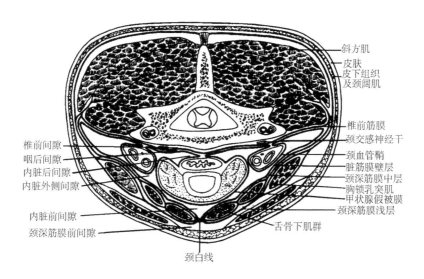

图 6-3-1　颈部横断面

气管的后方为食管(esophagus),在气管食管沟内有喉返神经。气管两侧有甲状腺侧叶、颈内静脉及颈总动脉。愈向下,这些重要血管愈接近气管。幼儿的胸腺和头臂静脉往往高出颈静脉切迹。这些解剖特点对手术有一定意义。气管切开最好在安全区内进行,该区的上方从环状软骨下 1 cm 起,下方至颈静脉切迹,两侧为胸锁乳突肌内侧缘。在此区的中线上操作,可避免损伤其他组织(图6-3-2)。

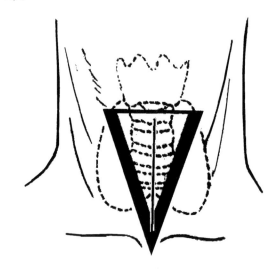

图 6-3-2　气管切开术安全区

二、气管切开术

【适应证】

1. 引起明显呼吸困难的咽、喉和气管上段病变,如创伤、炎症(喉炎、白喉)、肿瘤和异物等。

2. 下呼吸道分泌物阻塞,造成严重呼吸困难,如脑外伤、胸外伤或各种昏迷患者。

3. 预防性切开,如面颌、口腔和咽喉等大手术。

近来有人提出用血气分析结果作为气管切开术的参考指征,因为严重呼吸困难及分泌物阻塞时,组织缺氧和细胞代谢紊乱可导致血液酸碱平衡失常。

(一) 手术种类

1. 按气管切开的部位分为高位气管切开术和低位气管切开术。前者在峡部之上,切开第1、2气管环,操作简便迅速,但易伤及环状软骨,引起喉部狭窄;后者在峡部以下,切开第3、4气管环。目前多采用低位气管切开术(图6-3-3)。

2. 按气管切开的缓急分为常规气管切开术和紧急气管切开术。常规气管切开术是按正规的手术步骤进行,无菌要求严格,并发症少,较为常用;紧急气管切开术要求技术熟练,但并发症较多。

此外,还有环甲膜切开术(见图6-3-3),即用手术刀尖或环甲膜切开器在环状软骨与甲状软骨之间横行切开环甲膜而进入声门下区。此为紧急手术,不能代替气管切开术,且插管不宜超过48小时,否则会引起局部的严重反应,造成喉狭窄,导致拔管困难。

(二) 气管套管的选择

气管套管是由外管、内管和管芯组成(图6-3-4)。在插入气管套管之前,应先将内管取出,将管芯插入外管内,而后插入气管内,再将管芯取出,将内管插入外管内。所以,气管切开术选

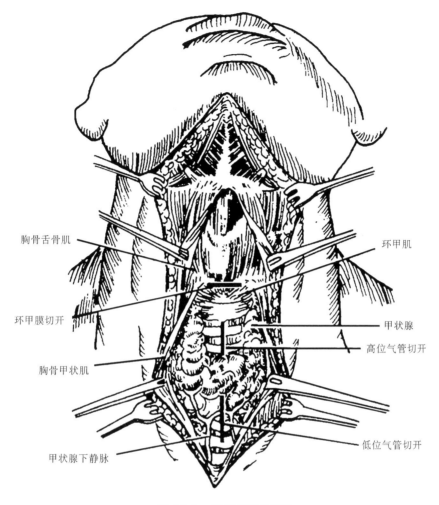

胸骨舌骨肌

环甲肌

环甲膜切开

甲状腺

高位气管切开

胸骨甲状肌

低位气管切开

甲状腺下静脉

图 6-3-3 气管切开的部位

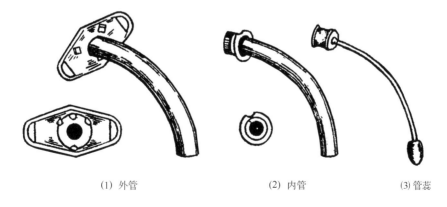

(1) 外管   (2) 内管   (3) 管蕊

图 6-3-4 气管套管的组成部分

用气管套管直径的大小甚为重要,气管套管太大,与气管接触太紧密,易损伤气管壁,并且造成术后拔管困难。因此,套管直径必须小于气管直径。各个年龄段常用的气管套管直径、长度及其号码见表 6-3-1。

表 6-3-1　各个年龄段常用的气管套管规格

年　龄	号　数	套管 [直径(mm)×长度(mm)]
1~5 月	00	4.0×40
1 岁	0	4.5×45
2 岁	1	5.0×55
3~5 岁	2	6.0×60
6~12 岁	3	7.0×65
13~18 岁	4	8.0×70
成年女性	5	9.0×75
成年男性	6	10.0×80

(三) 常规气管切开术

【麻醉、体位】

以局部麻醉最为宜,如无呼吸困难或进行预防切开时可用全身麻醉,但禁用吗啡和阿托品。小儿忌用全身麻醉。对病情危急或即将窒息的患者可不用麻醉。患者取仰卧位,头后仰,肩下垫高,保持颏、喉结和颈静脉切迹位于正中线上。

【手术步骤(图 6-3-5)】

1. 切口:自环状软骨下缘至胸骨上缘做一个长约 4~6 cm 的切口,切开皮肤、皮下组织和颈阔肌。分离皮下组织,结扎止血,把颈阔肌拉向两侧,显露颈白线。若遇静脉弓,应结扎、切断,防止出血。

2. 显露气管:切开颈白线,从颈白线向两侧钝性分离舌骨下肌群,并拉开。此时,切忌劈开肌肉,以免出血,同时分离范围不宜过宽,以防发生气肿和广泛感染。两侧拉钩要用力均匀,保持气管居正中位。以右手食指在正中扪及有弹性的管状物即为气管。气管前面较薄的筋膜即是气管前筋膜。

甲状腺峡部横跨第 3、4 气管环的前面,可从下缘沿其后面做钝性分离,并向上方牵拉。若峡部较宽,不易拉开,可切断峡部,暴露气管。

3. 切开气管:确认第 3、4 气管环后,术者左手拇指、中指固定第 1、2 气管环或持气管钩钩住该处环间韧带,右手持尖刀,使刀刃向上,由下而上自内向外挑开切断相邻 2 个气管软骨环。切开前,如患者系成人,可气管穿刺,注入 4% 的可卡因溶液 0.5~1 ml 以麻醉气管黏膜,减少切开气管或放入气管套管时的强烈刺激。切开时务必使气管保持正中位,避免切口偏斜。防止切得过高、过低、过偏或过深。气管前筋膜不做单独分离,连同气管一起切开。切开气管时因刺激黏膜,可引起急咳,应立刻用气管扩张器或血管钳将气管切口撑开,迅速插入吸引管,吸出血液和分泌物。有时可将气管切口修剪成与气管套管等大的圆窗,以便于插入套管,这样可以减少切开 1 个气管环。小儿禁忌开窗。

4. 放置气管套管:气管切开后,用气管扩张器撑大气管切口,将事先选好的、合适的气管套

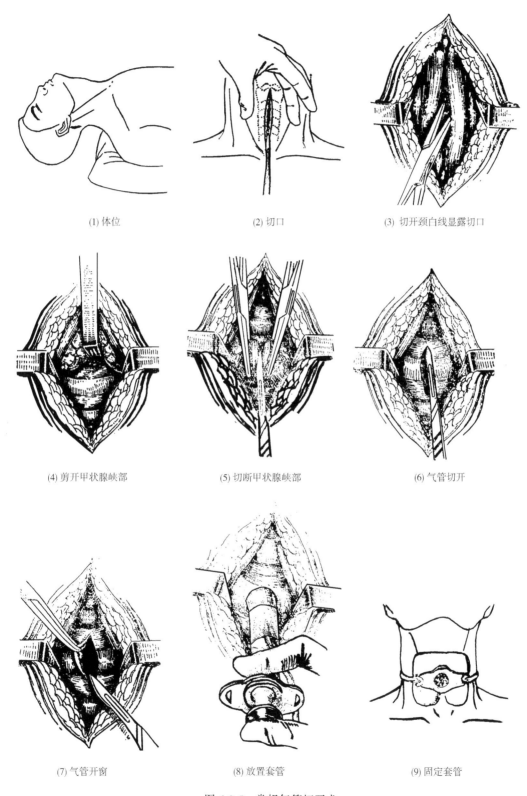

(1) 体位　　　　　　(2) 切口　　　　　　(3) 切开颈白线显露切口

(4) 剪开甲状腺峡部　　　(5) 切断甲状腺峡部　　　(6) 气管切开

(7) 气管开窗　　　　　(8) 放置套管　　　　　(9) 固定套管

图 6-3-5　常规气管切开术

管内管拔出,放入管芯,自气管切口向下弧形插入。之后迅速取出扩张器,抽出管芯,插入内管,检查有否气体或分泌物出来。然后将套管两旁布带绕过颈后部,打结固定,结的松紧以能插入1横指为宜。再用一块从一侧剪开至中心的纱布,从下向上垫于套管与切口之间。

皮肤切口一般不缝合,以减少皮下气肿的发生和便于引流。

(四) 紧急气管切开术

患者仰卧,头颈保持正中位。术者左手拇指和中指用力持喉头下端的两侧,如此将气管推向前,食指按住气管环前面;右手用刀自环状软骨下缘直切至胸骨上缘,深到气管前筋膜,并在第2或第3气管环处向下切开2个气管软骨环。立即撑开气管切口,迅速插入气管套管。术中边切边吸渗血,防止血液吸入肺内。

紧急气管切开术仅在病情万分危急时才可施行。如技术不熟练,在病情允许的情况下,最好做常规气管切开术。

【注意事项及并发症】

1. 体位不正:可使颈部偏斜,导致手术时向一侧分离过多,或有时在慌忙中误将气管压在拉钩之下。术时应注意体位,在正中线上操作不难找到气管。

2. 切口出血:切口内应止血彻底,必要时对颈前静脉可先行结扎、切断,甲状腺奇静脉丛应尽量避开,以免误伤出血。

3. 切破食管:切开气管时用力过大、下刀过深或在患者咳嗽时切开,可将食管切破,造成气管食管瘘。术时用力得当,刀刃向上,可以避免。

4. 撕破胸膜:术时颈部抬起过高或分离偏低可撕破胸膜顶,引起气胸。

5. 误伤颈总动脉:颈总动脉位于气管两侧,术时如将颈部扭向一侧,或将气管拉离中线,则可将动脉误认为气管而切开,引起致命性的出血。

6. 纵隔障气肿:常由于手术分离时止血钳或剪刀尖伸入过深,误伤气管环间韧带所致,此时从破口溢出的气体沿气管前筋膜进入纵隔障;气管前筋膜剥离太多也可使空气进入纵隔障。

7. 皮下气肿:由于气管切口过大而致气体从套管旁流入皮下,以及伤口缝合过紧,均可形成局部或全身皮下气肿。

【术后处理与拔管】

1. 气管套管内管应每隔3~5小时取出清洗一次,以防分泌物阻塞。切口前的纱布应及时更换,防止切口污染。

2. 床旁应备有电动吸引器和细导尿管,以便随时将气管内分泌物吸出。

3. 拔管为术后的重要处理步骤,拔管的时间应视喉部病变而有不同。拔管前必须先将气管套管外口用塞子堵塞一半,1~2天后堵塞2/3,直至全部堵塞。2~3天后如无呼吸困难,则表示喉部通畅,即可拔管。拔管后用油纱布堵塞伤口,使伤口自深部向外逐渐愈合。

第四节　甲状腺的局部解剖与大部切除术

一、甲状腺的局部解剖

(一) 甲状腺的分叶和毗邻

甲状腺(thyroid gland)分为左、右两个侧叶,中间以峡部(isthmus)相连,约半数甲状腺有锥

体叶,贴附在喉下部和气管上部的前方(图 6-4-1)。甲状
腺两叶位于喉及气管的前外侧面,上至甲状软骨中点,下
至第 6 气管软骨环。其下极有时可达肋骨上窝或深入胸
骨柄后,称为胸骨后甲状腺,这种甲状腺肿大时常压迫气
管,造成呼吸困难。甲状腺侧叶的基底与第 4 或第 5 气
管环平齐。

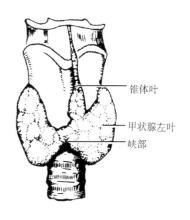

锥体叶

甲状腺左叶

峡部

图 6-4-1　甲状腺的形态

成年男子的甲状腺,左叶平均长度为 5.0 cm,右叶平
均长度为 5.3 cm;左叶平均宽度为 2.5 cm,右叶平均宽度
为 2.4 cm。两叶的外侧面凸隆,表面有气管前筋膜鞘,在
筋膜鞘外面为胸骨甲状肌。胸骨甲状肌抵止于甲状软骨
板斜缘,有阻止甲状腺上部向前内方移位的作用。在甲
状腺外面还有胸骨舌骨肌、肩胛舌骨肌上腹及胸锁乳突
肌前缘遮盖。两叶的内面凹陷,与喉和气管相贴近。其
内面的上部与咽下缩肌和环甲肌后部相接触。环甲肌介于甲状腺叶与甲状软骨板后部和环状
软骨侧面之间。喉上神经外支经腺叶深面至环甲肌。其内面的下部,由前向后与气管、喉返神
经及食管相接。两叶的后外侧面与颈血管鞘借疏松结缔组织相接。两叶的前上缘有甲状腺上
动脉前支经过,并发出腺支进入腺实质。两叶的后缘钝圆,甲状旁腺即位于此缘附近,与其关系
密切。甲状腺下动脉与甲状腺后缘下部相接,并发出分支与甲状腺上动脉前支吻合。此外,甲
状腺左叶后缘的下端与胸导管相邻。甲状腺峡部是甲状腺左、右两叶之间横行相连的部分,前
面凸隆,后面凹陷,一般位于第 2 和第 3 气管软骨环的前面,位置较高者多见,但位置较低者也
可见到,偶有缺如。峡部的前面借气管前筋膜与胸骨甲状肌分隔。

在胸骨甲状肌外面还有胸骨舌骨肌、颈前静脉、颈浅筋膜和皮肤所遮盖。根据国内资料,甲
状腺的形态可分为 8 种类型(图 6-4-2)。

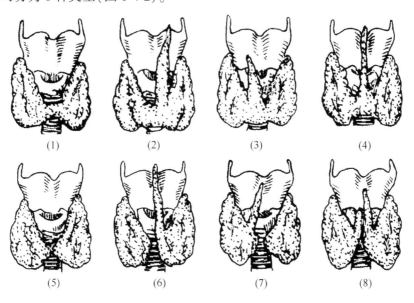

(1)　　　　(2)　　　　(3)　　　　(4)

(5)　　　　(6)　　　　(7)　　　　(8)

图 6-4-2　甲状腺的各种类型

甲状腺的毗邻:前面由浅入深依次为皮肤、皮下组织及颈阔肌、颈深筋膜浅层(正中为颈白线)、胸锁乳突肌和舌骨下肌群;后面紧贴气管食管沟,与喉、气管、食管、喉返神经、喉上神经外支相邻。腺体肿大时可压迫附近器官,引起吞咽下困难、呼吸困难或声音嘶哑等。甲状腺后外侧面与颈部大血管神经束相近,腺体肿大时可将颈总动脉推向后外,易触及搏动;若压迫交感干,可出现 Horner 综合征(患侧瞳孔缩小、上睑下垂、眼球内陷、面部潮红无汗)。

(二) 甲状腺的被膜和韧带

甲状腺有两层被膜,内层被膜包被整个腺体并形成纤维束伸入到腺实质内,为甲状腺的固有被膜,称甲状腺真被膜或纤维囊(fibrous capsul);外层由气管前筋膜包绕甲状腺而成,因其薄而透明且易于剥离而被称为假被膜,又叫外科囊。此层被膜不完全包被甲状腺,特别是与气管接触的部分没有被这层膜所包被。外科囊内有甲状旁腺、甲状腺的动、静脉及淋巴、神经等。附着在甲状软骨与甲状腺峡部和侧叶之间的脏筋膜在甲状软骨下缘、环状软骨外侧至甲状腺峡部上缘及两叶上极的前内侧处增厚,形成甲状腺悬韧带(suspensory ligament),因此当做吞咽动作时,甲状腺可随喉上、下活动,可以此作为鉴别此区的肿块是否与甲状腺有关的依据。手术时需切断甲状腺悬韧带才能游离甲状腺。在甲状腺侧叶与其相对应的气管后面之间的假被膜增厚,形成甲状腺外侧韧带,亦称 Berry 韧带,起固定甲状腺的作用。喉返神经多数走在甲状腺外侧韧带后方,也有穿入此韧带内或穿入腺实质者。切开甲状腺的假被膜,在真、假被膜之间进行甲状腺血管结扎并切除甲状腺的手术方法称囊内法;不切开假被膜,在假被膜外结扎甲状腺的血管并进行甲状腺切除的手术称囊外法。

(三) 甲状腺的血管与邻近神经

甲状腺动脉与邻近神经的关系较为复杂而且重要,为了避免损伤,手术者必须准确了解它们之间的关系。

1. 血管:甲状腺有比较丰富的血液供应,主要的是成对的甲状腺上、下动脉(图 6-4-3)。据国内资料,甲状腺上动脉近半数起于颈外动脉,在甲状腺侧叶的上极韧带中与喉上神经外支伴行,下行至甲状腺上极时,除发出环甲支外,主干又分为前、后及峡部三支,分别走向腺体各部,与对侧同名动脉分支相吻合。两侧甲状腺上动脉的吻合支沿峡部的上缘分布。甲状腺下动脉多起自锁骨下动脉的甲状颈干,沿前斜角肌内缘上行至颈动脉结节下方约 2 cm 处,即呈弓形弯向内侧,在颈血管鞘后方向内走行,横过甲状腺外侧间隙,达甲状腺侧叶下极的深面分为上、下支分布于甲状腺侧叶。其上支上行至甲状腺的深面,约在甲状腺中、下 1/3 交界处与甲状腺上动脉后支相吻合,并发出到甲状旁腺的分支;下支经甲状腺侧叶下极向上走行于甲状腺的浅面,与甲状腺上动脉的前支吻合。有时还有甲状腺最下动脉(约 10.9%),多起于头臂干,沿气管前近颈白线处上行到甲状腺峡部的下缘,进入峡部,营养峡部及锥体叶。该动脉的压力几乎等于主动脉弓的压力,受伤后出血呈喷射状。做低位气管切开术或甲状腺大部切除术时,应注意此点并给予适当处理。此外,还有来自气管、食管的小血管经由甲状腺内侧面进入甲状腺,与甲状腺上、下动脉在腺体内相互间有吻合。这些小动脉亦称甲状腺副动脉。因而,当切断、结扎甲状腺的 4 条主要血管进行甲状腺大部切除术后,残余腺体仍有血液供应。做甲状腺手术时,甲状腺的内侧面不要进行游离,以免切断这部分供应甲状腺的血管。

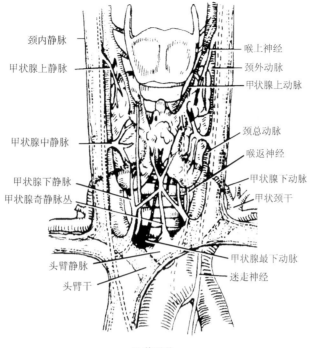

颈内静脉
甲状腺上静脉
甲状腺中静脉
甲状腺下静脉
甲状腺奇静脉丛
头臂静脉
头臂干

喉上神经
颈外动脉
甲状腺上动脉
颈总动脉
喉返神经
甲状腺下动脉
甲状颈干
甲状腺最下动脉
迷走神经

(1) 前面观

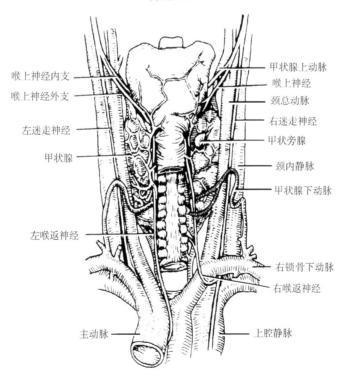

喉上神经内支
喉上神经外支
左迷走神经
甲状腺
左喉返神经
主动脉

甲状腺上动脉
喉上神经
颈总动脉
右迷走神经
甲状旁腺
颈内静脉
甲状腺下动脉
右锁骨下动脉
右喉返神经
上腔静脉

(2) 后面观

图 6-4-3　甲状腺的血管

甲状腺的静脉起自腺体表面,汇集成甲状腺上、中、下静脉。甲状腺上静脉较小,与甲状腺上动脉伴行,注入颈内静脉或面总静脉。甲状腺中静脉没有伴行动脉,自甲状腺侧叶横过甲状腺外侧间隙,跨过颈总动脉前面,注入颈内静脉。甲状腺肿大时,此静脉亦相应粗大,手术分离甲状腺侧叶时最好先将这一静脉钳夹、切断、结扎,以防撕破出血,影响手术操作。甲状腺下静脉由数条血管构成,自峡部的下缘离开腺体,不与甲状腺下动脉伴行,被甲状腺下极的韧带所包被,在气管食管间沟浅层、胸骨甲状肌和胸骨舌骨肌后面向下汇入头臂静脉。有时两侧甲状腺下静脉合成一条静脉注入左头臂静脉,即甲状腺最下静脉。甲状腺下静脉常在气管前方的峡部之下吻合成网,称甲状腺奇静脉丛。做低位气管切开术时,如碰到这组血管应先行钳夹、切断、结扎,以防因出血而影响手术。甲状腺的静脉与喉、气管和食管等器官的静脉以及邻近肌肉间的静脉互有吻合。

2. 甲状腺上动脉与喉上神经的关系:喉上神经(superior laryngeal nerve)起自迷走神经结状神经节的中部,沿颈内动脉与咽侧壁之间下降,一般在颈内动脉后面、舌骨大角处分内、外两支。内支与喉上动脉同行,入喉位置较高,穿甲状舌骨膜入喉后,司咽、会厌、梨状隐窝及声门裂以上黏膜的感觉。行甲状腺的手术时,如需高位处理甲状腺上极血管时,应注意防止此神经的损伤。外支较细小,下行与甲状腺上动脉伴行(图6-4-4),特别与其后支相近。一般喉上神经外支在距甲状腺侧叶上极0.1~1.1 cm处弯向内侧,经甲状腺悬韧带至环甲肌。有人对舌骨大角到环状软骨中点连线进行了测量,并将其分为上、中、下三段,发现喉上神经外支与甲状腺上动脉在上段伴行者占89.2%;但在下段,神经与动脉则很快分离。喉上神经外支入肌点在腺体侧叶上极上方者占61.8%,平均距离约为6.8 mm(0.6~12 mm)。因此在做甲状腺手术需处理甲状腺上动脉时,如在侧叶上极集束结扎甲状腺上极血管,有误伤喉上神经外支的可能。喉上神经外支是支配环甲肌使声带紧张的运动神经,该神经如不慎损伤,可因环甲肌麻痹而使声带丧失紧张的作用,出现发音低钝、发音无力和说话易于疲劳等。所以,结扎甲状腺上动脉时应紧贴腺体的上极进行,以免损伤喉上神经外支。

3. 甲状腺下动脉与喉返神经的关系:两侧喉返神经(recurrent laryngeal nerve)在颈部的走行略有不同。左侧喉返神经自迷走神经分出后,钩绕主动脉弓上行,距正中平面较近,行程亦长,位置较深,多在气管食管间沟内走行。右侧喉返神经绕右锁骨下动脉斜向上行,离正中平面较远,与左侧相比位置较浅,与气管食管间沟的关系一般不如左侧喉返神经密切,故右侧喉返神经较左侧易受损伤。两侧喉返神经经侧叶的内侧,在环甲关节处经咽下缩肌下缘穿入喉内(改称喉下神经),支配声带内收肌和外展肌。喉返神经在甲状腺侧叶下端后面与甲状腺下动脉有复杂的交叉关系(图6-4-5)。

局部解剖学标志以识别喉返神经方法较多,如喉返神经三角,三角的上界为甲状腺下动脉,外侧界为颈血管鞘,内侧界为喉返神经。手术中应首先找到上、外两个边界,其内侧边界即为喉返神经,但因甲状腺下动脉有一定变异(缺如者占2.7%),因而还有以气管食管旁沟、甲状腺下极、甲状腺外侧韧带以及甲状软骨下角等作为标志的方法。以甲状软骨下角作为标志,下角点距喉返神经不超过1 cm,而左、右喉返神经入喉前均经过环甲关节后方。还有资料显示,研究者测定的喉返神经入喉点90%以上在距甲状软骨下角前下方6~15 mm范围内。因此,从甲状软骨下角前下方约5 mm处开始向下前方解剖1~2 cm,一般可发现喉返神经。

喉返神经最后穿咽下缩肌下缘入喉,在外侧韧带处与甲状旁腺、甲状腺下动脉上支最为接近。因而喉返神经在甲状腺侧叶下极及经过外侧韧带的部位,为术中易于受损伤之处。单侧喉

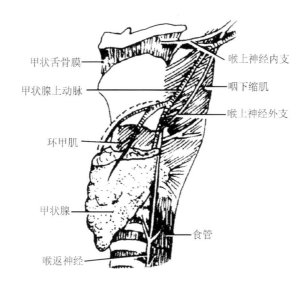

图 6-4-4　甲状腺上动脉与喉上神经的关系

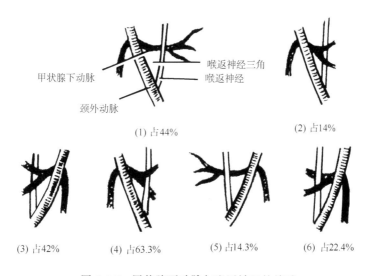

图 6-4-5　甲状腺下动脉与喉返神经的关系

返神经损伤时,患侧声带麻痹,发音嘶哑。若同时合并同侧喉上神经外支的损伤,则可因单侧声带呈中间位麻痹和松弛,产生发音障碍,甚至呼吸障碍。两侧喉返神经损伤可导致完全性发音障碍、严重呼吸困难或窒息,此时应紧急进行气管切开术以挽救生命。如喉返神经仅为挫伤或部分损伤,则常为外展肌比内收肌损害大,此为 Semon 定律,伤侧声带处于内收位。如双侧不全麻痹时,喘鸣剧烈,也需要做气管切开术。

(四) 甲状腺与甲状旁腺的关系

甲状旁腺 (parathyroid gland) 一般左、右各 1 对,上、下排列,长约 6~8 mm,为扁的长圆形,棕黄色。甲状旁腺的数目和部位变异较大,多于 4 个以上者并不少见。变异部位有的位于纵隔,有的藏在甲状腺实质内,也有分布于气管周围的结缔组织中的。甲状旁腺一般位于甲状腺外科囊内,甲状腺外侧面中线以后中、上 1/3 交界处以下的部位,紧贴甲状腺外侧面近后缘处,与甲状腺下动脉上支及外侧韧带关系甚为密切。它可部分或完全埋在甲状腺组织内。甲状腺手术时保留侧叶后面中、上 1/3 交界处以下的部分,呈楔形切除甲状腺,将有助于防止甲状旁腺损伤或误被切除。如多数甲状旁腺被切除,可因钙代谢紊乱而引起手足搐搦 (tetany)。如已将甲状旁腺切除,则应立即将切下的甲状旁腺切碎,移植于胸锁乳突肌中,可望挽救。

二、甲状腺大部切除术

【 适应证 】

1. 原发性甲状腺功能亢进症,症状较重或经非手术治疗半年以上仍未治愈者。

2. 继发性甲状腺功能亢进者。

3. 单纯性弥漫性甲状腺肿,在短期内增长迅速或有压迫症状者。

4. 单纯性节结性甲状腺肿,尤其是引起压迫症状者。

5. 疑有恶变或功能亢进的甲状腺腺瘤。

【 术前准备 】

甲状腺功能亢进患者在基础代谢率高亢的情况下,手术的危险性很大。因此,充分而完善的术前准备非常重要,其目的在于减低消耗,增强体力,为手术顺利进行创造有利条件,并预防术后并发症。

1. 甲状腺功能亢进的患者代谢旺盛,机体消耗严重。因此,为降低基础代谢率,应让患者居住在安静的房间,避免噪音及其他不良刺激,患者要少活动,多休息。

2. 甲状腺功能亢进的患者易有情绪激动及精神紧张,常有顾虑和恐惧感,可适当给予镇静药。对睡眠不佳的患者,可适当给予安眠药。

3. 为补充机体的消耗及维护肝脏和肌肉等的功能,必须给予高热量饮食和补给维生素。

4. 药物准备以降低基础代谢率是术前准备的重要环节。

5. 心率过快者,可配合口服利舍平(利血平)0.2 mg,每日 3 次;或普萘洛尔 10 mg,每日 3 次。患者合并心功能不全时,可用洋地黄类药物控制。合并周期性瘫痪的患者,可服用氯化钾。肝功能有损害时,应给以保肝治疗。

6. 对常规应用碘剂或合并应用硫氧嘧啶类药物不能耐受或不起作用的病例,可以碘剂与普萘洛尔合用或单独应用普萘洛尔做术前准备。

7. 对单纯性结节性甲状腺肿患者,术前也可给予 1~2 周碘剂,以使腺体变硬,便于手术操作。

【 麻醉、体位 】

一般采用颈丛神经阻滞麻醉或局部麻醉。甲状腺功能亢进的患者虽经术前准备仍不甚满意者,如有基础代谢率高、体温不平稳、脉率快及精神紧张等,可采用局部麻醉加冬眠药物强化。

对甲状腺明显肿大使气管严重受压、巨大胸骨后甲状腺肿或精神异常紧张的患者,可用全身麻醉,以保证术中呼吸道通畅。体位采用仰卧位,肩下垫高,头后仰,头的两侧用沙袋固定。手术台头侧抬高 15°[图 6-4-6(1)]。

【 手术步骤 】

1. 切口:在颈静脉切迹上方约 2 横指处,沿皮肤横纹做一弧形切口,切口两端要超过胸锁乳突肌的内缘[图 6-4-6(2)],切开皮肤、皮下组织及颈阔肌。然后,缝合、结扎颈前静脉的近、远端[图 6-4-6(3)]。

2. 切断颈前肌:先于正中纵行切开颈前肌筋膜[图 6-4-6(4)],再用止血钳钝性分开颈前肌,直至甲状腺。用钝头止血钳伸入颈前肌后方,向右侧边钝性分离边前进,直至胸锁乳突肌内缘。在两钳之间切断颈前肌,边切断边结扎出血点。同法切断左侧颈前肌。切断颈前肌的方法还有帘状开窗法[图 6-4-6(5)]。也有人纵行以小拉钩钝性分离颈前肌,可减少损伤。

3. 显露甲状腺:甲状腺的切除一般先从右侧叶开始。用小板钩将切口拉开,甲状腺前部腺体即被显露。用食指紧贴甲状腺表面,沿疏松结缔组织间隙(即甲状腺被膜内、外层之间的间隙)轻轻分离其外侧、上极及下极,即可顺利地将甲状腺大部显露,并能防止因撕裂静脉所致的出血。如甲状腺与周围粘连较重,可用钝性与锐性相结合的方法进行分离,也可用 0.25% 普鲁卡因溶液在甲状腺周围局部注射,有助于分离。

4. 结扎甲状腺上动脉:在一般情况下先处理甲状腺上动脉。有时甲状腺明显增大或粘连较重,此时如先结扎、切断甲状腺中静脉,然后再处理甲状腺上动脉可更为方便。甲状腺大部显露后,用大圆针及 7 号丝线在甲状腺上极处做“8”字缝合,结扎缝线用做牵引。左手拇指及中指持牵引线向下牵拉甲状腺,食指经血管后抵于甲状腺外侧缘。在靠近腺体处用止血钳与血管平行做钝性分离,要分离清楚,不连带其他组织。然后,将止血钳经血管后方由内向外穿出并带入 2 条 4 号丝线,在靠近腺体处将血管的近、远端结扎[图 6-4-6(6)]。再于近端结扎线处夹一把止血钳,在止血钳的远端将血管切断,近断端再用 1 号丝线缝合结扎。此做法可防止损伤喉上神经外支。先结扎后切断,可避免血管回缩出血,追加缝合结扎可防止线结脱落。

5. 结扎甲状腺中静脉和下静脉:轻轻向内侧牵拉甲状腺,钝性分离甲状腺的外侧,显露甲状腺中静脉,将其分离、结扎、切断。有时该静脉不易分离,可用 1 号丝线在靠近腺体处缝合结扎 2 针,在结扎线间将其切断[图 6-4-6(7)]。然后,向上牵拉甲状腺,显露下极,结扎、切断甲状腺下静脉[图 6-4-6(8)]。如有甲状腺最下动脉,也应将其结扎、切断。甲状腺下动脉主干通常不需要显露或结扎。若需结扎,应采用囊内结扎法,不结扎主干,只结扎进入真被膜和腺体处的甲状腺下动脉分支(即在结扎血管的同时,将部分真被膜及腺体组织也结扎在内),以免损伤喉返神经及影响甲状旁腺的血供。

6. 处理峡部:将甲状腺右叶向外侧牵拉,显露峡部,用大的弯止血钳,使钳尖向上由峡部下缘向气管与峡部之间轻轻插入并向上方分离,扩大气管前间隙,直至止血钳由峡部上方穿出[图 6-4-6(9)]。有锥体叶时,止血钳要由锥体叶的左缘穿出,以便将其与右叶一并切除。然后,用止血钳分别钳夹已充分游离的峡部两侧,在其中间切断并缝合结扎两断端。如峡部宽大,则在峡部两侧分别将其缝合、结扎、切断[图 6-4-6(10)]。将切断的峡部及锥体叶由气管前方向右侧分离,一般分离到气管外侧即可。

7. 楔形切除甲状腺:甲状腺游离完成后,在预定切断线的四周用蚊式止血钳钳夹甲状腺被膜及血管。为了减少和控制腺体切断面的出血,术者与助手应分别由内、外两侧用左手手指在

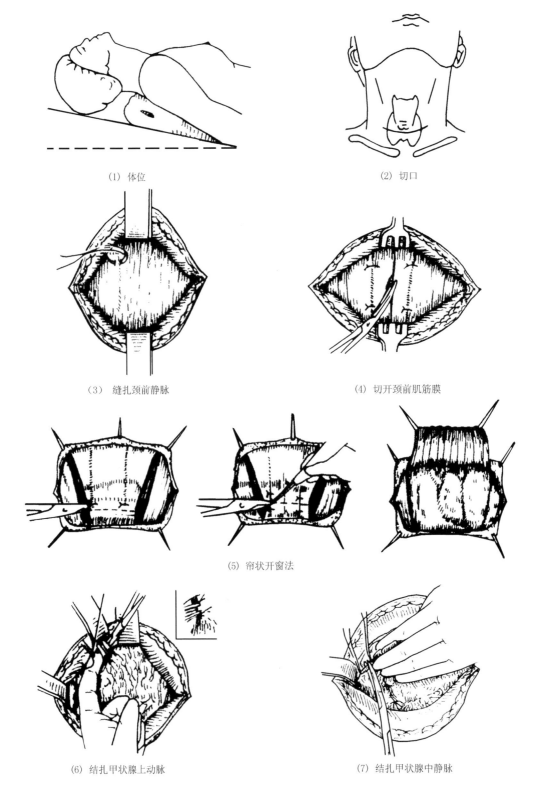

（1）体位

（2）切口

（3）缝扎颈前静脉

（4）切开颈前肌筋膜

（5）帘状开窗法

（6）结扎甲状腺上动脉

（7）结扎甲状腺中静脉

图 6-4-6　甲状腺大部切除术

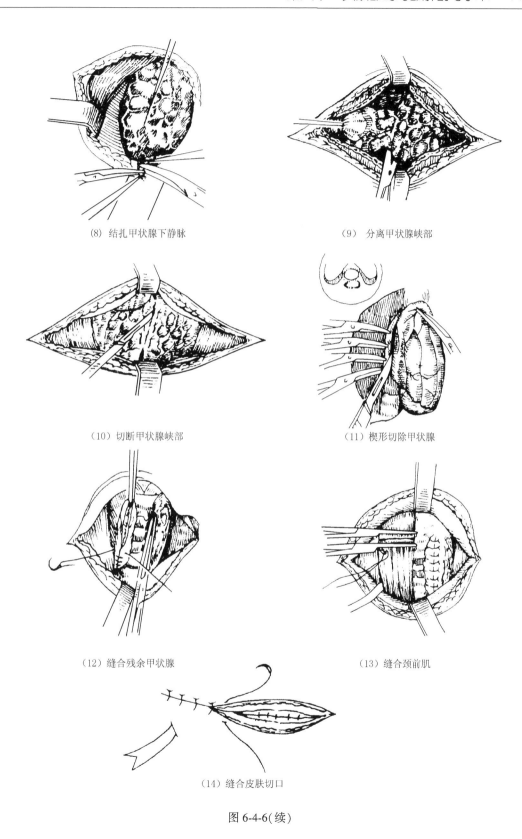

（8）结扎甲状腺下静脉

（9）分离甲状腺峡部

（10）切断甲状腺峡部

（11）楔形切除甲状腺

（12）缝合残余甲状腺

（13）缝合颈前肌

（14）缝合皮肤切口

图 6-4-6(续)

蚊式止血钳后面抵住腺体,边由两侧轻轻向腺体加压,边在蚊式止血钳前面楔形切除甲状腺。在切至甲状腺下极时,可连带被膜保留一层很薄的腺体,这样既可切除足够的腺体,又可防止损伤喉返神经和切除甲状旁腺[图6-4-6(11)]。楔形切除时,如切面上有活跃的出血点,术者与助手可将手指稍用力向腺体中心挤压,如此即能控制出血。然后,将出血点钳夹、结扎。

8. 残存甲状腺的缝合:切面彻底止血后,用圆针及 2-0 号铬制肠线或 1 号丝线连续锁边缝合或间断缝合切面的被膜及部分腺体。缝线要穿过创底腺体的浅面,这样既有利于止血,又能防止形成死腔[图6-4-6(12)]。如需切除两叶时,用同法切除对侧。以温生理盐水反复冲洗创口,彻底止血。详细检查切下的甲状腺织织,若发现有甲状旁腺,应立即移植于肌层中。

9. 缝合颈前肌及皮肤切口:取出肩胛部的垫枕,使颈前区软组织松弛以便于缝合。在残存腺体处放置胶皮膜引流,由颈静脉切迹上方另行切口引出,或自切口一端引出。若确信止血完善,也可不放置引流条。然后,将颈前肌准确对合,用 4 号丝线间断缝合或褥式缝合[图6-4-6(13)]。再用 1 号丝线依次间断缝合颈阔肌、皮下组织及皮肤[图6-4-6(14)]。

【注意事项及并发症】

1. 在甲状腺次全切除术的全部操作过程中,要细致、轻柔,防止强力的牵拉、挤压,以免引起出血、神经损伤及甲状腺危象等并发症。

2. 游离甲状腺时,一定要紧贴甲状腺的表面,沿疏松结缔组织间隙进行游离,不但操作顺利,且可防止因撕裂静脉而引起出血。须注意,在游离下极接近甲状腺下动脉时,不必分离过多,因为在此处喉返神经与甲状腺下动脉的分支往往交叉,易损伤。如在此处不慎将喉返神经结扎,引起声音嘶哑,应立即拆除结扎线。此处喉返神经在被膜外沿气管食管旁沟上行,将峡部切断后游离甲状腺内侧时,不要游离过深,一般游离到气管外侧面即可,以免损伤喉返神经。

3. 在分离、结扎甲状腺上动脉时,一定要靠近甲状腺上极,以免损伤喉上神经。如引起出血,不可盲目钳夹,可先用手指压迫,然后轻轻放开手指,寻找出血点并将其结扎。如为远端出血,缝合结扎上极腺体即能止血。

4. 在处理甲状腺中静脉时,有时尚未将甲状腺外侧面完全游离即已将该静脉结扎、切断,容易造成出血。所以,在处理甲状腺中静脉以前,一定要将甲状腺外侧面游离清楚,在靠近腺体处一次将甲状腺中静脉结扎、切断。另外,在结扎甲状腺下静脉及甲状腺最下动脉时,一定要靠近腺体,以免损伤喉返神经。

5. 切除甲状腺时,不结扎甲状腺下动脉,而采用术者和助手边挤压、边切除的方法,不仅能很好地控制断面的出血,而且也能避免损伤喉返神经和甲状旁腺缺血。

6. 防止甲状腺切除过多,以免引起功能减退,导致黏液性水肿。

7. 术后甲状旁腺功能低下的最常见原因是术中损伤了甲状旁腺的血运,其次才为误切除甲状旁腺。因此,术中如果能确定甲状旁腺的位置,则应尽量避免损伤其周围组织,以防影响甲状旁腺的血运。

第五节　颈部大血管的显露、穿刺和臂丛阻滞麻醉

一、颈总动脉的局部解剖与显露

(一) 颈总动脉的局部解剖

颈总动脉(co mmon carotid artery)在颈动脉三角内,较表浅,在此三角内显露颈总动脉比较

容易。颈动脉三角的前上界为二腹肌后腹;前下界为肩胛舌骨肌上腹;后界(外侧界)为胸锁乳突肌前缘(图6-5-1)。浅层为皮肤、皮下组织、颈阔肌以及颈筋膜浅层和中层;底层为颈筋膜的椎前层。三角内的主要内容物是颈血管鞘及其内容物。血管鞘的浅层有舌下神经降支下行,参与构成颈袢。

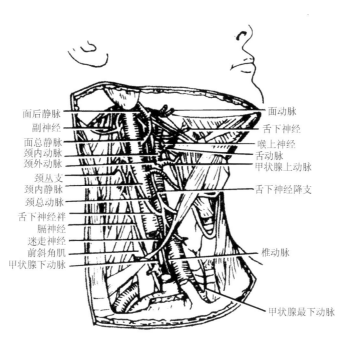

图 6-5-1　颈前外侧区

面后静脉
副神经
面总静脉
颈内动脉
颈外动脉
颈丛支
颈内静脉
颈总动脉
舌下神经袢
膈神经
迷走神经
前斜角肌
甲状腺下动脉

面动脉
舌下神经
喉上神经
舌动脉
甲状腺上动脉
舌下神经降支
椎动脉
甲状腺最下动脉

颈总动脉自胸锁关节后面斜向下后,平甲状软骨上缘分为颈内、外动脉。颈内动脉起始部稍膨大,称为颈动脉窦,是压力感受器。在颈总动脉分叉处的后方,有一棕色小体,称为颈动脉体,是化学感受器。所以,在颈总动脉分叉处进行手术,应先在分叉处附近进行阻滞麻醉。颈总动脉的表面投影为由胸锁关节至同侧耳垂的连线,此线对应的甲状软骨上缘为该动脉分叉处。颈总动脉、颈内静脉和迷走神经干都被颈动脉鞘包绕。在颈动脉鞘内,动脉位于内侧,静脉位于外侧,迷走神经在动、静脉之间的后方。舌下神经降支和舌下神经袢在颈动脉鞘的浅面。

(二) 颈总动脉的显露

【 手术步骤和方法 】

患者仰卧位,头转向对侧。沿胸锁乳突肌前缘,以平甲状软骨上缘处为起点,向下做一长约6 cm 的切口,切开皮肤、皮下组织,包括颈阔肌和颈深筋膜,即可见斜向内上行的肩胛舌骨肌上腹。向外拉开胸锁乳突肌,显露舌骨下肌群和气管前筋膜。将胸骨舌骨肌和胸骨甲状肌牵向内下、肩胛舌骨肌拉向外或切断、甲状腺侧叶推向内侧,即可暴露出颈动脉鞘。对颈动脉鞘浅面的舌下神经降支和舌下神经袢应加以保护。甲状腺上、中静脉,还可能有舌、面静脉跨过此动脉,必要时可以结扎、切断。在内侧切开颈动脉鞘,以免损伤其外侧的静脉,将颈总动脉与颈内静脉和迷走神经仔细分离开,完全显露出颈总动脉。

二、颈外动脉的局部解剖与显露

(一) 颈外动脉的局部解剖

颈外动脉在颈动脉三角内自颈总动脉发出后,在颈内动脉前内侧上行,通过下颌支后方,行于二腹肌后腹与茎突舌骨肌深面,在腮腺后面分为上颌动脉(颌内动脉)和颞浅动脉两终支。两侧颈外动脉分支之间有充分的吻合支,因而结扎一侧的颈外动脉不至于发生血供障碍。颈外动脉在此区共有 5 个分支,依次为甲状腺上动脉、舌动脉、面动脉、咽升动脉和枕动脉等。

(二) 颈外动脉的显露

【手术步骤】

患者仰卧,头转向对侧,自下颌角沿胸锁乳突肌前缘起做一长约 7 cm 的皮肤切口,切口中点平舌骨大角。切开皮肤、皮下组织和颈阔肌,将颈外静脉牵向外侧,切开胸锁乳突肌前方的颈深筋膜浅层,游离胸锁乳突肌前缘,将该肌拉向后外方。将腮腺下极向上翻起,暴露出二腹肌肌腱及绕越颈外动脉的舌下神经。再将二腹肌后腹和舌下神经向上牵拉,游离并拉开斜过切口的面总静脉和舌静脉,必要时可以结扎、切断。在切口内侧舌骨大角下方分离并切开颈外动脉外面的鞘膜,即可显露出颈外动脉。颈外动脉与颈内动脉的区别在于:颈外动脉位于前内方,颈内动脉位于后外方;颈外动脉在颈部有分支,颈内动脉在颈部无分支;压迫颈外动脉后,颞浅动脉和面动脉无搏动(图 6-5-2)。

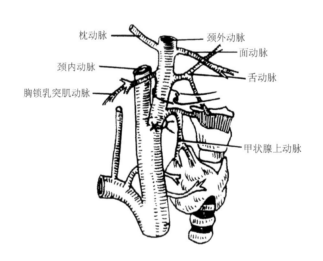

图 6-5-2　颈外动脉的分支及结扎点

三、锁骨下静脉的局部解剖与穿刺插管术

(一) 锁骨下静脉的局部解剖

锁骨下静脉是腋静脉的延续,起始于第 1 肋外缘,在锁骨后方与前斜角肌抵止端之间越过第 1 肋骨上面,在胸膜顶前面走向内侧,在胸锁关节后方与下行至胸膜顶前面的颈内静脉汇合

成头臂静脉,其汇合处形成一个朝向外上方的锐角,称为静脉角。锁骨下静脉前有锁骨,后上有锁骨下动脉,下为第1肋及胸膜。右头臂静脉几乎垂直下降于右胸锁关节后方稍外侧和右侧胸膜顶的前面,而左头臂静脉则向内下方斜行越过左侧胸膜顶至胸骨柄,在右侧第1肋软骨连接处后方与右头臂静脉汇合成上腔静脉。锁骨下静脉与锁骨下动脉的第3段及第1段的前壁紧密相邻,因而在颈根部贯穿性损伤时,可同时伤及两个血管,形成动静脉瘘。由于锁骨下静脉起始段居于锁骨与第1肋骨之间所形成的夹角内,所以对静脉血的回流有轻微的阻抗现象,且来自两骨的任何新生物都会使静脉遭受压迫。在锁骨骨折时,居于两骨之间的锁骨下肌对锁骨下静脉、锁骨下动脉及臂丛神经具有一定的保护作用。但有时锁骨中部内侧的骨折也可损伤锁骨下血管,应予以注意。由于锁骨下肌筋膜与锁骨下静脉壁连接甚为紧密,在吸气或上肢抬举时,皆可增加静脉血回流的容量,因此,术中万一损伤此静脉时,应记住这一因素,以免因锁骨上提而加大其破损口。

(二)锁骨下静脉穿刺插管术

【适应证】

需要测定中心静脉压或需静脉内高营养治疗的患者,以及在急救时需经静脉输血、输液,但从周围表浅静脉不能穿刺时,可采用锁骨下静脉穿刺插管术。

【手术步骤】

1. 锁骨下进路:在穿刺插管时,患者应仰卧,面向对侧,头稍低约15°～30°角,使锁骨下静脉充盈,以利于穿刺。由于静脉自腋腔经锁骨中点后方进入颈根部,因而穿刺部位应以在锁骨中点下方约1 cm处为宜。穿刺针先应对着颈静脉切迹上缘,并与胸前壁成约30°的夹角,这样,穿刺针的方向即与静脉的走行方向保持一致,使针经锁骨与第1肋骨之间进入静脉,且可避免刺破胸膜顶和肺尖。在颈部,锁骨下静脉与锁骨内侧端紧邻,方向基本一致,因此,当进针3～5 cm后,应调整穿刺针方向,使针与锁骨平行,避免穿出静脉外。在取下注射器时,必须用拇指堵住针头,以免发生空气栓塞;待患者呼气时即插入导管。右侧导管插入15 cm,左侧插入约12 cm即可达上腔静脉。

2. 锁骨上进路:患者肩部抬高,头尽量转向对侧以充分暴露锁骨上窝。在胸锁乳突肌锁骨头的外侧缘、锁骨上约1 cm处进针。针与锁骨或矢状面(中线)呈45°角,在冠状面,针保持水平或略向前偏15°指向胸锁关节前进,通常进针1.5～2 cm即可进入静脉。进针过程中,针尖实际上已离开锁骨下动脉与胸膜,是在胸锁乳突肌锁骨头的深部肌膜中行进,因此安全性可有保证,成功率高。

四、颈内、外静脉的局部解剖与穿刺插管术

(一)颈外静脉的局部解剖与穿刺插管术

颈外静脉体表投影是从下颌角到锁骨中点的连线,它是由耳后静脉与面后静脉在下颌角处汇合,沿胸锁乳突肌浅面向下后斜行,到达该肌后缘,在距锁骨上方2.5 cm处,穿过与其粘连的深筋膜,注入锁骨下静脉或静脉角。该静脉为临床常用的穿刺、插管部位。由于颈外静脉是周围静脉,在入锁骨下静脉处呈锐角,且有静脉瓣,因此患者的呼吸和头颈位置的改变均可影响其血流。目前采用切开或穿刺后插入导管,当导管在进入锁骨下静脉处受阻时,可先插入导引钢

丝,然后沿钢丝导入导管。此外,利用导引钢丝颈外静脉中也可以插入气囊漂浮导管,不但安全,成功率也高。

(二) 颈内静脉的局部解剖与穿刺插管术

颈内静脉起始于颅底,是颅内乙状窦的延续,位于颈动脉鞘内,在颈部由胸锁乳突肌覆盖。上部颈内静脉位于胸锁乳突肌前缘内侧,中部颈内静脉位于胸锁乳突肌锁骨头前缘的下面、颈总动脉的前下方,在胸锁关节后方与锁骨下静脉汇合成头臂静脉入上腔静脉。成人颈内静脉颇粗,扩张时直径可达 2 cm;右颈内静脉与无名静脉和上腔静脉成一直线;加之胸导管位于左侧,而胸膜顶右侧又低于左侧,因此临床上多选右颈内静脉插管。

颈内静脉穿刺插管是测定中心静脉压和静脉内高营养治疗的途径之一。插管部位在胸锁乳突肌前缘中点或稍上方,或在该肌后缘中、下 1/3 交界处,也可在胸锁乳突肌两头之间的三角形间隙内进行。穿刺分三个穿刺点:①在胸锁乳突肌前缘向内推开颈总动脉,以其中点作为穿刺点。针与皮肤呈 30°~45°角,针尖指向同侧锁骨中、内 1/3 交界处前进,常在胸锁乳突肌中段后面进入静脉。此法又称前路进针法或 Boulanger 法。②颈内静脉位于胸锁乳突肌三角(由胸锁乳突肌下端胸骨头与锁骨头和锁骨上缘所组成的三角形)的中心位置,将三角形顶角作为穿刺点,针与皮肤呈 30°角,针尖指向尾骨前进。若穿刺未成功,针尖可向外偏斜 5°~10°,指向胸锁乳突肌锁骨头内侧缘前进,或针尖向同侧乳头前进,一侧进针 2~3 cm 即入静脉。③从胸锁乳突肌后缘中、下 1/3 交界处进针,在此部位颈内静脉位于胸锁乳突肌的下面略偏外侧,针尖指向胸骨上窝方向推进即可刺入静脉。此法为后路进针法,较可靠,易于插入导管。

五、臂丛的局部解剖与阻滞麻醉

(一) 臂丛的局部解剖

臂丛(brachial plexus)是由颈 5~8 及胸 1 脊神经的前支组成,各神经支在斜角肌后方联合形成 3 个束,与锁骨下动脉一起行至锁骨中点处进入腋窝。从解剖关系来看,在颈部,臂丛、前中斜角肌及锁骨下血管被椎前筋膜所包裹,称为锁骨下血管周围鞘。腋动脉、腋静脉和臂丛三束被鞘膜包绕而形成的腋鞘,实际上是锁骨下血管周围鞘的延续。因此,只要将局麻药注入此鞘内,理论上均可阻滞臂丛。注射部位越接近椎间孔,阻滞部位越高,阻滞同样范围所需的药量也减少。臂丛在四个部位比较集中:前、中斜角肌之间的肌间沟,锁骨上中点,锁骨下中点和腋窝。

(二) 臂丛阻滞麻醉

根据注药部位的不同,臂丛阻滞可分为肌间沟阻滞法、锁骨上阻滞法、锁骨下阻滞法和腋路阻滞法。臂丛阻滞的入路如图 6-5-3 所示。

1. 肌间沟阻滞法:患者仰卧,头转向对侧。先找胸锁乳突肌锁骨头后缘,再摸出斜角肌间

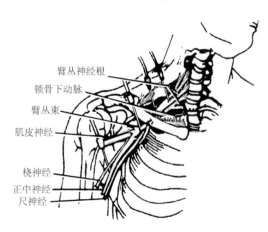

臂丛神经根
锁骨下动脉
臂丛束
肌皮神经
桡神经
正中神经
尺神经

图 6-5-3 臂丛阻滞的入路

沟,在此处用麻药做一皮丘,用 7 号针头向后、内、下方刺入约 2~3 cm,即可出现异感。回抽无血,注入药物。此法的优点是解剖部位明确,易于掌握,麻醉药用量少,不易刺破胸膜,故较安全。臂丛在锁骨中点上方的位置最为表浅且集中,在瘦人的颈部斜角肌间沟处易于触及,临床常利用此点作为臂丛阻滞麻醉。在前、中斜角肌之间含有组成臂丛的各脊神经根及在其穿出肌间隙前后所形成的 3 个神经干,并且被椎前筋膜和前、中斜角肌所形成的鞘所包绕。施行阻滞时,让患者仰卧,前臂下垂,头转向对侧。首先在环状软骨或第 6 颈椎水平找到胸锁乳突肌的后缘,由此向外可触摸到一条小肌腹即前斜角肌,再往外侧滑动即可触到一凹陷处,其外侧为中斜角肌,此凹陷为肌间沟。肌间沟呈上尖下宽的三角形,以手指重压此沟,患者同侧可出现麻木或异感。在此三角的下边可触到锁骨下动脉搏动(图 6-5-4)。由此沟进针向背、尾方向刺入,一般都有穿透鞘膜的感觉,并有明显的异感出现。如果异感下传到腕以下,说明进针位置正确,注药后阻滞效果也较好。如异感只涉及肩部,针的位置可能在颈 5~6 神经根,注药后对前臂阻滞的效果不满意。有时候即使重复穿刺也未必能找到异感,若有明显的穿破鞘膜感觉,适当增加注药量亦可获得较好阻滞效果。穿刺成功后,回吸无血液或脑脊液,即可一次性注入局麻药(0.5% 丁哌卡因溶液与 0.5% 利多卡因溶液 1∶1 混合)18 ml。

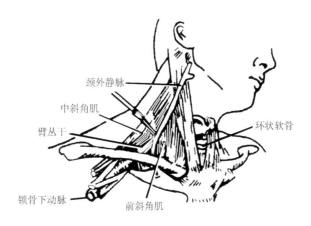

图 6-5-4　肌间沟臂丛阻滞

　　肌间沟阻滞法对肩部、上臂及桡侧阻滞效果较好,而对前臂和尺侧阻滞效果稍差,阻滞起效时间也延迟。尺神经阻滞率仅有 50%。该方法的操作较容易掌握,定位也比较容易,因此出现并发症的机会较少。其主要并发症有:误入蛛网膜下隙引起全脊髓麻醉、高位硬脊膜外阻滞;全身局麻药毒性反应,以及颈胸神经节(星状神经节)、喉返神经和膈神经阻滞。为了预防发生全脊髓麻醉或血管内注药而引起的全身毒性反应,注药前应回吸,或每注入 5 ml 局麻药回吸一次。也有人主张先注入 1~2 ml 试验量局麻药,观察 2~3 分钟后,若无全脊髓麻醉或局麻药毒性反应,再注入全量局麻药。

　　用斜角肌间沟径路进行臂丛阻滞麻醉在上肢手术中应用较多,此种臂丛阻滞麻醉有出现膈神经、迷走神经、喉返神经、脊髓和颈部交感干麻痹,以致引发呼吸和循环障碍及声音嘶哑等并发症。从局部解剖学分析,斜角肌间沟臂丛阻滞麻醉产生并发症的原因,一般多与穿刺方向掌握不当或刺入过深、局麻药阻滞了臂丛邻近的神经所引起。臂丛上干中点至膈神经的水平距离平均为 1.3 cm;至迷走神经的水平距离平均为 2.2 cm;至喉返神经的最近距离平均为 4.3 cm;

至交感干的距离平均为 2.9 cm；至第 6 颈椎椎间孔外缘的水平距离平均为 3.4 cm。为避免肌间沟臂丛阻滞麻醉并发周围有关神经麻痹，在操作时应注意以下几点：①穿刺方向：应在锁骨中点上方 3 cm 处与皮肤呈 30°角向骶尾方向，可准确地穿刺至臂丛鞘内达上干中点。②穿刺深度为 1.5~2.5 cm，防止向内、向下穿刺过深。③穿刺超过臂丛上干内侧 1.2 cm 时，可阻滞膈神经，产生单侧膈肌麻痹；超过 2.2 cm 时，可能阻滞迷走神经，产生循环障碍；超过 3 cm 左右，可能阻滞颈部交感干，产生 Horner 综合征。④第 6 颈椎椎间孔外缘距臂丛上干中点 3.4 cm，如针尖刺过臂丛上干中点至内侧 3.4 cm 左右时，麻药可经椎间孔深入蛛网膜下隙，导致脊髓麻痹等严重并发症。

　　2. 锁骨上阻滞法：患者仰卧，双臂靠身放平，头转向对侧，有时可在肩下垫枕以利于定位。

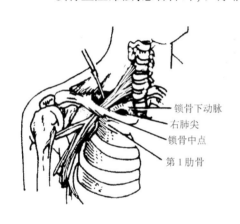

皮肤常规消毒后在锁骨中点距上缘 1~1.5 cm 处做皮丘，左手食指将锁骨下动脉压向内侧，紧靠该动脉的外侧，用带注射器的 7 号针头经皮丘刺入并向后、内、下方缓缓推进约 2 cm。推进时注意有无臂部异感或骨质阻力。当患者诉臂部有触电样异感时，立即固定穿刺针，并一次性注入局麻药 18 ml（图 6-5-5）。采用该方法一般都主张寻找异感，而且异感部位在肘关节以下者阻滞效果更为满意。如果在穿刺时并未发生异感即遇骨质阻力，表示穿刺针已触及第 1 肋骨，这时可将穿刺针沿第 1 肋骨寻找异感。第 1 肋骨为一扁平骨，扁平面系上下方向，因此穿刺针极易滑过第 1 肋骨而刺破胸膜或肺脏，寻找异感时应将穿刺针取近垂直

锁骨下动脉
右肺尖
锁骨中点
第 1 肋骨

图 6-5-5　锁骨上臂丛阻滞

方向，以减少并发症的发生。

　　臂丛神经自出椎间孔后，各支均几乎成垂直方向下行。故当跨越第 1 肋骨时，其各分支并非水平位置排列在第 1 肋骨面上，而是上下重叠。因此沿第 1 肋骨寻找异感的方法并不尽合理，然而操作时采用此方法有可能校正定位的偏差，并因而增加阻滞的成功率。也有作者主张对难以找到异感者采用扇形封闭法将局麻药注入第 1 肋骨上。此方法虽有可能将局麻药部分注在臂丛鞘外而影响阻滞效果，但实际上作为临床的一种补充方法，可扩大药物局部麻醉的范围，使阻滞效果更易于完善。

　　锁骨上阻滞法对整个上肢的阻滞效果都比较好，但穿刺部位离胸膜顶较近，尤其是在第 1 肋骨表面寻找异感，容易导致气胸。其他并发症有局部血肿、膈神经及喉返神经阻滞等。膈神经阻滞后是否出现窒息或呼吸困难等症状，取决于所用药物的浓度、膈神经阻滞深度以及单侧（一般可无症状）或双侧阻滞等因素。一般来说，为避免发生双侧膈神经阻滞而引起明显的呼吸困难，不宜同时进行双侧臂丛阻滞。如临床需要，可在一侧臂丛阻滞后 30 分钟并未出现膈神经阻滞时，再行另一侧阻滞。双侧臂丛神经阻滞时应加强呼吸监测。

　　3. 锁骨下阻滞法：臂丛神经从颈部开始，到腋窝即被锁骨下血管周围鞘及其延续腋鞘所包裹。鞘内含有血管和臂丛各分支。当上肢外展 90°时，自 C_5 经过锁骨中点至腋动脉的连线即为臂丛及其鞘膜的径路方向。臂丛神经在锁骨下鞘内比较集中，在此部位阻滞可使上肢阻滞完全。同其他方法相比，损伤血管的机会差不多，但可减少气胸的发生率。因为胸膜顶部在锁骨中、内 1/3 的后面，而穿刺针是从锁骨下中点斜向外侧，因而损伤机会显著减少。

穿刺时患者仰卧,患肢外展 90°,头转向对侧。从 C_6 沿腋动脉方向划一连线,该线即为臂丛神经的体表投影。麻醉者在患肢对侧,皮肤常规消毒后,以 22 号腰穿针在锁骨中点下 2~3 cm 处进针,与皮肤成 45°角,向外侧沿腋动脉方向穿刺(图6-5-6)。穿过胸部肌肉后进入臂丛神经鞘时,有一明显落空感,同时患肢出现异感,证明针已进入鞘内。异感可出现在肘部、腕部或手掌,异感到肘部以下时阻滞效果较好。固定好针头位置,回吸后无血液即可注入局麻药 20~30 ml。局麻药在鞘内先浸润臂丛的外层纤维,最后到达中心部纤维,因此麻醉作用从肩部到腕部逐渐出现,手掌部的麻醉最后出现。

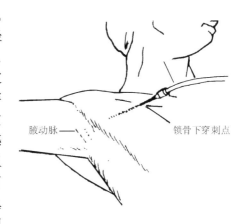

图 6-5-6　锁骨下臂丛阻滞

锁骨下阻滞法对上肢阻滞完善,局麻药在鞘内,可阻滞臂丛神经各支及其分支,适用于从肩部到手掌的手术麻醉。也可阻滞臂内侧皮神经和肋间臂神经,因而对需用止血带者更为有利。因臂丛神经在锁骨下的位置较深,定位不如其他方法方便。因此有人主张应用外周神经刺激器定位,可显著提高成功率。本法的主要并发症为局部血肿和因局麻药血管内注药而引起的全身毒性反应。气胸的发生率虽较低,但仍应引起足够重视。

4. 腋路阻滞法:操作时使患者仰卧,上臂外展 90°,前臂亦呈 90°屈曲。此时臂丛神经被拉紧而固定,腋动脉处于最表浅位置。于腋窝部(或胸大肌止点处)可清晰触知腋动脉搏动,以左手固定腋动脉,于搏动最明显处做一皮丘,右手持附有 24 号或更细的穿刺针(2~4 cm 长即可)的注射器,在其上方垂直刺入约 0.8~1.5 cm。当刺破血管神经鞘膜时,有阻力落空感觉,此时如去掉注射器,可见穿刺针头随腋动脉的搏动而明显摆动,此为成功的标志。继之,如稍改变穿刺针方向,即可获得前臂异感,在此处注入局麻药 5~20 ml,然后以同样方式沿腋动脉下方注入等量麻醉药,如此即可获得满意的臂丛麻醉(图 6-5-7)。最后将针退至皮下,注入少许局麻药,以阻滞肋间神经支。

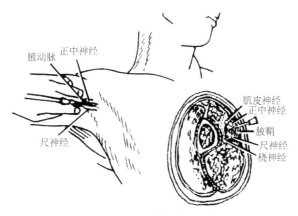

图 6-5-7　腋路臂丛阻滞

腋路阻滞法是将局麻药注入腋鞘内。臂丛神经在腋鞘内的分支较多且比较分散,因而阻滞常不易完全,尤其是阻滞肌皮神经和腋神经非常困难,因而对上臂阻滞效果差,本法主要适用于前臂和手掌部位的手术麻醉。腋路阻滞法中臂丛神经的解剖位置较表浅、体表标志(腋动脉)明显,因此定位和穿刺都比较容易。同其他方法比较,腋路臂丛阻滞法不会阻滞膈神经和喉返神经,不会发生气胸、全脊髓麻醉或高位硬脊膜外阻滞,因而安全性较大。其主要并发症是局部血肿和局麻药注入血管内引起的全身毒性反应。因此穿刺时应尽量避开血管。万一穿到血管内,尤其是动脉内,应拔出针后轻压 5~10 分钟后再穿刺,并应避免因找异感而反复穿刺,这样容易损伤血管而引起血肿。在注药前应回吸,在注药过程中除固定好针头位置外,每注入 5 ml 药液应回吸一次。

第七章

胸壁的局部解剖与手术

第一节　胸壁的局部解剖

一、胸　廓

胸廓上口呈肾形,后缘较前缘高约 4 cm,胸骨柄上缘相当于第 2 胸椎下缘(图 7-1-1)。上口内有气管、食管和大血管等通过。两侧胸膜顶及肺尖突出于上口之外,后方平第 1 肋骨,前方高出锁骨内侧 2~3 cm。做颈根部手术时,应防止损伤胸膜顶。胸廓下口被膈肌封闭,有食管和大血管通过。膈呈穹隆状突向上方,在前面右侧可达第 5 肋平面,左侧至第 5 肋间隙水平。膈下的肝、脾及部分胃、肾等器官均在胸廓的掩盖之下。

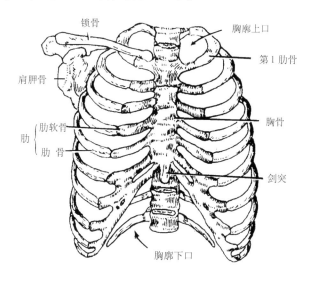

图 7-1-1　胸廓(前面)

12 对肋骨中,上 7 对借肋软骨与胸骨连接;第 8、9、10 肋的肋软骨各与其上一肋的肋软骨相连,形成肋弓;第 11、12 肋前端游离于腹壁肌层中。肋骨为扁平长条骨,在肋骨角以前的内面近下缘处有肋沟,肋间血管、神经走在其中。肋骨的倾斜度上方者较小,向下渐增,以第9肋为最大,再向下又渐减小。肋软骨的长度由上向下渐长,以第7肋软骨为最长,再下又渐变短。肋软骨的存在,增加了胸廓的弹性,临床上可利用此特性,挤压胸壁进行胸外心脏按摩或人工呼吸。肋间隙的宽窄各不相同,一般上部肋间隙较下部宽,前方较后方宽。体位和姿势可以改变其宽度,如身体弯向一侧,同侧肋间隙缩小,对侧增大。手术切开或缝合胸壁时,可以利用这种改变。在体表计数肋骨时,可利用胸骨角(与第2肋相连)、肩胛下角(手臂置身旁时对第7肋)及第12肋作为标志。第12肋有时较短,被骶棘肌掩盖不易触及,因而易发生计算错误。有时颈部出现颈肋与第7颈椎相连,约半数为双侧性,前端游离或与第1肋相连,如压迫臂丛神经和锁骨下动脉,则可出现症状。腰部偶然也可发现腰肋,计数肋骨和选择手术切口时应予注意。

上部肋骨有锁骨和肩胛骨保护,第8肋以下肋骨因与胸骨不直接相连而弹性较大,因此肋骨骨折常发生于第4~7肋。肋骨上、下缘有肋间肌附着,前后两端固定,且上、下有其他肋骨支持,因此单根肋骨骨折时一般无明显移位和缩短。成年以后,肋骨弹性减低,肋软骨有时可发生骨化,外伤及手术中牵拉时,发生骨折的机会较小儿和青年为多。

二、胸壁肌肉

覆盖于肋骨及肋间隙表面的肌肉(图7-1-2),前方有胸大肌,其深面为胸小肌,前下部有腹外斜肌的一部分;侧面有前锯肌;背侧有斜方肌、背阔肌及起于肩胛骨上的肌肉,斜方肌深面有菱形肌,背阔肌深面有下后锯肌,脊柱两侧有骶棘肌。

在肩胛下角的内侧,由背阔肌、斜方肌及菱形肌围成一个三角区,此区仅有脂肪组织和深筋膜覆盖于第7肋骨表面,可用做胸部听诊部位,故名听诊三角。在后外侧开胸切口中,此三角也是分离肌肉进入到深层的途径。

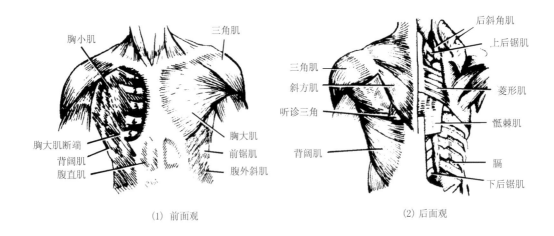

(1) 前面观　　　　　　　　　(2) 后面观

图 7-1-2　胸壁肌肉

三、肋间结构

肋间隙中有两层肋间肌及位于肌肉之间的肋间血管和神经。肋间外肌起于上肋的下缘,斜向前下,止于下肋的上缘。该肌并未覆盖整个肋间隙,后方从肋结节开始,前至肋骨与肋软骨交界处,再向前移行为腱膜性的肋间前膜达胸骨外缘。肋间外肌的作用是上提肋骨,有助于吸气。肋间内肌位于肋间外肌深面,起于下位肋骨上缘,肌纤维斜向前上,与肋间外肌纤维方向呈直角,止于上位肋骨的下缘。肋间内肌也未覆盖整个肋间隙,自胸骨外缘起至肋骨角,向后成为腱膜性的肋间后膜,与脊柱相连。肋间内肌的作用是降肋以助呼气。

肋间动脉除最上 2 对发自锁骨下动脉的肋颈干外,其余 9 对来自胸主动脉。在肋间隙后部,动脉位于肋间隙中央,肋间后膜的前方外行至肋骨角处,进入肋间内、外肌之间,分为上、下两支。上支较大,在肋沟内前行;下支很小,沿下方肋骨上缘前行,两支均与胸廓内动脉相应肋间支吻合。在肋沟内,静脉在上,动脉(上支)居中,下为肋间神经。胸腔穿刺时,为避免损伤肋间动脉,一般应在肋骨角以前腋中线以后的肋骨上缘进行,肋间神经阻滞则应在肋骨下缘处穿刺(图 7-1-3)。

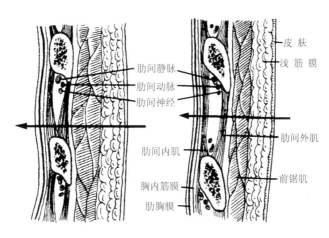

图 7-1-3　肋间穿刺部位

四、胸廓内动脉

胸廓内动脉(图 7-1-4),起自锁骨下动脉第一段,在肋软骨和肋间内肌之后,距胸骨外缘约 1~2 cm处下行,胸横肌在其后方。胸廓内动脉至第 6 肋间隙或第 7 肋软骨下缘分为肌膈动脉和腹壁上动脉。胸廓内动脉在第 1 肋处发出心包膈动脉,与膈神经相伴,经心包与纵隔胸膜之间下行,分布于心包和膈,与冠状动脉有吻合。胸廓内动脉是胸壁最大的动脉,动脉的两侧各有一同名静脉伴行,在第 3 肋软骨处两静脉合成一干,位于动脉内侧,上行注入头臂静脉。在胸部手术切口及心包穿刺时,应防止损伤此血管。胸廓内动脉破裂出血时,多在较宽的第 2、3 肋间隙做切口进行结扎。

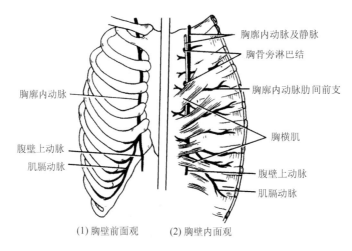

（1）胸壁前面观　　（2）胸壁内面观

图 7-1-4　胸廓内动脉

第二节　胸壁常用手术

一、肋骨切除术

【适应证】

1. 肋骨本身的病变,如慢性肋骨髓炎。

2. 胸腔引流术、胸廓成形术、开胸施行胸内手术的一个步骤。

3. 切取肋骨作为整形材料。

【麻醉、体位】

肋间神经阻滞麻醉或气管插管静脉复合麻醉。侧卧位。

【手术步骤（图 7-2-1）】

1. 设计切口:沿所切肋骨皮肤表面标画出切口,其长度应大于拟切除肋骨长度 1～2 cm。

2. 显露肋骨:切开皮肤、皮下脂肪组织及胸壁肌肉,充分暴露出所切肋骨骨膜,沿肋骨长轴切开骨膜,两端各加做一垂直切口,以免剥离骨膜时撕伤保留残端的肋骨膜,导致肋骨残端缺血坏死。用骨膜剥离器剥离肋骨表面及上、下缘的骨膜。注意,剥离肋骨上缘时,剥离器的推动方向应由后向前,剥离肋骨下缘时则由前向后。这样使得肋间外肌紧张易于剥离而又不致损伤肋间血管、神经及胸膜。此后,再用特制肋骨骨膜剥离器紧贴肋骨剥离深面骨膜,以防损伤胸膜。

3. 切除肋骨:用肋骨剪剪断肋骨一端,用血管钳固定,再剪断另一端以防弹出手术台外或向内弹损伤胸膜。

4. 残端处理:先用咬骨钳咬除残端肋骨的两角,再用骨锉锉平小骨刺,以免刺激肋间神经引起疼痛,最后用骨蜡填塞残端止血。

5. 缝闭创口:用生理盐水清洗创面后间断缝合肋骨膜,在肋床上放置橡皮片引流条。针边距不宜太宽以防缝扎肋间神经,再由深至浅逐层缝合肌肉、皮下及皮肤。

【并发症】

1. 损伤壁层胸膜:常因动作粗暴或阻滞麻醉欠佳,在操作时患者因疼痛而活动或咳嗽所

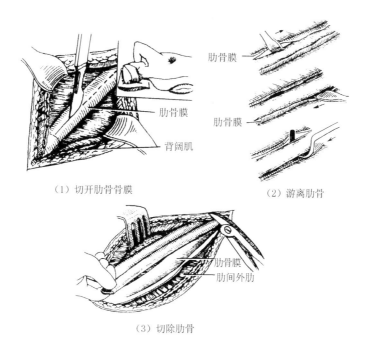

（1）切开肋骨骨膜

（2）游离肋骨

（3）切除肋骨

图 7-2-1 肋骨切除术

致。小的损伤立刻修补；较大的损伤,应视其情况决定是否做胸腔闭式引流。

2. 肋间神经痛:产生的原因有:①残端处理欠佳,骨刺刺激所致;②肋间血管误伤出血,止血时误扎肋间神经;③缝合肋骨骨膜时,进针过远、过深,缝扎了肋间神经。第一种情况的临床表现,与体位有明显关系,第二、三种情况则在麻醉消失后即出现严重的持续性疼痛,必须再次手术探查、松解。

3. 感染:无菌操作不严或肋床留有死腔所致。

二、胸腔闭式引流术

【适应证】

1. 张力性气胸、血胸、血气胸、早期脓胸,经胸腔穿刺不能达到有效引流目的。

2. 胸腔内手术后的患者常规置闭式引流。

【麻醉、体位】

局部麻醉。引流气体时,半卧位。引流液体时半卧位并向健侧倾斜45°。

【手术步骤(图 7-2-2)】

1. 插管部位:引流气体时在患侧锁骨中线第 2 肋间隙。引流液体时在患侧腋后线与腋中线之间第 7 肋间或第 8 肋间隙。

2. 切口:麻醉满意后做一个 2~3 cm 的皮肤切口,用血管钳刺入胸腔分离胸壁肌肉及肋间肌。插入时用力适度以免损伤肺脏,穿破胸膜瞬间有落空感。此时切口中有液体(脓、血)或气体溢出。

3. 插管:选用管壁较硬的橡胶管,内径 0.6~1 cm,末端剪 1~2 个侧孔,另一端用血管钳钳闭以防空气进入胸腔。在张开血管钳扩大创口后迅速插入,进入胸腔约 2~3 cm。间断缝合皮肤切口,将引流管结扎固定于皮肤缝线上,严密包扎。松开止血钳,连接水封瓶。

【注意事项】

1. 严密观察引出的液体、气体量及液体性质,一般情况下引流液体量是逐日减少,如不减少甚至还增加,应重新审视其诊断;注意水封瓶的基础液体量,如减少,很可能已倒灌入胸腔。

2. 向患者及其陪伴交待清楚,不可随意提升水封瓶,以防液体倒灌。

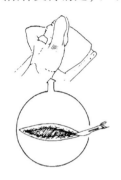

(1) 沿肋间做长 5 ~ 6cm 的切口

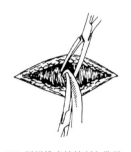

(2) 用锐锥直接接刺入胸腔,撑开胸壁肌肉,插入引流管

(3) 利用皮肤缝线缝扎固定引流管

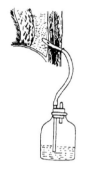

（4）连接水封瓶

图 7-2-2 胸腔闭式引流术

三、后外侧入路开胸术

【适应证】

该入路对后纵隔显露较好,适宜做食管、胸内大血管、肺、膈及胸椎的手术。

【麻醉、体位】

全身麻醉。侧卧位,健侧在下,上肢向前伸置于软枕或支架上,以利静脉输液,腰下、两膝间及双踝间垫软枕,以防发生褥疮。骨盆处用宽布带妥善固定。

【手术步骤(图 7-2-3)】

1. 切口:在肩胛骨脊柱缘与胸椎棘突之间,自第 3~4 胸椎平面开始(两肩胛岗内侧端连线通过第 3 胸椎棘突),向下呈弧型绕过肩胛下角下方 3~4 cm 处,向前至锁骨中线附近。在女性,切口前部应避开乳房,在其下缘切开。

2. 显露肋骨及其间隙:在切开皮肤及皮下组织后,显露听诊三角,分离深筋膜,向前分离并

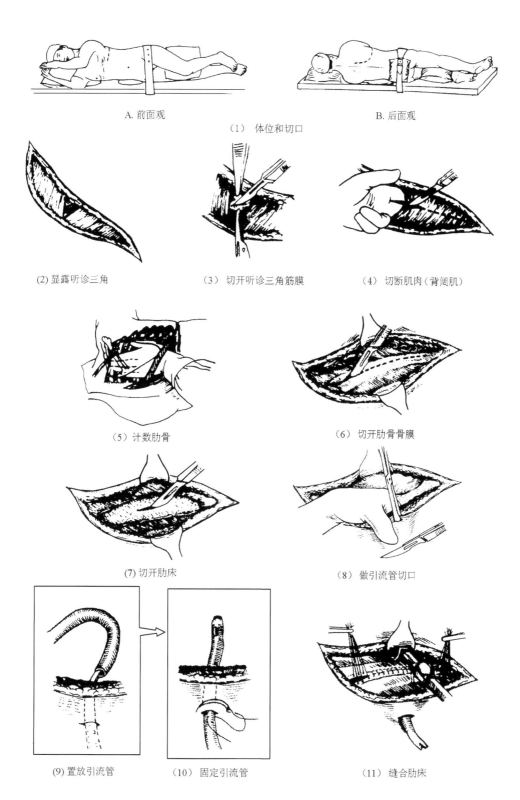

A. 前面观　　　　　　　　　　　　B. 后面观

（1）体位和切口

(2) 显露听诊三角　　　　（3）切开听诊三角筋膜　　　（4）切断肌肉（背阔肌）

（5）计数肋骨　　　　　　　　　　（6）切开肋骨骨膜

(7) 切开肋床　　　　　　　　　　（8）做引流管切口

(9) 置放引流管　　　（10）固定引流管　　　（11）缝合肋床

图 7-2-3　后外侧入路开胸术

切断背阔肌、前锯肌。向后切断斜方肌、菱形肌，边切边钳夹止血。将切断的胸壁肌稍向上、下两侧牵开，即显露出肋骨及其间隙。

3. 确定进胸部位：用肩胛骨拉钩提拉肩胛骨，术者右手伸入肩胛骨深面分离肩胛下疏松结缔组织直达胸廓顶部，以后斜角肌附着点为标志（后斜角肌恒定止于第 2 肋）向下计数肋骨，确定进胸部位。

4. 切除肋骨：根据手术需要切除第 5、6 肋中的任意一根肋骨（操作方法详见肋骨切除术）。如采用经肋间隙入路则无需切除肋骨。

5. 显露胸腔：在肋骨床中央切一小口，待肺萎缩或分离粘连后，分别向前、后剪开肋骨床及壁层胸膜，用肋骨撑开器撑开切口显露胸腔。

6. 关胸：胸腔内手术结束，用大量生理盐水清洗胸腔，于肋膈窦置闭式引流管后关胸。用肋骨合拢器置于切口两侧的肋骨上、下缘，向切口中央收紧使肋骨床切口接近，用 7 号线缝合壁层胸膜及肋骨膜（做一层缝合），暂不结扎，待切口进一步合拢后，逐个结扎，再分层缝合肌肉、皮下组织及皮肤。引流管接水封瓶，使患者呈仰卧位，通过麻醉机鼓气使肺扩张，排除胸腔内积气和积液。

开胸后置闭式引流管的方法不同于未开胸置管方法。其具体做法是用组织钳夹住切口下侧缘皮肤和肌肉，向上牵拉到原位，在腋后线与腋中线之间第 8 肋间隙做一纵行皮肤小切口，用止血钳分开肌层，穿入胸腔将引流管从胸腔拉出，在皮肤切口处缝合固定。

【注意事项】

由于患者卧向健侧，不仅较严重地影响肺的通气功能，而且开胸后两侧胸腔压差大，易使纵隔摆动。另外，由于患侧在上，感染性分泌物可通过支气管扩散至健侧。

四、前外侧入路开胸术

【适应证】

1. 前纵隔肿瘤切除术。

2. 心脏手术如心包、左心房、动脉导管未闭的手术等。

3. 肺切除术。

【麻醉、体位】

全身麻醉或高位持续硬膜外腔阻滞麻醉。仰卧位，术侧上肢外展，前臂曲屈 90°固定于支架上，臀部和背部垫软枕。

【手术步骤（图 7-2-4）】

1. 切口：有三种：①横切口：用于高位胸腔切开术，在第 2 或第 3 肋间隙，自胸骨缘到腋前做横切口，切开胸肌，经肋间开胸，须注意结扎胸廓内动脉。一般用于小儿未闭动脉导管结扎或主、肺动脉吻合术。②弧形切口：起自第 2 或第 3 肋软骨（依需要而定），离胸骨缘 1~2 cm，顺胸骨旁向下至第 4 或第 5 肋间隙后再绕向外，沿第 4 或第 5 肋间隙切开。女性则沿乳房下缘切至腋中线。此为前外侧胸腔切开术的一般切口。③波形切口：将上述弧形切口，自腋中线转向下后方延长，沿肩胛前缘约 2 cm，直至肩胛角下方，形成一波形切口。当需要广泛显露胸腔时，采用此切口。

2. 切开胸壁肌层：横切口仅沿横形皮肤切口切开胸肌。采用弧形切口时，切开皮肤及皮下

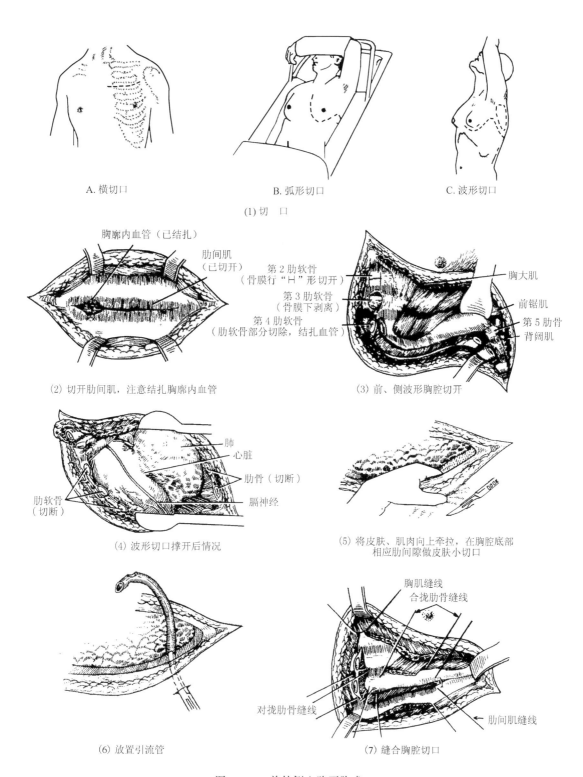

A. 横切口　　　　　　　　B. 弧形切口　　　　　　　　C. 波形切口

(1) 切　口

胸廓内血管（已结扎）

肋间肌
（已切开）

第2肋软骨
（骨膜行"Ｈ"形切开）

第3肋软骨
（骨膜下剥离）

第4肋软骨
（肋软骨部分切除，结扎血管）

胸大肌

前锯肌

第5肋骨
背阔肌

(2) 切开肋间肌，注意结扎胸廓内血管　　　　　　(3) 前、侧波形胸腔切开

肺

心脏

肋骨（切断）

膈神经

肋软骨
（切断）

(4) 波形切口撑开后情况

(5) 将皮肤、肌肉向上牵拉，在胸腔底部
相应肋间隙做皮肤小切口

胸肌缝线

合拢肋骨缝线

对拢肋骨缝线

肋间肌缝线

(6) 放置引流管　　　　　　　　　　　(7) 缝合胸腔切口

图 7-2-4　前外侧入路开胸术

组织后,将切口皮瓣稍加游离,女性则将乳房上翻,以显露第 4 肋间。分开胸肌外缘,将手指伸于肌下,向上牵紧,沿肋间转向胸骨外缘 2 cm 处切断肌纤维,直至切口上部所需平面。在外侧,分离背阔肌前缘并牵开,切开前锯肌,显露相应肋间隙。在第 2、3、4 肋间隙,直达肩胛下,全部显露。波形切口则在肩胛前 2 cm 处,切断前锯肌和背阔肌,至肩胛角下方,以显露第 5、6、7 肋骨后端。

3. 截断肋骨及肋软骨:在前外侧入路开胸术中,通常经肋间隙进入胸腔,但有时依据手术显露的要求,往往需在前方截断 1~3 根肋软骨。其方法是在肋骨与肋软骨交界的内侧 2 cm 处,"H"形切开肋软骨骨膜,长约 1.5 cm,在软骨骨膜下切除该段肋软骨。当采用波形扩大切开时,则在后方切除第 5、第 6 或第 7 肋骨的一小段。切除肋骨及肋软骨时,应注意结扎肋间血管。在肋软骨上、下缘常有肋间血管及其较粗的分支,可先贯穿结扎后,再切除肋软骨。

4. 切开胸腔:经肋间隙切开胸腔时,应先切一小口,使肺萎陷,然后插入食指、中指分开切口,继续用刀或剪切开肋间隙。注意避免对胸廓内血管的损伤。若切口需靠近胸骨边缘,应先将胸廓内血管分离、切断和贯穿缝扎。必要时可行预防性结扎,一旦发生意外损伤,可用手指自胸内向前壁顶压止血,并切除相应肋软骨,显露出血点,结扎止血。

弧形切口开胸则于第 4 肋间切开胸腔,在第 4 肋软骨处再向上纵行剪开肋间及肋软骨床。在肋软骨上、下缘常有肋间血管及较粗的分支,可先贯穿结扎后,再切开肋软骨床。

5. 置放闭式引流:方法见"后外侧入路开胸术"。

6. 缝合切口:由于肋间组织不能承受较大的张力,一般先用铬制肠线或不锈钢丝绕上、下肋间 1~3 针,待肋骨合拢器合拢切口后结扎以减轻张力。注意,清洁胸腔后,嘱麻醉师加压鼓肺使其充分膨胀,如遇部分肺膨胀不全,术者可辅助其排出分泌物,以便充分扩张,减少或消除术后感染。

【术后并发症】

术后肋软骨断端可愈合不良,骨断端突起或浮动,甚至可摩擦发响等,但对患者健康无大影响,最好手术前先向患者交待清楚,以免增加其顾虑。将肋软骨段截除稍长些,可防止断端重叠现象。

手术后患者切口区皮肤可能因皮瓣游离过宽或肋间神经损伤而常有感觉丧失、麻木或过敏等,多可自行逐渐减轻并恢复。

五、前正中入路开胸术(胸骨正中劈开术)

【适应证】

1. 胸腺、胸内甲状腺、甲状旁腺腺瘤及其他前纵隔内体积较小的肿瘤。

2. 大血管、心脏手术等。

【麻醉、体位】

全身麻醉。仰卧,肩下垫以小枕,使颈项稍向后仰。

【手术步骤(图 7-2-5)】

1. 切口及劈开胸骨:自胸骨切迹至剑突与脐间做一稍偏离正中线的弧形切口,使皮肤切口与胸骨正中劈开口不在同一纵面上。如仅需劈开部分胸骨,切口可酌情减短。切开皮肤后,分离皮瓣,双侧离中线 1~2 cm,显露胸骨。游离颈静脉切迹,分离两侧胸骨舌骨肌和胸骨甲状肌内缘。贴胸骨柄的深面,用手指探入前纵隔,剥离胸骨后软组织。自胸骨中线切开骨膜,用胸骨锯沿骨膜切线由下而上将胸骨劈开。不需完全劈开胸骨,可按需要部分劈开,再将其横断。横行切断时,须注意防止双侧胸廓内血管的损伤出血。胸骨骨膜和断面出血较多,要仔细用电凝和骨蜡密封止血,用纱垫护盖胸骨断面,以肋骨牵开器将两侧胸骨断缘撑开,必要时还可切开腹白线及膈前部纤维,充分显露前纵隔。

从中线切开纵隔浅层疏松结缔组织,向外推开两侧胸膜反折,扩大前纵隔的显露。左侧无名静脉斜越上纵隔,须注意不要伤及。推开胸膜时,要注意避免将其撕破。

2. 缝合:缝合切口时,若胸膜已被切开,可扩大其裂口。气管内加压,尽量使肺复张,并在相应胸廓侧壁另做戳口,放置胸腔引流。如胸膜完整,则在原切口下侧方做切口,置一软橡皮管引流,经剑突下或胸骨旁入前纵隔。对劈开的胸骨,在 2～3 个平面上钻孔穿入不锈钢丝,将胸骨断面拉拢扭紧。钢丝结头埋入胸骨断隙内。最后缝合骨膜、胸大肌筋膜和皮肤。

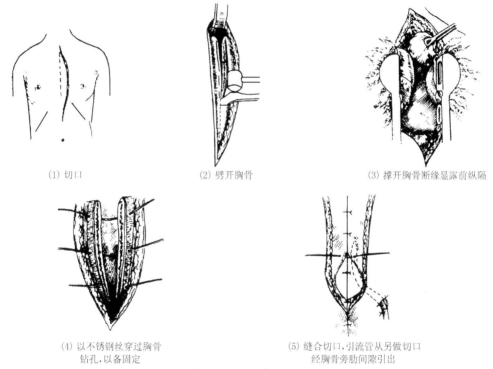

(1) 切口　　　　　　　(2) 劈开胸骨　　　　(3) 撑开胸骨断缘显露前纵隔

(4) 以不锈钢丝穿过胸骨　　　　(5) 缝合切口,引流管从另做切口
钻孔,以备固定　　　　　　　　经胸骨旁肋间隙引出

图 7-2-5　前纵隔切开术(胸骨正中劈开术)

【注意事项】

1. 采取半卧位,以利引流。

2. 若患咳嗽较剧烈,可用宽胶布固定其胸骨,以防其断面错开,导致接合不良。

第三节　女性乳房的局部解剖与手术

一、女性乳房的局部解剖

(一) 位置和形态结构

乳房(ma mma)(图 7-3-1)在儿童和男性不发达,青春期未授乳女性的乳房呈半球形。位于第 2~6 肋高度,浅筋膜浅、深两层之间,胸肌筋膜表面,自胸骨旁线向外可达腋中线。乳房内含乳腺和脂肪。乳腺(ma mmary gland)被结缔组织分隔为 15~20 个腺叶,每个腺叶又分若干小叶。每一个腺叶有一个输乳管,输乳管以乳头为中心呈放射状排列,末端开口于乳头。乳腺脓肿切开引流时,宜做放射状切口,以免切断输乳管,并注意分离结缔组织间隔,以利引流。腺叶间结缔组织中有许多与皮肤垂直的纤维束,一端连于皮肤和浅筋膜浅层,一端连于浅筋膜深层,称乳房悬韧带或 Cooper 韧带。由于韧带两端固定,无伸展性,所以乳腺癌时,该处皮肤出现凹陷。浅筋膜深层与胸肌筋膜间有一间隙,称乳房后隙,内含疏松结缔组织、脂肪和淋巴管,后者收纳乳房深部的淋巴,且乳腺癌时可自此向深部转移。此隙炎症时容易向下扩展,宜做低位切开引流术。

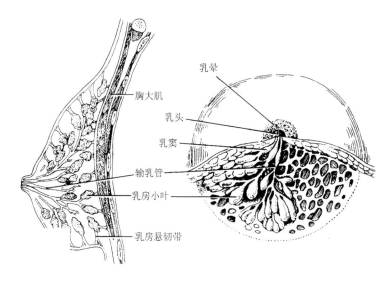

图 7-3-1　乳房的构造

(二) 血管

1. 动脉:

(1)胸外侧动脉:为一条较大的血管,由腋动脉第 2 段发出后,在胸小肌后面下行,至第 2~4 肋间隙,营养前锯肌和胸肌。在女性,此动脉发出一条较大的乳房支,穿过胸大肌或绕过胸大肌下缘后,分布于乳房外侧部。因此血管走行较浅,容易显露,所以有人利用此动脉注射抗癌药物,以治疗乳腺癌。

(2)胸廓内动脉:起于锁骨下动脉第 1 段,发出后,经锁骨的后方、胸膜顶的前方进入胸腔。在前纵隔内沿胸骨缘外侧约 1.25 cm 处垂直下降,至第 6 肋间隙处,分为肌膈动脉和腹壁上动脉两终支。在走行过程中,胸廓内动脉发出 5~6 条穿支与肋间神经的前皮支伴行,自上 5~6 个肋间隙穿出。在女性,这些穿支分布于乳房的内侧部,哺乳期此分支增大,特称乳房支。

(3)胸肩峰动脉:为一短干,起于腋动脉后向前穿过锁骨与胸小肌之间的喙锁胸筋膜,分为数支到周围组织。其中分布到胸肌的分支为胸肌支,除分布到胸大肌、肠小肌外,还穿过胸大肌分布到乳房的后面。

(4)第 2~4 肋间动脉外侧皮支:穿过肋间肌和前锯肌后,分为前支和后支,其前支在女性授乳期特别增大,称乳房外侧支。

（5）胸背动脉：是肩胛下动脉的直接延续，与胸背神经伴行，至背阔肌。由此动脉发出的分支分布到乳房的外下部，因是小支，对乳房的血液供应并不重要。乳腺癌根治术清理淋巴结时，一般要结扎、切断肩胛下动脉（图 7-3-2）。

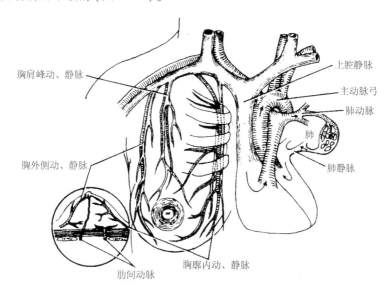

胸肩峰动、静脉

上腔静脉

主动脉弓

肺动脉

肺

肺静脉

胸外侧动、静脉

胸廓内动、静脉

肋间动脉

图 7-3-2　乳房的血管与乳腺癌转移的关系

2. 静脉：乳房的静脉可分为浅、深两组。浅静脉走行在浅筋膜的浅层内，互相连接成网，构成乳房静脉丛。乳腺病变时，这些浅静脉常发生扩张，如果乳腺肿瘤生长较快，该处的静脉可出现明显曲张，局部皮肤的温度也会随之增高，因而有助于诊断。乳房的深静脉大多与同名动脉伴行，乳腺癌易通过这些静脉血行转移到肺。乳腺癌还可通过肋间静脉、奇静脉途径转移到骨骼。

（三）淋巴

女性乳房的淋巴管丰富，分为浅、深两组。浅组位于皮内和皮下，深组位于乳腺小叶周围和输乳管壁内，两组间广泛吻合。乳房的淋巴主要注入腋淋巴结，部分注入胸骨旁淋巴结、胸肌间淋巴结和膈淋巴结等（图 7-3-3）。

1. 乳房外侧部和中央部的淋巴管注入腋淋巴结的胸肌淋巴结，这是乳房淋巴回流的主要途径。

2. 乳房上部的淋巴管注入腋淋巴结的尖淋巴结和锁骨上淋巴结。

3. 乳房内侧部的淋巴管注入胸骨旁淋巴结，并与对侧乳房淋巴管相吻合。

4. 乳房内下部的淋巴管注入膈上淋巴结，并与腹前壁上部及膈下的淋巴管相吻合，从而间接地与肝上面的淋巴管相联系。

5. 乳房深部的淋巴管经乳房后隙穿胸大肌注入胸肌间淋巴结或尖淋巴结。胸肌间淋巴结又称 Rotter 淋巴结，位于胸大肌、胸小肌之间，乳腺癌时常受累。

乳房浅淋巴管网广泛吻合，两侧相互交通。当乳腺癌累及浅淋巴管时，可导致所收集范围的淋巴回流受阻，发生淋巴水肿，使局部皮肤出现点状凹陷，呈"橘皮样"改变，是诊断乳腺癌的重要依据。

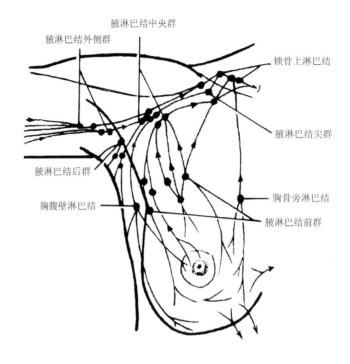

图 7-3-3 乳房的淋巴引流

(四) 神经

分布到乳房皮肤的神经有由第 3、4 对颈神经组成的锁骨上神经和第 2~6 对肋间神经的外侧皮支。乳头和乳晕由第 4 肋间神经外侧皮支分布。在行乳腺癌根治术时,应注意不要损伤肋间臂神经,此神经由第 2 肋间神经的外侧皮支组成,横过腋窝至臂的内侧,若损伤,可引起臂的后内侧部皮肤麻木感。在解剖腋窝时还可看到另外两条神经,一条是胸背神经,它与胸背动、静脉伴行,沿肩胛骨的外侧缘下行,分布到背阔肌。在这条神经的径路上,分布着腋淋巴结的中央群和后群。有人认为,在清除腋淋巴结时,为了避免癌细胞的扩散,可切除此神经。另一条是胸长神经,它发自臂丛的上部,沿前锯肌表面垂直下行,并分布于此肌,若损伤,可引起肩胛骨内侧缘翻向背侧,形成"翼状肩"。

二、乳房良性肿瘤切除术

【适应证】

较小的单发纤维瘤、乳管内乳头状瘤。

【麻醉、体位】

局部麻醉。仰卧位。

【手术步骤】

1. 切口:一般为以乳头为中心的放射状、较肿瘤直径稍长的切口(图 7-3-4)。

2. 分离切除肿瘤:切开皮肤、皮下组织直达肿瘤,用组织钳夹持固定肿瘤,锐性加钝性分离,如有被膜须将其一并切除,如无被膜,则连同周围少量正常乳腺组织切除。

3. 缝合:彻底止血、冲洗切口后缝合乳腺组织切面,避免残留死腔。皮下置乳胶片引流。尽可能用细针、细线缝合皮下组织和皮肤。

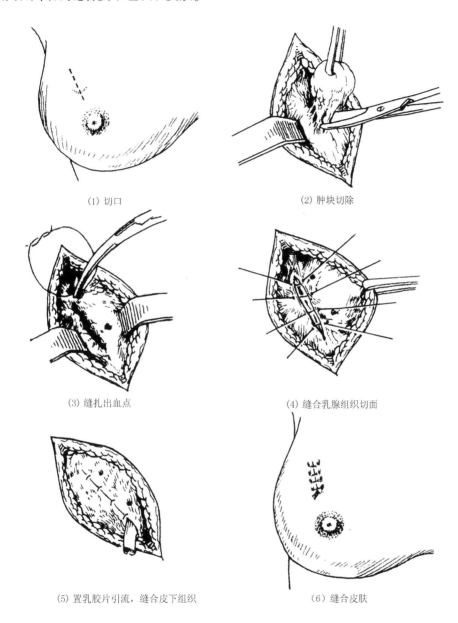

(1) 切口　　　　　　　　　　　(2) 肿块切除

(3) 缝扎出血点　　　　　　　　(4) 缝合乳腺组织切面

(5) 置乳胶片引流,缝合皮下组织　　　　(6) 缝合皮肤

图 7-3-4　乳房良性肿瘤切除术

【并发症及注意事项】

1. 感染:由无菌操作不严、残留死腔、引流不畅等诸因素所致。

2. 乳房硬结:主要是因术中止血不彻底、引流不畅导致局部血肿,血肿机化后产生硬结。

3. 恶变:切下的肿瘤必须及时送病理检查以明确其性质,如有恶变或是早期乳腺癌误诊,应立即行乳腺癌根治术。

三、乳腺癌根治切除术

乳腺癌根治切除术是指包括病侧整个乳房及其皮肤、乳房周围组织、胸大肌、胸小肌、腋窝和锁骨下淋巴结(三角胸肌淋巴结)及其脂肪组织在内的整块切除手术,即 Halsted 手术。

【适应证】

1. 经确诊的 I 期、II 期乳腺癌。

2. 良性肿瘤恶变而无远隔转移。

【麻醉、体位】

硬膜外麻醉或全身麻醉。仰卧,头偏向对侧,患侧上肢外展90°,肩胛下垫以砂袋,使患侧略抬高。

【手术步骤(图 7-3-5)】

1. 切口:手术切口自腋窝处胸大肌下缘与锁骨之间开始,斜向内下,呈梭形包绕肿瘤,距肿瘤边缘 4~5 cm,下端至肋弓下 2~3 横指。

2. 游离皮瓣:切开皮肤后,将切口周围的皮肤锐性分离,使皮下脂肪与肿瘤同时切除,以免遗留可能存在于淋巴管网中的癌细胞。分离范围是上至锁骨,下至腹直肌上端,内至胸骨,后至背阔肌前缘。有时为了防止皮瓣可能发生广泛坏死,在距肿瘤稍远处的皮瓣可留一层很薄的脂肪组织。潜行分离皮肤时,应边分离边用热盐水纱布填塞止血,较大的出血点应随时结扎或电凝止血。用普通手术刀分离皮瓣时,由于刀锋较短,常需反复切割多次,而且皮瓣厚薄不均,损伤组织较多。用截肢刀(最好用双边刀刃的)做皮下平行切割法则无此缺点。切割时先在皮瓣边缘夹一排组织钳或直血管钳,以左手平提组织钳或血管钳,右手将截肢刀刺入皮下,先上后下,先内后外,反复来回切割,可达到所需分离的范围。也可用电刀或激光刀游离皮瓣,但在腋下及锁骨下区仍需用普通手术刀切割分离,以免损伤重要血管和神经。

3. 切断胸肌:切开锁骨下的皮下脂肪层达胸大肌筋膜,认清走行于三角肌与胸大肌间的头静脉。分离胸大肌的下缘,然后将手指伸入胸大肌的深面,自胸大肌与三角肌分界处穿出,但注意勿损伤头静脉。用手指钝性分离胸大肌的深面,勾起其附着在肱骨的肌腱,分清周围组织,用电刀或手术刀将胸大肌紧靠肋骨切断。用一把弯的有齿血管钳夹住肌肉断端,向内下方牵开,继之切断胸大肌在锁骨和胸骨附着的部分。有时,为了保护头静脉免受损伤,可保留部分(约一指宽)附着在锁骨的胸大肌。将胸大肌翻向下方,结扎、切断胸小肌前的胸肩峰血管。分离胸小肌在喙突的附着点,紧贴喙突切断其肌腱。

4. 清除淋巴结:将胸小肌翻向下方,显露遮盖腋窝的胸锁筋膜。沿腋窝血管方向剪开胸筋膜,显露血管和神经,仔细解剖腋窝,清除血管和神经以外的淋巴脂肪组织,中断癌细胞的转移途径。再沿血管方向剪开腋静脉上的疏松鞘膜,用小纱布块钝性分离,将静脉外膜连同其周围淋巴、脂肪组织一起向下剥离,用蚊式血管钳分离、结扎、切断腋动、静脉向下分出的各分支。操作应轻柔,防止损伤腋静脉。腋静脉挫伤后,可能形成血栓,使血液回流发生障碍,以致手术后患侧上肢肿胀。腋静脉分离后用裹着纱布的手指自血管下方将腋窝部的脂肪组织连同肿大的淋巴结一起沿胸壁往下剥离,露出腋窝后壁的肩胛下肌、胸长神经和胸背神经。此两神经的位置贴近胸壁,一般不易损伤,在不影响根治的原则下,均应保留。

5. 切除肿瘤:用纱布垫包裹好已分离的组织,由助手将其推向内侧。沿背阔肌的前缘切开皮下脂肪组织至胸壁,将整个乳房向内侧翻转,边翻转边切断胸大肌及胸小肌在肋骨上的附着

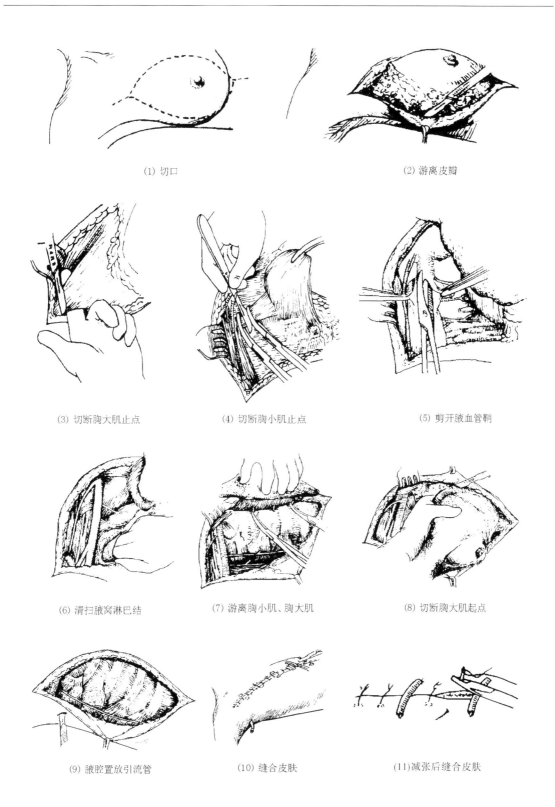

(1) 切口

(2) 游离皮瓣

(3) 切断胸大肌止点

(4) 切断胸小肌止点

(5) 剪开腋血管鞘

(6) 清扫腋窝淋巴结

(7) 游离胸小肌、胸大肌

(8) 切断胸大肌起点

(9) 腋腔置放引流管

(10) 缝合皮肤

(11)减张后缝合皮肤

图 7-3-5　乳腺癌根治切除术

点,同时结扎来自助间血管的各分支。至胸骨缘时,有来自胸廓内血管的穿支,须将其逐一结扎、切断。最后,从前面切断胸大肌在胸骨上的附着点。再将乳房、胸大肌、胸小肌、腋窝淋巴及脂肪组织连同腹直肌上端的前鞘一并整块切除。切除后,彻底止血。

6. 创面处理:用氟尿嘧啶(5-FU)生理盐水或噻替派生理盐水或蒸馏水清洗创面,清除脱落的脂肪组织和残余血块,同时杀灭可能残留在创面的癌细胞,以减少癌细胞在术区的种植及复发机会。在腋窝皮瓣上戳口,放置多侧孔胶管做持续负压吸引。腋窝部置引流管时应仔细检查,使在上肢位置复原后引流管顶端不会伤及腋血管、神经。将背阔肌及其皮瓣与胸壁紧密固定后,再缝合皮肤。若有张力,可做减张缝合;若张力过大应游离植皮(一般切取切口下部较松的多余皮肤,也可取下腹部或大腿部皮肤,切除皮下脂肪组织及部分真皮层,制成中厚皮片,按缺损区的大小和形状修剪后移植)。

手术完毕,用纱布垫置于腋窝及锁骨下区,然后加压包扎。压力要均匀,松紧要适宜,既防止皮下积液,又不影响胸部呼吸运动。如用多孔乳胶管做皮下吸引,则切口覆盖少量消毒纱布后,适当加压包扎即可。

【并发症及注意事项】

1. 皮瓣缺血坏死:可能是因为:①皮瓣设计不当,缝合时张力过大;②游离皮瓣时方法不当,破坏了真皮内血管网;③电凝止血功率过大,形成的大块焦痂有碍愈合;④止血不彻底,局部出血使皮瓣浮离胸壁。小块坏死不需要特殊处理,大块坏死应二期清创植皮。

2. 上肢水肿:腋窝处淋巴组织广泛切除导致淋巴回流障碍,或解剖腋窝过程中对腋静脉有粗暴的机械刺激,导致内膜损伤致血栓形成,或腋静脉周围组织大块结扎或修复时缝合处缩窄压迫静脉,均可导致上肢水肿。

3. 气胸:在肋间肌较薄弱处用血管钳钳夹肋间血管穿支时垂直插入过深,造成胸壁损伤,而术中又未及时发现。

4. 腋血管、神经损伤:是最严重的并发症,主要是由于清除腋淋巴结时动作粗暴或是对局部解剖不熟所致。

5. 术后处理:术后给予抗生素和必要的支持治疗,根据情况选用抗癌药物化疗或放疗。

四、乳腺癌改良根治切除术

乳腺癌改良根治切除术与 Halsted 手术的不同之处在于保留了胸大肌,或胸大肌、胸小肌同时保留,因而又有 I、II 式之分。该术式为乳房再造提供了良好的基础,较好地维护了上臂的内收、内旋功能。

(一) 乳腺癌改良 I 式根治切除术

【适应证】

I 期乳腺癌。

【麻醉、体位】

同乳腺癌根治术(Halsted 手术)。

【手术步骤(图 7-3-6)】

切口选择和分离皮瓣同一般乳腺癌根治切除术。自内侧切开胸大肌筋膜,将其向外分离,至肿瘤部位时,切除部分胸大肌纤维,然后游离胸大肌外缘,显露胸小肌,自内向外切除胸小肌筋膜及胸肌间淋巴组织,再将胸大肌和胸小肌一并向内、向上牵开,显露腋静脉,清除其周围的淋巴组织,分离前锯肌筋膜和肩胛下肌、背阔肌在腋窝的筋膜,注意保护胸长神经及胸背神经。最后将乳房连同胸大肌筋膜、胸小肌筋膜、胸肌间淋巴组织、腋静脉周围的脂肪和淋巴组织以及其他肌群的筋膜一并整块切除。

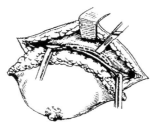 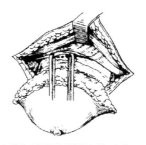

(1) 切开胸大肌筋膜   (2) 切除胸小肌筋膜及胸肌间淋巴组织

图 7-3-6 乳腺癌改良Ⅰ式根治术

(二) 改良Ⅱ式根治切除术

【适应证】

Ⅰ期乳腺癌疑有腋下淋巴结转移者。

【麻醉、体位】

同前。

【手术步骤(图 7-3-7)】

按乳腺癌Ⅰ式改良根治切除术操作至分离胸大肌外缘时,将胸大肌向内上牵开,注意保护分布至胸大肌的胸肩峰动脉的胸肌支和胸前神经的外侧支。切断走向胸小肌的胸前神经的内侧支,自喙突处切断胸小肌止点,将其翻向下方。显露腋静脉,清除腋静脉周围脂肪、淋巴组织等步骤与一般乳腺癌根治切除术相同。保护好胸长神经、胸背神经和肩胛下动、静脉。然后自肋骨起点处切断胸小肌,将整个乳房连同胸大肌筋膜、胸小肌、腋静脉周围脂肪、淋巴组织和其他肌群筋膜一并整块切除。再按一般乳腺癌根治术处理切口。

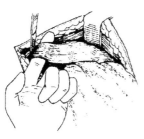 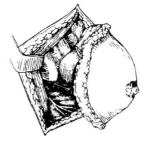

(1) 切断胸小肌止点   (2) 整块切除乳房及胸大肌筋膜

图 7-3-7 乳腺癌改良Ⅱ式根治切除术

【注意事项】

标本送病理检查,如发现有淋巴结转移,术后需放疗。

第八章

腹部的局部解剖与手术

第一节　腹前外侧壁的局部解剖与腹前壁的切口

一、腹前外侧壁的局部解剖

腹壁具有保护腹腔脏器、支持腹内器官、产生腹压等作用。腹前壁平坦且富有伸展性,骨骼对其限制较少,开腹后显露的范围也大,绝大部分腹部手术从腹前壁进行。

(一) 浅层结构

1. 皮肤:腹前外侧壁的皮肤薄而富有弹性,与皮下组织连接疏松,易于分离。除腹股沟附近的皮肤移动性较小外,其他部位皮肤移动性均较大,可适应腹内压增大时(妊娠、腹水)的腹部膨胀。修补皮肤缺损时,常从腹壁采取皮瓣。

2. 浅筋膜:主要由脂肪及疏松结缔组织所构成。在腹壁的下份(约在脐平面以下),浅筋膜分为两层:浅层即 Camper 筋膜,富含脂肪组织,向下与股部的脂肪层相延续;深层即 Scarpa 筋膜,为富有弹性纤维的膜样组织,在中线处附着于白线,其两侧则向下在腹股沟韧带下方约 1 横指处,与股部阔筋膜相连续。但在耻骨联合及耻骨结节间继续向下至阴囊,与会阴浅筋膜(Colles 筋膜)相连。浅筋膜内有腹壁浅动脉、浅静脉、浅淋巴管和皮神经走行。

(1)浅动脉:腹侧壁有来自两侧肋间后动脉、肋下动脉和腰动脉的分支;腹前壁正中线附近有来自腹壁上动脉和腹壁下动脉的分支;脐以下有起自股动脉的腹壁浅动脉(superficial epigastric artery),它越过腹股沟韧带中、内 1/3 交界处,走向脐部;在腹壁浅动脉的外侧,有起自股动脉、走向髂嵴的旋髂浅动脉(superficial iliac circumflex artery)(图 8-1-1)。

(2)浅静脉:较丰富,吻合成网,以脐区明显。脐以上的浅静脉经胸腹壁静脉入腋静脉;脐以下的浅静脉经腹壁浅静脉汇入大隐静脉。二者构成了上、下腔静脉系统之间的交通联系。当上腔静脉或下腔静脉发生阻塞时,借此途径可回流部分血液。腹壁浅静脉在脐区还与深部的附脐静脉(paraumbilical vein)相吻合。门静脉高压时,血流可经附脐静脉流到脐周静脉网,经胸腹壁静脉和腹壁浅静脉与体循环的静脉相交通,形成脐周静脉曲张,由脐向四周辐射,称"海蛇头"。

(3)浅淋巴管:与浅血管伴行,脐以上汇入腋淋巴结,脐以下者则汇入腹股沟浅淋巴结。脐

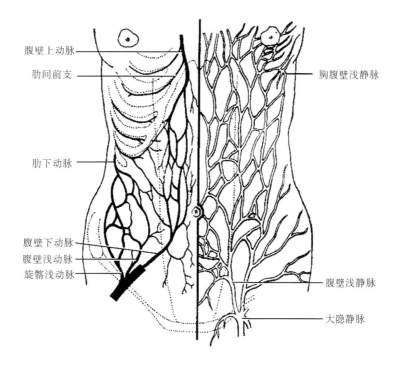

腹壁上动脉

肋间前支

肋下动脉

腹壁下动脉
腹壁浅动脉
旋髂浅动脉

胸腹壁浅静脉

腹壁浅静脉

大隐静脉

图 8-1-1 腹前外侧壁的血管

部淋巴管经肝圆韧带与肝的淋巴管相交通。

(4)皮神经:有前皮支和外侧皮支。它们的分布有明显的节段性,第 7 肋间神经分布于剑突平面;第 10 肋间神经分布于脐平面;第 1 腰神经分布于腹股沟韧带的上方。其他肋间神经在腹前外侧壁的皮肤分布平面可依此类推。

腹前外侧壁浅层的特点是:血管分布较少,手术切开时出血较少但污染后易发生感染。手术中应注意加以保护。

(二)深层结构

1. 肌肉:分为两组。在两侧的为扁平肌,由浅入深有腹外斜肌(从外上方走向内下方)、腹内斜肌(从外下方走向内上方)、腹横肌(从后向前横行方向走行)。此三种扁平肌的后外部分为肌肉纤维,前内部分为腱膜,约占肌肉的 1/4~1/3(图 8-1-2)。三者的肌纤维交错排列,对于增强腹壁的力量有意义。因此,在开腹手术时,可按其肌纤维的方向进行分离,尽量不破坏三者的关系,以保持腹壁的肌张力,并可减少出血,便于操作。在中间的纵行肌为腹直肌,被腹直肌鞘所包绕。腹直肌鞘分前、后两层。前层与腹直肌的横行腱划(有 3~4 个)融合紧密,如做腹部横切开时,虽将腹直肌切断,因有腱划的存在,故不易回缩,因此在手术中单纯缝合腹直肌鞘前层即可。腹直肌鞘后层与腹直肌腱划愈着不紧密,并在脐下 3~4 cm 处形成一弓状游离缘,称为弓状线。在弓状线以上,腹直肌鞘前层由腹外斜肌腱膜及腹内斜肌腱膜前层所组成;腹直肌鞘后层由腹内斜肌腱膜后层和腹横肌腱膜所组成。在弓状线以下,三扁腹肌腱膜均在腹直肌前面构成腹直肌鞘前层,后面仅为增厚的腹横筋膜(图 8-1-3、4)。两侧腹直肌鞘纤维彼此交织形成白线,坚韧而少血管。脐以上的白线宽约 1 cm,脐以下变得较窄。经白线行正中切口开腹进入腹腔,出血少。

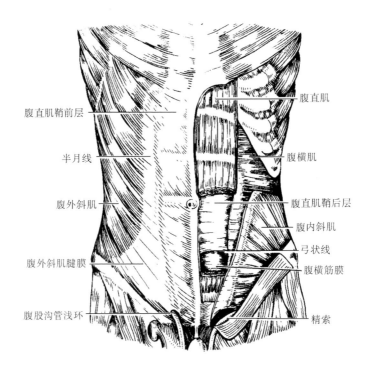

图 8-1-2　腹前外侧壁的肌肉(浅层)

2. 血管、淋巴及神经:

(1) 血管:腹壁深层的动脉有穿行于腹内斜肌和腹横肌之间的下 5 对肋间后动脉、肋下动脉及 4 对腰动脉。腹上部的腹直肌和腹直肌鞘后层之间有腹壁上动脉(superior epigastric artery),是胸廓内动脉的终支之一。腹下部还有腹壁下动脉(inferior epigastric artery)及旋髂深动脉(deep iliac circumflex artery),两者在腹股沟韧带处起自髂外动脉。腹壁下动脉行于腹横筋膜与壁腹膜之间,经深环的内侧斜向内上穿腹横筋膜,上行于腹直肌与腹直肌鞘后层之间,在脐附近与腹壁上动脉相吻合,并与肋间动脉的终末支在腹直肌的外侧缘相吻合。腹壁下动脉的体表投影是腹股沟韧带中、内 1/3 交界点与脐的连线(见图 8-1-1、3)。

旋髂深动脉与腹壁下动脉约在同一水平发自髂外动脉,行向外上方,达髂前上棘,穿腹横肌分布于腹部三扁腹肌、腰大肌、髂肌等。阑尾切除术时,如需向外侧延伸切口,注意勿伤及旋髂深动脉。

腹壁的深静脉与同名动脉伴行。

(2)淋巴:腹壁上部的深淋巴注入肋间淋巴结或胸骨旁淋巴结,腹壁中部注入腰淋巴结,腹壁下部注入髂外淋巴结。

(3)神经:第 7~12 胸神经前支斜向前下,行于腹内斜肌与腹横肌之间,至腹直肌外侧缘处进入腹直肌鞘,沿途发出肌支支配腹前外侧壁诸肌。其前皮支向前依次穿过腹直肌和腹直肌鞘前层,分布于其表面的皮肤;外侧皮支则分布于腹外侧壁的皮肤(图 8-1-5)。

髂腹下神经(iliohypogastric nerve)起自第 12 胸神经及第 1 腰神经的前支,在腹内斜肌与腹

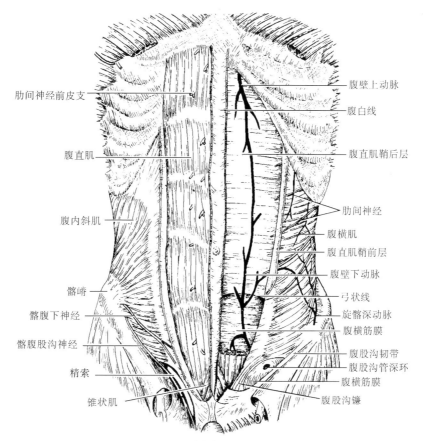

肋间神经前皮支

腹直肌

腹内斜肌

髂嵴

髂腹下神经

髂腹股沟神经

精索

锥状肌

腹壁上动脉

腹白线

腹直肌鞘后层

肋间神经

腹横肌

腹直肌鞘前层

腹壁下动脉

弓状线

旋髂深动脉

腹横筋膜

腹股沟韧带

腹股沟管深环

腹横筋膜

腹股沟镰

图 8-1-3　腹前外侧壁的肌肉（深层）

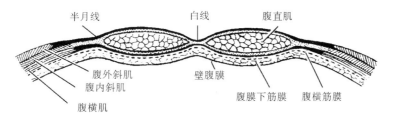

半月线　　白线　　腹直肌

腹外斜肌　　壁腹膜
腹内斜肌
腹横肌　　腹膜下筋膜　腹横筋膜

(1) 弓状线以上断面

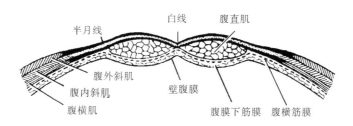

半月线　　白线　　腹直肌

腹外斜肌　　壁腹膜
腹内斜肌
腹横肌　　腹膜下筋膜　腹横筋膜

(2) 弓状线以下断面

图 8-1-4　腹直肌鞘

横肌之间斜向前下,行于髂前上棘内侧约 2.5 cm 处穿过腹内斜肌,达腹外斜肌腱膜的深面,在浅环上方约 2.5 cm 处穿过腹外斜肌腱膜。其前皮支常经浅环的内侧脚上方浅出,分布到耻骨上方的皮肤(图 8-1-6)。

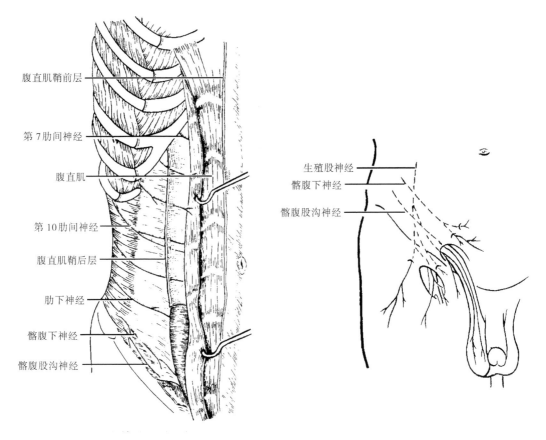

图 8-1-5　腹前外侧壁的神经　　　　　图 8-1-6　腹前外侧壁下部的神经

髂腹股沟神经(ilioinguinal nerve)在髂腹下神经下方,相距约 1 横指,并与其平行,在腹股沟管内位于精索的外侧,出浅环后分布于男性阴囊(女性大阴唇)前部的皮肤(见图 8-1-6)。

生殖股神经(genitofemoral nerve)生殖支沿精索内侧下行,出浅环后,分布于提睾肌与阴囊肉膜(见图 8-1-6)。

做腹股沟疝手术时,注意勿损伤上述神经,以免引起肌肉瘫痪或皮肤感觉丧失,造成复发。

3. 腹横筋膜:腹横筋膜(transversalis fascia)衬贴于腹横肌深面,在腹下部较薄弱,接近腹股沟韧带和腹直肌外侧缘处较致密。腹横筋膜与前面的腹横肌结合比较疏松,但与腹直肌鞘后层却紧密相连(见图 8-1-2、3、4)。

4. 腹膜下筋膜:腹膜下筋膜(extraperitoneal fascia)(腹膜外组织或腹膜外脂肪)是位于腹横筋膜与壁腹膜之间的疏松结缔组织,在腹下部和腹股沟区明显。壁腹膜与腹横筋膜容易剥离,临床行泌尿外科或妇产科等手术一般经腹膜外入路,而不进入腹膜腔(见图 8-1-2、3、4)。

5. 壁腹膜:壁腹膜(parietal peritoneum)(腹膜壁层)是腹前外侧壁的最内层,腹部的穿通伤即以是否穿透壁层腹膜为准(见图 8-1-4)。

二、腹前壁的切口

(一) 选择切口的要求

正确的切口选择对于充分显露手术野和保证手术的顺利进行有重要意义。如切口的位置不当,会造成手术的困难,或带来各种并发症,因此选择切口必须慎重考虑。选择切口时应遵循以下要求:

1. 切口位置应为容易进入需要手术的部位,切口有足够的长度,能使手术野显露充分。

2. 当手术野需要扩大时,切口可向某一方向适当延长。

3. 应尽量减少对各种组织,如肌肉、神经、血管等的损伤,减少对腹壁功能的影响。

4. 关闭腹壁时,缝合切口要容易,而且愈合后要牢固。

5. 有利于减少术后切口并发症的发生,如切口疝、切口裂开、切口痛等。

(二) 腹前壁切口的种类及其应用

1. 纵切口:也称直切口,在两侧腹直肌外缘范围内,为腹部手术最常用的切口(图 8-1-7、8)。

(1)正中切口:即经腹白线垂直切开进入腹腔。其优点为操作简便,出血少,不切断肌纤维,不损伤神经,便于探查腹腔的两侧。脐以上的上腹部正中切口最适于胃、十二指肠的手术。脐以下的下腹部正中切口,适于盆腔器官的手术。

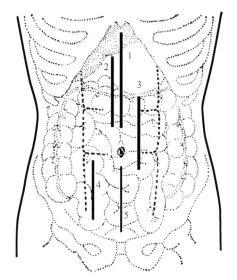

图 8-1-7　腹前壁纵切口
1. 上腹正中切口;2. 旁正中切口;3. 经腹直肌切口;4. 腹直肌外缘切口;5. 下腹正中切口

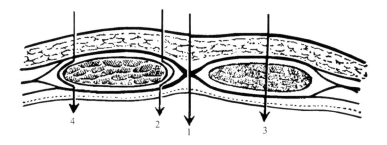

图 8-1-8　腹前壁纵切口横断面示意图
1. 正中切口;2. 旁正中切口;3. 经腹直肌切口;4. 腹直肌外缘切口

(2)旁正中切口:此种切口是在两侧腹直肌内缘,上自肋弓,下抵耻骨联合间的任何部位。有操作简便、出血少、不切断肌肉和神经的优点。此切口较正中切口愈合牢固,适于上腹部的肝、胆、胰、胃的手术。在中、下腹部可作为腹腔探查小肠、盲肠、阑尾和盆腔脏器手术的切口。

(3)经腹直肌切口:此切口是在腹直肌的内 1/3 或正中纵行分开腹直肌进入腹腔。其优点是手术野显露充分;切口愈合坚固,可减少术后切口疝的发生。缺点是可损伤部分神经,使切口内侧的腹直肌麻痹。故应用此切口时,切开不宜过长。上腹部的切口适于胆囊、脾、胰等的手术;中下腹部的切口适于结肠、直肠、阑尾的手术。

(4)腹直肌外缘切口:是由腹直肌的外缘进入腹腔,经路与旁正中切口相似。此种切口损伤腹壁神经和血管较多,因此尽可能不用此种切口。

2. 横切口:此种切口在上、中、下和左、右腹部均可施行,也可同时切开两侧腹部(图8-1-9)。其优点是,可使左、右侧脏器同时显露,切口方向基本与神经一致,所以损伤神经较少。横切口的方向与腹壁张力的方向不同,故切口较疼痛,易裂开。缺点是,切断腹壁肌肉,易出血,损伤大,开腹与关闭腹腔费时。因此,此种切口一般不常应用,有时用于已行多次纵行切口而需再次手术的患者或需同时处理左、右两侧病变的手术,如双侧肾上腺或腰交感神经节的手术。横切口对于剑突至脐间距离较短的肥胖患者做胃、十二指肠、胰手术时更为适宜。

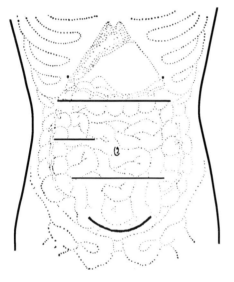

图 8-1-9　腹前壁横切口

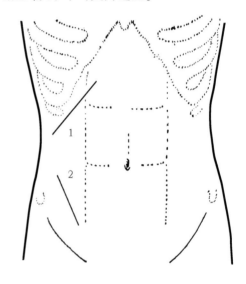

图 8-1-10　腹前壁斜切口
1. 肌缘下切口;2. 阑尾交错切口

3. 斜切口:多位于上、下腹部的一侧,其方向有从上内斜向下外和或由上外斜向下内两种(图8-1-10)。对神经、肌肉的损伤视切口的方向和部位而有差异。其优点是可充分暴露腹腔两侧较为固定的脏器,如阑尾、胆囊、脾脏等。缺点是操作较纵切口费时,而且易出血。但阑尾交错切口则无此种缺点。常用的有以下两种:

(1)麦氏交错切口:在右下腹顺着腹外斜肌、腹内斜肌和腹横肌的走行方向成交错状将其分开,而不切断肌肉,对神经也无损伤。此切口最常用于阑尾切除术,也用于盲肠造瘘术或人工肛门造瘘术。

(2)肋缘下斜切口:在两侧肋缘下均可做斜切口。此切口需要将腹壁各层肌肉及腹直肌切断,其切口方向又恰与神经走行相交叉,所以有时要损伤第8肋间神经。右侧的肋缘下斜切口适于肝、胆手术,如胆囊切除术,对位于前方的肝脓肿或膈下脓肿引流,尤其是对已做过多次纵行切口的胆道手术需再次探查胆道时更为适宜。左侧肋缘下斜切口应用于脾脏和胰尾的手术。

4. 胸腹联合切口:为了适应上腹部各脏器(肝、脾、胃、贲门)的较复杂手术的需要,不仅要做腹部切口,同时还要将胸廓下部(第7~9肋间)和膈切开(图8-1-11)。胸腹联合切口显露的术野范围较大,因此操作方便,尤其便于粘连的剥离,也可减少对附近脏器的损伤。有的只做胸廓切开,而不使胸腔与外界交通,称胸膜外胸腹联合切口。此种切口术后胸腔并发症较少,适于不需要较大地扩开胸腔的手术。

5. 联合切口:上述各种切口均为规则的切口,但有时对病情复杂的手术或术前估计不足,采用的切口不能完成手术的要求时,常常做辅加切口,如脾切除时采用纵行切口辅加横行切开(图8-1-12)。此种切口纵横交错,对组织损伤较大,切口对合较难,相交处皮缘不易愈合,常出现术后并发症。因此,术前要对病情做细致的分析和周密的计划,尽量少用此种切口。

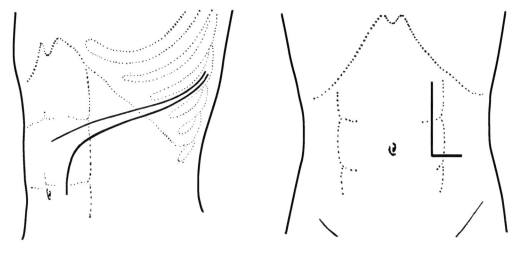

图8-1-11 胸腹联合切口   图8-1-12 联合切口

腹壁的切口很多,至于每一手术选用何种切口,须根据具体情况决定。例如需要手术脏器的部位;疾病的性质,如急性或慢性;患者的身体条件,如腹壁的薄厚,肋弓的宽窄;诊断的正确性;是否有多个病灶;腹部既有的瘢痕情况等。因此,选择切口并不是固定不变的。

(三)常用的腹前壁切口的手术步骤

1. 上腹部正中切口:切口范围由剑突下1 cm至脐上1 cm,必要时向上延长,可切除剑突;或向下绕脐左侧扩大切口。

可用三种方式切开皮肤:①术者用左手拿着干纱布于切口的上端将皮肤拉紧,右手持刀,由切口上端向下切开;②术者用拇指及食指将切口皮肤拉紧,然后再切开(图8-1-13);③术者与助手各用左手拿着干纱布向两侧压紧皮肤(图8-1-14),使皮肤固定,避免切开时软组织移动,切割不齐。切皮时刀刃应与皮肤垂直,并稍加用力,争取一次切开皮肤与皮下组织。用止血钳钳夹出血点,用1号丝线结扎;或用纱布压迫止血。

在切口皮缘两侧置皮肤保护巾,并用巾钳或缝合,将其固定于皮下组织。认清腹白线并于其正中用刀尖切一小口,深至腹膜下筋膜(图8-1-15)。注意,勿切过深,以免切破腹膜,伤及内脏。将大镊子由小切口插入并向上挑起腹白线,用剪刀剪开腹白线(图8-1-16)。同法剪开切口下部腹白线,其深面即为富有血管的腹膜下筋膜,行钝性分离,即可显露腹膜。为了避免损伤肝圆韧带,可根据手术的部位在其右侧或左侧切开腹膜。

在切开腹膜之前,术者与助手在切开线两侧交替用有钩镊子夹持和放开腹膜,确认没有夹住内脏或大网膜后,在两镊子中间将被提起的腹膜切开一小口(图 8-1-17)。由腹膜切口处用大镊子送入生理盐水纱布以保护腹内脏器,并挑起腹膜,沿切口方向向上将其剪开。术者用左手的食指、中指伸入腹腔内将下端腹膜挑起,并在两指之间剪开(图 8-1-18)。腹膜切口不能超过腹白线切口。用大块生理盐水纱布置于腹腔内覆盖内脏,以免腹压增加时内脏脱出。腹膜两侧置保护巾,用 6~8 个腹膜钳将其与腹膜固定,以防止创缘干燥、污染及被器械损伤。

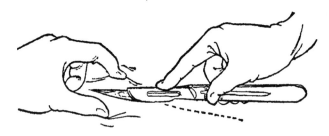

图 8-1-13　用拇指、食指固定皮肤切开

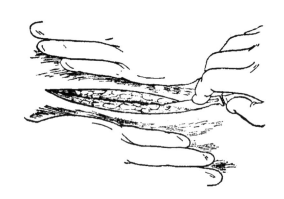

图 8-1-14　用双手拉紧皮肤,切开皮肤

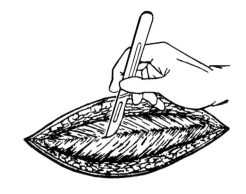

图 8-1-15　切开腹白线

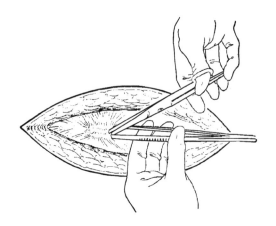

图 8-1-16　剪开腹白线

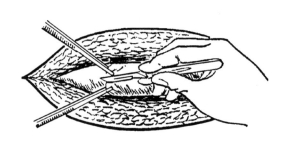

图 8-1-17　切开腹膜

腹膜切开后,为充分显露腹腔内脏器,可用自动扩张器,但一般常用腹壁拉钩,用手将腹壁拉开。其优点是机动灵活,可按手术需要随意牵拉切口,并可避免持续对腹壁加压。探查腹腔内病变时,必须将病变的周围脏器用温生理盐水纱布覆盖,再用腹腔深拉钩将脏器向四周拉开。在腹腔内隔离脏器时,不可用干纱布,因其表面粗糙,容易磨损内脏的浆膜面,引起术后粘连。

待腹腔内操作结束后,检查腹腔内无异物遗留,即可缝合腹壁切口。因切口上端有肝脏占据,肠管不易脱出,故应先由切口下端开始。缝合时由助手用小拉钩将切口下端的腹壁提起,使切口的两边远离下面的内脏。用7号丝线做结节缝合。要求缝合后的腹膜内面平滑,这是防止术后切口粘连的重要措施。缝合腹白线,可用7号丝线行单纯结节缝合(图8-1-19)。用1号丝线缝合皮下组织和皮肤,皮肤缝合后要用有钩镊子对合皮缘,勿使皮缘内翻,影响切口愈合。

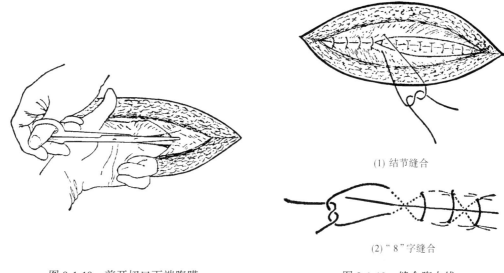

(1) 结节缝合

(2) "8"字缝合

图 8-1-18　剪开切口下端腹膜　　　　　图 8-1-19　缝合腹白线

2. 下腹部正中切口:其切口范围为脐至耻骨联合的正中线,手术操作过程与上腹部正中切口大致相同。根据其解剖特点,下腹部的腹白线较上腹部的窄而薄,在半环线以下更为明显。又由于耻骨上的锥状肌位于腹直肌前面,上端附着于腹白线下部,因此在寻找正中线时首先要确认两侧锥状肌,由其中间进入。如切口位置不正,则穿过两层重叠的肌肉,往往需要切开腹直肌鞘前层,将肌肉向外侧拉开,再进入腹腔。切开腹膜时,应从脐下开始,而不从耻骨上切开,以免损伤膀胱。缝合时要由上向下逐层缝合。

3. 旁正中切口:切口位于正中线左或右1~1.5 cm,其上、下的位置和长短应根据需要而定。切开皮肤与皮下组织,显露腹直肌鞘前层,距正中线0.5 cm沿切口方向切开腹直肌鞘前层,即可露出腹直肌。用止血钳将前层内侧边缘提起,然后从腹直肌内缘将肌肉拉向外侧。腹直肌腱划与腹直肌鞘愈着,剥离困难时,需用刀轻轻地剥开腱划(图8-1-20),该处有小血管,易出血,应注意止血。在皮肤切开的同一线上切开腹直肌鞘后层与腹膜进入腹腔(图8-1-21)。

缝合时,腹膜与腹直肌鞘后层和前层、浅筋膜及皮肤分4层缝合。将腹直肌复位,不需缝合固定。

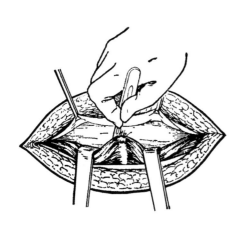

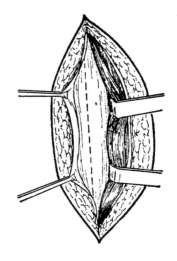

图 8-1-20　剥离腹直肌腱划　　　　　　　　　　图 8-1-21　旁正中切口的腹膜切开线

4. 经腹直肌切口：切口的位置要按探查的脏器决定。在左、右侧腹直肌的内 1/3 或 1/2 处纵行切开皮肤、皮下组织和腹直肌鞘前层，然后在肌腹上用止血钳分开一裂口，再将两把小拉钩放入裂口内，向两侧拉开腹直肌（图 8-1-22），或用手指钝性分开肌肉，其间的小血管要逐一结扎止血。在腱划处不易拉开，可用刀切开，应注意止血。

5. 麦氏交错切口：常用于阑尾的手术，其切口线垂直于脐与髂前上棘间连线的中、外 1/3 交界点上，切口长约 5~8 cm，切口的上 1/3 在连线以上，其余 2/3 在连线以下（图 8-1-23）。切开皮肤与皮下组织，直达腹外斜肌腱膜。沿腱膜纤维方向将其切开（图 8-1-24），用小拉钩将腱膜拉开，即显露出与腱膜方向相交叉的腹内斜肌纤维。用直止血钳插入腹内斜肌与腹横肌（此处腹内斜肌与腹横肌纤维走行方向一致），再与助手轮流用止血钳沿肌纤维方向分开肌肉，直达腹横筋膜与腹膜，然后用两把平板小拉钩插入肌肉分开处，用力向两侧牵拉扩大切口（图 8-1-25）。腹膜下筋膜较丰富者需将其分开，术者与助手提起并切开腹膜，显露回盲部（图 8-1-26）。

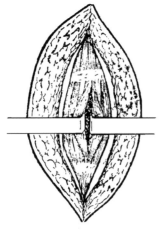

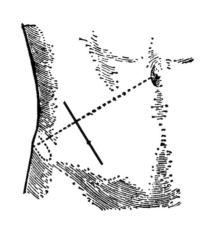

图 8-1-22　钝性分开腹直肌　　　　　　　　　　图 8-1-23　麦氏交错切口的皮肤切线

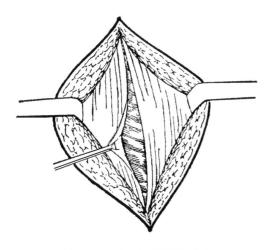

图 8-1-24 切开腹外斜肌腱膜

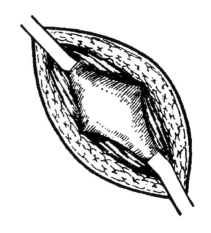

图 8-1-25 牵开腹内斜肌与腹横肌

缝合切口时,腹膜与腹横筋膜为一层,腹内斜肌、腹外斜肌与腹横肌不需缝合,但要缝合腹内斜肌腱膜。结节缝合腹外斜肌腱膜和各层。

如此切口下端需要向内侧延长,则切开腹膜时,要注意避免损伤腹壁下动脉。

6. 肋缘下斜切口:由剑突下 2 cm 正中线开始,在肋缘下 2~3 cm 沿肋缘向外下斜行,切口以不超过腋前线为宜,以免较多地损伤神经。切开皮肤与浅筋膜,切断腹直肌及其鞘前后层及腹壁各扁平肌。切断切口内侧通过的第 8 肋间神经。但在切断外侧肌肉时,要注意分离第 9 肋间神经,尽量予以保护,以免损伤。再沿切口

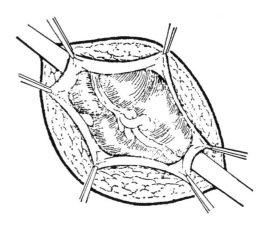

图 8-1-26 切开腹膜,显露回盲部

方向切开腹膜。缝合时,腹膜与腹直肌鞘后层做 1 层缝合,肌肉断端用 4 号丝线行结节或“U”形缝合,腹直肌鞘前层、浅筋膜和皮肤逐层缝合。如有引流,应放在切口的外侧端。

第二节 腹股沟区的局部解剖及腹股沟疝的手术

一、腹股沟区的局部解剖

腹股沟区(inguinal region)为下腹部两侧的三角形区域,其内侧界为腹直肌外缘,上界为髂前上棘至腹直肌外缘的水平线,下界为腹股沟韧带。

腹股沟管(inguinal canal)位于腹前壁的下部,腹股沟韧带内侧半的稍上方。腹股沟管是精索或子宫圆韧带通过腹股沟区的一个斜行肌肉筋膜的裂隙。腹股沟管长轴与腹股沟韧带平行,位于腹股沟韧带上方约 1 横指处,全长约 4~5 cm。疝手术时,应根据此管的位置和长度选择切口。腹股沟管有四个壁及内、外两口。管的前壁为腹外斜肌腱膜,在外侧 1/3 处有腹内斜肌的

起始部。管的后壁大部为腹横筋膜,仅在内侧 1/3 有腹内斜肌与腹横肌共同合成的腹股沟镰(联合腱)。管的上壁为腹内斜肌与腹横肌的弓状下缘。腹横肌的下缘腱膜与腹横筋膜融合形成腹横肌腱膜弓。管的下壁为腹股沟韧带(inguinal ligament)(图 8-2-1、2)。管的内口为内环,又称腹环或深环,是腹横筋膜上的一个卵圆形的孔。管的外口为外环,又称皮下环或浅环,是腹外斜肌腱膜在耻骨结节外上方的一个三角形的缺损形成的孔。在腹股沟管内有精索或子宫圆韧带、髂腹股沟神经通过。在斜疝手术切开腹外斜肌腱膜时,有切断髂腹股沟神经的可能,应予注意。

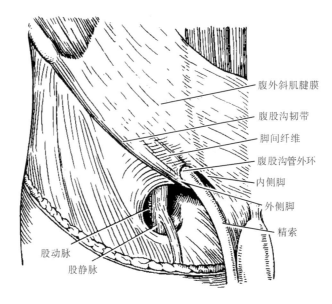

图 8-2-1　腹股沟区

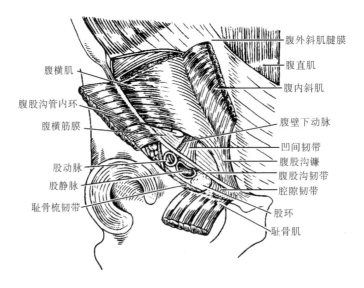

图 8-2-2　腹内斜肌、腹横肌及腹股沟镰

腹壁下动脉在腹股沟韧带的深面,起于髂外动脉。其体表投影为腹股沟韧带中、内 1/3 的交点与脐的连线。此线与腹直肌外缘以及下方的腹股沟韧带围成一个三角区,称为腹股沟三角(图 8-2-3)。此三角相当于腹股沟管后壁的内侧部,直疝即由此向前突出,使腹横筋膜松弛、薄弱。因此,在疝手术时应加以修补。腹股沟区有 3 个韧带,对疝修补术有重要意义。即主要由腹外斜肌腱膜在髂前上棘与耻骨结节之间所形成的腹股沟韧带;从腹股沟韧带内侧的一小部分纤维向下、后,并向外附着于耻骨梳上形成的腔隙韧带(lacunar ligament)(陷窝韧带);自腔隙韧带再向外侧延续,止于耻骨梳状线上的耻骨梳韧带(pectineal ligament)(Cooper 韧带)(图 8-2-4)。其中腹股沟韧带的支持力较强,在疝修补术中应尽量保持其完整性。

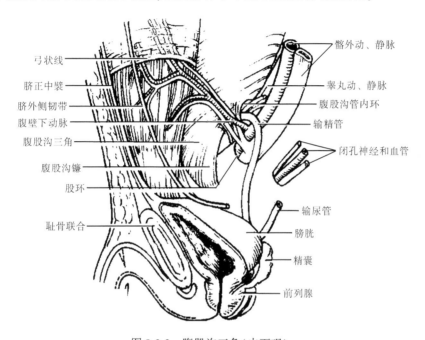

图 8-2-3 腹股沟三角(内面观)

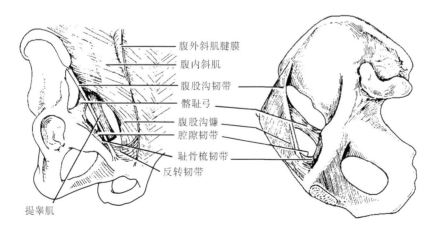

图 8-2-4 腹股沟区的韧带

二、腹股沟斜疝的手术

【适应证】

易复性疝和难复性疝均应及早手术。下列原因者不宜手术：

1. 使腹内压增加的因素未解除，如慢性咳嗽，顽固性便秘，排便困难，前列腺肥大症排尿困难，以及各种原因的腹水。

2. 其他系统有严重疾病，全身情况不适于手术者，如严重心力衰竭、晚期恶性肿瘤、糖尿病患者等。

3. 手术部位和全身有感染者。

【术前准备】

1. 术前排尿，使膀胱空虚，必要时留置导尿管，以免手术时误伤膀胱。

2. 巨大疝需卧床 3 天，回纳疝的内容物，使局部组织松弛，有利于术后切口愈合。

【麻醉、体位】

局部麻醉、硬膜外麻醉或全身麻醉。床脚稍抬高，取仰卧位。两腿略分开，微屈膝，使肌肉、韧带松弛，便于疝内容物回纳。

【手术步骤】

腹股沟斜疝的手术有三个要点：①高位结扎疝囊；②修补内环；③修补腹股沟管，其方法很多，应根据患者的实际情况和疝的病理改变选择适当的修补方法。

1. 高位结扎疝囊：

（1）切口：采用斜切口。在腹股沟韧带上 2 cm 处并与之平行，上端应超过内环 2~3 cm，下端至耻骨棘上缘（图 8-2-5），过短会影响腹股沟管内环的显露。切开皮肤、皮下组织和浅筋膜。对浅筋膜内的 2~3 支腹壁浅静脉，应予以钳夹，切断、结扎。

（2）切开腹外斜肌腱膜：在切口的下端找到外环。在外环外上 3 cm 处，内环与外环连线上，沿腱纤维方向将腹外斜肌腱膜切一小口，通过此切口用镊子挑起腱膜向上、下剪开（图 8-2-6），以免伤及髂腹下神经（图 8-2-7），在切开皮下环和腹外斜肌腱膜时，要注意勿损伤髂腹股沟神经。

（3）切开疝囊：切开腹外斜肌腱膜后，用三把弯止血钳将上、下侧的腱膜片提起，并在腱膜下行钝性分离，上至腹横肌腱膜弓或腹股沟镰，下至腹股沟韧带，显露出精索。髂腹股沟神经附着于精索，找到后拉开加以保护。再将提睾肌及精索内筋膜纵行切开（图 8-2-8）。在精索前内侧可见灰白色光滑的疝囊。疝囊一般与周围组织无粘连，容易辨认。如有粘连或疝囊很小不易识别时，可嘱患者增加腹压，使疝囊隆起或有见疝囊内容物滑动即可证实疝囊。术者与助手各持有钩镊子提起疝囊，在两镊子之间用刀切开（图 8-2-9）。检查疝内容物，多为肠管、大网膜等。

（4）探查腹股沟区的病理变化：切开病囊后，可用手指从内环伸入腹腔进行探查，判明以下情况：①是否为斜疝，有无直疝或股疝同时存在；②是否为滑疝；③内环扩大程度；④腹股沟三角区腹横筋膜是否易被顶出，肌肉强度如何。

（5）分离疝囊：探查明确后，用左手食指伸入疝囊内顶住疝囊壁，右手食指裹以生理盐水纱布，将贴附于疝囊周围的精索组织轻轻分开，直至疝囊颈部（图 8-2-10），其标记为在疝囊颈处见到有腹膜下筋膜。回纳疝内容物。

（6）疝囊高位结扎：根据疝囊颈的大小可采用以下措施：①疝囊颈较狭小时，用4号丝线做

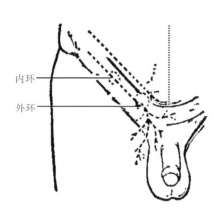

内环

外环

图 8-2-5 腹股沟斜疝手术的切口

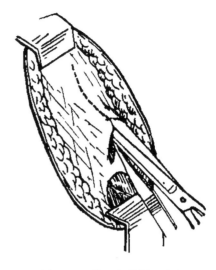

图 8-2-6 剪开腹外斜肌腱膜

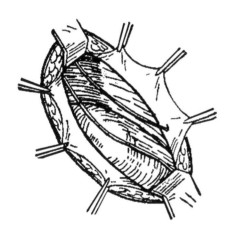

图 8-2-7 显露髂腹下、髂腹股沟神经

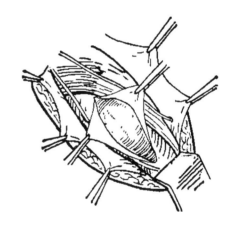

图 8-2-8 切开提睾肌

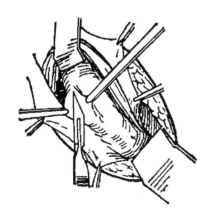

图 8-2-9 切开疝囊

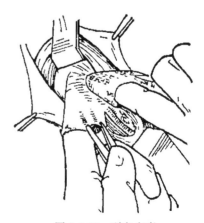

图 8-2-10 剥离疝囊

贯穿缝合结扎即可（图8-2-11）。②疝囊颈部较大时,可用4号丝线做内荷包缝合结扎（图8-2-12）。缝合时,疝囊内面的针距要小,疝囊外面的针距要大（图8-2-13）。反之,将造成疝囊颈不能完全结扎（图8-2-14）,招致术后复发。③疝囊颈很大时,在切断疝囊后,将残留的疝囊颈用丝线做连续缝合闭锁（图8-2-15）。疝囊颈结扎后在离结扎线0.5 cm处切断疝囊,疝囊颈残端即缩回至腹内斜肌深面。

（7）远端疝囊的处理:远端的疝囊可根据具体情况做如下处理。①疝囊较小,容易剥离时,应将其剥除,彻底止血;②如疝囊较大已降入阴囊内,可不必完全剥离,将其切缘彻底止血,断端也不宜缝合闭死。

（8）游离精索:如需要做内环修补或增强腹股沟管后壁时,在处理完疝囊后,即将精索自筋膜床上完全分离。近端游离至内环处,远端游离至阴囊上口,并穿过一纱布条牵引精索（图8-2-16）。

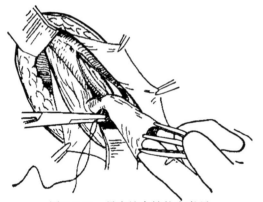

图8-2-11　贯穿缝合结扎疝囊颈

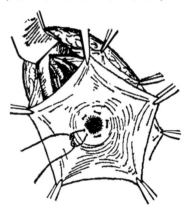

图8-2-12　疝囊颈内荷包缝合

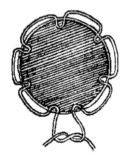

图8-2-13　正确的内荷包缝合

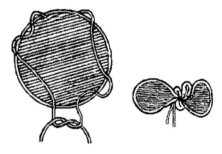

图8-2-14　错误的内荷包缝合

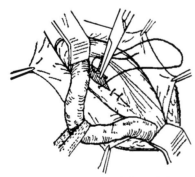

图8-2-15　连续缝合闭锁疝囊颈

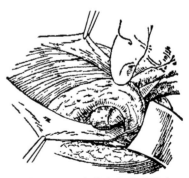

图8-2-16　穿纱布条牵引精索

2. 修补内环:儿童、青年的早期斜疝仅有内环轻度增大,腹股沟区的肌肉、腱膜组织均完整而有力,因此仅行内环修补,不增强腹股沟管前壁或后壁亦可。

修补步骤:提起精索,在靠近内环处切断提睾肌,显露内环的边缘。用 4 号丝线自内环底部向上,将内环的内缘及外缘的腹横筋膜做结节缝合。一般缝合 2~3 针,内环能容纳食指尖通过即可(图 8-2-17),过紧会压迫精索。缝合时应避免损伤腹壁下血管。如外缘过于薄弱或不明显时,可将内缘与腹股沟韧带深面的、由腹横筋膜形成的髂耻束缝合。此操作是防止疝术后复发的关键步骤之一。

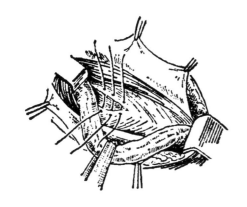 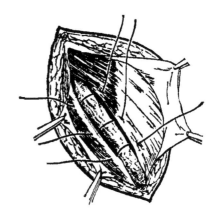

图 8-2-17　缝合修补内环　　　　　图 8-2-18　在精索前缝合腹股沟镰及腹股沟韧带

3. 修补腹股沟管前、后壁:

(1)弗格森(Ferguson)修补法:此法可增强腹股沟管前壁,即在精索前面将腹股沟镰与腹股沟韧带缝合,主要适用于儿童、青壮年患者及腹股沟管后壁较完整者。

修补步骤:将精索复位,用 7 号丝线在精索前将腹股沟镰缝合于腹股沟韧带上(图 8-2-18),一般缝合 3~4 针即可,再缝合腹外斜肌腱膜,重建腹股沟管外环,通过精索处勿过松或过紧。

(2)巴西尼(Bassini)修补法:此法是在精索的深面将腹股沟镰、腹内斜肌下缘与腹股沟韧带缝合,加强腹股沟管后壁,主要适于青壮年,或老年人较小的疝而腹股沟管后壁有缺损者。

修补步骤:将已切开的提睾肌及精索筋膜结节缝合。牵开精索,用 7 号丝线将腹股沟镰和腹横肌腱膜弓与腹股沟韧带由内下向外上结节缝合 4~5 针(图 8-2-19),各缝线暂不结扎。第一针缝线要将腹股沟镰和腱膜弓最内侧部缝合于腹股沟韧带,也要将耻骨结节附近的骨膜缝合在内。缝针通过腹股沟镰和腱膜弓及腹股沟韧带时勿在同一平面上,以免拉裂腱纤维与韧带。针穿过腹股沟韧带时,针尖切勿过深,以免伤及在腹股沟韧带下的股血管。待缝合完毕,再自内向外将缝线逐一结扎。如因张力过大结扎困难,可先将内侧缝线拉紧,使腹股沟镰和腱膜弓与腹股沟韧带靠拢,再结扎缝线。结扎完成后,应以食指检查内环的位置、大小,看是否恢复正常状态,以免过紧或过松。因过紧可使精索血循环受阻,而过松又可造成疝复发,所以最好是以刚能容纳食指尖为宜。

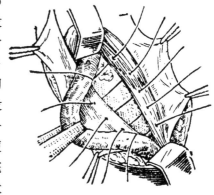

图 8-2-19　缝合腹股沟镰与腹股沟韧带

将精索复位,再将腹外斜肌腱膜于精索浅面做结节缝合,切勿将髂腹下神经缝合在内。在重建外环时也要缝得松紧适当,以使精索通过的孔道能容纳食指尖为适宜。

(3)霍尔斯特德(Halsted)修补法:此法是将腹股沟镰和腹横肌腱膜弓与腹外斜肌腱膜内侧叶在精索的深面固定于腹股沟韧带上,然后再将腹外斜肌腱膜外侧叶在精索的浅面重叠缝合于内侧叶上。适用于腹股沟管后壁缺损较明显的斜疝(也适于直疝、混合性疝及复发性疝)。

修补步骤:将精索牵出切口。修补先由腹股沟内侧开始,缝针自腹外斜肌腱膜内侧叶浅面经过腹股沟镰和腹横肌腱膜弓穿入,然后在腹外斜肌腱膜内侧叶的边缘向上穿出,再缝合腹股沟韧带,缝针由深至浅穿出(图8-2-20)。如此从内向外缝合3~5针。最内一针将腹外斜肌腱膜等缝于腹股沟韧带时,要把耻骨骨膜缝合在内。待全部缝合完毕,再逐一结扎,结扎后腹外斜肌腱膜与腹股沟韧带紧密接触(图8-2-21)。去掉牵引精索的纱布条,将精索置于腱膜浅面,再将腹外斜肌腱膜外侧叶在精索的浅面重叠缝合于内侧叶上。此法缝合时的注意事项同前法。

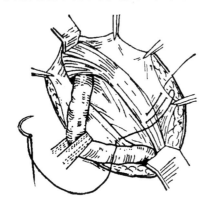

图 8-2-20　缝合腹外斜肌腱膜、腹股沟镰
和腹股沟韧带

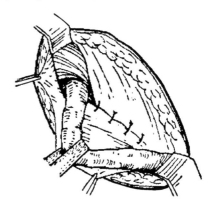

图 8-2-21　将腹外斜肌腱膜等与腹股
沟韧带缝合结扎

(4)麦克维(McVay)修补法:此法是将腹股沟镰和腹横肌腱膜弓缝合于耻骨梳韧带上,以加强腹股沟管的后壁。本法适用于腹股沟区出现明显缺损者、青壮年巨大疝或老年人较大疝等,也适于复发性疝、直疝、股疝。

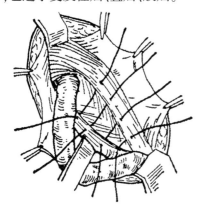

图 8-2-22　缝合腹股沟镰与
耻骨梳韧带

修补步骤:①显露耻骨梳韧带:将精索提起,用拉钩将切口下缘及腹股沟韧带强力拉开,显露其深面的腹横筋膜。钝性分离腹横筋膜,内侧至腔隙韧带(陷窝韧带),外侧至股静脉。此时,用食指即可隔着腹横筋膜摸到耻骨上支。在覆盖耻骨上支的腹横筋膜上沿耻骨支做一切口,用手指伸入切口内直接摸到耻骨上支上缘(即耻骨梳)。沿耻骨支滑行剥离即可清楚显露耻骨梳韧带。有时,在韧带上可看到闭孔静脉的小分支通过,须予以结扎。否则,损伤后不易止血。②修补腹股沟管后壁:显露耻骨梳韧带后,左手食指触及股静脉,即将食指固定于该处加以保护。用7号丝线由耻骨梳韧带最外侧开始,根据韧带的长短缝合3~5针(图8-2-22),最内侧一针应将

联合腱缝于腔隙韧带上。结扎缝线,应使腹股沟镰和腹横肌腱膜弓与耻骨梳韧带紧密接触。检查股静脉外侧部,如有薄弱区,可将腹横筋膜与股血管外侧行结节缝合予以加强。③缝合腹外斜肌腱膜:由于耻骨梳韧带位置较深,与腹股沟镰缝合后,在其浅面容易形成三角形的凹陷。为了防止出现死腔,可将腹外斜肌腱膜内侧叶缝于腹股沟韧带上,外侧叶再与内侧叶重叠缝合,将精索置于内外侧叶之间。

4. 成形术:巨大疝可以造成腹股沟管后壁的严重缺损,若腹股沟镰明显萎缩不能用做修补时,可用丝绸合成纤维网、真皮片、阔筋膜等修补,即将这些移植物缝合于腹横肌腱膜弓与腹股沟韧带间,也可应用同侧的腹直肌鞘前层修补。该法取材容易,操作方便。

操作方法:结扎疝囊颈,修补内环后,将精索拉向外下,用小拉钩提起腹外斜肌腱膜内上叶,并加以分离,显露腹直肌鞘前层后半至正中线。在前层上根据腹股沟管后壁缺损的大小,如图8-2-23做直角切开。将前层分离开翻转向外下,在精索后展平,松紧适当地缝合于腹股沟韧带上(图8-2-24)。腹直肌前层缺损部分不必特殊处理。在精索前缝合腹外斜肌。

5. 缝合切口:结节缝合皮下组织和皮肤。

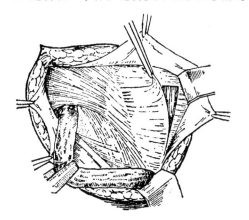 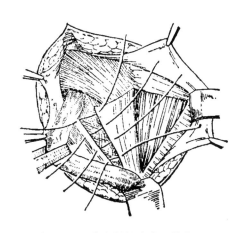

图 8-2-23　切开腹直肌鞘前层后半,
并向下翻转

图 8-2-24　将翻转的腹直肌鞘前层
后半与腹股沟韧带缝合

【术中注意事项及异常情况的处理】

1. 确实做到疝囊高位结扎:手术时,必须先将疝内容物完全回纳腹腔,剥离疝囊直达内环,见到腹膜下筋膜后,再在疝囊颈行高位结扎。由于纤维性粘连造成疝囊呈多囊形或分叉形时,勿将囊与囊之间的狭窄部位误认为是疝囊颈而结扎,造成手术失败。

2. 寻找疝囊困难时的处理:疝囊过小时寻找困难;若为滑疝,疝囊的寻找也会发生困难。此时不要随意切开查找,以免损伤精索和滑出的肠管、膀胱等。可在内环上2~3 cm处分开腹内斜肌与腹横肌,然后再切开腹膜(图8-2-25),从腹腔内向下探查,这样即容易又安全。

3. 避免张力缝合:修补腹股沟管后壁缺损时,如缝合的张力过大,应做减张切开。即在腹外斜肌腱膜后弧形切开腹直肌鞘前层后半,长约5~7 cm(图8-2-26),再将其前缘缝合于腹直肌上。

4. 腱组织间缝合要确实:腱组织之间的愈合比较牢固,所以在修补时,一定要确实地使腱与韧带紧密接触。

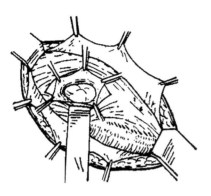

图 8-2-25　分离腹内斜肌与腹横肌，
切开腹膜

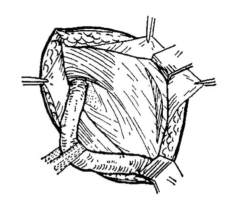

图 8-2-26　弧形切开腹直肌鞘
前层后半

5. 预防血肿：在手术操作过程中应细致分离、彻底止血，因血肿易引起感染，并往往导致疝的复发。

6. 对各种组织结构损伤的预防：在切开腹外斜肌腱膜和提睾肌时注意勿损伤髂腹下神经和髂腹股沟神经。剥离疝囊时易损伤输精管及精索血管。在切开、切断和结扎疝囊时要先将精索分离。在剥离疝囊时应紧贴疝囊，以免损伤精索血管。在切开疝囊时为了防止损伤肠管、大网膜和膀胱，在行腹壁修补时注意勿损伤腹股沟韧带下通过的股动、静脉。

【术后处理】

1. 体位：取平卧位，股部用小枕头垫起，使髋部微屈，以缓和缝合的张力，促进愈合，减少切口的不适和疼痛。

2. 预防血肿：术后腹股沟区应用沙袋压迫 24 小时，并用丁字带托起阴囊，预防血肿。

3. 防止腹内压增高：防治上呼吸道感染，避免咳嗽；注意通便，防止大便干燥，因用力排便易造成复发。

4. 严防感染：在手术中注意无菌操作，术后应注意保护切口，防止污染。

5. 处理疝囊积液：少数患者可发生残余疝囊积液，可穿刺抽液，如无效，需再次手术。

6. 休息与劳动力恢复：腹股沟斜疝患者修补较好又无张力时，卧床 2~3 天即可早期离床。如只做疝囊高位结扎、内环修补者，术后 1~2 天可下地活动，术后 3 周开始轻工作，2 个月后做轻体力劳动，3 个月后恢复正常的体力劳动。对于修补较困难或有并发症者，应根据情况适当延长休息与恢复劳动的时间。

三、腹股沟直疝的手术

直疝是由薄弱的腹股沟管后壁内侧向前突出，疝囊不经过内环，疝颈多宽大，因此，手术的关键是修补腹股沟管后壁的薄弱部分。其适应证、术前准备、麻醉、体位与腹股沟斜疝的手术相同。

【手术步骤】

1. 切口、切开腹外斜肌腱膜：与腹股沟斜疝的手术相同。

2. 分离与处理疝囊：分离精索后，将其向下牵拉，即可见自腹股沟管后壁膨出的灰白色、多呈半球状的疝囊,其颈部宽大(图 8-2-27)。有时疝囊不明显,而仅在腹股沟管后壁见腹横筋膜向前呈弥漫隆起。分开腹横筋膜,剥离疝囊至疝囊颈,此时要注意防止损伤其内侧的膀胱和其外侧的腹壁下血管。切开疝囊底,回纳内容物,在疝囊颈两侧各缝一支持线。向疝囊内伸入两手指将其撑开,用剪刀剪至疝囊颈(图 8-2-28)。然后,沿疝囊颈切除疝囊。拉紧支持线,将疝囊颈行连续或"U"形缝合(图 8-2-29)。疝囊较小时,可仅将疝囊隆起处做 2~3 个荷包缝合(图 8-2-30),并将其向内翻入,由远至近逐一结扎荷包缝合线(图 8-2-31),即可将疝囊埋入(图8-2-32)。

3. 修补腹股沟管后壁:先将腹横筋膜做结节缝合,再按巴西尼、霍尔斯特德、麦克维修补法修补,具体操作方法详见斜疝的手术。

4. 缝合切口:逐层结节缝合皮下组织和皮肤。

【术中注意事项】

基本与斜疝的手术相同。

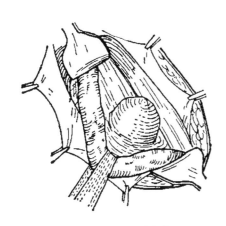

图 8-2-27 显露疝囊

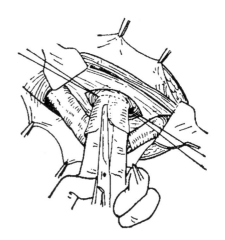

图 8-2-28 剪开疝囊

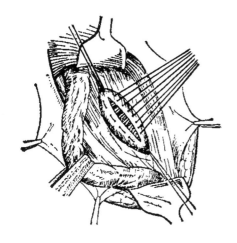

图 8-2-29 缝合疝囊颈

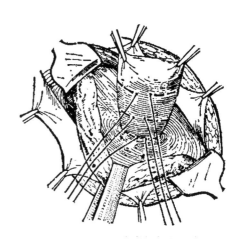

图 8-2-30 在疝囊行荷包缝合

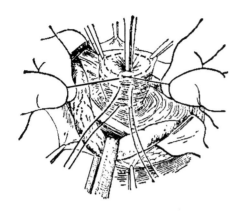

图 8-2-31　结扎荷包缝合线

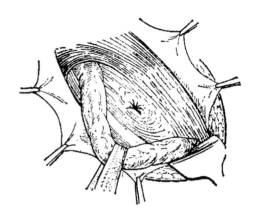

图 8-2-32　将疝囊埋入

【术后处理】

与腹股沟斜疝的手术相同,卧床时间为 7~10 天。

第三节　股管的局部解剖及股疝的手术

一、股管的局部解剖

股管(femoral canal)位于股鞘内侧,由腹横筋膜及髂筋膜形成,为一漏斗状间隙,长约 1~2 cm,正常情况下含脂肪和淋巴组织。股管的上口为股环,直径约为 0.8~1 cm,前面为腹股沟韧带,后面为耻骨梳韧带,外侧为股静脉(隔以股鞘内侧隔),内侧为腔隙韧带(陷窝韧带)(图 8-3-1)。其下口为阔筋膜所形成的隐静脉裂孔,此窝由筛筋膜覆盖。

腹股沟韧带与耻骨之间的间隙被髂耻弓分为两部分。外侧为肌腔隙,有髂腰肌及股神经等通过;内侧为血管腔隙,从外向内依次为股动脉、股静脉、股管等。

与股管环相对的腹膜形成的凹陷为股凹(femoral fovea)(图 8-3-2)。如腹腔内容物经股凹、股环入股管,即形成股疝。股管的四周除外界为股静脉,其他均为韧带,因此在股疝发生后,易因周围韧带压迫而发生绞窄。

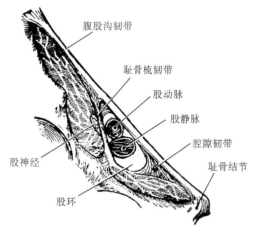

图 8-3-1　股环的局部结构

在腔隙韧带的深面,常有异常的闭孔动脉存在。闭孔动脉一般来自髂内动脉,但有时由腹壁下动脉分出,可经腔隙韧带的深面和边缘走向闭孔。在股疝手术中,如疝内容物回纳困难,需切开腔隙韧带以扩大股环,此时应注意切勿损伤此动脉。

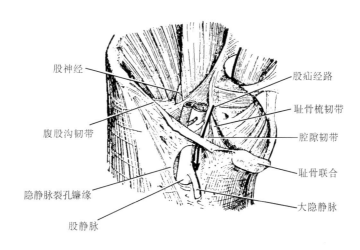

股神经　　　　　　　　　　　　　　股疝经路

耻骨梳韧带

腹股沟韧带　　　　　　　　　　　　腔隙韧带

耻骨联合

隐静脉裂孔镰缘　　　　　　　　　　大隐静脉

股静脉

图 8-3-2　股疝经路

二、股疝的手术

【适应证】

股疝发生绞窄的机会多,故应早期手术治疗。一旦发生绞窄,应紧急手术。

【术前准备】

同腹股沟斜疝的手术。

【麻醉、体位】

局部麻醉最常用,且比较安全。也可用硬膜外麻醉或腰麻。

【术式及其选择】

根据入路不同,股疝修补手术的方法分为两种:①经腹股沟入路,适用于较大型或绞窄性股疝。这一入路显露好,能高位结扎疝囊颈,修补满意;有绞窄时便于扩大或切断绞窄环;易于显露闭孔动脉;如需行肠切除,则操作既方便、又安全。②经股部入路,操作简单,损伤少,恢复快,但术野显露差,行疝囊高位结扎较难,闭锁股环不满意。因此,仅适于小型股疝或病情危急者。

(一)经腹股沟入路

【手术步骤】

1. 切开皮肤、浅筋膜、腹外斜肌腱膜:与腹股沟斜疝相同。

2. 显露疝囊:切开腹外斜肌腱膜后,将子宫圆韧带(或精索)、腹内斜肌、腹横肌及腹股沟镰牵向上外方,显露腹股沟管的后壁。在腹壁下动脉的内侧,沿皮肤切口方向切开腹横筋膜(图8-3-3),清除腹膜下筋膜组织,即可在股环处找到疝囊(图8-3-4)。钝性分离疝囊颈周围,行分离时注意外侧的股静脉。如疝囊较大,且周围有粘连不易分离时,将切口下缘用钩拉起,由腹股沟韧带浅面向股部皮下组织分离。切开被覆于疝囊外的各层组织,如筛筋膜和浅筋膜,显露疝囊并分离清楚(图8-3-5)。

3. 切开疝囊:切开疝囊底或其前壁,检查疝内容物,如无粘连即可将内容物回纳腹腔。如大网膜增厚或发生粘连,应予切除,彻底止血后回纳腹腔。如回纳困难,在腹股沟韧带上切开腹

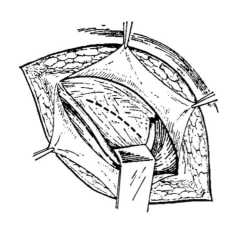

图 8-3-3 切开腹横筋膜

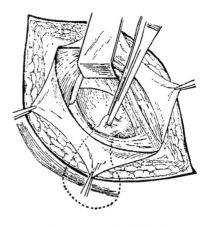

图 8-3-4 显露疝囊颈

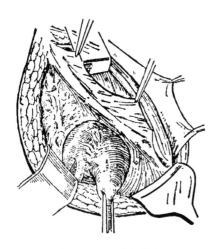

图 8-3-5 显露疝囊底

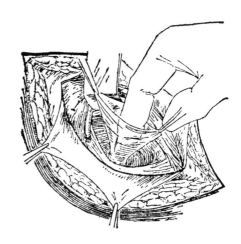

图 8-3-6 将疝囊提至腹股沟管

膜,将其内容物拉出,回纳腹腔。如股环过紧影响回纳,可在直视下切断内侧的腔隙韧带。但在切断前要注意有无异常的闭孔动脉,如有应先结扎后切断,以免损伤出血。

4. 疝囊高位结扎:通过股环用止血钳将疝囊向上拉至腹股沟管(图 8-3-6)。根据疝囊颈的大小,行高位贯穿缝合结扎或内荷包缝合结扎,然后切除多余的疝囊。

5. 修补股环:处理完疝囊后,结节缝合腹横筋膜,勿留空隙,以免形成直疝。然后修补股环,其方法较多,如:①麦克维修补法;②将腹股沟镰、耻骨梳韧带及腹股沟韧带一并缝合(图 8-3-7);③将腹股沟韧带缝合于耻骨梳韧带(图 8-3-8)。缝合时一定要用左手食指保护股静脉,以免损伤。一般缝合 2~4 针,缝完后由外向内依次结扎。

6. 缝合切口:将子宫圆韧带(或精索)置于原位,再按层缝合腹外斜肌腱膜、皮下组织和皮肤。

（二）经股部入路

【手术步骤】

1. 切口:在股动脉内侧自腹股沟韧带上方 3 cm 处开始,经疝表面纵行向下切开 6~7 cm。

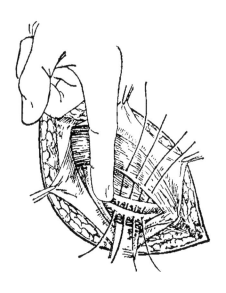

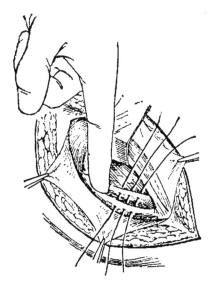

图 8-3-7　缝合腹股沟镰、耻骨梳韧带
及腹股沟韧带

图 8-3-8　缝合耻骨梳韧带
与腹股沟韧带

　　2. 显露疝囊：切开皮肤和浅、深筋膜，至隐静脉裂孔处筛筋膜，将其分开显露疝囊。将疝囊与周围组织分离，注意勿损伤股静脉与大隐静脉（图 8-3-9）。向下牵拉疝囊，切断包围于疝囊颈的纤维索状物，直至显露疝囊颈以上的腹膜。然后，清除附着于腹股沟韧带、腔隙韧带与耻骨筋膜的脂肪组织，以备修补。

　　3. 切开疝囊：在前壁切开疝囊，检查疝内容物，将其回纳腹腔。如因疝囊颈狭窄影响内容物回纳时，可将疝囊切开。

　　4. 疝囊高位结扎：尽量将疝囊向下牵拉，在腹膜突出的最高处贯穿缝合结扎（图 8-3-10）。切除多余的疝囊。

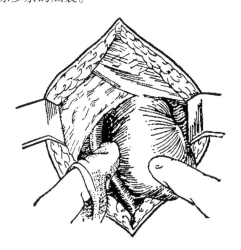

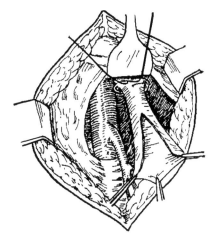

图 8-3-9　分离疝囊

图 8-3-10　高位贯穿缝合疝囊颈

5. 修补股环:修补股环时,将股静脉拉向外侧,避免损伤,然后用 7 号丝线在腹股沟韧带上 1 cm 处进针。针穿过韧带,再缝合腔隙韧带与耻骨梳韧带(图 8-3-11) 2~3 针。待缝合完毕,依次结扎缝线,关闭股环(图 8-3-12)。然后,结节缝合镰状缘与耻骨筋膜,闭锁股管(图8-3-13)。按层缝合切口,勿留死腔。

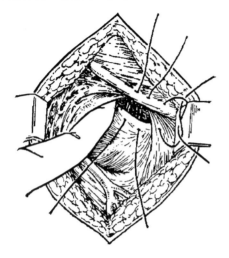

图 8-3-11　缝合腹股沟韧带、腔隙韧带与
耻骨梳韧带

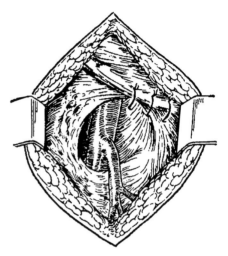

图 8-3-12　关闭股环

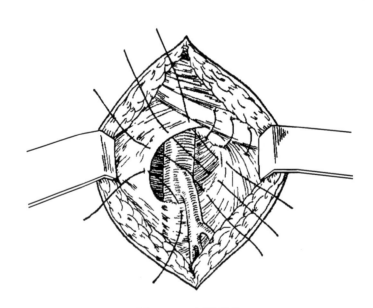

图 8-3-13　闭锁股管

【术中注意事项】

1. 在巨大股疝或嵌顿性股疝手术,如腹股沟韧带上斜切口显露不满意时,可补加纵切口,使切口成"⌐"或"T"形(图 8-3-14)。

2. 在修补股环时的最外一针应距股静脉 1 cm,结扎后应不压迫股静脉。

3. 股疝内容物不易通过股环时,不应用力牵拉,以免撕破肠管,必要时可切断腔隙韧带或腹股沟韧带(图 8-3-15)。如切断腹股沟韧带,修补股环时用 7 号丝线将腹股沟韧带做"8"字形缝合。

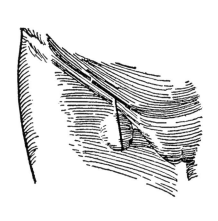

图 8-3-14 "T"形切口

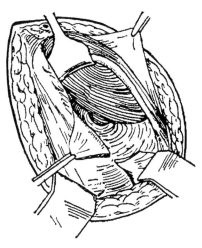

图 8-3-15 切断腹股沟韧带

【术后处理】
同腹股沟斜疝的手术。

第四节 腹膜和腹膜腔的局部解剖及腹腔脓肿引流术

一、腹膜和腹膜腔的局部解剖

在腹壁内面和脏器表面,有一层光滑的浆膜即腹膜。腹膜分为壁、脏两层。壁层腹膜附贴于腹壁的内面。脏层腹膜覆盖在脏器的表面,两层之间的间隙称为腹膜腔或腹腔。由于腹膜各处彼此延续,因而腹膜腔是完全闭锁的,但女性的腹膜腔借输卵管伞与外界相通。

腹膜腔分为大、小腹膜腔。小腹膜腔即网膜囊,是位于胃和小网膜后方的腔。大腹膜腔为网膜囊以外的腔隙,并包括盆腔在内。大、小腹膜腔之间借网膜孔相交通(图 8-4-1)。欲探查胃后壁或胰腺时,切开胃大弯下方的胃结肠韧带,显露网膜囊,将胃向上翻起即可见到胃后壁和胰腺。

腹膜为一层很薄的浆膜,由内皮细胞所组成,在正常时分泌少量浆液,使脏器表面滑润而减少摩擦。但在腹膜受到挫伤、物理和化学刺激时,会很快发生渗出,引起结缔组织增生,形成粘连和束带,以致造成肠粘连或梗阻。因此,在开腹手术时,腹腔脏器不可暴露时间过长,并要注意以温生理盐水纱布加以保护。同时,在操作中不要粗暴,以免术后发生腹腔粘连。

在腹腔的上部,介于膈和横结肠之间有一间隙,称为膈下间隙。此间隙易发生脓肿。在腹膜腔的下部,介于腹侧壁和升、降结肠固定部之间,有两个外侧沟,即左、右结肠外侧沟(图 8-4-2)。两沟向上通向膈下,向下移行于髂窝再转入盆腔。由于这种解剖关系,腹腔内的脓、血、外溢的胃肠道内容物,可经结肠外侧沟流入髂窝或盆腔,也可向上流至膈下。通常,左侧膈结肠韧带发育较好而完全,但右侧膈结肠韧带发育较差甚至缺如,因此脓液或外溢的盲肠内容物经左结肠外侧沟上升或下降时可受到一定的阻力,而沿右结肠外侧沟上升或下降时阻力较小,故右

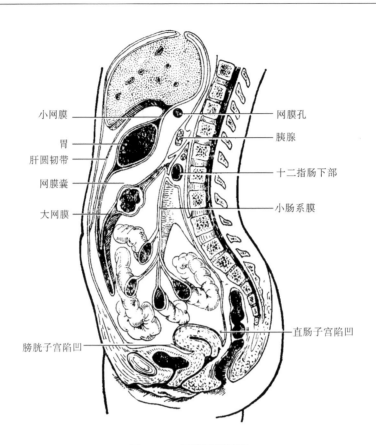

小网膜　　　　　网膜孔

胃　　　　　　　胰腺

肝圆韧带

网膜囊　　　　　十二指肠下部

大网膜　　　　　小肠系膜

　　　　　　　　直肠子宫陷凹

膀胱子宫陷凹

图 8-4-1　腹膜及腹膜腔

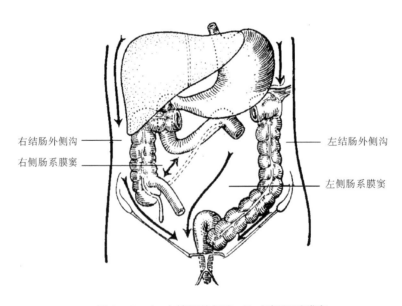

右结肠外侧沟　　　　　　　左结肠外侧沟

右侧肠系膜窦　　　　　　　左侧肠系膜窦

图 8-4-2　左、右结肠外侧沟；左、右侧肠系膜窦

侧膈下感染的机会较左侧多。

此外,小肠系膜根将横结肠及其系膜以下和升、降结肠之间分割为左、右两个肠系膜旁窦(见图8-4-2)。右侧肠系膜窦的内界为小肠系膜根,外界为升结肠,上界为横结肠的右半部,深面为腹后壁,浅面为小肠袢所占据。左侧肠系膜窦的内界为小肠系膜根,外界为降结肠,上界为横结肠的左半部,深面为腹后壁,浅面有乙状结肠和部分小肠。由于上述情况,右侧肠系膜窦的积液,因周围几乎是封闭的而只限于局部或向肠间扩散,故易于限局或形成肠间脓肿。但左侧肠系膜窦开放,并与盆腔相交通,因此,此窦的积液可扩散至盆腔内。在腹膜炎和脓肿手术时,对这些沟或窦应做充分的引流,并根据它们的位置关系,做适宜的引流。盆腔的腹膜覆盖各脏器的表面,并于其间形成陷凹,男性有膀胱直肠陷凹,女性有膀胱子宫陷凹和直肠子宫陷凹。腹腔有感染或损伤时,渗出物、脓汁或血液均可蓄积于这些陷凹内,形成膀胱直肠陷凹脓肿或直肠子宫陷凹脓肿。

腹膜腔各部腹膜的吸收能力有所不同,上部的吸收能力较强,而下部的吸收能力较弱。一般在半卧位时,膀胱直肠陷凹或直肠子宫陷凹的位置最低。因此,在腹膜炎时,应让患者取半坐位,这样可借重力使脓液流入膀胱直肠陷凹或直肠子宫陷凹。因下部的腹膜吸收力弱而抵抗力强,可减缓吸收的速度,故全身中毒症状轻;同时,一旦形成脓肿,诊断较容易,引流手术也较方便。相反,如不采用半坐位,脓液可流至肝下和膈下。因腹膜腔上部的腹膜吸收能力强而抵抗力弱,可将其迅速吸收,因而全身中毒症状严重;同时,一旦形成脓肿,早期诊断十分困难,引流手术操作也比较复杂。但也要注意,虽然采用半坐位,但因膈和腹腔内脏器随呼吸而上下移动,也产生一种唧筒作用,因此脓液可沿左、右结肠外侧沟上升至膈下(图8-4-3),形成膈下脓肿。

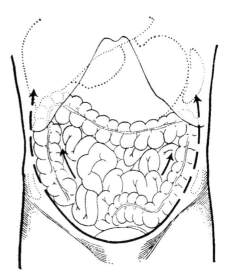

图8-4-3　脓液沿左、右结肠外侧沟上升

壁层腹膜由肋间神经和腰神经支配,属于脊神经系统,故受到刺激时,易引起腹壁反射性收缩,以致腹肌紧张,因此在局部麻醉下开腹时,需给予充分的麻醉。脏层腹膜由植物神经支配,虽然痛觉较差,但对牵引或压迫等刺激十分敏感,故在术中要轻拉脏器,并要在胃小弯、贲门部、腹腔动脉基底部附近及肠系膜根部,根据手术情况分别给予0.25%普鲁卡因溶液浸润,以保证手术顺利进行。

膈下间隙(subphrenic space)介于膈与横结肠及其系膜之间。此间隙又被肝分为肝上、下间隙。肝上间隙被镰状韧带和左三角韧带分为右肝上间隙、左肝上前间隙和左肝上后间隙;肝下间隙被肝圆韧带分为右肝下间隙和左肝下间隙,后者又被小网膜和胃分成左肝下前间隙和左肝下后间隙(网膜囊)(见图8-4-4)。此外,还有左、右膈下腹膜外间隙,分别居于膈与肝裸区和膈与胃裸区之间(见图8-4-4)。因此,膈下间隙共有8个,任何一个间隙发生脓肿,均称膈下脓肿。

右肝上间隙左界为镰状韧带,后方达冠状韧带上层,右侧向下与右结肠旁沟交通(见图8-4-3)。左肝上间隙被左三角韧带分成前、后两个间隙,左肝上前间隙的右界为镰状韧带,后方为左三角韧带前层;左肝上后间隙前方为左三角韧带后层,上方为膈,下方是肝左叶上面。两间

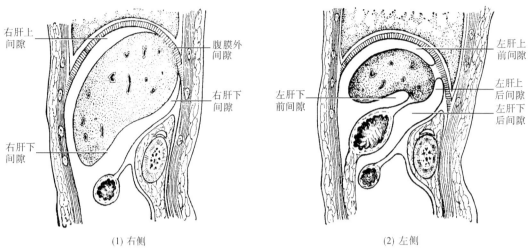

| (1) 右侧 | (2) 左侧 |

图 8-4-4　膈下间隙

隙在左三角韧带游离缘相交通。

　　右肝下间隙左侧为肝圆韧带,上方为肝右叶脏面,下界为横结肠及其系膜。肝肾隐窝为其后上部,向上可达肝右叶后面与膈之间,向下通右结肠旁沟(见图 8-4-4)。左肝下前间隙上为肝左叶脏面,下为横结肠及其系膜,右为肝圆韧带,后为胃和小网膜。左肝下后间隙即网膜囊,位于小网膜和胃后方。网膜囊的前壁由上而下依次为小网膜、胃后壁腹膜和大网膜前两层;下壁为大网膜前两层与后两层返折处;后壁由下向上依次为大网膜后两层、横结肠及其系膜以及覆盖胰、左肾、左肾上腺等处的腹膜;上壁为衬覆于膈下面的腹膜(图 8-4-5);左界为胃脾韧带、脾和脾肾韧带;右界为网膜孔(Winslow 孔)。网膜孔是网膜囊的惟一孔道,其前方为肝十二指肠韧带,后方为覆盖下腔静脉的腹膜,上界为肝尾状叶,下界为十二指肠上部,一般可通过 1~2 横指(见图 8-4-5)。网膜囊可分成几个部分,网膜孔所对的部分为前庭。网膜囊在生理状态下能增加胃的活动度。如囊内感染积脓,或因胃后壁穿孔而积液,开始时往往局限于网膜囊内,随着脓液的增多可经网膜孔流入肝肾隐窝。由于网膜囊位置深在,常给早期诊断带来困难。左膈下腹膜外间隙位于胃裸区与膈之间,其左、右界为胃膈韧带左、右层,内有血管、迷走神经后干和淋

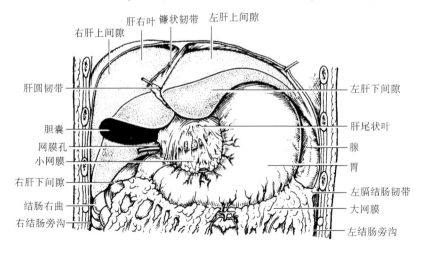

图 8-4-5　膈下间隙(前面)

巴结分布,左肾上腺和左肾上极也位于此间隙,因此在食管腹段和胃底部手术时应予注意。右膈下腹膜外间隙居于肝裸区与膈之间,其上、下界为冠状韧带上、下层,其下份内有右肾上腺、右肾上极等结构,肝穿刺行肝内胆管造影术常经此间隙进针。

二、腹腔脓肿引流术

(一)膈下脓肿引流术

【适应证】

膈下脓肿,一经确诊。即应做引流手术。

【术前准备】

1. 膈下脓肿患者一般中毒症状比较明显,术前除用抗生素控制感染外,要做全身支持疗法,如补充营养及纠正水、电解质紊乱。对病期长、中毒症状重或贫血的患者,应予输血。

2. 手术前需确定脓肿的部位,以决定手术途径。

【麻醉、体位】

在病情许可条件下,以全身麻醉为佳。如患者较衰弱,可在局部麻醉下进行手术。根据脓肿所在部位和手术进入的途径不同,选择适当的体位。

【术式选择】

膈下脓肿应采用浆膜(胸膜或腹膜)外引流术,以避免感染的扩散,造成脓胸或弥漫性腹膜炎等严重并发症。通常应用以下三种手术方式。

Ⅰ. 后侧腹膜外引流

经右侧途径,可引流右肝上间隙、右肝下间隙和腹膜外间隙脓肿(约占膈下脓肿的60%~70%);同样经左侧途径,可引流左肝下后间隙(小网膜囊)脓肿和左肝上后间隙脓肿。

取健侧卧位,在腰下垫软枕,或摇起手术台托腰板。

[手术步骤]

1. 切口:在第12胸椎棘突外侧2~3 cm开始,沿第12肋走行向外下,超过肋骨尖端,长约10 cm(图8-4-6)。切开皮肤、浅筋膜,其深层有背阔肌(图8-4-7)和下后锯肌,牵开此两肌显露第12肋,如牵开有困难时,切断此肌肉。

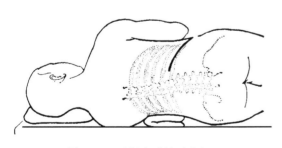

图8-4-6 后侧腹膜外引流切口

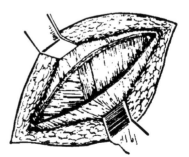

图8-4-7 显露背阔肌

2. 切除第12肋和切开肋骨床:沿第12肋肋骨全长切开骨膜,用骨膜剥离器剥离肋骨骨膜(图8-4-8),在剥离肋骨上线和后面骨膜时,要注意勿向深层用力或滑脱,以免损伤胸膜。切除第12肋,显露肋骨床。

在相当于第 1 腰椎棘突的水平横行切开第 12 肋肋骨床(图 8-4-9)。切开之前必须用力拉开竖棘肌,触摸棘突辨认清楚。切口内侧可切断附着于第 12 肋骨下缘的下后锯肌和腰方肌,其外侧切断一部分第 11 肋间肌。切口深层的膈肌也应一并切开。

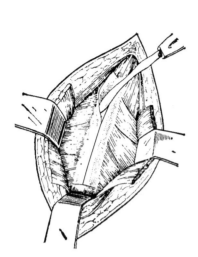

图 8-4-8 第 12 肋骨骨膜剥离

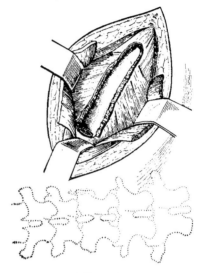

图 8-4-9 在第 12 肋肋骨床处切开

3. 显露肾筋膜和肾周围脂肪囊:将切开的膈牵开后,即可见肾后的脂肪,用手指钝性分离,显露上半肾的筋膜后层,不要切开肾筋膜。在肾筋膜外继续向上钝性分离,达肾上极和肾上腺高度。根据脓肿所在部位进行分离,即可直达脓腔。

4. 探查脓肿:

(1)探查右肝上间隙脓肿:手指在腹膜外沿膈肌向上、向前钝性分离,直到冠状韧带(图 8-4-10)。腹膜外受炎症侵袭水肿的组织易于分离,如触及硬结即为脓肿部位。

(2)探查右肝下间隙脓肿:手指在肝与右肾筋膜之间向前下分离即可达脓肿(图 8-4-11)。

(3)探查腹膜外间隙脓肿:手指应向冠状韧带方向分离,即可达肝脏裸区脓肿。

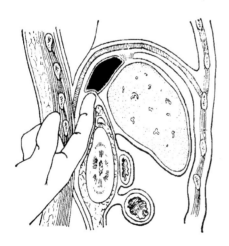

图 8-4-10 探查右肝上间隙脓肿

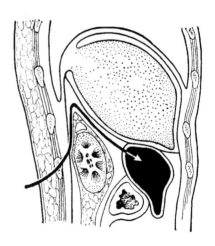

图 8-4-11 探查右肝下间隙脓肿

(4)探查左肝上间隙脓肿:手指应向上,先在膈肌与脾脏之间分离,而后在膈与胃底之间分离。此时,胃和脾均向前下方移位(图8-4-12)。

(5)探查左肝下后间隙脓肿:应在膈与脾之间以及膈与胃后壁之间进行,至小网膜囊。

5. 切开脓肿,放置引流管:当手指探及脓肿后,即以手指用力插入脓腔,并用吸引器吸出脓液;如可疑为脓肿或脓肿壁较厚时,做试验穿刺,抽得脓液后,再沿穿刺处扩大切口,放出脓液。脓液排出后,在脓腔内放置1个或2个质软的胶皮管做引流。引流管可在原切口或在切口下另截小口引出,并用皮肤缝合线将其结扎固定,以免术后脱落。

6. 缝合切口:创腔经过清拭后,分层结节缝合切口。如污染较重,切口皮下应放置胶皮膜引流(图8-4-13)。

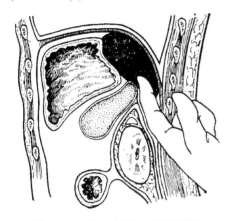

图 8-4-12　探查左肝上后间隙脓肿

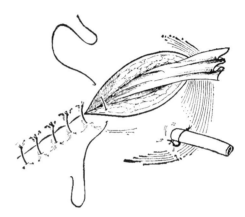

图 8-4-13　缝合皮肤切口

Ⅱ. 前侧腹膜外引流

经前侧途径可引流右肝上间隙、右肝下间隙、左肝下前间隙和左肝上前间隙的脓肿。取仰卧位,手术侧背后垫软枕,使上腹部略抬高。

[手术步骤]

1. 切口:在肋弓下1横指做与其平行的斜切口,起自腹直肌的中点,长约10 cm(图8-4-14)。切开皮肤与皮下组织,显露腹直肌鞘前层和腹外斜肌。在腹直肌外侧沿切口方向切开腹外斜肌、腹内斜肌、腹横肌和腹横筋膜。一般不需要切开腹直肌鞘,以防被脓液污染(图8-4-15)。将被切开的腹壁肌肉层向两侧分开,即可显露腹膜下筋膜和腹膜,但不切开腹膜。

2. 探查脓肿:

(1)探查左肝上前间隙脓肿:手指在左肋缘后自膈下面向上、后方剥离腹膜(图8-4-16)。

(2)探查左肝下前间隙脓肿:手指应在肝脏左叶下面,胃和小网膜的上面,向后、上方分离(图8-4-17)。此间隙脓肿将肝向上、胃向下推移,并在两脏器间伸向前腹壁,所以腹膜常与脓肿壁粘连。

(3)探查右肝下间隙脓肿:手指在肝右叶的下面、右半横结肠和肝曲的上面向上、后方向分离(图8-4-18)。

(4)探查右肝上间隙脓肿:手指在右肋缘后、膈肌下分离腹膜,向上、后方向,先在肝右叶前面,后在其上面(图8-4-19)进行钝性分离。

3. 切开脓肿,放置引流管:探得脓肿后,可按后侧腹膜外引流方法,将脓肿切开放出脓液,

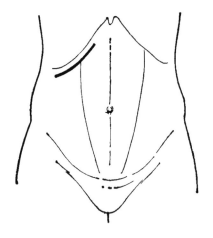

图 8-4-14　腹腔脓肿前侧腹膜外引流切口

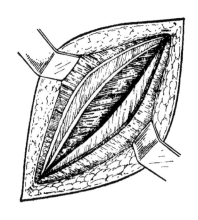

图 8-4-15　切开肌层

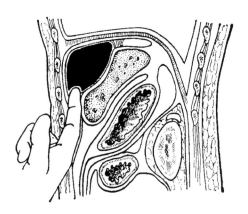

图 8-4-16　探查左肝上前间隙脓肿

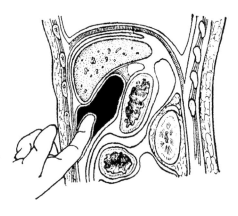

图 8-4-17　探查左肝下前间隙脓肿

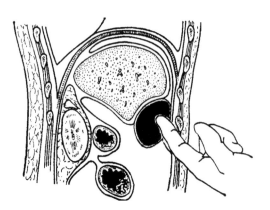

图 8-4-18　探查右肝下间隙脓肿

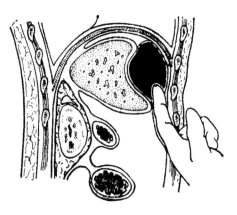

图 8-4-19　探查右肝上间隙脓肿

然后放置引流管。一般肝下间隙脓肿常与腹膜形成紧密粘连,使脓肿与游离腹腔隔绝,所以可直接由腹膜外试验穿刺,抽得脓液后,即可切开引流。引流管可由原切口引出。

4. 缝合切口:一般将引流管放置于切口的外侧,然后逐层缝合切口。用皮肤结扎线将引流管结扎固定。

Ⅲ. 经胸引流

经胸壁引流的途径,适用于右肝上间隙或左肝上间隙的高位脓肿。其优点是对膈下高位脓肿能直接进入脓腔而彻底引流。但此途径需要经过胸膜腔,如处理不当,易污染胸腔发生脓胸。手术根据胸膜与膈有无粘连而分一期或二期引流。体位与后侧腹膜外引流相同。

[手术步骤]

1. 切口及切除肋骨:根据脓肿位置的高低,选择切除第8、9肋或第10肋的切口,以腋中线为中心,沿肋骨走行切开长约7~10 cm(图8-4-20)。切开皮肤、皮下组织和肌层,结扎止血后,做骨膜下肋骨切除,切除肋骨长约6~9 cm。

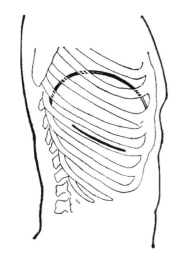

图 8-4-20　腹腔脓肿经胸引流切口

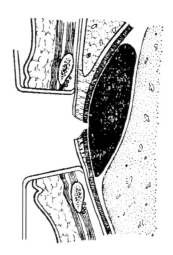

图 8-4-21　切开胸膜与膈

2. 切开引流:

(1)一期引流:切开肋骨床,如确定壁层胸膜与膈胸膜已有粘连时,即从此处向膈下行试验穿刺。如抽得脓液,即沿穿刺针切开胸膜与膈(图8-4-21),放出脓液,放置引流管。如壁层胸膜与膈胸膜无粘连,又需要紧急切开引流时,必须环绕切口将两层胸膜用丝线结节缝合1周(图8-4-22),闭锁膈肋角处胸腔,行试验穿刺,有脓液后切开引流。

(2)二期引流:胸壁切开后,胸膜无明显粘连时,在壁层胸膜外面用碘酒棉球涂擦胸膜,然后用凡士林油纱布填塞创口,待3~5天后膈肋角的胸膜发生粘连,再从原切口取出填塞的凡士林油纱布,先行试验穿刺,抽得脓液后,通过粘连的胸膜和膈做脓肿切开引流。

3. 缝合切口:逐层缝合切口。引流管用皮肤缝合线结扎固定。

【 术中注意事项及异常情况的处理 】

1. 经后侧腹膜外引流时,在第1腰椎棘突皮肤上做标志,以便术中寻找,在切开第12肋肋骨床时,避免损伤其上方的胸腔。

2. 经前侧胸膜外引流时,如脓肿靠外侧,切口应偏外,尽量在腹直肌外缘向外切开,而不切

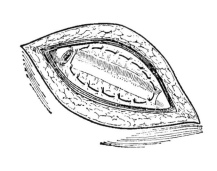
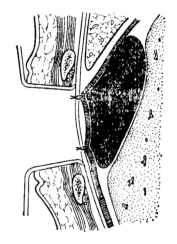

(1) 正面观　　　　　　　　　　　　　　　　　　　(2) 侧面观

图 8-4-22　缝合闭锁膈肋角

开其前层,以免污染。如脓肿偏在内侧,可做上腹正中切口,这较斜切口更易直达脓肿。

3. 采用后侧腹膜外引流时,有少数患者的胸膜反折位置过低,可能附着于第 12 肋骨骨膜上,在剥离骨膜时,应予以注意,勿将骨膜剥离器用力向深部推压,保持肋骨床的完整即可。

另外,在切除第 12 肋骨时,要在肋骨颈的远侧切断。因为胸膜与肋骨横突关节处接触密切,如靠内切断肋骨易损伤胸腔。

一旦损伤胸膜时,立即用 1 号丝线行“U”形缝合,闭锁胸腔。胸腔内气体少时,可仅做穿刺抽吸,如气体量较多,可于胸前第 2 肋间放置引流管,待术后肺完全膨胀,即可将其拔除。

4. 采用前侧腹膜外引流时,可能会损伤腹膜。如发生这种情况,应立即将其严密缝合,继续手术。

5. 经胸引流时,应特别注意壁层胸膜与膈胸膜是否发生粘连,不得贸然进入。若胸膜尚未发生粘连,行一期切开引流时,如两层胸膜缝合不严密,也可造成胸腔污染。如先切开排脓,再缝合胸膜,则更易感染。

6. 经胸二期引流时,用凡士林油纱布压迫要确实,否则两层胸膜不能互相接触产生粘连,影响术后切开排脓。

7. 分离脓肿时,操作要轻柔。尤其是行左肝下间隙脓肿引流时,要防止胃底和结肠左曲的损伤。如有损伤,应缝合修补,然后放置引流。

8. 术中脓量不多时,也应放置引流管,因为有时在术后可有较多的脓液引出,尤其在左侧膈下脓肿常有此现象。

9. 膈下脓肿往往由肝脓肿所致,因此可经同一切口进行引流。右侧膈下脓肿的经后侧或前侧腹膜外引流的途径,也适合于肝后部或肝前部脓肿的引流。

10. 如脓胸和膈下脓肿同时存在,应分别给予引流。如用同一引流,可使腹腔内感染扩散到胸腔。

11. 如膈下脓肿穿入支气管,形成支气管瘘,单纯做膈下脓肿引流常可治愈。

【术后处理】

1. 继续用全身支持疗法。给予抗生素控制感染。对衰弱的患者应少量多次输血,以增加机体的抵抗力。

2. 经胸二期引流的患者,术后 3~5 天将凡士林油纱布取出,检查胸膜已发生粘连时,给予切开引流。如尚未发生粘连,可再给予紧压,过 2~3 天,形成粘连后再切开引流。

3. 引流管接瓶,记每日的引流量。随着脓液的减少,脓腔可逐渐缩小,引流管应逐渐拔出,并将其剪短。待脓液每日流出 10 ml 以内时,即可拔除引流管,改为一般换药。如确定脓腔大小有困难时,用造影剂行脓腔造影后再决定拔管。

4. 术后如患者一般情况允许,即应鼓励离床活动。在卧床期间也应鼓励患者做深呼吸运动,以使膈早期恢复功能、促进脓液的排除、加速脓腔的闭合。

(二) 肠间脓肿引流术

【适应证】

弥漫性腹膜炎后,脓液被肠袢包裹形成肠间脓肿,其较小者经非手术疗法多能治愈,较大者需要切开引流。

【术前准备】

同膈下脓肿引流术。

【麻醉、体位】

局部麻醉、硬膜外麻醉。取仰卧位。

【手术步骤】

切口应选择压痛最明显、触及肿块的部位,或选择腹壁已有水肿的部位,纵行切开腹壁各层。当切开腹膜时,首先要确定肠间脓肿与腹膜有无粘连,如有粘连,先行试验穿刺,抽得脓液后,即可做脓肿直接引流。沿穿刺针用直止血钳刺入脓腔,扩大切口,吸出脓液。然后放置烟卷引流或质软而薄的胶皮管引流。腹壁切口可做部分缝合,引流管固定于切口。

如肠间脓肿尚未与腹膜粘连,切开腹膜后要仔细地进行探查。在肠袢之间有间隙,由间隙放出脓液时,要用干纱布围绕于脓肿周围,做好隔离后,用止血钳放开脓肿,随即吸出脓液,扩大切口,留置烟卷引流。

【术中注意事项及异常情况的处理】

1. 切开脓肿时注意保护腹腔不受污染。脓腔不要用生理盐水冲洗,以免脓液扩散污染。

2. 在探查脓肿时,发现炎性包块尚无脓液或脓肿被肠袢包绕无间隙时,不要勉强剥离肠管,因脓肿周围的肠壁有明显的炎性水肿,组织脆弱,很容易被剥破而形成粪瘘。以上两种情况均不适于引流,应进一步行综合疗法。

【术后处理】

1. 继续术前的全身支持疗法。

2. 术后每日更换敷料,松动引流。待脓液减少后,可逐日外提并剪短引流物。体温正常、脓液很少时可拔除引流,给予一般换药。

3. 如一般情况允许,术后应早期离床活动,有利于炎症的吸收和肠蠕动的恢复。

(三) 盆腔脓肿引流术

【适应证】

盆腔脓肿经非手术疗法不见好转者,应行手术切开排脓。

【术前准备】

1. 术前 1 日给予半流食,手术当日晨禁食。

2. 术前晚清洁灌肠。

3. 术前排尿,并留置导尿管排空膀胱,以免术中误伤膀胱。

【麻醉、体位】

可选用骶管麻醉、肛门周围局部麻醉。如肛门括约肌松弛或经阴道引流可不用麻醉。肛门周围局部麻醉:术者以左手食指插入肛门内做引导,用 0.5% 普鲁卡因溶液先在肛门后方正中距肛缘 2 cm 处做皮丘,再沿肛门周围做皮下浸润。然后,分别浸润括约肌和黏膜下层。另在肛门前方正中距肛缘 2 cm 处做皮丘,用同样方式进行局部麻醉。取截石位。

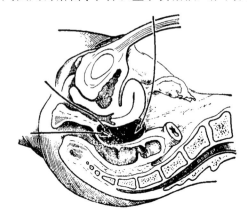

图 8-4-23 盆腔脓肿切开引流途径

【术式选择】

常用的方法为经直肠引流,已婚的妇女也可经阴道引流。如需要同时处理腹腔内病变,也可经腹腔引流(图 8-4-23)。

Ⅰ. 经直肠引流

[手术步骤]

用双叶肛门镜扩开肛门,清拭消毒肛门和直肠下段。在直肠前壁可看到半球形隆起的部位,在最隆起部位正中的两侧,用黏膜钳固定,在两钳间用长针头试验穿刺,抽出脓液后,穿刺针暂不拔出,随即用长柄尖刀沿穿刺针刺入脓肿内(图 8-4-24),或用直止血钳插入脓腔,适当扩大切口,放出脓液。自切开处放入胶皮管(相当于 F18 号导尿管)(图 8-4-25),达脓腔底部。其外露部分,缝合固定于肛门皮肤上,或用橡皮膏固定,以防脱落。

Ⅱ. 经阴道引流

[手术步骤]

用阴道拉钩将阴道后壁拉开,并用子宫颈钳向上外方牵拉子宫颈后唇,即可显露隆起的阴道后穹隆。在正中进行试验穿刺(图 8-4-26)。如抽出脓液,即沿穿刺针用长柄尖刀纵行切开一小口,然后用直止血钳扩大切口,排出脓液,并留置胶皮管。

【术中注意事项及异常情况的处理】

1. 切开脓肿前应先做试验穿刺。用尖刀刺入脓腔时,刚刚穿破脓肿壁即可,不宜过深以免刺破粘连于直肠前壁的肠管。

2. 切开直肠或阴道壁均应在正中线上。做纵行切开,如切口偏向一侧,有损伤子宫骶骨韧带及输尿管的可能,甚至有损伤子宫血管及髂血管的危险。

3. 脓肿切开后,不需要在下腹部施加压力排脓,也不要做脓腔的冲洗。

【术后处理】

1. 采取半坐位,以促进脓液经直肠或阴道引流。如一般情况允许,可下地活动,促进肠蠕动恢复,有利于脓液的排出。

2. 给予半流食或少渣饮食。

3. 术后 3~4 天,引流的窦道已形成,则可拔除胶皮引流管。脓液排尽后,切口可迅速愈合。

4. 如经引流管或经阴道有粪液排出,经直肠引流者有腹泻样内容物,均应考虑有肠道损伤。如有肠道损伤,要立即拔除引流管,给予禁食和全身支持疗法,经过一段时间多可恢复。如出现腹膜炎应行开腹探查术。

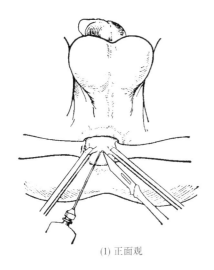 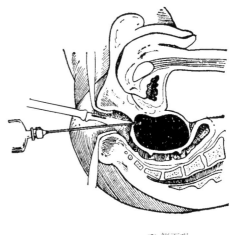

(1) 正面观   (2) 侧面观

图 8-4-24 经直肠穿刺、切开排脓

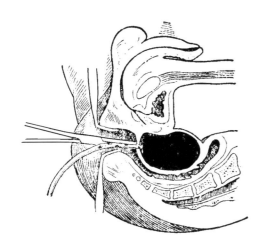 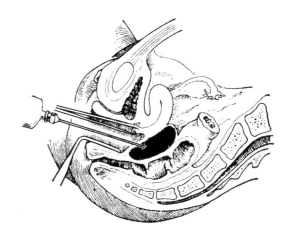

图 8-4-25 放置胶皮管   图 8-4-26 经阴道穿刺、排脓

第五节 肝的局部解剖及肝的手术

一、肝的局部解剖

肝的大部分位于右季肋区,小部分位于腹上区和左季肋区,因此,除腹上区的部分外,其余均被肋骨、肋软骨所遮盖。肝的上界在右锁骨中线平第 5~6 肋间,下界与右肋弓相一致,但在剑突下方附近,肝前缘常超过肋弓并与腹前壁相接触。

肝右半部上面与右膈肋窦和右肺相对,故右半肝的脓肿有时可通过已粘连闭锁的右膈肋窦进行引流。肝右半部下面与右肾上腺、右肾、十二指肠上部及结肠右曲相邻。肝左半部的后缘近左纵沟处与食管相接触,下面与胃小弯相邻。

(一) 肝的韧带

肝除了肝裸区(nude area)有纤维结缔组织与膈相连有一定的固定作用外,其余均被腹膜所覆盖。腹膜的反折处形成韧带使肝固定或相连于膈和腹前壁、胃、十二指肠、肾、结肠右曲等处(图 8-5-1)。在肝叶切除时,必须将相应的韧带切断,才能游离肝以利手术的进行。

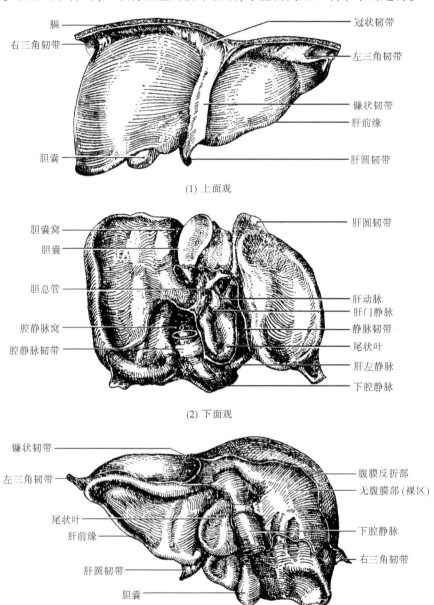

(1) 上面观

(2) 下面观

(3) 后上面观

图 8-5-1　肝脏的外形

1. 镰状韧带(falciform ligament):将肝的膈面分成右大左小两部分。镰状韧带下端与脐切迹和肝圆韧带相连,上端向后上延伸与两侧的冠状韧带相移行。镰状韧带有前缘与腹前壁及膈相连。此韧带较薄且有一定宽度。当肝左外叶切除时,常用它来覆盖残肝断面。

2. 肝圆韧带(teres hepatic ligament):肝圆韧带自脐肝圆韧带切迹经镰状韧带游离缘的两层腹膜间达脐静脉窝止于肝门静脉左支的囊部并与静脉韧带相连。做肝叶切除时,须将韧带切断,可向下牵拉肝,以利手术的显露和进行。

3. 冠状韧带(coronary ligament):是肝膈面与脏面被膜返折至膈所成。有左、右冠状韧带。左冠状韧带分为前、后两层,右冠状韧带分为上、下两层。左冠状韧带前层和右冠状韧带上层可视为镰状韧带向左右延伸的部分。两层之间为肝裸区,右半肝的裸区较大,左侧者很小。第二肝门大约在右冠状韧带的中部,即肝静脉进入下腔静脉处,因此,行肝叶切除切开右冠状韧带时,要注意勿损伤该处血管。

4. 三角韧带(triangular ligament):肝左、右三角韧带是冠状韧带前后两层及上下两层向左、右延伸逐渐汇合而成,它与膈相连,把肝的左、右两侧牢固地固定于膈上。这两条韧带比较坚韧,左侧较右侧的更为完整。左侧三角韧带中偶有血管和迷走胆管等,手术切断韧带时应妥善结扎。

5. 肝胃韧带(hepatogastric ligament):起自胃小弯,上方与肝的脏面静脉韧带相接连,其右缘移行于肝十二指肠韧带。此韧带由两层腹膜紧密汇合而成,韧带大部分显得很薄,迷走神经前干的肝支、胃前支(前 Latarjet 支)及其胃壁支均可透过浆膜见到。只有紧靠胃小弯处两层腹膜间有小量脂肪组织,内有胃的血管走行。有时胃左动脉发出一支副肝左动脉或迷走肝左动脉,也经此韧带的上部入肝,供血给肝左外叶或左半肝。当左半肝切除或左外叶切除时,要注意结扎该血管,以免出血。

6. 肝十二指肠韧带(hepatoduodenal ligament):位于肝门横沟与十二指肠第一段之间,左侧连于肝胃韧带,右缘游离,后方为网膜孔。此韧带与肝胃韧带同样也由两层腹膜组成,在两层中有肝固有动脉、肝门静脉主干、胆总管、神经纤维和淋巴管等,称为肝蒂。肝手术时可在此处暂时阻断肝的血流,以控制肝的出血。

7. 肝肾韧带(hepatorenal ligament):右冠状韧带的下层绕过右肝的脏面和右肾的前面,形成肝肾韧带,手术分离此韧带时,应注意勿损伤其中的右肾上腺静脉。

8. 肝结肠韧带(hepatocolic ligament):此韧带是连于右肝下缘与结肠右曲之间的腹膜。

(二) 肝蒂的组成及其位置关系

1. 肝蒂的组成:肝蒂(hepatic pedicle)是肝十二指肠韧带内包含的全部结构,有肝门静脉、肝动脉、肝管三个系统及肝的植物神经(肝前、后丛)、淋巴管、淋巴结等。肝叶切除或肝破裂时,肝蒂内的血管在网膜孔水平可被捏于拇指和食指之间,或用器械阻断肝蒂,以达到暂时止血的目的。

2. 位置关系:肝固有动脉居左,胆总管居右,肝门静脉在二者当中的稍后方或在肝固有动脉的后方(图 8-5-2)。但有少数肝门静脉与胆总管和肝动脉的关系发生变异,肝门静脉可在胆总管的后方,甚至有的略偏于其右侧,在行胆总管手术时,应仔细辨认,以免将肝门静脉误认为是胆总管。接近肝门时,三者均分为左、右两支进出左、右两半肝,其位置关系复杂。

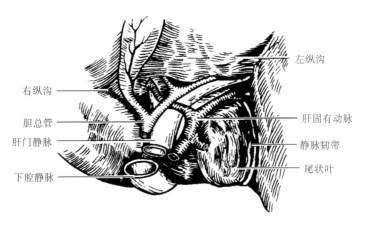

图 8-5-2　第一肝门

　　这三种结构常见的前后关系是:左、右肝管及肝总管在前,肝左、右动脉居中间,肝门静脉及其左、右支在后方。肝门静脉在横沟的最右侧分叉,分叉点适在尾状叶右侧的前方或在尾状突之前。左、右肝管的汇合点适对方叶尖部或稍偏其右侧。肝固有动脉的分叉点明显偏向左侧,均在肝中裂的左侧或在左叶间裂平面。三种结构分叉点或汇合点的位置关系是:左、右肝管的会合点最高,肝门静脉分叉点次之,左、右肝动脉的分叉点最低。一般分叉点或汇合点均可在肝门外显露出来。有的左、右肝管会合点的前方与方叶肝组织紧密接触,后下方为肝门静脉的分叉点,故其位置较深在,手术显露时较为困难。

　　3. 肝动脉的变异:肝中动脉由肝左动脉、肝右动脉或肝固有动脉等处发出,向上进入左侧肝门,供应肝的相应区域血运,其出现率为70.3%。肝中动脉起自肝右动脉者较多,占46.2%;起自肝左动脉者次之,占34.6%;起自肝固有动脉者较少,占4.8%(图8-5-3);尚有起自其他处者占14.4%。肝中动脉多数(60%以上)为1支,少数为2支。

　　肝中动脉与肝门静脉、肝管的位置关系,在肝门及其附近手术时应当注意。有94.7%的肝中动脉经过肝门静脉左支横部浅面入肝。肝中动脉(63.3%)不论是起源于肝右、左动脉或肝固有动脉,它的肝外部分均在肝左管的左侧或靠近肝左管而入肝。肝中动脉均较肝左、右动脉细小。

　　肝中动脉的肝内分布,全部供给肝左半肝的某区域,其中以供给肝左内叶下部及左内叶者为多(图8-5-4)。有一些异常的迷走肝动脉,如代替肝右动脉、副肝左动脉、代替肝总动脉及代替肝左动脉等(图8-5-5)。由于迷走肝动脉的起点异常,它们的行径也相应地发生变化。例如,起自肠系膜上动脉的代替肝总动脉或代替肝右动脉等,多数均经肝门静脉后方(少数经肝门静脉前方)进入肝十二指肠韧带内,并与肝外胆管的位置关系发生变化,在肝或肝外胆管手术时应加以充分注意。起自肠系膜上动脉及腹腔动脉的肝门静脉后动脉,在化脓性胆管炎时,炎性溃疡能穿透胆管以致引起动脉壁损害,甚至形成假性动脉瘤,导致肝外胆管大出血。起自肠系膜上动脉的代替肝总动脉、代替肝右动脉或直接起自腹腔动脉的代替肝右动脉等,均应视为肝门静脉后动脉。此外,还有少数起自肠系膜上动脉的迷走胆囊动脉、斜过肝总管前方和后方的肝右动脉以及正常的胆总管壁供血血管等,均可在化脓性胆管炎时成为胆道出血的根源。

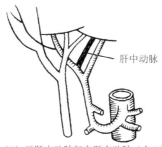

（1）示肝中动脉起自肝右动脉（占46.2%）

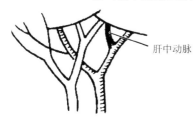

(2) 示肝中动脉起自肝
左动脉（占34.6%）

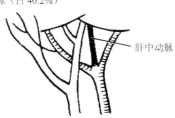

(3) 示肝中动脉起自肝固
有动脉（占4.8%）

图 8-5-3　肝中动脉的起源

尚有起自其他处者,占 14.4%,未表示在图中

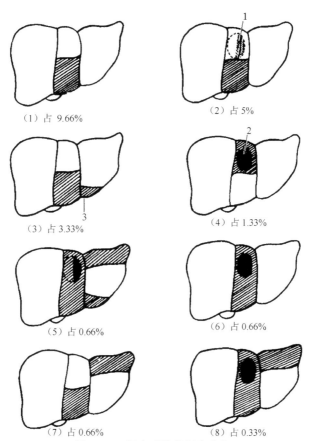

图 8-5-4　肝中动脉的肝内分布

1. 尾状叶左半;2. 尾状叶体;3. 左外叶下段——小三角区。斜线示
肝内分布区,虚线示尾叶分布(尾状叶突除外)

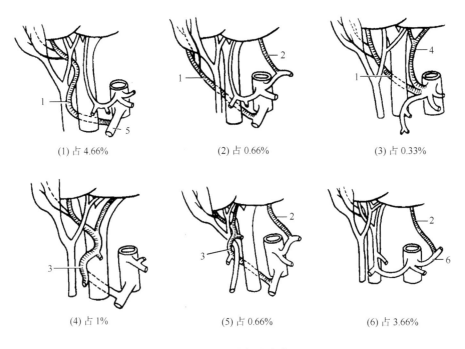

(1) 占 4.66%　　　　(2) 占 0.66%　　　　(3) 占 0.33%

(4) 占 1%　　　　(5) 占 0.66%　　　　(6) 占 3.66%

图 8-5-5　异常肝动脉

1. 代替肝右动脉;2. 副肝左动脉;3. 代替肝总动脉;4. 代替肝左动脉;5. 肠系膜上动脉;6. 胃左动脉

(三) 肝门的结构

肝的输入血管和输出血管不在一个部位出入肝,因此,肝有三个肝门(porta hepatis),即第一、二肝门和第三肝门。第一肝门有肝蒂出入(即肝门静脉、肝动脉、肝管、淋巴管、神经等);第二肝门是左、中、右三个主要肝静脉在腔静脉沟的出肝处;第三肝门是肝右后下静脉和尾状叶静脉在腔静脉沟下部出肝、进入下腔静脉肝后段远处的部位。

1. 第一肝门:在肝的脏面,为由横沟、右切迹及左矢状沟所组成的"H"形沟,称第一肝门(见图 8-5-2)。

横沟是一深而窄的裂隙,有小网膜覆盖,其前界是方叶(左内叶下部的后缘),后界为尾状叶及尾状突。横沟一般长约 4 cm,宽约 1.5 cm。因横沟有一定深度,故出入肝门的肝蒂结构有一段是位于其中的结缔组织内。

右切迹是由横沟右端向右前上方延伸的切迹,一般长约 2 cm,多数人有此切迹,当有右切迹时,显露右半肝的肝门结构比较容易。

脐静脉窝是左矢状沟的前部,肝圆韧带的一端位于此处。肝门静脉左支的矢状部和囊部在此窝内发出分支,左内叶的动脉支及迷走神经肝支也多经此窝和此窝的后端入肝。脐静脉窝宽者可近 1 横指,窄者仅为一裂隙,前者透过肝包膜即可见到肝门静脉左支的矢状部和终末部(囊部)。一些肝圆韧带的浅面有一层宽窄不等的肝组织桥,这样,在脐静脉窝形成隧道,因而使显露肝门静脉左支的矢状部和终末部增加了困难。

静脉韧带窝构成左矢状沟的后份,容纳静脉导管的遗迹(静脉韧带)。起自胃左动脉的副肝左动脉或迷走肝左动脉常经此窝入肝。

经第一肝门出入的肝蒂结构被包在较为致密的结缔组织中,结缔组织向上与肝包膜及肝内Glisson鞘相连续,向下则移行于腹膜外结缔组织。包绕左、右肝管及肝总管的结缔组织更为紧密,并使其与肝方叶组织紧密相连,故手术中可以方叶(左内叶下部)作为寻找左、右肝管汇合点的标志。方叶的后缘(肝门缘)中部呈钝圆形向后突出,称方叶尖。据统计,左、右肝管汇合点恰对方叶尖稍右侧者(0.5~1.0 cm)占88%,其余12%则更偏右一些。

2. 左半肝的肝门结构:肝门静脉左支位于横沟和脐静脉窝内;肝左动脉较低且浅在(位于肝门静脉左支的下前方);肝左管位置深在,位于肝门静脉左支横部和肝方叶(左内叶下半)之间,多被方叶后缘所掩盖,在方叶增大时,显露肝左管很困难,往往需要切除部分方叶肝组织。

肝门静脉左支较长,由于其所在部位及形态特点将肝门静脉左支分为横部、角部、矢状部和终末部(囊部),在一般情况下各部均易于显露。横部位于肝门横沟左半,偶被肝门的边缘掩盖,下方是肝左动脉或左外叶动脉或2~3支左外叶的段动脉,而左肝管则位于其上前方。左肝管有11.2%收纳右前、后叶肝管和右前叶下部肝管,由肝门静脉左支横部发出右前叶肝门静脉或其上段支者占6.98%;约有15%还发出尾状叶右段支。以上这些变异,在肝切除术时应予以注意。

肝门静脉左支横部向左至左纵沟成为角部,然后,进入脐静脉窝内成为矢状部,由此发出左内叶支与左外叶支。矢状部的浅面常有1~2支左外叶段动脉跨越,有时(约3%)左外叶肝管亦横跨其浅面。

由肝门静脉左支矢状部右壁、前壁及终末部发出4~8支较小的左内叶静脉,与其相关的有左内叶小动脉支及左内叶肝管。左外叶两个较大的静脉支,主要发自角部和终末部的外缘,但亦有25.9%~33.8%的人在矢状部外缘发出第三支,称中间支(较前两支稍细且短),均有同名小动脉和胆管伴行,将左外叶向左侧牵开并仔细剥离,常可见到它们。

3. 右半肝的肝门结构:右半肝的肝门结构位置较深,且被胆囊颈和胆囊管所遮盖。右半肝肝门主要结构的相互位置关系通常是:肝右管位于上前方,肝门静脉右支位于下后方,肝右动脉位于两者之间,它们位于肝门右半并稍偏右,多在肝门内分支或汇合,然后进出于右半肝。

肝门静脉右支一般短于左支横部,这是因为肝门静脉分叉点多偏向右方。右支成人长约1~3 cm,平均为1.5 cm。肝门静脉右支的后壁大部被尾状突所掩盖,此处常发1~2支,分布于尾状叶右段及尾状突。在行右半肝切除时,当切除胆囊、结扎并切断肝右管和肝右动脉后,才可充分显露肝门静脉右支。肝门静脉右支在进入肝实质前,多数(约70%)即已分出右前叶和右后叶肝门静脉支,常可从肝门右切迹稍加分离,即可解剖出这两支肝门静脉根部。

肝右动脉一般经肝总管后方达到肝门切迹之前,分出一支胆囊动脉(在Calot三角中),然后在肝门右切迹内分出尾状叶右动脉、右前叶和右后叶动脉,但也有少数人在肝门右切迹外即分出这三支动脉。右前叶动脉在同名肝门静脉的内侧并与其伴行,而右后叶动脉则横过右前叶肝门静脉的根部前方到达其右侧,并与同名肝门静脉伴行。

右前叶肝管和右后叶肝管约有50%是在肝门右切迹内汇合成肝右管的,因此,这两支肝管通常可能在肝门内解剖出来,但它们的位置较深,包绕的结缔组织又很紧密,有时难以寻得。肝右管较肝左管短,成人平均长约0.8 cm。

(四) 肝的分叶、分段

依据肝外形的沟裂将肝分为左叶、右叶、方叶、尾叶的分叶方法,与肝内管道(包括肝管)的分布并不完全相符。为了正确理解肝内结构及适应肝外科的需要,必须依据肝内管道的分布并结合肝外形及肝裂等情况来划分肝叶和肝段。在腐蚀标本上可见叶与叶之间及段与段之间有明显的裂隙存在,形成各叶、段之间的自然分界线。肝有三个叶间裂、两个段间裂及一个背裂(图 8-5-6)。

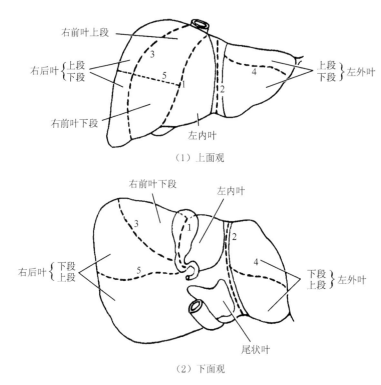

图 8-5-6　肝脏的分叶、分段
1. 正中裂;2. 左叶间裂;3. 右叶间隙;4. 左段间裂;5. 右段间裂

1. 正中裂:在肝的膈面,此裂起自胆囊切迹中点,向上后方抵于下腔静脉左缘(相当于肝左静脉进入下腔静脉处)。在肝的脏面,则以胆囊窝中线和腔静脉沟为界(即下腔静脉)。此裂将肝分为左、右两半,这在腐蚀标本上看得比较清楚,在剥离标本上只能按此裂划出分界线,称 Cantlie 线。按照这样的划分法,右半肝比左半肝大,约占全肝重量的 60%~70%。正中裂的位置并非完全恒定,此裂起自胆囊窝稍左侧者占 60%;恰通过胆囊窝中点者占 30%;偏向右侧者占 10%。正中裂的位置也并非一定通过左、右肝门静脉支的分叉点,经其左侧者占 78%,偏向右侧者占 14%,仅 8% 与此点相交。正中裂以呈直线者为多,但也有的呈不规则曲线形。此裂的平面一般与肝门平面成 60°~80°角,角的开口向左。正中裂内有肝中静脉经过,故在肝内可以肝中静脉作为左、右半肝分界的标志。

2. 右叶间裂:右叶间裂位于正中裂右侧,在膈面它相当于肝右下角和胆囊切迹中点之间的中、外 1/3 交界处与肝右静脉汇入下腔静脉处的连线,此裂多呈弓形,但也有少数呈直线形。在脏面则由上述的中、外 1/3 交界处与胆囊颈附近的正中裂相连的略为弧形的连线。此裂是一个接近水平的斜裂,它的平面与水平面成 30°~50°角,角的开口向右侧。右叶间裂将右半肝分成右后叶和右前叶,后者显得膈面大而脏面小,前者则相反。在裂的平面内有肝右静脉经过。

右叶间裂的肝表面标志不如左叶间裂和正中裂明显。在腐蚀标本上可见此裂位置变化较大,系因右半肝两个肝叶的大小而改变所致,而右前叶与右后叶的大小,又因肝右静脉和肝中静脉的口径大小以及右半肝肝门静脉的不同分支类型而有变化。若右后叶小而右前叶大时,则此裂偏向后外侧;反之,则偏向前内侧。由于右叶间裂无明显标志可寻,故手术定位比较困难。一般可将肝的下腔静脉右壁至胆囊切迹中点右侧的肝下缘外、中 1/3 交点的连线,转至脏面后连于肝门右端。因此,行右后叶切除术时,除了根据上述的某些标志外,最好在肝门横沟及右切迹内分离出右后叶的肝门静脉支及肝动脉支予以结扎,再观察肝表面色泽的改变情况,变色者即为右后叶的所在部位,当中的分界线即为右叶间裂在肝表面所在的位置。

3. 左叶间裂:此裂起自肝下缘的脐切迹,向后上方达肝左静脉汇入下腔静脉处。在膈面约相当于镰状韧带左侧 1 cm,在脏面则以左纵沟和静脉韧带为标志。左叶间裂将左半肝分为左外叶与左内叶。裂内有肝左静脉的叶间支经过。

4. 左外叶段间裂:此裂相当于肝左静脉汇入下腔静脉处与肝左缘的中、后 1/3 交界处的连线,然后转向脏面,多数抵止于脐静脉窝的上 1/3。此裂于接近额状位将左外叶分为上、下两段。

5. 右段间裂:又称横裂,在脏面为肝门右端至肝右缘中点的连线,转至膈面,连于正中裂。此裂相当于肝门静脉右支主干平面,既分开右前叶上段和右前叶下段,又分开右后叶上段和右后叶下段。

6. 背裂:此裂位于肝后上缘的中部、尾状叶的前方。是一个为额状位而略向前凸的弧形肝裂,由此裂划分出尾状叶。肝左、中、右静脉在背裂处汇入下腔静脉。

由以上叙述可见,正中裂将肝分为左、右半肝。左半肝被左叶间裂分为左外叶和左内叶;右半肝被右叶间裂分为右前叶和右后叶。左外叶被段间裂分为左外叶上、下段;右后叶被右段间裂分为右后叶上、下段。右前叶被右段间裂分为右前叶上、下段。尾状叶不分段(图 8-5-7)。这样的分叶、分段方法,不仅符合肝脏解剖、生理的实际情况,而且有利于肝疾病的定位诊断和规

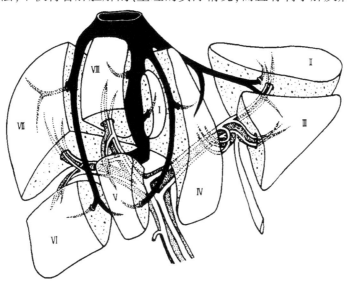

图 8-5-7　Couinaud 肝段

则性肝切除术。

(五) 肝内管道

肝内管道有两个系统,即 Glisson 系统及肝静脉系统。Glisson 系统包括肝门静脉、肝动脉和肝管,三者被共同的结缔组织鞘所包裹,经第一肝门出入肝。在肝内的分布,三者(由粗到细)的行径基本一致(图 8-5-8)。Glisson 系统中以肝门静脉及其分支较粗大且较恒定,故以它为代
表作为肝内分叶、段的基础(图8-5-9)。相应的肝动脉、肝管支均较细小,如同葛藤状攀缘着与

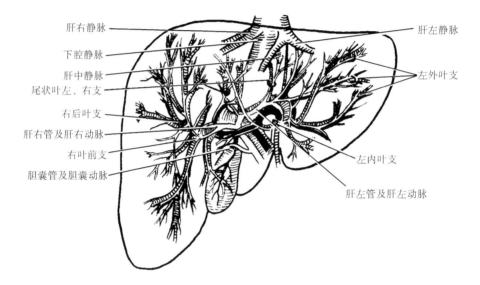

肝右静脉
下腔静脉
肝中静脉
尾状叶左、右支
右后叶支
肝右管及肝右动脉
右叶前支
胆囊管及胆囊动脉

肝左静脉
左外叶支
左内叶支
肝左管及肝左动脉

图 8-5-8　Glisson 系统在肝内的分布

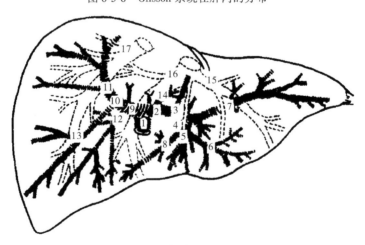

图 8-5-9　肝门静脉的肝内分支

1. 肝门静脉主干;2. 横部;3. 角部;4. 矢状部;5. 囊部;6. 左外叶下段支;7. 左外叶
上段支;8. 左内叶支;9. 右主支;10. 右后叶支;11. 右后叶上段支;12. 右前叶支;13. 右
后叶下段支;14. 尾状叶支;15. 肝左静脉;16. 肝中静脉;17. 肝右静脉

其伴行的肝门静脉支。肝动脉、肝门静脉为入肝血液,肝静脉则引流肝内血液,组成肝静脉系统,出第二肝门汇入下腔静脉。肝门静脉系与肝静脉系两组管道在肝内的排列互相交错,很似两手的手指互相交叉状。

1. 肝门静脉的肝内分支:

(1) 肝门静脉左支:肝门静脉左支分出后,初在肝门横沟内向左走行,至横沟左端,多呈急转弯向前进入脐静脉窝内,终止于与肝圆韧带相连处。如前所述,根据左支的位置与形态,将其分为横部、角部、矢状部及囊部(终末部)。横部成人平均长 2.6 cm (2~6 cm),矢状部长平均为 2.4 cm(0.9~4 cm),角部的角度平均为 107°(90°~130°)。

横部(transversal part)位于左侧肝门横沟内,发支至尾状叶和左内叶的某部,静脉支数为 1~5 支,发出左内叶后静脉(方叶上静脉)1~3 支者占 41.7%。

角部(angular part)是肝门静脉左支转弯处 1 cm 范围内的部分,角开向右侧。角部凸侧发出较粗大的左外叶上段支,其行程较直,指向左外叶后上方,沿途发出多数分支至左外叶上段。左外叶上段支的起源、行程及分布区域均较恒定。其在肝表面的投影线与横部延长线之间的夹角平均为 33.4°,距其起始部约 2 cm 处的深度,平均距肝的脏面为 1.6 cm。约有 1/3 的标本角部内缘还发出左内叶上组支,少数发出左内叶下组支。

矢状部(sagittal part)和囊部(cystic part;terminal,终末部)位于脐静脉窝内,两部一般无明显界限。囊部外缘多发出左外叶下段支(约 95.5%);矢状部外缘约有 19.7%出现左外叶中静脉支。囊部内缘、矢状部的前壁和右壁发出左内叶下组支(方叶下肝门静脉)1~5 小支及左内叶上组支 1~7 小支,由于这些小支的支数和大小不恒定又不规整,故肝的左内叶不易划分为段。

(2) 肝门静脉右支:肝门静脉右支一般比左支横部短,成人平均为 2.3 cm。肝门静脉右支的分支形式分有 1 支型、2 支型和 3 支型三种。

右前叶肝门静脉支:有 64.3%的标本由肝门静脉右支的前上缘发出一较粗大的右前叶支,很快即分成多数小支,分布于右前叶的前下部和右前叶的后上部。总之,右前叶支分支类型大致有两种:一种是先向上、下分成 2 支再分为细支,此时的右前叶的范围则较小,而右后叶则较大;另一种是先向左、右分成 2 支后再分为细支,此时的右前叶的范围则较大,而右后叶要小些。

此外,右前叶支起点还有一些变异,如无肝门静脉右支,以及右前叶支发自肝门静脉主干或左支横部(17.7%)。因此,在左半肝切除时,应注意这些变异,应在其起点远侧结扎肝门静脉左支横部;而行右半肝切除时,应结扎这些异常起源的右前叶支。

右后叶肝门静脉支:右后叶肝门静脉支多数(约 64.3%)为肝门静脉右支两终支之一。有的无右后叶肝门静脉支。右后叶肝门静脉支的走行多呈向右凸出的"C"形,先走向右上方后弯向内上方,伸向肝右静脉汇入下腔静脉处;另一种较少,呈"S"形,分布在右叶上段。此外,右后叶肝门静脉也有 3 支者(46%),即上、下段支和中间支,后者有粗有细,横向外侧,分布于右后叶上段,因而右后叶上段要大些。

(3)尾状叶肝门静脉支:有 1~3 支或更多些,左侧发自肝门静脉左支横部上缘,且多在横部的近两端处发出,很少发自横部中份,故横部中份是手术中进行游离的较安全部位。右侧支多起自肝门静脉右支上缘,亦有起自肝门静脉主干或肝门静脉左支横部的。尾状叶的肝门静脉支虽较细小,但支数常较多,半肝或肝叶切除时,要仔细处理有关的尾状叶小静脉支。由于尾状叶很小和有较多的肝门静脉、肝静脉小支以及其右侧与下腔静脉的关系很紧密,故在半肝切除时,常不切除。

2. 肝动脉的肝内分支:由肝门入肝的肝左、右动脉(包括异常者)在肝内逐次分支并攀缘着相应的肝门静脉支及同名肝管(肝内胆管),一同包在 Glisson 鞘内。正常情况下,肝左、右动脉分别向左、右半肝供血(图 8-5-10)。肝动脉供血量约占肝供血的 25%,但含氧量却在 75% 左右;而肝门静脉的供血量与含氧量恰与此相反。

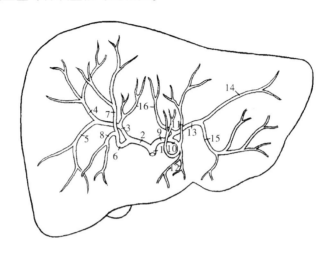

图 8-5-10　常见型肝动脉的肝内分布
1. 肝固有动脉;2. 肝右动脉;3. 右后叶动脉;4. 右后叶上段动脉;
5. 右后叶下段动脉;6. 右前叶动脉;7. 右前叶上部动脉;8. 右前叶下部
动脉;9. 肝左动脉;10. 左内叶动脉;11. 左内叶上部动脉;12. 左内叶下
部动脉;13. 左外叶动脉;14. 左外叶上段动脉;15. 左外叶下段动脉;
16. 尾状叶动脉

(1)肝左动脉:由于肝左动脉的变异较多,故肝左动脉在左半肝的血供仅占半数左右。肝左动脉 64.3% 分布于整个左内叶和左外叶;21.4% 分布于全部左外叶及左内叶的上部;14.3% 仅分布于左外叶。其余部分由副肝左动脉、代替肝左动脉和起源于肝右动脉的肝中动脉等来供应。

肝左动脉的分支形式有三种基本类型:肝左动脉为典型情况者,约占 34.9%;左内叶动脉单独起自肝右动脉者约占 26.7%;左外叶动脉起自左内叶动脉者约占 9.1%;余者为其他类型(至少在 25 种以上,其中包括副肝左动脉),约占 29.4%。

(2)肝右动脉:肝右动脉在肝门静脉右支前下方分为右前叶动脉和右后叶动脉,此型占78.6%;肝右动脉延续为右前叶动脉者占 21.4%。肝右动脉常发出尾状叶动脉(包括尾状突)。由于肝右动脉可发出肝中动脉分布到左内叶上、下部或左外叶某部,故肝右动脉除分布于右半肝全部外,还有 28.6% 的标本分布到左内叶或其上、下部等处。

(3)肝动脉的肝内、外吻合:在肝门区以及肝的周围有丰富细小的侧支循环。肝内动脉分支之间普遍存在着吻合,这些吻合细支存在于 Glisson 鞘的深、浅两面,称为鞘动脉深、浅网。深网较粗大且致密。

3. 肝管的肝内分支:肝管的肝内分支与肝门静脉、肝动脉的分支基本一致,三者均被包绕在一结缔组织鞘(Glisson 鞘)内。肝内肝管可按肝的分叶、分段来命名,即左、右肝管(一级支),左内叶、左外叶、右前叶及右后叶肝管(二级支),以及各段肝管(三级支)等。肝内肝管的分支分布不如肝门静脉的分支分布规则,常有各种变异,尤以肝右管明显。

（1）肝右管及其叶、段肝管：肝右管由右前叶和右后叶肝管汇合而成，并接受来自尾状叶右部分及尾状突的小肝管（图 8-5-11）。肝右管长度成人平均为 0.84 cm，且均比肝左管短。管径平均为 0.28 cm。

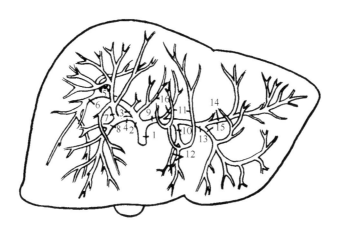

图 8-5-11　肝内肝管的常见型

1. 肝总管；2. 肝右管；3. 右后叶肝管；4. 右前叶肝管；5. 右后叶上段肝管；6. 右后叶下段肝管；7. 右前叶上段肝管；8. 右前叶下段肝管；9. 肝左管；10. 左内叶肝管；11. 左内叶上部肝管；12. 左内叶下部肝管；13. 左外叶肝管；14. 左外叶上段肝管；15. 左外叶下段肝管；16. 尾状叶肝管

由于肝右管及其肝内分支变异较大，故可将肝右管分为两大类，即有肝右管和无肝右管。有肝右管者为 75.8%，其余为无肝右管者。

（2）肝左管及其叶、段肝管：肝左管位于肝门横沟中，肝门静脉左支横部下缘深面多由左外叶肝管和左内叶肝管汇合而成，主要引流左半肝的胆汁。它与肝右管汇合前接受 1~2 支来自尾状叶的小肝管（见图 8-5-11）。肝左管分为有肝左管及无肝左管两类。有肝左管者占大多数（95.1%），其长度成人平均为 1.6 cm；管径成人平均为 0.3 cm。

（3）尾状叶肝管：尾状叶肝管一般有 2~5 支，均较细短。尾状叶左、右肝管分别汇入左、右肝管者为 82%。而主要汇入肝左管者约 16.7%；主要汇入肝右管者约 13.3%。尾状突肝管汇入右后叶肝管者占 43.4%；汇入肝右管者占 41.5%；汇入右前叶肝管者占 15.1%。

4. 肝静脉系统：肝静脉（hepatic vein）系统的形态结构较 Glisson 系统简单，变异情况也不如肝动脉或肝管系统复杂。肝静脉系统包括三个大的肝静脉即肝左、中、右静脉，以及一些直接开口于下腔静脉的肝小静脉和副肝静脉（图 8-5-12）。肝静脉系统的体积较大，血容量较多（其管道容积约等于其余三个管道容积的总和或更多些）；管壁较薄，不像 Glisson 系统，肝静脉内无静脉瓣，肝静脉被固定于肝实质内，损伤后血管断裂处不易自家收缩止血。由于以上因素，肝静脉不仅在手术中容易被撕破（或肝外伤破裂），且在损伤后出血甚为凶猛。肝静脉系统引流肝的全部肝静脉血汇入下腔静脉，并很快进入右心房。

（1）第二肝门：在肝顶部下腔静脉窝上端，肝左、中、右静脉和一些附加的肝小静脉进入下腔静脉近端处称第二肝门。第二肝门被肝的冠状韧带所遮盖，其肝外标志是从镰状韧带向上后方做一延长线。此线恰对着肝左静脉或肝左、中静脉合干后进入下腔静脉处。显露第二肝门的静脉时，可按此标志线进行寻找（图 8-5-13）。三条肝大静脉进入下腔静脉处不在一个水平上，

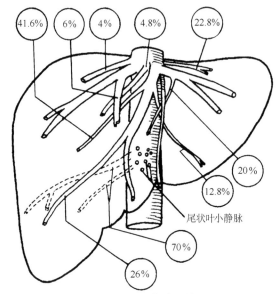

图 8-5-12　肝静脉系统
（圆圈内的数字为出现的几率）

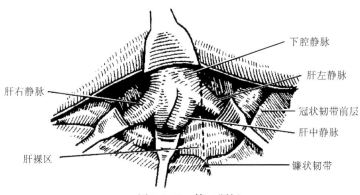

图 8-5-13　第二肝门

肝左静脉略高,肝右静脉稍低,肝中静脉在两者的中间(三者相差在 0.5～1.5 cm)。若肝左、中静脉合干,则其进入下腔静脉处也比肝右静脉略高。成人三个肝静脉口径(在汇入下腔静脉处测得):肝右静脉平均为 14 mm;肝中静脉平均为 10 mm;肝左静脉平均为 9.5 mm;肝左、中静脉合干者平均为 14 mm,或比肝右静脉略粗。

　　三个肝静脉进入下腔静脉的类型,基本有两种。肝中、左静脉合干(合干标准为 1 cm)后汇入下腔静脉者占 46.4%;三者分别进入下腔静脉者占 53.6%。

　　第二肝门处有各附加的肝小静脉,例如肝左、右后上缘支,肝小静脉及副肝中静脉,它们注入肝左、右静脉近下腔静脉处或单独开口于下腔静脉;以及三个肝静脉在第二肝门 3 cm 以内所收纳的各大静脉支(见图 8-5-12)。

　　(2)肝静脉属支及引流范围:肝左静脉,其主干长短不一,呈直线型或略弯曲。主干的近侧少部分通过左叶间裂,远侧的大部分位于左段间裂内。肝左静脉主干走行方向是由左下向右上,主干与矢状面成向左前方开放的夹角,平均 56.1°;与水平面成向下前方开放的夹角,平均 28.7°。肝左静脉引流肝左外叶全部和左内叶少部分血液。肝左静脉属支有上支、中支、下支、右支和左后上缘支。据文献统计,主干主要由上、中支合成者占 52.5%;主要由中、下支合成者占 37.3%;由上、中、下三支在同一部位合成者占 3.4%;主要由两个中支和下支或由右、中支合成者各占 3.4%。

肝中静脉的主干走行于正中裂的上半部内,其在肝膈面的投影多数(约为 52%)与 Cantlie 线一致;其次是(约 46%)偏于其右侧;少数(约 2%)偏于其左侧。肝中静脉主干与肝膈面的距离均比肝门静脉左、右支为近。据 76 例成人标本统计,肝中静脉主干在 Cantlie 线中点与肝右缘中点的连线平面上,与肝膈面的距离多数(约 85.5% 以上)在 26~40 mm。这可作为半肝切除时的参考。肝中静脉主干由左、右两下支合成,其行程为由右下前走向左上后,多与肝左静脉合干汇入下腔静脉,少数直接汇入下腔静脉。肝中静脉的属支主要有左、右两组。左组支:常由上、下两支组成,有时还有中支,各支的出现率依次约为 62.7%、100% 及 22%。一般下支较粗大,成为肝中静脉干主要属支之一。右组支:一般有上、中、下三支,各支的出现率依次约为 79.7%、47.5% 及 100%。下支较粗大,有时可达右后叶下段,成为肝中静脉的最大属支。此外,还有一些小支汇入肝中静脉前壁或左、右支汇合处。

肝右静脉主干位于右叶间裂内,呈向右凸出的弧形弯曲。属支多汇入其右侧壁,少数汇入左前壁或左壁,引流右后叶和右前叶上部的静脉血。在一般情况下,肝右静脉是三个肝静脉中的最粗者,但肝右静脉的大小和引流范围与肝中静脉的大小以及有无副肝右静脉有关。按照肝右、中静脉大小的相互关系,可将肝右静脉的大小分为三种类型:肝右静脉大"右大"型(即"中小"型)者较多(占 54%);肝右静脉小"右小"型(即"中大"型)者次之(占 26%);肝右、中静脉等大(即肝右、中静脉均起源于肝右下角)的"等大"型者较少(20%)。

(3)肝短静脉与第三肝门:除以上肝左、中、右三大肝静脉及附加的一些肝小静脉外,在肝后下腔静脉远段两侧还有两组短小肝静脉,单独开口于下腔静脉的左前壁、前壁和右前壁,该处称第三肝门。两组一般共有 4~8 支,最少 3 支,最多者 31 支。第一组主要为引流尾状叶的小静脉,一般数目较多,但主要为上、下两支(口径最大者 0.4 cm),有时在汇入下腔静脉之前,此两支合成一干;尾状突的肝小静脉多为一支,引流尾状突的静脉血,注入下腔静脉的前壁或汇入第二组。第二组称肝后静脉,由于它与肝右静脉相近,有人称之为副肝右静脉(1~3 支,出现率为 70%)(见图 8-5-11),其口径最大者为 1.2~1.5 cm,一般在 0.5~0.8 cm 之间。在有较大的副肝右静脉标本中,它的肝右静脉常为"右小"型或"等大"型,或其右半肝较为粗大。副肝右静脉引流右半肝脏面的静脉血。在做右半肝切除时,要仔细处理副肝右静脉,以免遭致难以控制的大出血。

有资料证明,肝静脉之间存在有广泛的吻合。在 X 线造影片上,可见到吻合支广泛,尤以肝的边缘部吻合支较为粗大。不仅三支大肝静脉之间有吻合,且三支大肝静脉与肝小静脉间也存在明显吻合。但如在活体上结扎某一支大肝静脉或其大的属支后,该区的静脉血能否通过这些吻合支由其他肝大静脉(包括肝小静脉)回流而不致产生严重的后果,还需要进一步的实验研究。

(六) 肝的淋巴

肝的淋巴管分为浅、深两部分。肝浅层毛细淋巴管位于浆膜下的结缔组织内,形成密网;由这一密网发出的淋巴管吻合成丛。由该丛汇合成的集合淋巴管在浆膜下走行,注入局部淋巴结。肝深部的毛细淋巴管仅见于肝小叶间的结缔组织内,在肝小叶内无毛细淋巴管。肝深部毛细淋巴管网发出的淋巴管沿肝门静脉、肝动脉、胆管及肝静脉分支吻合成丛;由该丛汇合成的集合淋巴管也随上述的管道走行。肝的浅、深毛细淋巴管间以及淋巴管间都有吻合。

肝浅层的集合淋巴管主要有四个走向:①肝左叶浅层的集合淋巴管多注入贲门淋巴结及胃左淋巴结,最后汇入腹腔淋巴结;②右半肝、方叶及尾状叶浅层的集合淋巴管多向肝门集中,注入肝淋巴结,然后入腹腔淋巴结;③左、右半肝外侧部浅层的一部分集合淋巴管沿膈下动脉走行,注入位于肾动脉高度的腹主动脉和下腔静脉周围的腰淋巴结;④肝左、右叶膈面的部分集合淋巴管可穿过膈注入膈上淋巴结,然后至胸骨旁淋巴结或纵隔前、后淋巴结。

肝深部的集合淋巴管多沿肝门静脉走向肝门,注入肝淋巴结;一部分向上沿肝静脉属支走行,通过膈的腔静脉孔注入下腔静脉周围的膈上淋巴结。

二、肝损伤的手术

【适应证】

肝损伤一经诊断即应开腹探查,进行手术治疗。

【术前准备】

1. 做好输血准备。已有休克者,在短时间内输血 500~1 000 ml,如血压仍不好转,即应边抗休克、边行抢救手术,不宜等待。

2. 对危及生命的严重的合并损伤,应首先处理。如张力性气胸等。

3. 应用抗生素,控制感染。

4. 开放性肝损伤应将创口用无菌敷料包扎,大量出血时加压包扎,立即进行手术。

【麻醉、体位】

如损伤部位为肝的外后上部,需要行胸腹联合切口,行全身麻醉;如损伤部位适于经腹手术者,以硬膜外麻醉为宜。对休克者,可选用局部麻醉或全身麻醉。一般取仰卧位。如做胸腹联合切口,则取左侧半卧位。

【手术步骤】

肝损伤的手术方法很多,包括单纯缝合法、大网膜或止血剂填塞缝合法、纱布条填塞法、切开引流或肝切除等。应根据肝脏损伤情况,采取不同的处理方法。

1. 切口:根据受伤部位和有无腹部其他脏器损伤选择切口。一般取右上腹旁正中切口,可以得到充分的显露,也便于检查腹腔其他脏器。如需向上延长切口时,可经第 7 或第 8 肋间开胸。只限局于肝脏的损伤,也可采用右侧肋缘下斜切口、能获得满意的显露。

2. 控制出血和探查:进入腹腔后,吸出积血和取出血块。如发现肝组织破裂处仍有急剧出血时,应立即用左手食指伸入小网膜孔,用拇指、食指捏住肝十二指肠韧带中的肝门静脉和肝动脉,暂时控制出血。有时也可用套有软胶皮管的弯肠钳或无损伤止血钳钳夹肝蒂。如无上述器械,也可用细胶皮管扎住肝蒂,暂时阻断肝门处血流,以阻止出血。肝脏血流阻断的时间,在常温下,一般不超过 15~20 分钟。肝脏破损处的出血,可暂时以纱布压迫止血。应仔细探查肝脏,按顺序探查上面、边缘和下面,确定损伤部位和程度,以便决定处理方法。

3. 处理方法:肝脏损伤的处理要达到以下几点要求:控制出血,防止胆汁外漏,清除无生机的肝组织。创面处理完成后,须清除腹腔内的血液和胆汁,做好引流。首先,将已脱落和已无生机的肝组织碎片清除。创面的活动出血,可用止血钳钳夹,并做缝合结扎止血。如血管和肝管已退缩至肝实质内,需用止血钳将其分离出来,再将血管与肝管结扎。当找不到管腔时,可做"8"字形缝合结扎。然后,根据不同的肝损伤情况做以下不同的处理。

（1）肝全层破裂的处理:

1）单纯缝合法:适用于肝脏裂口浅表而整齐者;裂口较大、边缘凸凹不平者也可行单纯缝合法,但应先将边缘修剪整齐。缝合时用 1~2 号铬制肠线（或 4 号丝线）和大圆针做肝损伤处结节或褥式缝合（图 8-5-14）。即在距离肝脏裂口 1~1.5 cm 处穿过裂口边缘（不留死腔,以免积血感染）,每针距离 1.5 cm,结扎时要轻柔,以防拉裂肝组织。

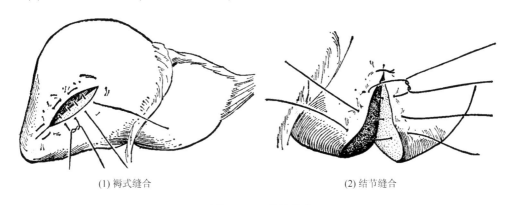

(1) 褥式缝合　　　　　　　　　　(2) 结节缝合

图 8-5-14　单纯缝合

2）大网膜或止血剂填塞缝合法:如肝组织缺损较多,单纯缝合有困难时,可将大网膜、吸收性明胶海绵或氧化纤维素填入肝组织缺损处,再行缝合结扎（图 8-5-15）。这样,可起到止血和防止胆汁渗漏的作用。一般采用大网膜较为理想。它能较快地与肝脏裂口边缘愈合。

3）纱布条填塞止血法:在肝脏严重损伤、患者病情危急的情况下,若已不允许采用其他处理方法,可应用此法。即先将大网膜覆盖于创面,然后用长凡士林油纱布条或大块凡士林油纱布紧密填塞于肝破裂处,压迫止血。另一端自腹壁切口或另行切口引出体外,固定于腹壁。用纱布条或油纱布填塞虽然可以达到止血的目的,但它是不能被吸收的异物,刺激性大,更由于压迫邻近组织,易造成局

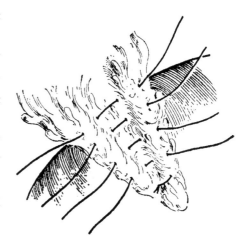

图 8-5-15　大网膜填塞缝合

部缺血、坏死和粘连。同时,创面引流也不通畅,常在术后引起感染。另外,在拔出纱布条、油纱布时可能造成继发性出血,因此应尽量避免采用此法。术后 3~4 天,可将纱布条逐渐向外拨出并剪短,术后 1 周至 10 天全部取出。

4）肝部分切除术:对已有肝组织缺血坏死或肝组织是不规则破碎者（星状破裂）,应行肝部分切除术较为妥善。其切除范围可根据损伤的部位和程度来决定。可行肝部分切除或规则的肝叶切除术（图 8-5-16、17）。

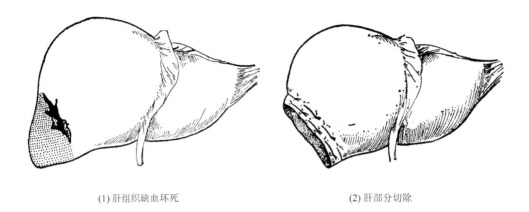

(1) 肝组织缺血坏死　　　　　　　　　　　(2) 肝部分切除

图 8-5-16　肝破裂肝部分切除

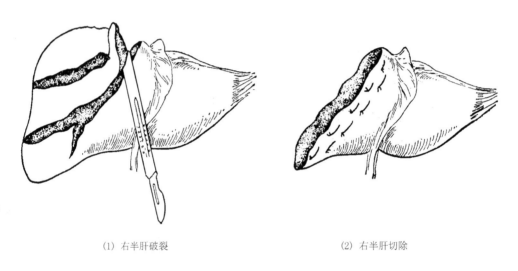

(1) 右半肝破裂　　　　　　　　　　　　(2) 右半肝切除

图 8-5-17　沿破裂口切除右半肝

（2）肝被膜下血肿的处理：剪开血肿处的肝被膜，吸净积血和清除血块。如检查无肝实质破裂，止血后用大网膜覆盖，缝合固定。如有肝实质破裂，则按上述的缝合方法处理（图8-5-18）。

（3）肝中央破裂的处理：此种损伤多位于肝顶膈下区，肝实质内有空腔潴留血液、血块和胆汁。空腔常通向破裂的肝内胆管，可引起胆道出血。处理时须切开空腔表面的肝组织，清除腔内的积血、胆汁、血块以及肝碎块等。如空腔内有活动性出血，直视下缝合结扎止血后，腔内放置软质的乳胶管引流，同时做胆总管的"T"形管引流。如无活动性出血，直接放置乳胶管引流。如腔内有活动性出血，又找不到出血点时，应尽量争取做患侧肝叶切除。如条件不允许时，可用长凡士林油纱布条填塞压迫止血，另端引出腹腔外。如有肝实质血循环障碍者，即应做肝切除。

（4）火器伤引起的肝破裂的处理：此种损伤位置较深。有时虽然肝表面创口较小，肝内损伤范围却往往较大，并且可有子弹、碎弹片、破碎衣片或碎骨片等异物存留，可发生肝脓肿。如

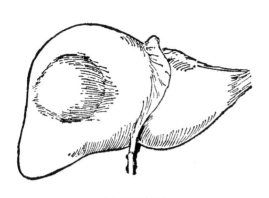
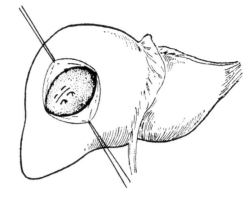

(1) 被膜下血肿　　　　　　　(2) 清除积血，缝合肝实质破裂口

图 8-5-18　肝被膜下血肿的处理

损伤的创口较大而表浅，则应取出异物及破碎的肝组织，修整创口后再缝合。如子弹穿至肝深部，损伤范围大而又不易进行清创时，应行肝部分切除术。

4. 放置引流：为了使肝创面的渗血和漏出的胆汁很快地排出，保持创面干燥，促进愈合，必须在肝损伤处放置引流。如肝组织损伤较重或行肝部分切除术，应留置双层胶管引流。即取一较粗的胶皮管，其前端剪成数个侧孔，再于腔内放入一较细的乳胶管直至粗胶皮管的前端，并与粗胶管做缝合结扎固定。此种引流管在接上负压吸引后，不易因吸住周围组织而闭塞侧孔，可保证引流通畅。引流管由腹壁另行戳孔引出。逐层缝合腹壁切口。

【术中注意事项及异常情况的处理】

1. 行开腹探查时，如肝表面无明显损伤，应想到中央破裂的可能。用手触摸肝脏，有凹陷或变软处，应行局部或胆总管穿刺，如有血液即可证实。此外，也要注意腹腔内合并损伤，切勿遗漏。对脱落在腹腔内的组织必须彻底清洗，以免日后自溶、感染。

2. 对肝裂伤的断面所显露出来的尚未离断的血管和肝管，应将其钳夹、切断，以免断端回缩、结扎困难，造成出血和胆汁外漏。

3. 由于肝组织脆弱，要慢慢拉紧结扎缝线。如肝创缘裂开较大，缝合时有张力，或创缘断面出血不易控制时，可行加固创缘抗力缝合法。即与肝创缘平行做一排"U"形缝合，轻柔地结扎缝线，再在上述"U"形缝线外侧中央部缝合裂开的创口(图8-5-19)。这样再结扎缝线就不至割裂肝组织。对肝裂伤，也可清理创面，缝合结扎引流，不做缝合。

4. 如有较大的肝内胆管损伤，为了防止胆汁外漏引起胆汁性腹膜炎或胆漏，在处理肝创面时要仔细寻找，并将其修补，同时切开胆总管，留置"T"形管进行引流，以降低胆道内压力，促进其愈合。

【术后处理】

1. 注意血压和脉搏的变化，如无其他合并损伤，血压平稳后取半坐位。有休克者继续积极抗休克。

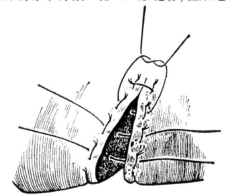

图 8-5-19　加固创缘抗力缝合法

严重的损伤和长时间低血压的患者有可能发生急性肾功衰竭,应予以防治。

2. 引流管接负压吸引装置,并注意是否通畅,每日记载引流量和性状。腹腔内烟卷引流在术后2~3天可逐渐拔除。"T"形管可于术后2周左右拔除。如有胆瘘发生,可适当延长拔管时间。

3. 应用大量抗生素,以控制感染。

4. 保肝治疗。

5. 肠蠕动恢复前,适当补充液体和电解质。待肠蠕动恢复后,开始进流质饮食。

6. 术后引流出少量血液者,多为肝断面渗血,应给以止血剂或输新鲜血液等治疗。对反复由"T"形管引流出大量血液或间歇性便血者,应考虑肝内损伤与胆管相通,往往需要再次手术治疗。

三、肝脓肿切开引流术

【适应证】

1. 脓腔较大的细菌性肝脓肿或经穿刺抽脓(B超引导下)失败者。

2. 阿米巴性肝脓肿继发感染,或巨大型阿米巴性肝脓肿经反复穿刺抽脓或闭合引流无效者。

3. 脓肿位于肝左外侧叶,穿刺容易损伤腹腔脏器者。

【术前准备】

无论是细菌性肝脓肿或阿米巴性肝脓肿,因炎性毒素被吸收,患者长期高热、消耗,多有营养不良、贫血、低蛋白血症等。故在术前除了分别或合用大量抗生素及抗阿米巴治疗外,应适当输血、输液和补充营养,纠正水和电解质紊乱,以改善患者的全身状态,增加对手术的耐受力。

另外,术前应该明确脓肿的部位,这与选择切口和进入脓腔的途径有密切关系。

【麻醉、体位】

硬膜外麻醉。根据不同的切口,采用仰卧位或侧卧位。

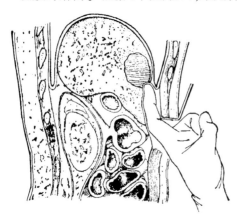

图 8-5-20　沿腹膜外钝性分离

Ⅰ. 前侧腹膜外切开引流术

此术式适用于肝右叶前部脓肿。患者取仰卧位。

[手术步骤]

右侧肋缘下斜切口。切开皮肤、皮下组织、腹壁肌层和筋膜,直达腹膜外脂肪层。用手指沿腹膜外脂肪层向上钝性分离腹膜,一般容易分离。当手指遇有阻力时,即到达脓肿边缘,不要勉强分离 以免脓肿破入腹腔(图8-5-20)。切口周围用纱布保护。在有阻力处做试验穿刺,抽出脓液后(脓液做细菌培养),沿针的方向将脓肿切开一小口(图8-5-21),之后用手指伸入脓腔内,分离腔内间隔,并适当扩大切口,以利引流。将脓液吸净后,脓腔内放置前端带有侧孔的乳胶管引流,并用丝线缝合固定于切口边缘。缝合腹壁切口(图 8-5-22)。

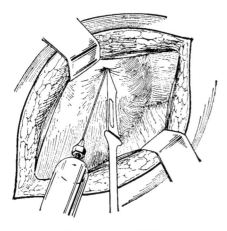

图 8-5-21 切开脓肿

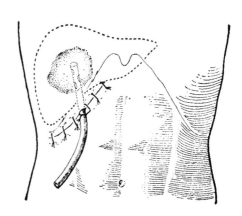

图 8-5-22 缝合切口

Ⅱ. 后侧腹膜外切开引流术

此术式适用于肝右叶后下部脓肿。患者取俯卧位。

[手术步骤]

沿右侧第 12 肋骨走行切开皮肤。切口的外侧要超过肋骨的尖端。切开皮肤与皮下组织后,顺切口方向切开背阔肌和下后锯肌。然后切除第 12 肋,在相当于第 1 腰椎棘突水平横行切开肋骨床,再按同一方向切开深层的膈。将膈牵开后,用手指钝性分离达肾后脂肪,再转向上方继续分离,从肝后面进行探查(图8-5-23),即可找到脓肿。按前侧腹膜外切开引流的方法,切开脓肿,放置引流。缝合腹壁切口。

Ⅲ. 经腹腔切开引流术

此术式适用于肝前部脓肿。脓肿与腹膜已发生粘连或未发生粘连者均可采用此法。患者取仰卧位。

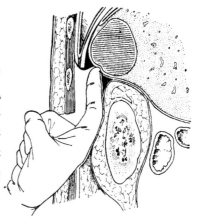

图 8-5-23 从肝后探查脓肿

[手术步骤]

常采用右侧肋缘下切口、上腹部腹直肌外缘切口或上腹部正中切口。如在切口处脓肿与腹膜已发生粘连,可直接切开脓肿进行引流。如肝脓肿与切口处的腹腔尚未粘连,应切开腹膜进入腹腔,探查肝脏,再根据具体情况做以下处理。

1. 脓肿处肝表面已与腹膜发生粘连时,可将原腹壁切口缝合,再于脓肿与腹膜粘连处另行腹壁切口,直达脓腔,放置引流。缝合腹壁切口。

2. 脓肿处肝表面与腹膜未发生粘连,且距腹前壁较远时,用生理盐水纱布保护,行试验穿刺。抽得脓液后,沿穿刺针用止血钳插入脓腔,扩大开口排出脓液。立即用吸引器将其吸尽,以免大量脓液外溢,污染切口和腹腔。待脓腔内压力降低后,将手指插入脓腔,钝性分离纤维间隔,使脓液尽量排净,向脓腔内插入乳胶管,以利引流。引流管周围用大网膜包绕,以防污染腹

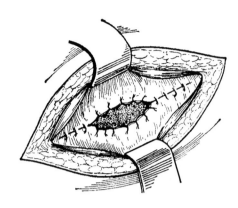

图 8-5-24 腹膜与肝表面缝合

开引流术。

腔。引流管可由原切口或另行切口引出,用切口缝线将其结扎固定。

3. 脓肿处肝表面与腹膜未发生粘连,脓肿已接近于腹前壁时,可将切口腹膜缝于肝脓肿周围的肝被膜上,使肝脏表面呈椭圆形显露(图 8-5-24)。当即用止血钳由肝表面插入脓腔,一并扩大切口,排出脓液,放置引流管,缝合部分切口。如病情允许,不急于切开引流时。可用干纱布或碘仿纱布填塞于已显露的肝表面切口内,促使肝脏表面与腹膜之间形成粘连(图 8-5-25)。待术后 2~3 天,取出填塞的纱布,切开脓肿(图 8-5-26),放置引流管。此方法也称经腹二期切开引流术。

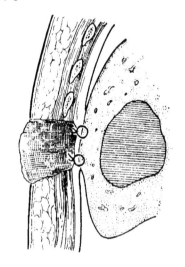

图 8-5-25 切口内填塞碘仿纱布

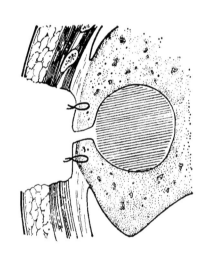

图 8-5-26 取出碘仿纱布,切开脓肿

Ⅳ. 经膈肋角部、胸膜下切开引流术

此术式适用于肝右叶顶部或外侧部脓肿,估计经后侧腹膜外切开引流有困难者。此手术方法基本上与膈下脓肿的经胸膜外引流术相同。患者取左侧卧位。

[手术步骤]

在右侧腋后线附近,根据脓肿部位的高低,将第 7、8 肋骨或第 9 肋骨切除 5 cm 长的一段,切开肋间肌与肋骨床。检查胸膜与膈之间有无粘连。如有粘连(膈肋角已闭锁)则直接试验穿刺,抽得脓液后切开胸膜与膈直达胸腔,再以手指分离脓腔内间隔,排出脓液,留置乳胶管引流。

如胸膜与膈之间无粘连,则用干纱布或碘仿纱布压迫膈肋角,使膈肋角的胸膜、膈和肝被膜之间产生粘连。待 3~4 天后取出填塞的纱布,详细检查是否发生粘连,如已发生粘连,再行切开引流。

如脓肿部位较低,切除第 9 肋骨后,虽然胸膜与膈未发生粘连,但是可找到胸膜下缘,用手指轻轻将其向上推开(图 8-5-27)。在胸膜下沿膈肌纤维走行切开,再探查肝脏被膜与膈之间有无粘连。如有粘连时,直接穿刺脓肿,切开引流;如尚未发生粘连,则在局部用干纱布或碘仿纱布压迫,待 3~4 天后粘连形成时,再行切开引流。

【术中注意事项及异常情况的处理】

1. 开腹探查后,有的患者即使用手直接触摸肝脏,并在直视下穿刺,也找不到脓腔,或肝表面有多发性小脓肿者,不适合切开排脓。可经大网膜静脉插入硅胶管至肝门静脉内,再将大网膜静脉固定于壁层腹膜,将硅胶管由腹壁切口拉出,关闭腹腔。术后每日由此管滴入抗感染药物,经肝门静脉直接进入肝内,有助于肝脏感染的消退。也可由此管进行输液和输血。

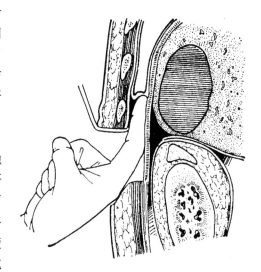

图 8-5-27 将胸膜下缘向上推开

为了不使硅胶管被凝血块堵塞,可向管内注入肝素枸橼酸钠溶液 20~30 ml,每日 1~2 次。

2. 用手指分离脓腔内纤维间隔组织时,如遇到索条状物,不要将其撕断,以免损伤肝内血管,造成出血。有时,虽然未损伤肝内血管,但因肝脏破坏严重,肝功能低下,肝组织脆弱,也易发生出血。一旦发生出血,如出血量不多,可用热生理盐水纱布填塞压迫数分钟,出血多能自行停止。如出血仍不停止时,可用干纱布填塞压迫,另端经切口拉出。术后 3~4 天分次将纱布取出,改用换药治疗。

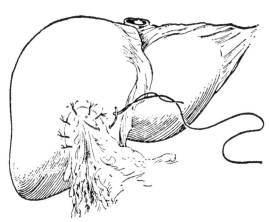

图 8-5-28 将大网膜填塞于脓腔内,缝合固定

3. 如在脓腔内发现蛔虫体,应将其取尽,并同时查找肝脏其他部位有无多发脓肿。如不能经同一切口引流、取虫时,须另行切开。也有的蛔虫腐烂不易辨认,此时很难取尽蛔虫体,因此要使脓腔充分开放,引流通畅,则术后蛔虫体随脓液排出。在确定是蛔虫性肝脓肿时,一定要探查胆总管,取出其中的蛔虫,并同时做胆总管的"T"形管引流。

4. 对由胆道结石、狭窄等疾患引起的肝脓肿,在行脓肿切开引流的同时,还应探查胆总管,以解除胆道内的原发病。

5. 对单发的细菌性肝脓肿,如脓腔浅表,又无出血,待彻底清除脓液后,可用大网膜充填法使其一次治愈。即在开腹后,将肝脓肿切开,清除脓液后,切除脓腔盖的肝组织,敞开脓腔。冲洗后,以大网膜填塞于脓腔内,再将其固定于肝脏(图 8-5-28),在其下方留置乳胶管引流。

6. 对肝脏边缘的单发性肝脓肿,当其脓肿壁较厚时,可做肝部分切除,效果良好。

【术后处理】

1. 取半坐位。引流管接瓶,记录每日脓液量。经常用手挤捏引流管,防止脓块堵塞,以保持通畅。1周后用生理盐水冲洗脓腔并测量脓腔大小。如每日引流量少于 10 ml 或脓腔容量小于 15 ml 时即可拔除引流管,换纱布条引流。间隔换药,直至脓腔闭合。

2. 继续应用抗生素或抗阿米巴药物控制感染。如有败血症,应加大抗生素用量,必要时经静脉给药。

3. 加强营养,注意水与电解质的补充。对全身中毒症状严重或贫血的患者,应输新鲜血、血浆或白蛋白。

四、肝癌的手术

【适应证】

1. 患者全身情况良好,无黄疸、腹水和下肢浮肿或远处转移者。

2. 肝功能正常或处于代偿期。

3. 无严重心、肺、肾功能障碍。

4. 各种影像学检查证实肿瘤局限于肝的一叶或半叶,有切除可能者。

5. 根治性切除术后的复发性肝癌,癌肿较小或局限,其他各项符合上述条件者。

【术前准备】

1. 全面检查心、肺、肾及肝功能,以了解患者全身状况及肝脏储备能力。

2. 由于多数患者伴有程度不同的肝硬化,所以术前应积极做好保肝治疗。

3. 术前给于高蛋白、高糖和高维生素饮食。术前 3 日静脉滴注 10% 葡萄糖溶液、维生素 C 和维生素 K_1 等。

4. 对低蛋白血症者应给其输入血浆或白蛋白;对贫血者应予以输血。术前 3 日口服链霉素(溶液)0.5g,每日 2 次。术前晚灌肠一次。

【麻醉、体位】

硬膜外麻醉或全身麻醉。左外叶切除或左半肝切除,取平卧位。右侧肝切除时,可能做胸腹联合切口,取右侧抬高 30° 体位,右上肢固定于麻醉架上。

(一)肝部分切除术

适于病变或外伤限局于肝脏边缘,或邻近脏器的肿瘤(如胃癌、结肠癌)侵及肝缘者。

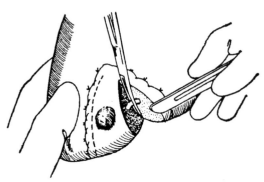

图 8-5-29 交锁缝合法肝部分切除

【手术步骤】

首先在距病变外 2~3 cm 用 7 号丝线交锁缝合结扎止血(图 8-5-29)。在距缝合线病侧 0.5~1 cm 处切开肝包膜,用刀柄钝性分离肝实质。将所遇全部管道钳夹、切断、结扎,直至切除病灶。如仍有出血点,可行"8"字缝合结扎。断面两缘相对缝合,如无法对拢缝合,可用一片游离镰状韧带或游离腹膜覆盖,周边缝合固定。生理盐水清洗术野,局部放置引流。缝合腹壁切口。

（二）肝左外侧叶切除术

适于病变限局于左外侧叶者。

Ⅰ. 缝合结扎法

[手术步骤]

1. 切口：左肋缘下切口，必要时横过剑突下延伸至右侧肋缘下。

2. 游离左肝：开腹后钳夹并切断肝圆韧带，断端缝扎。紧靠壁层腹膜剪断肝镰状韧带，提起近心端肝圆韧带，将肝脏向右下方轻轻牵拉，同时用宽深拉钩将胃体拉向左侧。将肝左外侧叶向右下方轻拉，显露左三角韧带和冠状韧带。剪断、结扎左三角韧带，左冠状韧带剪断至镰状韧带左侧 1 cm 为止。如左三角韧带高而深，可先剪开左冠状韧带，然后显露三角韧带后钳夹、切断、结扎。左外侧叶完全游离后，用多块盐水纱布填塞于左膈下及肝左外侧叶后方，托起肝左外侧，以利下一步操作。

3. 缝合结扎肝组织：用 7 号丝线沿镰状韧带左侧 0.5～1 cm 处做一排平行于镰状韧带的交锁缝合，每针宽度约 2 cm（图 8-5-30）。

4. 切肝：以电刀距缝合线病变侧 0.5～1 cm 处纵行切开肝包膜并深入肝实质，然后刀柄沿切线钝性分离，所遇管道均予钳夹、切断（图 8-5-31）。在左纵沟深处分离时，可遇肝门静脉左支矢状部，以刀柄将肝组织轻轻向左推开，在矢状部外侧将通向左外侧叶的肝门静脉分支、肝动脉支及胆管分支予以钳夹、切断和结扎。在切线上端肝实质顶部的肝左静脉，应予以钳夹后切断、缝扎。之后，将余下的左上缘少部分肝组织连同其中的左、右上缘肝静脉支钳夹、切断并结扎，此时肝左外侧叶已完全游离。最后，切断肝后壁包膜，取出病肝。肝断面彻底止血后，将保留的镰状韧带向左翻下，与左外侧叶后包膜或附近残存的肝胃韧带对拢缝合，覆盖肝断面。

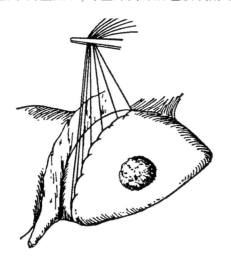 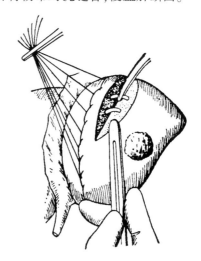

图 8-5-30　交锁缝合肝左外侧叶　　　　　图 8-5-31　交锁缝合后切除肝左外侧叶

5. 引流：用生理盐水冲洗术野及膈下区，吸尽后在肝断面旁放置一多孔乳胶管引流，由腹部切口或另行戳口引出，逐层缝合腹壁切口。

Ⅱ. 肝门血流暂时阻断法

[手术步骤]

1. 切口、游离左肝: 与缝合结扎法相同。

2. 暂时阻断血流, 切除病肝: 以乳胶管自小网膜孔由右向左方穿入, 自肝十二指肠韧带左侧穿出。乳胶管绕肝十二指肠韧带2圈后轻轻逐渐束紧, 以血管钳夹住胶管打圈处, 以免松动。此时, 肝门静脉干、肝动脉、胆总管均被阻断, 约2~3分钟后, 全肝色泽转灰暗, 入肝血流阻断完全。沿镰状韧带病变侧0.5~1 cm处以电刀切肝包膜, 并深入肝实质0.5 cm后, 以刀柄自下而上, 由浅入深地钝性分离肝组织, 对所遇大小血管或胆管均予钳夹、切断。左手从后方托起肝外侧叶, 继续分离, 切断肝后被膜, 移除病肝。逐一结扎所有管道, 遇较大管道应牢固缝合结扎。松开并移去阻断肝门的乳胶管, 此时肝断面出现细小的出血点, 逐一缝扎止血。断面覆盖法与缝合结扎法相同。

3. 引流: 与缝合结扎法相同。

【术中注意事项及异常情况的处理】

1. 左三角韧带内常有血管存在, 应钳夹后再剪断、结扎。分离左三角韧带时, 应注意胃贲门及脾上极, 避免损伤。

2. 如肝中静脉和肝左静脉在肝内或肝外汇合形成一大干, 进入下腔静脉。应在肝左静脉汇入肝中静脉之前, 将肝左静脉钳夹切断。

3. 正常情况下, 肝门阻断时间可达20分钟或稍许延长, 肝细胞不致缺血坏死。如患者有中度肝硬化则阻断时间应限在15分钟内。对有严重肝硬化的患者不选用肝门血流阻断术。

4. 肝门阻断法以乳胶管缠绕肝十二指肠韧带较无损伤血管钳钳夹为好, 后者有时可致胆管损伤, 导致其破裂或狭窄。

(三) 左半肝切除术

病变局限在左半肝者, 应行左半肝切除术。

Ⅰ. 肝门血流暂时阻断法

[手术步骤]

1. 切口: 采用剑突下"∧"形切口, 左肋缘下切口应长于右侧。

2. 游离左半肝: 首先切断、缝扎肝圆韧带, 相继剪断镰状韧带、左三角韧带和左冠状韧带。用止血钳钳夹小纱布球在镰状韧带和冠状韧带相接处钝性分离, 显露肝左静脉、肝中静脉和下腔静脉左侧缘。剪断肝胃韧带, 血管予以结扎。如胆囊偏内侧, 可以切去胆囊, 如偏外侧, 则切开胆囊的左侧浆膜, 钝性分离, 并将其推向右侧。

3. 阻断肝门: 以乳胶管自小网膜孔向左后方穿入, 由肝十二指肠韧带左侧的小网膜囊穿出, 乳胶管缠绕肝十二指肠韧带2圈, 轻轻提起并束紧, 近韧带处钳夹胶管, 以免松动。

4. 切肝: 在距正中裂左侧1 cm处以电刀切开肝包膜作为预定切断线。术者的左手拇指放在肝的前面, 其余四指伸到肝的后面, 将肝轻轻托起, 一旦有大出血, 四指抬起, 即可起到压迫止血作用, 另外也可保护位于深面的大血管。循此切线由下向上切入肝实质1 cm左右, 用刀柄或手指钝性分离肝实质, 所遇管道均应钳夹、切断 (图8-5-32)。在第一肝门附近将遇到的较粗的管道(含左肝管、肝门静脉左支、肝动脉左支)钳夹、切断。在第二肝门附近, 对肝实质内的肝左静脉也应钳夹、切断。刀柄或手指在肝实质内向纵深分离, 最后剩下肝脏后壁被膜, 剪断后移除左半肝。去除阻断肝门的乳胶管,结扎所有曾被钳夹的管道,断面可能还有小出血点,应予以逐一缝扎止血。断面的两缘常可以对拢缝合,中间一段断面常较大,且又常为进入右半肝的管道之处,难以对拢缝合。此时,当取一片游离的韧带覆盖,四周予以缝合固定。

5. 引流、关腹:冲洗术野,肝断面附近放置多孔乳胶管或双套管引流,由原切口或另戳口引出。逐层缝合腹壁切口。

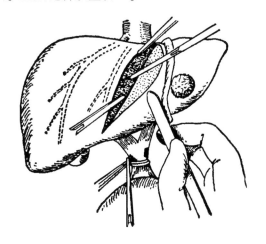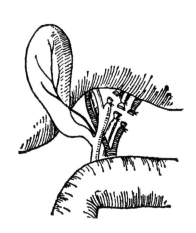

图 8-5-32　肝门血流阻断法　　　　　图 8-5-33　肝外血管结扎法
　　　　左半肝切除　　　　　　　　　　　　左半肝切除

Ⅱ. 肝门解剖、肝外血管结扎法
[手术步骤]

左半肝韧带的分离切断同前述。在肝十二指肠韧带前层剪开,分离出肝固有动脉,再向上寻到肝左动脉,予以双重结扎后切断。由肝门向左侧切开 Glisson 鞘,显露肝门静脉左支,小心予以分离,结扎后切断,也可结扎而不切断。左肝管也可在肝内处理(图 8-5-33)。在膈和镰状韧带相接处钝性分离,以显露下腔静脉和肝左静脉前壁,在其行径上经肝实质用 7 号丝线大弯针深缝一针后结扎。左半肝上段离断时遇肝左静脉,钳夹、切断、缝扎一次。再按上述方法切除病肝。断面处理同前。

【 术中注意事项及异常情况的处理 】

1. 有约 5% 的人存在源于胃左动脉走行于肝胃韧带内的副肝左动脉,在尾状叶左侧入肝,供给左外叶血供。在解剖肝门时,如发现肝左动脉细小,其直径仅及肝右动脉的 1/4～1/3 时,应想到副肝左动脉的存在。如有,应予以结扎、切断,以免因术中漏扎或误伤而造成意外出血。也有少数患者自腹腔动脉发出代替肝左动脉和代替肝右动脉各一根,在处理动脉时应予以注意。

2. 肝门静脉左支短而粗且深在,在其上缘又有 1～2 个小分支进入尾状叶左半,分离时如不慎撕裂,可引起大出血。一旦出血,术者应将左手食指立即伸入肝十二指肠韧带后方,左手拇指在韧带前方,两指合拢捏住肝门静脉主干止血,看清破口后修补 1～2 针。此外,结扎切断肝门静脉左支前,必须认清肝门静脉右支。血管断端应缝扎,以免线结脱落引起大出血。

3. 除非病变累及尾状叶,在做左半肝切除时,不必同时切除尾状叶的左半。

4. 肝中静脉与肝左静脉常合成一干注入下腔静脉,切忌一并误扎。因此,在分离左半肝上段时,认清肝左静脉后方可钳夹切断。

(四) 右后叶肝切除术

适于病变限局于肝右后叶者。

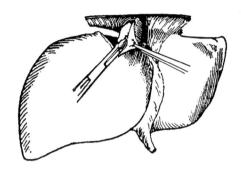

图 8-5-34 钝性分离,显露肝右静脉

Ⅰ. 肝门血流暂时阻断法

[手术步骤]

1. 切口:右肋缘下切口,如显露不佳,可切除第 7~10 肋软骨。

2. 游离右半肝:开腹后首先切断、结扎肝圆韧带,剪断镰状韧带、右三角韧带、右冠状韧带、肝结肠韧带和肝肾韧带。在镰状韧带与右侧冠状韧带交接处,用止血钳钳夹小纱布球行钝性分离,显露肝右静脉(图 8-5-34)。此时,右半肝即可掌握在术者手中。

3. 阻断肝门、切肝:以乳胶管绕肝十二指肠韧带 2 圈后系紧,阻断入肝血流。沿右叶间裂的外侧 0.5 cm 处做平行于肝右缘的切口。切开肝被膜,用刀柄钝性分离肝实质,由下向上分离。所遇管道均应逐一钳夹、切断,上端切口止于下腔静脉右缘约 1 cm 处,避开肝右静脉根部。切断后壁肝被膜,移除病肝。去除阻断肝门血流的乳胶管,断面渗血点再逐一结扎和缝扎,断面对拢缝合。如无法对拢缝合,以游离镰状韧带或一片游离后腹膜缝盖于断面上。

4. 关腹、引流:生理盐水冲洗右膈下区,肝断面旁放置多孔乳胶管或双套管负压引流,逐层关腹。

Ⅱ. 缝合结扎法

[手术步骤]

在右叶间裂的右侧 0.5 cm,沿叶间裂用 7 号丝线间断交错缝合结扎,所有通向右后叶的管道均应结扎、切断(图 8-5-35)。沿缝线外侧 0.5~1 cm(图 8-5-36),按上述方法切除病肝。

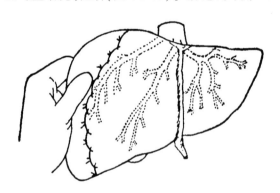

图 8-5-35 缝合结扎法行右后叶肝切除

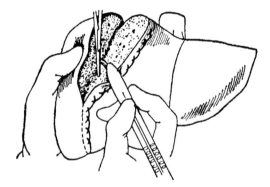

图 8-5-36 缝合结扎后行右后叶肝切除

Ⅲ. 肝钳钳夹法

[手术步骤]

按上述方法游离右半肝后,用特制肝钳钳夹右半肝(图 8-5-37),在右叶间裂外侧 0.5 cm 做

右后叶肝切除,方法与上述方法相同。该法节省时间,出血少。

【术中注意事项及异常情况的处理】

1. 在肝表面确定叶间裂没有明显标记,常以肝右静脉的根部为起点,至胆囊窝中点和肝前缘右角之间联线的右 1/3 处,视为右叶间裂。

2. 应保留肝右静脉主干,否则将影响右前叶的血液回流。

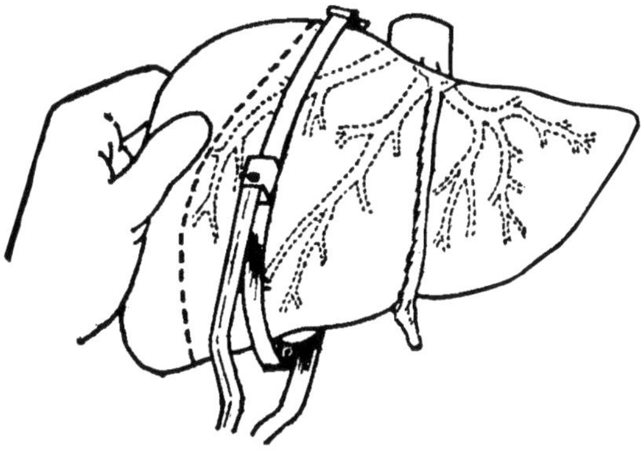

(五) 右半肝切除术

适于病变限局于右半肝者。

图 8-5-37 肝钳钳夹法行右后叶肝切除

Ⅰ. 肝门血流暂时阻断法

[手术步骤]

1. 切口:右肋缘下切口,或"∧"形双侧肋缘下切口。如显露不满意,可切去第 7~10 肋一段软骨。

2. 游离右半肝:切断结扎肝圆韧带,切断肝镰状韧带、右三角韧带、右侧冠状韧带、肝结肠韧带和肝肾韧带。在镰状韧带和右侧冠状韧带交接处以止血钳钳夹小纱布球钝性分离,找到肝右静脉根部与下腔静脉交角处(图 8-5-38)。切除胆囊。

3. 处理肝右后下静脉:将已充分游离的肝右叶向左侧轻轻翻转,显露其后面的下腔静脉。肝右后下静脉一般排列于下腔静脉前壁两侧。数目不定,有时可见 3~4 支,收集肝右叶血液后注入下腔静脉。自下向上钝性分离肝后方与下腔静脉前壁,可将显露出的 2~3 支肝右后下静脉逐支钳夹后切断(图 8-5-39)。分别缝扎静脉断端。

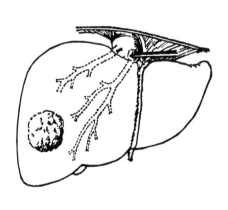

图 8-5-38 钝性分离,认清肝右静脉、
肝中静脉

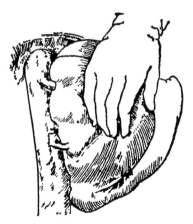

图 8-5-39 分离切断肝右后下静脉及
尾状叶小静脉

4. 阻断肝门、切肝:乳胶管绕肝十二指肠韧带 2 圈后系紧,阻断进肝血流。术者左手拇指置于肝右叶前面,其余 4 指置于肝右叶后面和下腔静脉后面(图 8-5-40)。这样可防止随时可能发生的大出血,又可保护下腔静脉。在正中裂右侧 0.5~1 cm 处做一切口,电刀切开肝被膜,并

深入肝实质,由下向上逐一以刀柄或手指分离肝实质,所遇管道逐一钳夹、切断(图 8-5-41)。

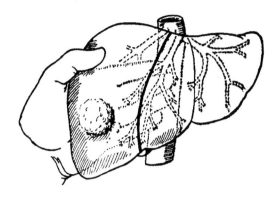

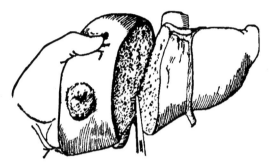

图 8-5-40 术者切肝时的手法   图 8-5-41 分离肝实质

5. 引流、关腹:右上腹和膈下区用生理盐水冲洗并吸尽冲洗液,肝断面膈下区放置双套管负压引流。缝合腹壁切口。

Ⅱ. 肝门解剖、肝外血管结扎法

[手术步骤]

切断肝圆韧带、右三角韧带、右冠状韧带、肝结肠韧带和肝肾韧带。结扎和切断胆囊管和胆

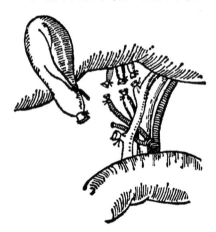

图 8-5-42 肝外切断、结扎右半肝管道

囊动脉,将胆囊颈部推向上方,显露出肝门右切迹。切开肝十二指肠韧带,找到肝固有动脉,沿此向上、向右找到肝右动脉,并应认清有无异常肝右动脉,将肝右动脉钳夹后切断、缝扎。自肝十二指肠韧带右侧缘剪开,钝性分离,将肝总管向上牵开,较易显露肝门静脉右支。看清肝门静脉左、右支后,将肝门静脉右支游离出加以结扎、切断(图 8-5-42),也可结扎而不切断。右肝管可在切肝时在肝内结扎。然后在膈下的冠状韧带和镰状韧带相交处右侧找到肝右静脉,但不必分离出肝右静脉,只是在其走行肝表面的顶部用大弯针 7 号丝线缝扎 1 针,连同部分肝组织一道结扎,肝右静脉即被扎住。肝右后下静脉处理同前。第一肝门、第二肝门的血管均已处理,按上述方法切除右半肝。肝离断前,在肝断面上段仍可遇到肝右

静脉,再予以钳夹后切断并再缝扎一次。

【术中注意事项及异常情况的处理】

1. 肝右后下静脉短且壁薄,勿过度将右肝向左掀起,否则可造成大出血。钳夹时宜用细尖头血管钳,切断后应予以缝扎。如下腔静脉侧的肝右后下静脉断端撕裂,静脉回缩,则出血汹涌。遇此情况,应以手指压住出血处,然后以细丝线缝合止血。如缝合仍困难,可立即用两把卵圆钳钳夹小纱布,分别垂直压迫下腔静脉破溃口上、下方,如此可不再出血,破口显露,再予以修补。当肿瘤靠近下腔静脉,估计分离肝右后下静脉有困难时,可预先将第一肝门管道和肝上、下方的下腔静脉分离出,分别绕以细橡皮管或纱条。一旦下腔静脉损伤出血,则分别收紧上述橡皮管或纱条,出血即止。在破口无血情况下修补完毕,去除所有橡皮管或纱条。

2. 肝门静脉右支短而粗,且深藏于肝总管下方。若从前方分离较为困难,可将肝十二指肠韧带右侧缘剪开,钝性分离,将肝总管向上提起,易寻到肝门静脉右支。

3. 右半肝切除术只许切断肝中静脉的右侧小属支,对肝中静脉主干必须保留,以免影响左内叶血液回流。

4. 右半肝切除术,一般不需切除尾状叶,因尾状叶偏向下腔静脉左侧。

第六节　肝外胆管的局部解剖及有关手术

一、肝外胆管的局部解剖

肝内胆管、肝外胆管的划分是以肝左、右管开口为界,开口以上为肝内胆管系统,开口以下为肝外胆管系统。肝外胆管系统应包括肝总管、胆囊、胆囊管和胆总管等。但为了叙述和实际应用,将肝左、右管的某些问题在肝外胆管中叙述。

1. 肝管(hepatic duct):肝左、右管汇成肝总管。肝左、右管汇合处多数(83%)在肝门外,距肝门横沟约 2~3 mm,高于肝门静脉及肝固有动脉的分叉点。肝左、右管汇合处的上交角,平均为 125°,若将该处的 Glisson 鞘膜切开、剥离并将肝组织向上牵开,即可显露肝左、右管的汇合处。有的汇合处深埋在肝门内,并被薄层肝组织所覆盖,必须切开浅在的肝组织才能找到。

肝右管起自肝门横沟的右后上方,较肝左管短、粗,肝右管与肝总管之间的角度较左侧者为大(平均 129°)。肝左管横部位置浅在,横行于肝门横沟左半部,较为细长。肝左管与肝总管之间的角度较小(平均接近 100°)。在肝门处肝左、右管位于最前方,肝左、右动脉居中,肝门静脉左、右支在最后。

在肝门处及其附近,有时可出现副肝管(9.5%),其汇合部位多在肝总管。在肝外胆管手术或在肝门部进行某些手术时,均应注意予以处理,以免误伤,形成胆汁性腹膜炎。

2. 肝总管:肝左、右管汇成肝总管(common hepatic duct),成人长约 3 cm,直径 0.4~0.6 cm。其下端与胆囊管汇合成胆总管。

肝总管的长度,因胆囊管与其汇合部位的不同而有所差异。肝总管最长 75 mm,最短 10 mm,多见范围在 21~40 mm 之间。

有时由于胆囊管汇入部位异常(例如汇入肝右管),因而不存在肝总管。无肝总管者占 1.4%。

在一般情况下,肝右动脉斜行于肝总管后方进入胆囊三角而入肝,但有部分人(25%)肝右动脉斜跨于肝总管前方达胆囊三角,有时胆囊动脉斜跨于肝总管前方。行胆总管切开引流术、胆囊切除术或右半肝切除术时,均应予以注意,以免发生意外。

3. 胆囊:胆囊(gallbladder)位于肝下面的胆囊窝内,胆囊上方借疏松结缔组织与肝相连,易于分离;其下面覆有腹膜,有时腹膜形成系膜,使胆囊成为腹膜内位器官,移动性大,特别在活体上,可随体位的变化而有较大幅度的移动。胆囊的位置有时较深,甚至埋于肝实质内。

胆囊的下方与十二指肠上曲、结肠右曲接触。胆囊为贮存和浓缩胆汁的中空性器官。胆囊长 8~12 cm,宽 3~5 cm,容量约为 40~60 ml。活体胆囊内压较高,故行胆囊穿刺后,胆汁可能漏入腹腔。胆囊分为胆囊底、胆囊体、胆囊颈、胆囊管四部(图 8-6-1)。

胆囊底是胆囊突向前下方的盲端,均有腹膜覆盖。常在胆囊切迹处突出于肝下缘,一般称

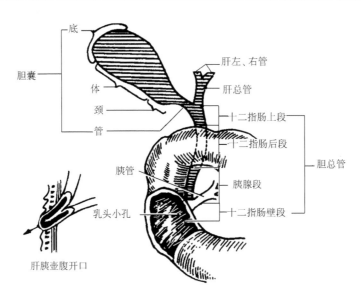

图 8-6-1 胆囊的分部及胆总管的分段

此情况为"肝下缘上型";也有的胆囊底在肝下缘深处,称"肝下缘下型";有的胆囊底与肝下缘平齐,称"平肝下缘型"。

在一般情况下,胆囊底的体表投影相当于右锁骨中线或右腹直肌外缘与右肋弓的交点处。患胆囊炎时,此处可有压痛,并常可扪到增大的胆囊底,随呼吸而升降。行胆囊穿刺时,此处可作为进针的参考。

在活体上,胆囊底的位置因胆囊的充盈程度、人的体型、肝的大小、呼吸运动、体位以及腹区各器官的配布位置不同而变化。胆囊充盈时,其底部可突出于肝下缘,并可与腹前壁接触。在肝下缘位置较低、肝肿大以及站立位深吸气时,胆囊底的位置可随之下移。临床检查胆囊或行穿刺术时,应注意这些情况。

胆囊体位于底与颈之间,与胆囊底无明显界限。构成胆囊的主体部分,体积较大,富于伸缩性,约在肝门右端附近续于胆囊颈。体部的上面借疏松结缔组织附于肝下面的胆囊窝内,侧面及下面均有腹膜覆盖。在上述的结缔组织中,有小的静脉及淋巴管通过,有时也有小的副肝管与胆囊相通。胆囊切除分离胆囊床时,常有少量出血,不难控制。分离时要仔细进行,如遇有任何条索状物,或疑为副肝管时,应行结扎、切断,以免发生胆汁瘘,造成感染。胆囊体部的下面与十二指肠第二段及横结肠相邻,胆囊炎时常发生粘连。胆囊结石偶可引发自发性胆囊肠瘘,以致使炎症物质及结石进入肠管。当胰头癌发生梗阻性黄疸时,可利用上述解剖关系行胆囊十二指肠吻合术,将胆汁引入肠管。

胆囊颈是胆囊的缩细部分,常以直角向左下方弯转而续于胆囊管。位置较深,其起始部膨大,形成 Hartmann 囊,胆囊结石多嵌于此囊中,手术时要注意清除,不可遗漏。患胆囊炎时,Hartmann 囊可与胆囊管发生广泛粘连,也可与胆总管粘连。胆囊摘除术时要注意这种情况,予以仔细剥离,以免误伤胆总管或胆囊管。

胆囊管(cystic duct)续于胆囊颈,向左后下方延伸,多呈锐角与其左侧的肝总管汇成胆总管。胆囊管的长度一般为 3~4 cm,管径约 0.2~0.3 cm。胆囊管由于其与肝总管汇合部位的不同,其长度变化较大。胆囊管一般多在肝十二指肠韧带的中 1/3 范围内与肝总管汇合;下 1/3 者次之;上 1/3 者较少。

胆囊管与肝总管汇合的部位及形态的变化,对胆囊切除术或肝外胆管其他手术均有重要意义。据统计,胆囊管以锐角汇入肝总管右壁、属于正常型者占 59.6%。向下平行一段距离者占 19.1%,其中平行距离最长者达 2.3 cm,最短者 0.5 cm,平均 1.2 cm;胆囊管斜过肝总管前方汇入肝总管左壁者占 6.4%;斜过肝总管前方汇入肝总管左前壁者占 4.3%;汇入肝总管右前壁(胆囊管很短)者占 4.3%;胆囊管斜过肝总管前方至左侧又弯向右下而汇入肝总管右前壁者占2.1%;胆囊管紧贴肝总管后壁向下至十二指肠第一段后方才汇入肝总管者占 2.1%;胆囊管汇入肝右管者占 2.1%。还有少数胆囊管斜过肝总管后方汇入肝总管左壁者等。

胆囊管近胆囊颈的一段,内有螺旋状黏膜皱襞,称 Heister 瓣,而近胆总管的一段内壁则光滑。由于此瓣的结构,可使胆囊管不致过度膨大或缩小,有利于胆汁的进入与排出,当因胆管炎症而致此瓣水肿、粘连或结石嵌顿时,常可导致胆囊炎或胆囊积液。

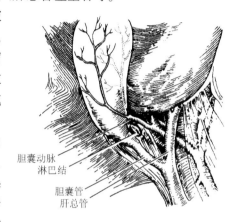

胆囊动脉
淋巴结

胆囊管
肝总管

图 8-6-2　胆囊三角

胆囊管、肝总管和肝的脏面之间形成一个三角区,称胆囊三角 Calot 三角(图 8-6-2),在此三角中,常有肝右动脉及由它发出的胆囊动脉(cystic artery)。胆囊动脉发出后达胆囊颈部,分成前、后两支,分布于胆囊壁。如手术时将胆囊颈的袋形扩大部分(Hartmann 囊)向外牵引,可使胆囊颈及胆囊动脉伸直挺起,便于操作。

胆囊动脉可发自肝左动脉、肝固有动脉、胃十二指肠动脉或肠系膜上动脉等处,其行径也可在胆总管、肝总管的前方、后方或胆囊管的下方(图 8-6-3)。此外,肝右动脉本身也有一些变异(例如由肠系膜上动脉发出),因而,由这些异常肝右动脉发出的胆囊动脉的行径也有变化。胆囊切除术时结扎胆囊动脉要仔细辨认,不可误扎肝右动脉,以免发生右半肝供血障碍。

4. 胆总管(common bile duct):胆总管位在肝十二指肠韧带右侧缘内、肝固有动脉的右侧、肝门静脉的右前方下行于十二指肠第一段后方、胰头后部的胆总管沟内,斜行进入十二指肠第二段内后侧壁,开口于十二指肠乳头。胆总管的长度取决于胆囊管与肝总管汇合处的高低,成人长约 7~9 cm;管径约 0.6~0.8 cm,一般不超过 1 cm。当静脉胆道造影时发现胆总管管径超过 1.2 cm,便可认为是病态。

(1)胆总管的分段:根据胆总管的行径与毗邻,将胆总管分为四段(见图 8-6-1):

1)十二指肠上段:在肝十二指肠韧带内,自胆总管开始处至十二指肠第一段上缘。紧沿肝十二指肠韧带右缘走行。一些胆总管的手术(如胆总管切开引流术等)均在此段内进行。

2)十二指肠后段:位于十二指肠第一段后面,下腔静脉前方,肝门静脉的右方,此段一般较短。

3)胰腺段:长约 3 cm。上起自胰的上缘,下至肠壁,均位于胰头后面的胆总管沟中,有的被薄层胰组织所覆盖,有的没有胰组织覆盖或部分覆盖。

多数人胆总管的胰腺段下部在进入十二指肠以前与十二指肠降段的内侧壁相靠甚近,并平

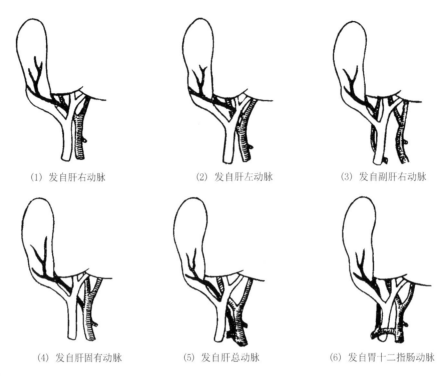

(1) 发自肝右动脉   (2) 发自肝左动脉   (3) 发自副肝右动脉

(4) 发自肝固有动脉   (5) 发自肝总动脉   (6) 发自胃十二指肠动脉

图 8-6-3 胆囊动脉的变异

行一段距离(约 0.8~2 cm),两者之间只有结缔组织相连,而没有胰腺组织分隔(图 8-6-4)。这种解剖关系,为胆总管括约肌切开成形术提供了有利条件,这就有可能使括约肌切开的长度达1.5 cm 左右,并可避免因切透十二指肠壁而发生十二指肠瘘。

4)十二指肠壁内段:是胆总管穿经十二指肠壁的一段,位于十二指肠降部的内后侧壁中斜

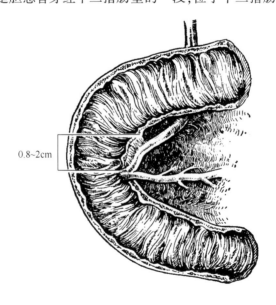

0.8~2cm

图 8-6-4 胆总管下部与十二指肠壁的关系

向走行。此段最短,长约 1.5~2 cm,在斜穿十二指肠壁内时,与胰管汇合,形成肝胰壶腹(hepatopancreatic ampulla)(Vater 壶腹)。在壶腹壁及其附近有括约肌,并向肠腔内突出,使十二指肠黏膜隆起,形成十二指肠大乳头。此处的括约肌由三部分组成,统称为 Oddi 括约肌:①胆总管括约肌为环行肌,位于胆总管末端,是胆总管最有力的肌纤维,它收缩后可使胆总管下端关闭;②胰管括约肌,位于胰管末端,肌纤维较少或缺如;③壶腹括约肌,由十二指肠纵行肌纤维延续部分和环行肌纤维所组成,此肌有舒张功能,以调节胆汁与胰液的排出(图 8-6-5)。

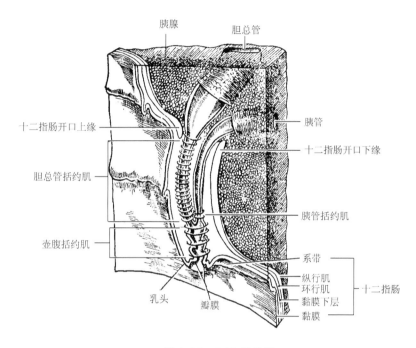

图 8-6-5　Oddi 括约肌

据统计,胆总管与胰管汇合成肝胰壶腹(有共同通道),并开口于十二指肠大乳头,呈"Y"型者占 46.7%;胆总管与胰管平行(无共同通道),但共同开口于十二指肠大乳头,即呈"V"型者占 50%(图 8-6-6);胆总管、胰管完全分开,并分别开口于十二指肠,即呈"U"型者占 3.1%,这种分别开口者,一为大乳头(胆总管开口),另一为小乳头(胰管开口),小乳头一般位于大乳头的上内方,两者相距为 0.6~2 cm 或更长些。

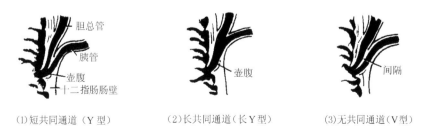

(1)短共同通道(Y型)　　　(2)长共同通道(长Y型)　　　(3)无共同通道(V型)

图 8-6-6　胆总管与胰管汇合的类型

胆总管与胰管有一共同开口者,其大乳头开口部位多位于十二指肠降部下 1/3 段近侧的内后侧壁,约占 66%;在降部中 1/3 段内后侧壁者约占 27%;在降部上 1/3 段内后侧壁及十二指肠水平部开始处附近的各约占 3% 及 4%。

(2)胆总管壁的血供:主要来自十二指肠后动脉及十二指肠上动脉后支的分支,并会同来自肝固有动脉的细支及胆囊动脉的分支,在胆总管周围互相吻合,形成细小的动脉丛(图 8-6-7)。然后,由动脉丛分出细支,进入胆总管壁内,在壁的结缔组织深面及黏膜下层又形成一级丛和二级丛,以滋养胆总管(图 8-6-8)。当手术需剥离胆总管壁时,最好不超过 2 cm 长,以免因过多地损伤血管而致胆总管壁缺血或坏死,导致缝合口(或吻合口)瘘或胆总管瘢痕狭窄。

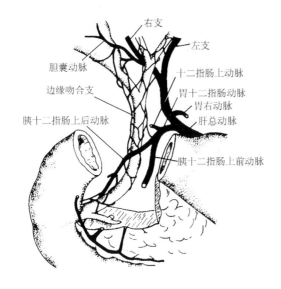

图 8-6-7　胆总管周围细小动脉丛

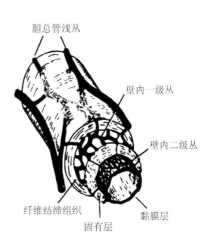

图 8-6-8　胆总管的血液供应

5. 肝外胆管的神经支配:在肝十二指肠韧带内有丰富的神经丛,分为肝前丛和肝后丛。肝前、后丛均发出分支到肝外胆管系统,多数神经纤维随肝动脉入肝内。

二、胆囊切除术

【适应证】

1. 化脓性、坏疽性、出血性和穿孔性胆囊炎。

2. 慢性胆囊炎反复发作,经非手术疗法治疗无效者。

3. 胆囊内有结石,应切除胆囊者。

4. 胆囊积水和慢性萎缩性胆囊炎等胆囊失去功能者。

5. 行 Oddi 括约肌切断、成形术或胆总管十二指肠吻合术时。

6. 胆囊良、恶性病变(息肉、肿瘤),需要做胆囊切除术者。

7. 钟摆样胆囊者。

8. 胆囊管的病变,影响胆囊排空并出现临床症状者。

【术前准备】

1. 择期手术的慢性患者术前应矫正贫血,补给高蛋白、高糖饮食,补给维生素 B、C、K,以改善周身营养状态。对肝功能不佳者,应行保肝疗法,待肝功能好转后再行手术。术前备血300~500 ml。

2. 急诊患者的术前准备应纠正水、电解质平衡失调,控制感染、纠正休克。对肠麻痹者,术前应下胃肠减压管。

【麻醉、体位】

硬膜外或全身麻醉。仰卧位,右腰部稍垫高。

【手术步骤】

1. 切口:右上腹经腹直肌切口,也可用右肋缘下斜切口。

2. 探查、显露胆囊和胆总管:同胆总管引流术。

3. 切除胆囊:有两种方法:一种为顺行性切除法,为常用的方法;另一种为逆行性切除法,如胆囊颈部有较重粘连、周围结构不清时,应先将胆囊由肝床剥除,然后再处理胆囊管。

(1)顺行性胆囊切除术:

1)显露和处理胆囊管:如胆囊肿大影响手术,可在胆囊底部缝一荷包,周围垫好纱布。在荷包缝合中央,用尖刀切一小口,吸净胆汁后拉紧缝线打结。用海绵钳钳夹胆囊底并拉向肋缘处,将肝前缘拉向前上方,以便更好地显露肝门。用止血钳钳夹胆囊颈部,并牵拉。剪开胆囊颈前方的腹膜(图 8-6-9),用止血钳将胆囊管及其根部分离,并明确地辨认胆囊管和胆总管的相互关系(图 8-6-10)。其次,用两把止血钳钳夹距胆总管 0.3~0.5 cm 的胆囊管。在两钳间剪断胆囊管(图 8-6-11),两断端用碘酒、酒精消毒,近断端用 4 号丝线结扎后,再用 1 号丝线缝合结扎(图 8-6-12)。

2)处理胆囊动脉:向上牵拉胆囊管的远侧断端,在胆囊管的后上方三角区内找到胆囊动脉,注意其与肝右动脉的关系。在靠近胆囊侧,钳夹胆囊动脉并切断、结扎(图 8-6-13)。如能清晰辨认局部解剖关系,可先在胆囊三角区将胆囊动脉结扎、切断后,再处理胆囊管。

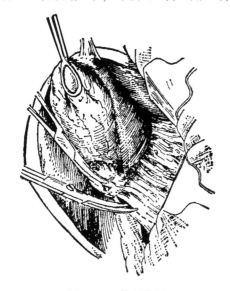

图 8-6-9 剪开腹膜

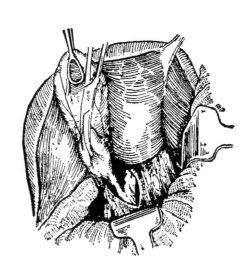

图 8-6-10 分离出胆囊管

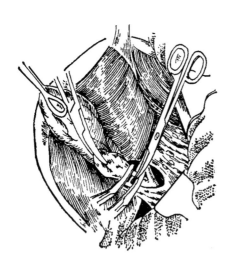

图 8-6-11　剪断胆囊管

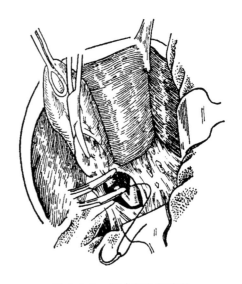

图 8-6-12　缝合结扎胆囊管

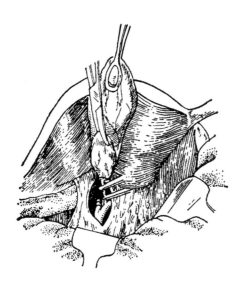

图 8-6-13　切断胆囊动脉

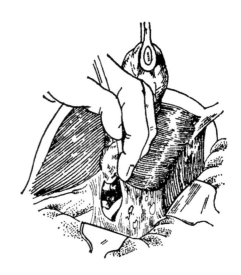

图 8-6-14　由颈部钝性剥离胆囊

3) 剥除胆囊：在距肝床边缘 1 cm 处切开胆囊浆膜。将胆囊由颈部向底部钝性剥离 (图 8-6-14)，直至切除。如胆囊和肝脏之间有交通血管和迷走小胆管时，应予结扎、切断，以免术后出血或形成胆瘘。胆囊剥除后，如肝床有少量渗血。以生理盐水纱布压迫 3~5 分钟，即可止血，或用电凝止血。结节缝合残留的胆囊浆膜(图 8-6-15)，遮闭肝床。

(2) 逆行性胆囊切除术：

1) 剥离胆囊：在胆囊周边浆膜下注入生理盐水，切开浆膜，将胆囊的肌层和黏膜层由浆膜下剥离(图 8-6-16)。有时胆囊和肝床粘连紧密，剥离时出血多，且可能损伤肝脏。应边剥离边用生理盐水纱布压迫止血，直至剥离到胆囊颈部。必要时可切开胆囊，以左手食指伸入胆囊内做引导(图 8-6-17)进行剥离。

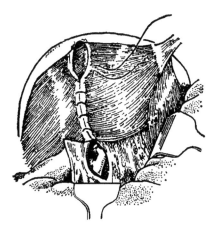

图 8-6-15　结节缝合残留的胆囊浆膜

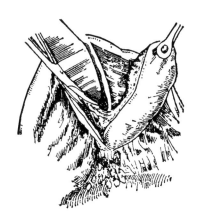

图 8-6-16　由浆膜下剥离胆囊

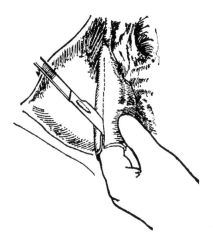

图 8-6-17　以手指深入胆囊内做引导

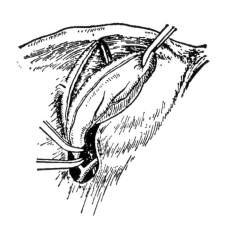

图 8-6-18　钳夹胆囊管

2）处理胆囊动脉和胆囊管：在胆囊颈的后方找到胆囊动脉，并予以结扎、切断。有时胆囊动脉因炎症粘连而变细，埋藏于粘连的组织内，在剥离过程中即已将其剥断。最后认清胆囊管，用两把止血钳在距胆总管 0.3～0.5 cm 处夹住（图 8-6-18），在其中间剪断，移除胆囊。近断端用 4 号丝线结扎后再加缝合结扎。对肝床上出血不止处加以缝合。

4. 关闭腹腔：去掉腰背部小枕，清理腹腔内纱布，并注意有无渗血。腹腔内以生理盐水冲洗后，在网膜孔处放一乳胶管引流，引流管从右腹部戳口引出。逐层缝合腹壁切口。

【术中注意事项及异常情况的处理】

1. 肝外胆管和胆囊动脉，常有变异，加之炎性粘连，不易辨清，故在手术中，必须准确辨认，否则，可发生误伤。

2. 胆囊管残端不宜过长，以防该部扩张，胆汁淤积感染；如过短则造成胆总管狭窄。一般以距胆总管 0.3～0.5 cm 为宜。

3. 如胆囊和肝床紧密粘连，剥离困难时，可仅将胆囊黏膜层剥下，直至胆囊管，并将其一并切除。

4. 术中如需探查胆总管时,应先探查、处理胆总管,再做胆囊切除。

三、胆总管切开引流术

【适应证】

1. 胆道感染、胆源性肝脓肿、胆道出血、重症急性化脓性胆管炎。

2. 反复胆绞痛、黄疸、高热或并发复发性胰腺炎者。

3. 严重肝外伤缝合或切除以及肝外胆管修复或吻合术后,应行胆总管切开引流。

【术前准备、麻醉、体位】

同胆囊切除术。

【手术步骤】

1. 切口:右上腹经腹直肌切口,上自肋弓,下抵脐部。如显露不充分,可沿右肋弓延长至剑突。

2. 显露肝十二指肠韧带:用大块生理盐水纱布分别覆盖于胃和十二指肠、肝脏和胆囊,以及横结肠和空肠。然后用大而宽的深拉钩,分别将胃、十二指肠拉向左侧,肝脏、胆囊拉向右上方,大肠、小肠拉向下方,使肝十二指肠韧带稍呈紧张状态。这样,便能清楚地看到其中走行的暗青色粗大的胆总管,以及胆总管下方的网膜孔。用生理盐水纱布填塞于网膜孔内,以防胆汁外溢,污染小网膜腔。

3. 切开胆总管:切开肝十二指肠韧带前面的腹膜,剥离,可看到胆总管。在距十二指肠上缘 1 cm 处,常规穿刺(图 8-6-19),如抽出胆汁,即可确认是胆总管。抽出的胆汁做细菌培养和抗生素敏感试验。测量胆道内压力,如有条件者可做胆道造影。在穿刺针眼的两侧,各缝一条支持线。提起支持线,在中间用尖刀纵行切开胆总管,长约 2 cm(图 8-6-20),吸引器吸净胆汁。

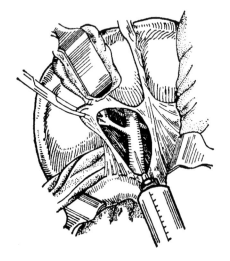
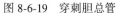

图 8-6-19　穿刺胆总管

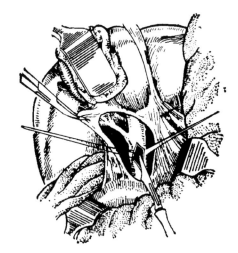

图 8-6-20　切开胆总管

4. 取出胆石或蛔虫:将胆石钳或胆石匙插入胆总管内,试夹或试挖胆结石,尽量将所有的胆石(蛔虫)全部夹出或挖出(图 8-6-21)。当胆总管明显扩张时,可将左手食指伸入胆总管内进行探查,以免残留胆石、蛔虫。如有狭窄,应明确其位置。最后用导尿管和胆道扩张器探查

Oddi 括约肌和左、右肝管是否通畅。

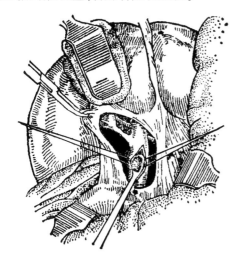

图 8-6-21　挖出胆石

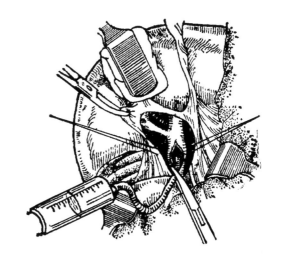

图 8-6-22　冲洗胆总管

5. 冲洗胆总管,放置"T"形管:将导尿管依次插入左、右肝管和胆总管,接注射器,用生理盐水加压冲洗(图 8-6-22)。直至将小胆石、泥沙样胆石和混浊脓性胆汁彻底冲洗干净为止。有条件时,可用胆道镜检查。

将"T"形管的两端各留 2~3 cm 长,其余剪掉,并将其底部侧壁剪除一半,开放管腔。用一长弯钳或镊子将"T"形管柄和一臂夹在一起,送入胆总管内(图 8-6-23),然后将另外一臂送入胆总管中,使"T"形管两臂自然伸展。用 3-0 号丝线结节缝合胆总管,再向"T"形管内慢慢注入生理盐水,观察其通畅情况以及胆总管缝合处有无液体漏出,对漏液处应补加缝合。最后,对有疑问的情况,可再经"T"形管行胆道造影,以免遗留结石。

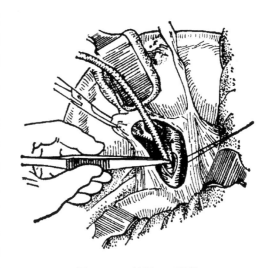

图 8-6-23　放置"T"形管

6. 关闭腹腔:去掉腰背部垫枕,以生理盐水冲洗腹腔。在胆总管附近放乳胶管引流,在右侧腹壁戳一小口,将"T"形管和乳胶管引流分别引出腹腔外,并将"T"形管用皮肤缝线结扎固定。将大网膜包绕于肝下、胆囊和胆总管周围,逐层缝合腹壁切口。

【术中注意事项及异常情况的处理】

1. 胆总管切开引流同时需要切除胆囊者,应先做胆总管切开引流,后切除胆囊。

2. 胆总管表面炎性浸润,偶有曲张静脉,甚至是静脉瘤状,应紧靠胆总管表面将其缝合结扎或分离后结扎、切断,以免显露胆总管时损伤出血。由肝固有动脉或胃十二指肠动脉分出的变异胆囊动脉,横跨胆总管前方进入胆囊,影响显露胆总管。如不需要切除胆囊时,应将血管分离后拉向一旁,显露胆总管,切勿轻易结扎、切断,以免胆囊缺血坏死。少数肝右动脉横跨肝总管前方,慎勿损伤。少数的肝门静脉在胆总管前方走行,故切开胆总管前,必须先做穿刺,以免误将肝门静脉切开,引起严重出血。

3. 肝内胆管结石,由胆总管切口取除困难时可行扩大的胆总管切开术。切开胆总管前面的腹膜直至左、右肝管分叉部,进而切开 Glisson 鞘。将左肝管露出 3~4 cm,或将右肝管露出 1~2 cm(图 8-6-24),将胆总管切口延长到左或右肝管(图 8-6-25),看到肝内胆管第二级分支的开口,进行取石和清洗胆管(图 8-6-26),放好"T"形引流管,缝合胆总管和肝管(图 8-6-27)。

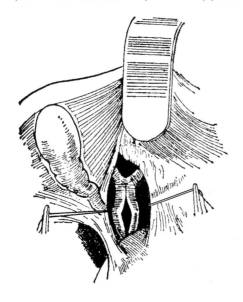

图 8-6-24　扩大胆总管切口,显露左、右肝管

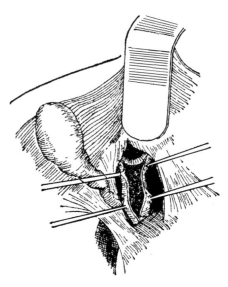

图 8-6-25　向左肝管或右肝管延长切口

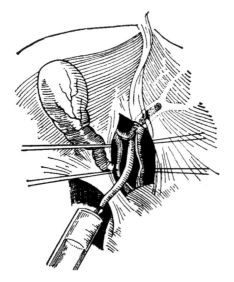

图 8-6-26　清洗肝内胆管

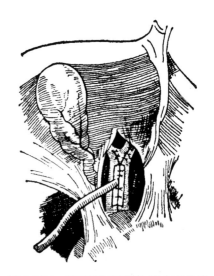

图 8-6-27　置"T"形引流管,缝合胆总管

【术后处理】

除一般的术后处理同胆囊切除术外,尚有:

1. 如胆汁引流量突然减少,感觉上腹胀痛,体温升高时,则可能是"T"形管被脓块、胆石、胆沙或蛔虫等所堵塞。应用生理盐水冲洗抽吸,多能恢复通畅。如仍不通畅,应及时做胆道造影。如发现有胆石、蛔虫阻塞或"T"形管脱出于胆总管外且病情加重者,应考虑再次手术。拔除"T"形管时要慎重,应具备下列条件。

(1)患者周身情况好转,体温正常,黄疸消退,食量增加,体力逐渐恢复,胆汁澄清者。

(2)闭管 3~5 天,无不良反应者。如有怀疑,可夹管观察 1~2 周。

(3)经"T"形管注入造影剂,证明肝内、外胆管以及 Oddi 括约肌通畅无阻者。

2. 在严重胆道梗阻的患者,因肝细胞长期受胆管内高压影响,停止分泌,有时术后 1~2 天内胆汁分泌量很少,不必特殊处理。应加强保肝治疗,恢复肝脏功能,促使胆汁分泌。

3. 注意,勿使"T"形管脱落。一旦脱落,应立即用 18~20 号导尿管由原孔插入,观察胆汁流通情况。如出现腹膜炎,则应及时手术。

4. 术后数周,如拔管困难,经胆道造影发现有括约肌狭窄、壶腹部胆石嵌顿或肝内胆管和肝外胆管有胆结石者,应每日用温生理盐水反复冲洗,同时口服胆汁分泌剂和利胆药物,促使胆汁分泌增多,有时也能排出胆石。对嵌顿于胆总管下端的结石,可行经纤维十二指肠镜 Oddi 括约肌切开及取出结石。残留于肝内、外胆管的结石,手术 4 周以后,可通过"T"形管窦道放入纤维胆道镜取出结石。

【术后处理】

见胆囊切除术。

四、经十二指肠 Oddi 括约肌切断术和成形术

【适应证】

1. Oddi 括约肌狭窄或痉挛者。

2. 胆结石嵌顿于 Vater 壶腹部者。

3. 肝内胆管有小胆结石或泥沙样胆结石者。

4. 胆道手术后胆结石复发者。

5. 慢性胰腺炎者(多有 Oddi 括约肌痉挛或狭窄)。

【术前准备、麻醉、体位】

同胆囊切除术。

【手术步骤】

1. 切口、探查、显露和切开胆总管:同胆总管切开引流术。

2. 游离和切开十二指肠:切开十二指肠第二段外侧腹膜,钝性游离十二指肠,右手持 4~5 号扩张器,由胆总管切口,经过 Oddi 括约肌伸入十二指肠肠腔内。以左手食指和拇指隔着肠壁触到扩张器的顶端,作为切开十二指肠前壁的标志(图 8-6-28)。在此处缝两条支持线,周围用纱布隔离,在支持线中间由内向外斜行切开 3~4 cm,吸净肠内容物,即可看到扩张器通过 Oddi 括约肌开口的部位。在肠腔的两端各塞以生理盐水纱布,以免肠液外流(图 8-6-29)。

3. 括约肌切断或成形:

(1)切断括约肌:用左手食指、中指将十二指肠由后壁向前托起,用拉钩将切开的肠腔向上、下、左、右轻轻拉开,向 Oddi 括约肌开口插入有槽探针。用小刀或小剪沿有槽探针走行,相当于

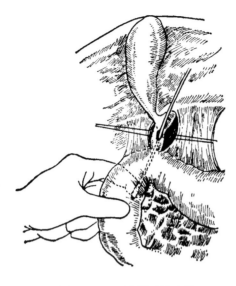

图 8-6-28 手指摸到扩张器

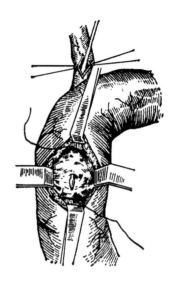

图 8-6-29 看到扩张器

11 点处(内侧有胰管开口),切断 Oddi 括约肌,长约 2.5~3 cm(图 8-6-30),将切开的括约肌两侧前后缘的黏膜,用 3-0 号丝线结节缝合 1~2 针。拔除扩张器,通过 8~10 号以上的扩张器即可。由胆总管切口放入"T"形管(勿用长臂"T"形管),以 3-0 号丝线结节缝合胆总管。取出肠内纱布,以 2-0 号铬制肠线全层连续缝合十二指肠切口,再加浆肌层结节缝合。

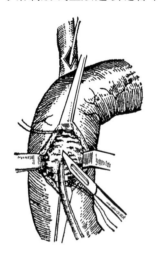

图 8-6-30 切断括约肌

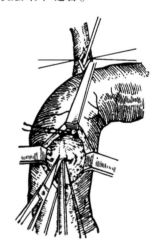

图 8-6-31 楔形剪除 Oddi 括约肌

(2)括约肌成形:切开十二指肠,显露 Oddi 括约肌开口后,在开口部的上方穿透黏膜和肌层缝合支持线,牵拉支持线,由 10 点和 12 点两处开始,向 11 点方向,即胆总管走行方向,用小剪刀楔形剪除 Oddi 括约肌,2.5~3 cm 长,2~3mm 宽(图 8-6-31)。为了剪除方便,可由乳头部插入有槽探针,沿其槽沟剪开,或由胆总管向十二指肠腔内插入一条由中央纵行劈开的导尿管,将劈开的两半分开、拉紧,楔形切除 Oddi 括约肌,切除标本做病理检查。仔细结扎止血。再将十二指肠黏膜和胆总管黏膜,用 3-0 号丝线做结节缝合,间隔 2~3 mm,使缝合线呈马蹄形(图 8-6-32)。注意,勿将胰腺管开口缝合闭锁。取出肠内纱布,缝合十二指肠切口,胆总管放"T"形管。

4. 切除胆囊:切断 Oddi 括约肌后,胆囊即失去收缩功能,因胆汁易于淤积、潴留和感染等,应同时切除。

5. 关闭腹腔:清点器械和纱布,以温生理盐水冲洗腹腔。在胆总管附近放一乳胶管引流,肝下面和胆道由大网膜覆盖。右侧腹壁另切小口分别引出"T"形管和乳胶管引流,逐层缝合腹壁切口。

【术中注意事项及异常情况的处理】

1. 如用最小号胆道扩张器也不能通过括约肌开口时,应切开十二指肠,找到括约肌开口,用探针通向胆总管。

2. 切开十二指肠时,可斜行切开,既不能造成肠壁紧张,又不致发生狭窄。

3. 缝合十二指肠切口须确实,以防肠瘘发生。

【术后处理】

参见胆总管切开引流术。

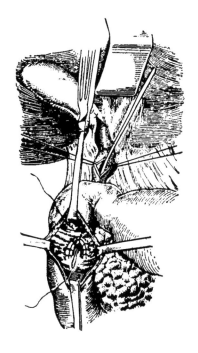

图 8-6-32　将两黏膜做结节缝合

第七节　胃及十二指肠的局部解剖及胃的手术

一、胃的局部解剖

(一) 胃的位置和毗邻

胃(stomach)有两壁、两缘和两口。两壁即前壁和后壁。胃上缘为凹缘较短,朝向右上方,称为胃小弯,借肝胃韧带连于肝脏,比较固定。胃小弯在近幽门处有较明显的转折角,称角切迹,是胃分部的一个界线。胃下缘为凸缘,较长,朝向左下方,称为胃大弯,有大网膜与其相连,活动性较大。胃大弯最低部一般不低于两侧第 10 肋骨前端连线的水平,约平第 3 腰椎,或在脐的稍上方。胃与食管连接处的入口为贲门,食管左缘与胃大弯起始处所成的锐角称为贲门切迹。贲门相当于左侧第 7 肋软骨后方 10 cm,距中线 2.5 cm 处,亦即位于第 11 胸椎椎体的左侧。胃的下端与十二指肠连接处称为幽门,位于第 1 腰椎的下缘的右侧,距中线 2 cm 处。幽门处可触及由胃壁环形肌加厚形成的幽门括约肌,幽门与十二指肠交界处的表面可见环形浅沟,以此作为二者分界的标志。

胃大部分(3/4)位于左季肋部,小部分(1/4)位于腹上区。胃底和贲门部位于膈穹隆的下方,位置较高。胃前面接触腹前壁,无其他脏器覆盖,并随呼吸可上下活动,故胃前壁损伤或溃疡穿孔一般不易形成粘连。胃后壁邻近左肾、左肾上腺、胰、脾等,胃后壁病变多与胰腺愈着,甚至穿入其中。胃小弯为肝左叶所覆盖,小弯的恶性肿瘤易侵及肝左叶。胃大弯接近横结肠上缘,大弯的恶性肿瘤常累及横结肠(图 8-7-1)。

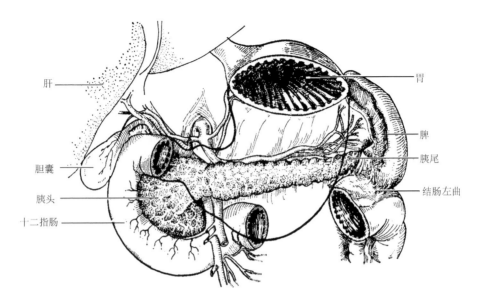

图 8-7-1 胃与周围脏器的关系

肝 胆囊 胰头 十二指肠 胃 脾 胰尾 结肠左曲

(二) 胃的韧带

由肝门移行至胃小弯的两层腹膜,称为肝胃韧带(hepatogastric ligament);从肝门移行至十二指肠上部的两层腹膜,称为肝十二指肠韧带(hepatoduodenal ligament)。以上两个韧带形成小网膜。在肝十二指肠韧带内有胆总管、肝动脉及肝门静脉等。胃大弯侧的两层腹膜与横结肠相连的部分,称为胃结肠韧带(gastrocolic ligament)。在胃结肠韧带的后方有横结肠系膜,两者常因炎症而粘连。胃底部与脾门间的腹膜称为胃脾韧带(gastrosplenic ligament)。贲门与膈接连的腹膜称为胃膈韧带(gastrophrenic ligament)。

(三) 胃壁的结构

胃壁由四层组成,自外向内依次为浆膜、肌层、黏膜下层、黏膜层。浆膜层光滑,愈合力较强,行胃肠吻合时,有其重要意义。肌层由三层平滑肌构成,外层为纵行纤维,在胃大、小弯及幽门管处较发达。中层为环形纤维,分布于胃的各部,在幽门部特别增强,构成幽门括约肌。内层为斜行纤维,数量较少而弱,自贲门和胃底斜行分布于胃前、后壁。黏膜下层由疏松结缔组织构成,因此黏膜层可在肌层上滑动。黏膜层内有腺体,胃体部的腺体主要分泌胃酸。

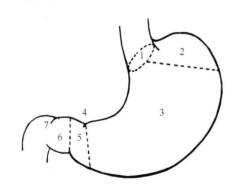

图 8-7-2 胃的分区
1. 贲门;2. 胃底;3. 胃体;4. 角切迹;
5. 幽门窦;6. 幽门管;7. 幽门

(四) 胃的分部

即贲门部、胃底部、胃体部和幽门部。在幽门部的大弯侧有一浅沟称中间沟,以此沟为界将幽门部分为左侧的幽门窦和右侧的幽门管(图 8-7-2)。幽门管管径狭小,至十二指肠管腔时又扩大,管壁变薄。

(五) 胃的血管

胃的血液供应较为丰富,在其大、小弯的两侧各形成一个动脉弓(图 8-7-3)。小弯侧动脉弓由胃左、右动脉所组成。胃左动脉(left gastric artery)发自腹腔动脉,经胃胰襞行至贲门处时向上分出食管升支,与食管动脉相吻合。向下分出前、后两支,沿小弯的前、后壁向右下方走行,其末端与胃右动脉吻合。前、后两支在行程中又发出数支胃壁支进入胃壁。胃右动脉(right gastric artery)发自肝总动脉,行至胃小弯时,进入肝胃韧带,也分前、后两支,其末端与胃左动脉吻合,并分数支伸入胃壁。副胃左动脉或代替肝左动脉起自胃左动脉。此外,有时可见副胃左动脉起于肝固有动脉左支(图 8-7-4)。副胃左动脉一般走在肝尾状叶的左侧,全胃切除时应在副(或代替)肝左动脉起点的远侧结扎胃左动脉。左半肝切除术结扎副肝左动脉时,结扎点应在其起点的远侧,切勿损伤胃左动脉;处理来自左半肝的胆道出血,结扎肝固有动脉左支(即肝左动脉)的同时,也要结扎副肝左动脉。

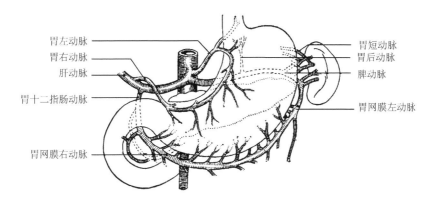

图 8-7-3　胃的动脉

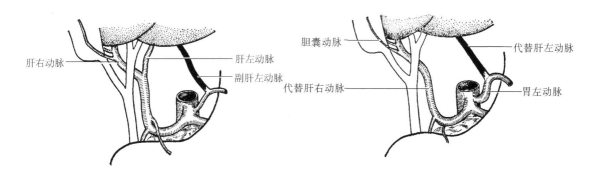

图 8-7-4　由胃左动脉发出的副肝左动脉或代替肝左动脉

大弯侧动脉有胃网膜左、右动脉(left and right gastroepiploic artery)及胃短动脉(short gastric artery)。胃网膜左动脉起自脾动脉末端或脾支,经胃脾韧带入大网膜前叶两层的腹膜间,沿大弯向右走行与胃网膜右动脉吻合,发出数支胃壁支进入胃壁。该动脉较短,分布范围小,一般限于胃体部大弯侧左侧半的下部。胃网膜右动脉来自胃十二指肠动脉,在大网膜前叶两层的腹膜间,沿大弯向左走行与胃网膜左动脉吻合,并发出胃壁支进入胃壁。

胃后动脉(posterior gastric artery)的出现率约为 60% ~ 80%,起自脾动脉主干或其上极支,在网膜囊后壁、腹膜后面经胃膈韧带伴同名静脉上行,分布于小弯侧的胃底后壁(见图 8-7-3)。

胃的静脉基本与同名动脉并行。在小弯侧有胃左和胃右静脉。胃左静脉又称胃冠状静脉,在贲门稍下方接受食管静脉支后,弯向右后下方,最后汇入肝门静脉或脾静脉。在大弯侧有胃网膜左、右静脉。胃网膜左静脉汇入脾静脉,胃网膜右静脉汇入肠系膜上静脉。胃短静脉汇入脾静脉。此外,尚有胃后静脉汇入脾静脉。

(六)胃的神经

胃的神经支配来自交感神经和副交感神经系统。交感神经能抑制胃的运动,减少胃酸分泌;副交感神经可促进胃的运动,增加胃酸分泌。交感神经纤维来自胸部交感节,其纤维至腹腔神经节换神经元后,其节后纤维随腹腔动脉诸分支走行,有的随胃血管分布到胃。

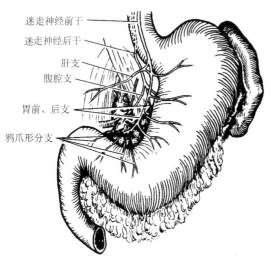

图 8-7-5　胃迷走神经的基本形态

迷走神经前干
迷走神经后干
肝支
腹腔支
胃前、后支
鸦爪形分支

副交感神经纤维来自迷走神经(图 8-7-5)。迷走神经前干在腹段食管前壁从左上向右下方走行,与食管肌层紧贴。前干多发出胃底贲门支,并于贲门高度向肝门发出肝支,之后,走在肝胃韧带内,沿胃小弯下行,称为胃前支(前 Latarjet 神经)。胃前支向胃壁发出 3~5 支前胃壁支,在角切迹附近延续为"鸦爪"形分支,分布于胃幽门部。迷走神经后干走行于腹段食管右后壁肌层的表面,仅少数发出胃底贲门支。后干在贲门稍下方向腹腔神经丛发出腹腔支,腹腔支沿胃胰襞内走行,其余沿小弯侧胃后壁走行,称为胃后支(后 Latarjet 神经)。胃后支向胃后壁发出分支,称后胃壁支,一般为 2~3 支。胃后支在角切迹附近分为"鸦爪"形分支,分布于胃幽门部后壁。胃的迷走神经分支变异较多,有的胃前支或胃后支缺如,分别由腹腔神经丛发出分支所代替,其最下方分支即为鸦爪支。

(七)胃的淋巴

胃的淋巴自黏膜流至黏膜下层,形成淋巴网,再穿过肌层至浆膜下,经淋巴输出管注入胃周围淋巴结,其走行方向与胃的动脉走行基本一致。胃周围淋巴结通常分为四组(图 8-7-6):①胃左、右淋巴结:位于胃左、右动脉的周围,收纳胃小弯附近胃前、后壁的淋巴管;②胃网膜左、右淋巴结:沿胃网膜左、右动脉排列,收纳胃大弯下部的淋巴,同时还收集大网膜的淋巴,因此癌细胞可逆流转移至大网膜;③幽门淋巴结:沿胃十二指肠动脉排列,收纳胃网膜右淋巴结的输出管以及胃幽门、十二指肠上部、胰头等处的淋巴管;④脾淋巴结:在脾门处沿脾动脉排列,收集胃大弯上部的淋巴。以上四组淋巴结最后都通向腹腔淋巴结。此外,胃的淋巴管与周围器官的淋巴管均有直接或间接的联系。例如,胃黏膜下层淋巴网与食管黏膜下层淋巴网之间有充分的交通,胃癌侵及黏膜下层后即可扩展至食管。胃浆膜下淋巴网与十二指肠浆膜下淋巴网之间同样也有交通,胃癌仍可延及十二指肠,因此,对胃癌施行根治性手术,探查应全面,廓清应彻底。

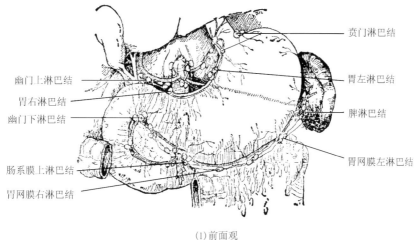

(1)前面观

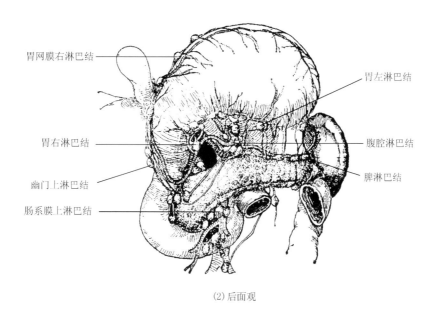

(2)后面观

图 8-7-6　胃的淋巴

二、十二指肠的局部解剖

(一)位置、分布与毗邻

十二指肠(duodenum)位于胃幽门和空肠之间,长约 20~25 cm。十二指肠的上端在第 1 腰椎上缘的右侧与幽门部相连,其下端在第 2 腰椎的左侧连于空肠。十二指肠呈半环形("C"形)弯曲,其凸侧向右,凹侧向左上方,环绕胰头周围。十二指肠位于腹腔的深部,在第 1 腰椎与第 3 腰椎之间紧贴腹后壁,除其始、末两端大部被腹膜包裹外,其余大部为腹膜外位。

十二指肠分为四部:第一部为上部(球部),自幽门向右后方,至肝门下方胆囊颈附近急转向下延续为第二部。转折处称为十二指肠上曲。十二指肠上部位于第 1 腰椎上缘的右侧,长约 5 cm。上部与胃幽门分界处的前面有幽门前静脉经过,术中常以此静脉作为胃与十二指肠分界的标志。上部近侧半的上面、前面和下面均有腹膜覆盖,具有一定的活动度。上部的近侧半的黏膜面光滑无环状皱襞,称为十二指肠上部。上部的远侧半仅前壁有腹膜覆盖,其余各壁均在腹膜后,活动性受到限制。

十二指肠第一部的上方有肝左内叶的脏面及肝十二指肠韧带。肝十二指肠韧带内有胆总管、肝固有动脉及肝门静脉走行。十二指肠上部的下方为胰头,前面邻近胆囊。上部的后面有胆总管的十二指肠后段、胃十二指肠动脉及肝门静脉,与下腔静脉仅隔一层疏松结缔组织。胃十二指肠动脉通常在距幽门远侧约 2.5 cm 处。

第二部为降部,此部在胆囊颈的下方与十二指肠上部呈锐角(十二指肠上曲)形式急转向下,在第 1~3 腰椎的右侧,贴近右肾前面内侧缘及输尿管起始部下降,在第 3 腰椎下缘平面折转左行,续十二指肠第三部,转折处的弯曲称为十二指肠下曲。降部长约 7~8 cm,全部位于脊柱右侧,为腹膜外位,固定且较深在。

降部的左侧紧贴胰头,其左后缘与胰头之间有胆总管下行。胆总管末端与胰管汇合后,开口于降部中段后内侧壁的十二指肠大乳头。降部内面黏膜的环状皱襞发达,在其后内侧壁上有一纵行皱襞,称十二指肠纵襞,此襞下端为十二指肠大乳头(major duodenal papilla)。但大乳头也可位于纵襞上端或在纵襞上;个别者位于纵襞的左或右侧。在十二指肠降部的后内侧壁,大乳头的右上方 1~2 cm 处,有时可见有十二指肠小乳头,是副胰管的开口处。

十二指肠降部的前面,其上部有肝,中、下部有横结肠及其系膜跨过。降部的外侧(即右侧)壁邻近升结肠,降部的内侧(即左侧)壁紧贴胰头,其后内侧有胆总管下行,后方与右肾及下腔静脉相毗邻(图 8-7-7)。

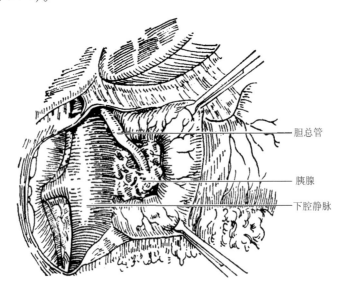

胆总管

胰腺

下腔静脉

图 8-7-7　十二指肠降部与胰头翻向左侧

第三部为水平部,又称为下部,在第 3 腰椎平面由十二指肠下曲以水平方向横行向左,越过右输尿管、下腔静脉、脊柱及腹主动脉,达第 3 腰椎的左侧,移行于第四部。水平部长约

10~12 cm,全部位于腹膜外,并在横结肠系膜根的下方(图 8-7-8)。水平部上方有胰头、胰体部,肠系膜上动、静脉经胰下缘下行,紧贴十二指肠水平部的前面走行。

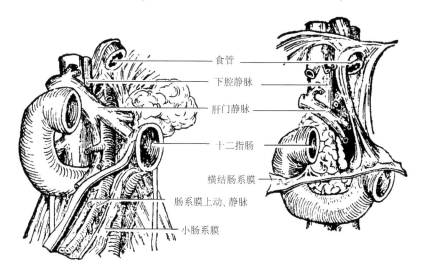

食管
下腔静脉
肝门静脉
十二指肠
横结肠系膜
肠系膜上动、静脉
小肠系膜

图 8-7-8　十二指肠水平部

第四部为升部,此部最短,长约 2~3 cm,自第 3 腰椎的左侧、腹主动脉的前方外斜向左上方,至第 3 腰椎的左缘,再向前下方以锐角转弯,称为十二指肠空肠曲(duodenojejunal flexure),而后移行于空肠。十二指肠空肠曲恰在胰的下方,其左缘与横结肠系膜根之间有一腹膜皱襞,称十二指肠悬韧带(suspensory ligament of duodenum)或 Treitz 韧带。十二指肠悬韧带深面有十二指肠悬肌,它起自膈右脚,下附于十二指肠空肠曲附近,有悬吊、固定十二指肠空肠曲的作用。十二指肠悬韧带是外科的重要标志,手术时经常用其确定空肠的起始点。

(二) 十二指肠的血液供应

主要来自胰十二指肠上前、后动脉(anterior/posterior superior pancreaticoduodenal artery)及胰十二指肠下动脉(inferior pancreaticoduodenal artery)(图 8-7-9)。胰十二指肠上前动脉在胃幽门下缘处自胃十二指肠动脉的末端发出,经腹后壁腹膜的后方,沿胰头和十二指肠降部之间的前沟下行,与胰十二指肠下动脉前支吻合。胰十二指肠上后动脉在十二指肠上部的后方、胰头的上方自胃十二指肠动脉的中部或根部发出,斜向右下越过胆总管的前方至其右侧,在胰头后面的中部与胰十二指肠下动脉后支吻合。胰十二指肠下动脉多起自肠系膜上动脉,也可起自第1 支空肠动脉、胰背动脉及异常走行的肝右动脉。通常是在肠系膜上动脉自胰下缘与十二指肠水平部之间穿出时发出,经肠系膜上静脉的后方分为前、后两支。前支向右在胰头与十二指肠降部之间的前沟中走行,与胰十二指肠上前动脉吻合,构成胰十二指肠前弓。后支向右上方走行,在胰头后面的中部与胰十二指肠上后动脉吻合,组成胰十二指肠后弓。由胰十二指肠前、后弓再发出数条分支,分别至胰头和十二指肠。

十二指肠上部还有十二指肠上动脉(superior duodenal artery)及十二指肠后动脉(posterior duodenal artery)。起始部位变异较多,多起于胃十二指肠动脉,也可起自肝总动脉、胰十二指肠上后动脉、胃右动脉、肝固有动脉,分布在十二指肠上部的上面、前面和后面。十二指肠升部还

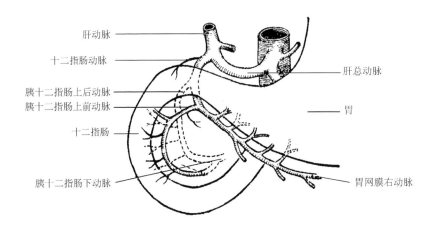

图 8-7-9　十二指肠的动脉

有第 1 支空肠动脉的分支供血,由于此动脉还供血至空肠上段,在胰十二指肠切除时,通常需切除整个十二指肠,而第 1 支空肠动脉将被结扎、切断,故此手术的切除范围应包括空肠上段约5 cm。

　　十二指肠的静脉基本与同名动脉伴行。主要有胰十二指肠上前静脉、胰十二指肠上后静脉及胰十二指肠下静脉。胰十二指肠上前静脉收纳胰头部及十二指肠上半部的血液,汇入胃网膜右静脉。胃网膜右静脉经十二指肠上部的背侧汇入肠系膜上静脉。胰十二指肠上后静脉收纳胰头部及十二指肠上半部的血液,在胰头后面向上走行,经十二指肠上部的后方、胆总管的左侧汇入肝门静脉。胰十二指肠下静脉是由胰十二指肠下前静脉和胰十二指肠下后静脉汇合而成,收纳胰头及十二指肠下半部的静脉血,注入肠系膜上静脉或第 1 支空肠静脉。

三、胃大部切除术

　　胃大部切除术是将胃的远侧 2/3 ~ 3/4 切除,包括胃体大部、整个胃窦部、幽门和近侧部分十二指肠,然后行胃肠吻合。根据胃肠道重建方式,胃大部切除术分为两类:胃残端直接与十二指肠吻合者称为 Billroth Ⅰ式(图8-7-10);胃残端与空肠吻合者称为 Billroth Ⅱ式。Billroth Ⅱ式又根据吻合口是全口或半口、位于结肠前或结肠后以及输入段对大弯或小弯而分成不同术式:①Hofmeister 法:结肠后输入段对小弯半口吻合;②Polya 法:结肠后输入段对小弯全口吻合;③Moynihan法:结肠前输入段对大弯全口吻合;④Eiselsberg 法:结肠前输入段对小弯半口吻合(图 8-7-11、12)。对各种胃切除手术术式的选择应根据具体情况决定。

　　Billroth Ⅰ式胃大部切除术的优点:手术操作较简单,吻合后的胃肠道接近于正常解剖生理状态,术后由于胃肠道功能紊乱所引起的并发症较少。如十二指肠有炎症、瘢痕或粘连时,做此种手术常有困难。Billroth Ⅱ式胃大部切除术的优点:能够切除足够的胃,

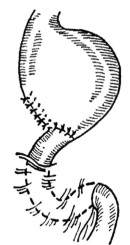

图 8-7-10　Billroth Ⅰ式
胃大部切除术

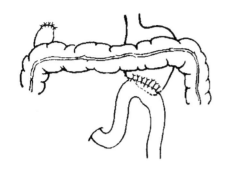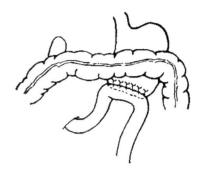

图 8-7-11　Billroth Ⅱ式胃大部切除术(结肠后)

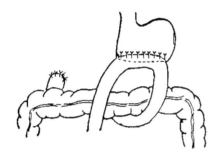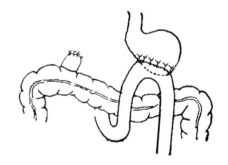

图 8-7-12　Billroth Ⅱ式胃大部切除术(结肠前)

吻合口张力小,术后溃疡复发率较低;且由于术后食物、胃液直接进入空肠,即使难以切除的十二指肠溃疡也能愈合。因此,该术式适合于各种情况的胃、十二指肠溃疡治疗。其缺点是手术操作较 Billroth Ⅰ式胃大部切除术复杂,胃空肠吻合改变了正常解剖生理关系,术后发生各种并发症较多。

【适应证】

1. 胃、十二指肠溃疡:

(1)无并发症的胃、十二指肠溃疡,尤其是十二指肠溃疡,宜先采取严格的内科疗法,确实无效者可考虑手术。

(2)幽门梗阻:幽门梗阻用内科疗法不见缓解或证实为器质性梗阻者。

(3)穿孔。

(4)出血:大量出血;中等量出血,年龄在 45 岁以上,反复出血或有其他合并症并存者,应手术治疗。

(5)可疑恶变:胃溃疡的患者,年龄在 40 岁以上,食欲不振,较快地出现幽门梗阻,或反复小量出血,体重下降,考虑有恶变,即应手术治疗。

(6)穿通性溃疡:患者有顽固性疼痛,影响劳动能力,经内科治疗无效者,应手术治疗。

2. 胃肿瘤:

(1)良性肿瘤:如为多发或有恶变趋势,应做胃大部切除术。

（2）恶性肿瘤。

3. 其他疾病：急性出血性胃炎经内科治疗无效；胃黏膜脱垂并发幽门梗阻以及幽门窦部憩室并发出血及胃结核等。

【术前准备】

1. 纠正脱水及电解质紊乱。

2. 改善机体状态。

3. 对幽门梗阻的患者，术前 3 天开始限制饮食，并每晚洗胃一次，减少胃内潴留及胃黏膜水肿，以利吻合口愈合。

4. 手术当日晨禁食。灌肠一次。经鼻孔下胃管。

【麻醉、体位】

硬膜外麻醉、全身麻醉。取仰卧位。

（一）胃切除、胃十二指肠吻合术（Billroth Ⅰ 法）

【适应证】

1. 幽门窦部病变（溃疡、良性肿瘤及胃癌）或十二指肠前壁溃疡病变能切除者。

2. 估计十二指肠宽度够用（吻合口不小于 3 cm）。

3. 胃与十二指肠吻合后无张力者。

【手术步骤】

1. 切口：选用上腹正中切口或右上腹旁正中切口。

2. 探查病变：大部分患者在术前均可确定诊断。但是少数患者仍需要根据术中探查来确定诊断和决定术式。胃溃疡多发生于胃小弯，溃疡处的胃浆膜面可见到瘢痕样改变，如有活动性溃疡，瘢痕表面有炎性浸润，稍发红，触之较硬。少数患者，由于溃疡与大网膜粘连，使小网膜短缩增厚，造成溃疡与肝门附近组织粘连；有时由于胃小弯增厚短缩，溃疡可粘连靠近贲门部；胃后壁溃疡有时穿通到胰腺，需切开胃结肠韧带进行探查。

十二指肠溃疡多发生在球部，常使球部变形，也可见到瘢痕样改变。有时溃疡与胰腺、胆囊、胆道、肝门静脉互相粘连。十二指肠溃疡并发幽门梗阻的患者，幽门括约肌处明显狭窄，胃体明显扩大，胃壁增厚，甚至水肿。经探查未发现病变者，可切开幽门窦部直视检查，有时可发现早期癌。

3. 游离胃结肠韧带：在胃结肠韧带中部无血管区切开，在胃网膜血管弓下方用止血钳向左集束钳夹（图 8-7-13），切断、结扎胃结肠韧带，直至超过胃网膜左血管的第 2 末支（图 8-7-14）。再向右游离至幽门窦部附近，常见胃后壁与胰腺被膜及横结肠系膜有粘连。靠近胃壁将其剪开，直至幽门下方，注意勿损伤中结肠动脉。在靠近胰腺下缘处将胃网膜右动脉主干钳夹、剪断（图 8-7-15）、双重结扎。

4. 游离肝胃韧带及十二指肠韧带：用右手轻轻将胃大弯向下牵拉，左手食指经胃后面向上将肝胃韧带在无血管区剥开一裂孔（图 8-7-16）。由此向右游离、结扎肝胃韧带，至幽门右侧十二指肠上部上缘，将肝十二指肠韧带内的胃右动脉游离（图 8-7-17）、钳夹、切断、双重结扎。再向左游离肝胃韧带，靠近胃壁将胃左动脉的第二末支切断、结扎（图 8-7-18）。至此，已将胃游离 2/3 左右。将十二指肠周围的粘连及细小血管逐步游离结扎，直至将十二指肠游离出约 2 cm，以备吻合用。注意十二指肠上部后方距幽门括约肌约 2.5 cm 处有胃十二指肠动脉通过，

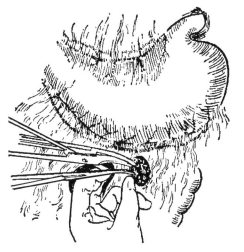

图 8-7-13　游离胃结肠韧带

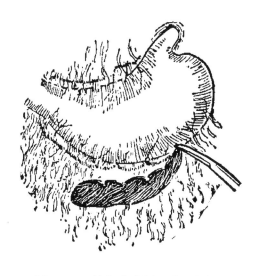

图 8-7-14　结扎、切断胃网膜左动脉

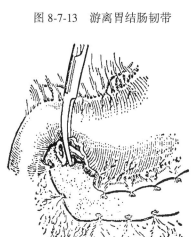

图 8-7-15　结扎、切断胃网膜右动脉

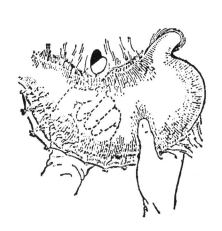

图 8-7-16　剥离肝胃韧带

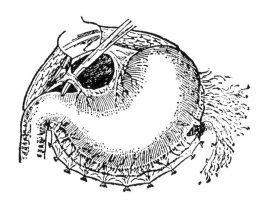

图 8-7-17　游离胃右动脉

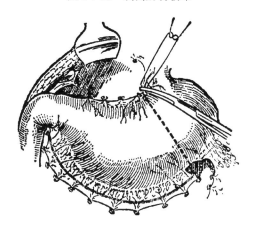

图 8-7-18　切断胃左动脉

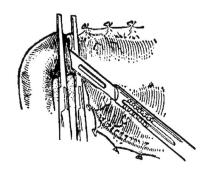

图 8-7-19 切断十二指肠

勿将其损伤。

5. 切断远端:在幽门括约肌两侧各置一把直止血钳。注意远端止血钳外侧应保留约 1.5 cm 的游离十二指肠,以备吻合。在两钳间切断十二指肠(图 8-7-19)。两断端分别包以干纱布,以防止污染腹腔。

6. 切断胃:在胃体部预定切断线的远端上胃钳,紧靠胃钳端,边切断边用 4 号丝线做全层结节缝合(图 8-7-20),将胃小弯侧闭锁。胃大弯侧保留相当于十二指肠断端的宽度,暂不切开,以备吻合。在胃小弯残角处,用 4 号丝线行荷包缝合,埋入残角(图 8-7-21),结扎缝线,再加补浆肌层结节缝合(图 8-7-22)。在胃钳近端,将保留的胃大弯前壁浆肌层切开,黏膜下血管逐一用细丝线缝合结扎(图 8-7-23)。以同样方式处理后壁。

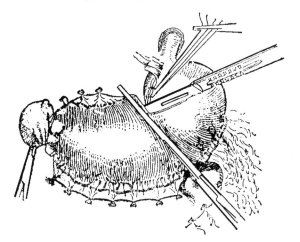

图 8-7-20 全层结节缝合胃小弯近断端

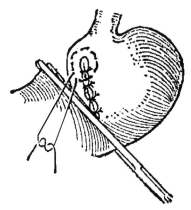

图 8-7-21 胃小弯侧残角荷包缝合

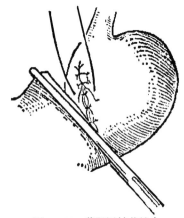

图 8-7-22 浆肌层结节缝合

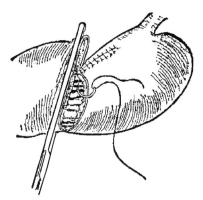

图 8-7-23 缝合结扎黏膜下血管

7. 胃、十二指肠减张缝合:将胃向左侧翻转,用 7 号丝线在胃后壁近端距吻合口 1～2 cm 处与胃长轴垂直穿过浆肌层,用此缝线与胰腺长轴平行,浅而宽地穿过胰腺被膜及腺实质,再由胰头距十二指肠附着部 0.5 cm 处穿出,暂不结扎。依次再缝 2 针(图 8-7-24),分别结扎,即可使胃断端与十二指肠残端靠拢并消除吻合口张力。

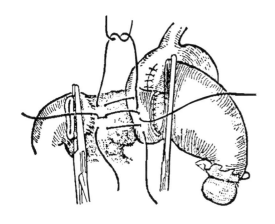

图 8-7-24　减张缝合

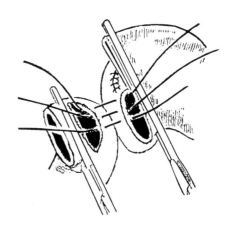

图 8-7-25　全层结节缝合后壁

8. 胃肠吻合:在直止血钳远侧切开十二指肠后壁及胃钳近侧的胃后壁,吸净胃肠道内容物。自胃小弯侧开始用 1 号丝线全层结节缝合后壁,缝针由靠近黏膜处穿入,从距切缘 0.5~0.7 cm 的浆膜穿出。缝合十二指肠时,也需多缝浆膜,少缝黏膜(图 8-7-25),针距离约 0.4 cm。后壁全层结节缝合完成后,再逐一结扎缝线,则黏膜自然内翻,浆膜紧密靠拢。然后,切断十二指肠前壁和胃前壁,移去病胃,可将胃肠减压管通过吻合口送入十二指肠内。全层结节内翻缝合前壁,将线结打在肠腔内(图 8-7-26)。再补加浆肌层结节缝合。吻合口上角易发生渗漏,故此处应补加浆肌层荷包缝合(图 8-7-27),也可将附近的大网膜或胰腺被膜缝合在吻合口角部。吻合口能通过两指即可。

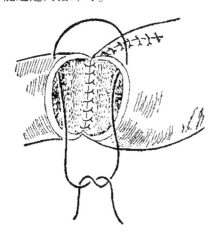

图 8-7-26　全层结节缝合前壁

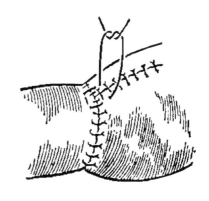

图 8-7-27　角部浆肌层荷包缝合

【术中注意事项及异常情况的处理】

1. 切除足够的胃体:对溃疡病,一定要切除足够的胃体,以免溃疡复发。

2. 减少吻合口张力:如将胃后壁与胰腺被膜固定仍不能得到满意减张时,可将十二指肠降部外侧腹膜切开,钝性剥离十二指肠,增加十二指肠的移动性。如胃后壁有粘连,也应进行剥离,使胃增加移动性。如经上述处理,吻合口仍有明显张力,应改行 Billroth Ⅱ 式胃大部切除术。

3. 防止吻合口狭窄:吻合口狭窄的主要原因是胃肠吻合时切缘内翻过多,或因连续缝合使吻合口狭小所致。

4. 防止吻合口出血:吻合口出血常为胃断端小动脉未能确切结扎所致。在行胃黏膜下缝合止血时,不仅应将看到的小血管(常看到的是静脉)缝合结扎,而且应将黏膜下层缝合结扎一周。前壁全层缝合即将结束时,用吸引器抽吸胃内容物,如见有明显出血时,应查找出血点,予以处理。

【术后处理】

1. 采取半坐位。

2. 持续行胃肠减压,应保持胃管通畅,使上消化道呈空虚状态,以利吻合口愈合。观察胃内容物有无新鲜出血及吸出的胃内容物是否过多,用以判定吻合口有无出血和狭窄。肠蠕动恢复后,拔去胃管。

3. 术后 24~48 小时,可进全流食,3~5 天改为半流食,7~9 天改为软食。禁食期间,适当补充液体。如有贫血,应输血。

4. 可能有腹腔感染的,应给予抗生素。

(二)胃切除、结肠后胃空肠吻合术(Billroth Ⅱ 法,Hofmeister 法)

【适应证】

1. 胃十二指肠溃疡或胃癌,凡不能用 Billroth Ⅰ 法者,应首选此手术。

2. 胆道及十二指肠疾病。如胆道十二指肠吻合术后反复逆行感染,或十二指肠憩室不能做内翻及切除需做转流术者。

【手术步骤】

1. 切口、探查、游离十二指肠:与 Billroth Ⅰ 法相同。

2. 切断十二指肠:在十二指肠拟切断处的幽门侧置十二指肠钳。然后,边切断十二指肠,边用小圆针 1 号丝线做全层结节缝合(图 8-7-28),将其完全闭锁。幽门端包以干纱布,以防污染腹腔。将胃翻向左上方。在十二指肠上、下角各做一浆肌层半荷包缝合,分别埋入两角,结扎荷包缝线(图 8-7-29)。两角间补加浆肌层结节缝合(图 8-7-30),必要时,再将十二指肠断端前壁与胰腺被膜行浆肌层结节缝合,或用大网膜覆盖固定,以防残端瘘。

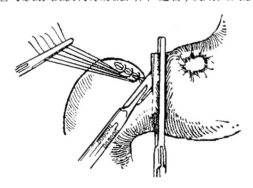

图 8-7-28　全层结节缝合十二指肠断端

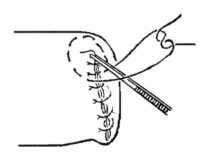

图 8-7-29　荷包缝合埋入残角

3. 切断胃小弯:胃小弯侧的切断及闭锁与 Billroth 法 I 相同。胃大弯侧保留 5~6 cm,以备吻合,但胃的拟切断线要与胃纵轴成直角或与脊柱成 45°角。

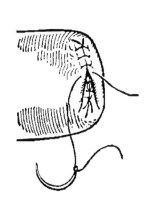

图 8-7-30　浆肌层结节缝合

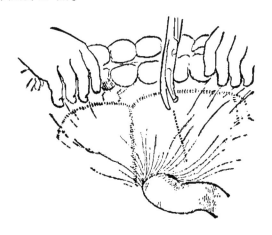

图 8-7-31　剪开横结肠系膜

4. 结肠后胃空肠吻合:将横结肠提起,在中结肠动脉的左侧将系膜由上向下剪开 5~6 cm(图 8-7-31)。在横结肠系膜根部、脊柱的左侧找到十二指肠空肠曲。在距十二指肠空肠曲 6~8 cm 的空肠系膜对侧缝一支持线,作为近侧空肠的标记。经横结肠系膜裂孔,将有标记的空肠提到横结肠系膜上方,以备吻合。将横结肠系膜裂孔的左缘与距吻合口 2 cm 处的胃后壁行浆肌层结节缝合(图 8-7-32),针距约 1.5 cm。然后,使空肠近端(标记线处)对胃小弯,远端对胃大弯。用小圆针 1 号丝线做后壁浆肌层结节缝合。距此列缝线约 0.6 cm 切开胃后壁浆肌层,做黏膜下缝合结扎止血(图 8-7-33),然后做胃前壁黏膜下缝合结扎止血。用肠钳夹持空肠。在

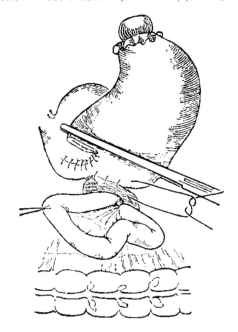

图 8-7-32　胃后壁与结肠系膜裂孔左缘缝合

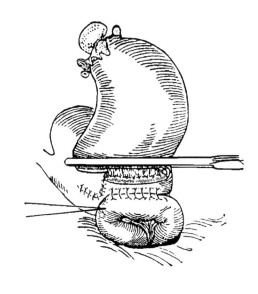

图 8-7-33　胃后壁浆肌层及胃黏膜下止血

吻合口后方填以干纱布,以预防腹腔感染。距后壁缝合线 0.5 cm 切开空肠,紧靠胃黏膜缝合结扎线外侧剪开胃后壁黏膜层。因肠壁较胃壁稍松弛,故空肠切口应略小于胃切口。用 2% 红汞及生理盐水棉球清擦吻合口处。以 2-0 号铬制肠线由小弯向大弯行后壁全层连续缝合(图 8-7-34)。注意此缝针不应超越浆肌层缝线。缝至大弯侧时,在靠近黏膜下缝合结扎线外侧切断胃前壁黏膜层,移除胃体,将胃管由吻合口送入远端空肠 10~15 cm,再行前壁全层连续内翻缝合(图 8-7-35),至小弯侧两线尾相遇,结扎在吻合口内。除去肠钳。

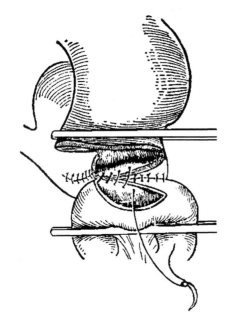

图 8-7-34　后壁全层连续缝合

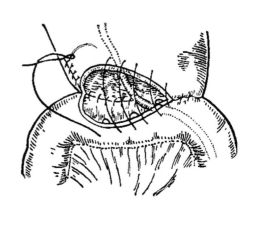

图 8-7-35　前壁全层连续内翻缝合

　　手术人员更换手套及污染的器械。然后,行前壁浆肌层结节缝合(图 8-7-36)。吻合口上角补加一荷包缝合。将吻合口拉至横结肠系膜裂孔下方,将系膜裂孔右侧缘与距吻合口 2 cm 的胃前壁浆肌层做结节缝合(图 8-7-37)。吻合口的宽度应在 2~3 横指,输入及输出口通过拇指即可。最后,逐层缝合腹壁各层。

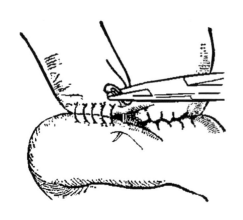

图 8-7-36　胃前壁浆肌层结节缝合

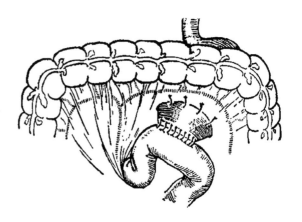

图 8-7-37　胃前壁与结肠系膜裂孔右缘缝合

【术中注意事项】

1. 防止副损伤:如十二指肠后壁病变与胆总管、肝门静脉及肝总动脉等形成粘连,则不应勉强分离或切除病变。有时胃小弯侧病变使小网膜增厚、短缩、与周围粘连,并使胆总管、肝门静脉及肝动脉向前方移位。故在处理增厚的小网膜时,应细致地行小集束游离和结扎。

在十二指肠后壁进行剥离时,勿损伤胰腺,尤其在缝合结扎止血时,不要过深地进针,以免将变位的副胰管或胆总管缝合结扎。十二指肠与胰头间有胃十二指肠动脉通过,缝合十二指肠断端后壁时,也应注意勿进针过深,以免刺破血管,引起出血。剥离胃幽门部与横结肠系膜的粘连时,有可能损伤中结肠动脉,故应看清后再剪开组织。

2. 处理十二指肠断端:游离十二指肠断端不宜过长,一般约 2 cm 即可,并应适当地保留系膜断缘处的小血管,因断端血运不佳可影响愈合。在切断十二指肠时,应注意保留足够的后壁,不应短于 1.5 cm。如后壁过短,则不易使断端的两角埋入荷包缝线内。十二指肠断端行全层缝合时,缝线距断缘勿过远,以 0.2 cm 左右为宜。

在上、下两角行荷包缝合时,两个荷包缝合的大小应保持均等。两缝线距角顶端以各约 0.7 cm 为宜,如距离过近,则不能顺利埋入。将胰腺被膜与十二指肠前壁浆肌层缝合,或用大网膜缝合固定,均可加固断端。

十二指肠断端有明显瘢痕、水肿或游离过短(不足 1 cm)时,断端的处理常不能令人满意,且易形成断端瘘。此时,可用剪有侧孔的 F 16~18 号导尿管,向断端内插入 6~7 cm。然后,做浆肌层结节内翻缝合。为了加固,可同时将大网膜包绕于断端处。导尿管由腹壁另切小口引至腹外。术后接引流瓶,2 周后拔除,可预防断端瘘。

3. 胃肠吻合:要正确辨认十二指肠空肠曲。吻合完成后,输入段空肠松紧度应适宜。输入段空肠过松,易造成输入口处屈曲;输入段空肠过紧,易牵拉输入口。吻合时勿使缝针距切缘过远,以免吻合口边缘内翻过多,造成吻合口狭窄,尤其在输入口及输出口处,更应注意。

4. 横结肠系膜裂孔的处理:剪开的横结肠系膜裂孔应稍大于胃肠吻合口处的周径。如裂孔过小,固定后易压迫吻合口,影响食物通过。缝合固定时,针距应为 1.5 cm。如针距过大,肠管可经此裂隙进入,引起内疝。缝合固定必须确实可靠,以免滑脱,造成吻合口附近空肠梗阻。

【术后处理】

同 Billroth Ⅰ法的术后处理。

(三)胃切除、结肠前胃空肠吻合术(Billroth Ⅱ法,Moynihan 法)

术式选择与 Hofmeister 法基本相同。如横结肠系膜有先天性短缩、中结肠动脉弓过小或横结肠系膜因炎症粘连短缩者,采用此手术。

【手术步骤】

其手术步骤与 Hofmeister 法基本相同,不同点如下。

1. 胃的切断线与脊柱交角应呈 90°角,较 Hofmeister 法为大,以使吻合完成后输入口不低于输出口。

2. 胃空肠吻合口距十二指肠空肠曲的距离应在 10~12 cm,或再稍短一些,比 Hofmeister 法为长。

3. 结肠前胃空肠吻合与结肠后胃空肠吻合时的肠蠕动方向恰好相反,即近侧空肠对胃大

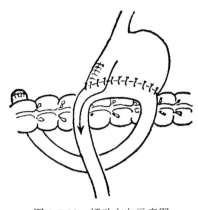

图 8-7-38 蠕动方向示意图

【术后处理】

参见 Billroth Ⅰ法术后处理。

弯,远侧空肠对胃小弯(图 8-7-38)。

4. 胃空肠吻合完成后,应将空肠系膜与结肠系膜做结节缝合,以闭锁二者间存在的间隙,防止发生内疝。

【术中注意事项】

基本上与 Hofmeister 法相同。

此外,为使十二指肠内的胆汁、胰液等顺利流入胃内,在不使吻合口有张力的情况下,应尽量使吻合口靠近空肠近端。为达此目的,可将横结肠推向右侧,在靠近横结肠左曲处提起空肠行胃空肠吻合。

第八节 胰的局部解剖及胰十二指肠切除术

一、胰的局部解剖

胰(pancreas)是人体内第二大消化腺,也是消化过程中起主要作用的消化腺,具有外分泌和内分泌两种功能。胰质地柔软,长 12~15 cm,宽 3~4 cm,厚 1.5~2.5 cm,重约 75g。

胰位置深在,在第 1、2 腰椎水平横向位于腹后壁的壁层腹膜之后,属腹膜外位器官。其右侧端嵌于十二指肠所形成的凹窝内,左侧端靠近脾门。

(一) 胰的分部和毗邻

胰分为头、颈、体、尾四部分。

1. 胰头 (head of pancreas) :位于第 2 腰椎的右侧,是胰最宽大的部分。胰头的上、右、下三面被十二指肠上部、降部及水平部所环抱,紧贴在十二指肠壁上。有的人十二指肠降部的内侧壁部分地被包在胰腺组织内。由于胰头部与十二指肠紧贴,若胰头部肿瘤压迫十二指肠引起梗阻,则 X 线检查时,可见到十二指肠窗开大或变形。

胰头的下份有向左侧突出的钩突,其一部分位于肠系膜上静脉的右后方。此处有数条小静脉汇入肠系膜上静脉的右后侧壁,是胰十二指肠切除术较难处理之处(图 8-8-1)。胰头前面有横结肠系膜根将其分为上、下两部分。胰头后面有下腔静脉、右精索或卵巢静脉、右肾静脉及腹主动脉。肠系膜上静脉从胰头部的后面汇入肝门静脉(图 8-8-2)。正常情况下,胰头部与上述组织之间隔有疏松结缔组织,当胰腺尤其是胰头部有炎症或癌瘤时,上述组织可能受累,故对胰头癌欲做胰十二指肠切除术时,应重点检查胰头肿物侵及肝门静脉、下腔静脉及肠系膜上静脉的情况。

2. 胰颈 (neck of pancreas) :位于胰头的左侧,是连接胰头与胰体的狭窄扁薄部分,长约 2~2.5 cm,与胰头之间无明显界限。有人以十二指肠上曲与肠系膜上静脉右缘的连线为胰头、颈

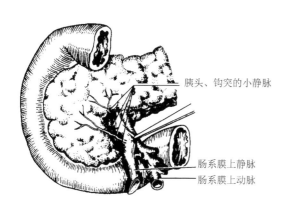

图 8-8-1 胰头、钩突的小静脉

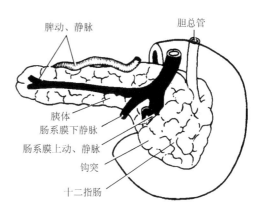

图 8-8-2 胰的后面观

部的分界线。胰头部位于胃幽门及十二指肠上部的后下方,其上方有胆总管。胰颈部的背面有一凹沟,沟内有肠系膜上静脉经过。该静脉向上走行不久即与脾静脉汇合成肝门静脉主干。肠系膜上静脉及肝门静脉干下部在胰颈背面经过时,没有胰腺小静脉汇入,因此,在行胰十二指肠切除术分离胰颈背面与肠系膜上静脉时,可从胰的上、下缘沿肠系膜上静脉与胰颈之间进行钝性分离。

3. 胰体 (body of pancreas):占胰的中份大部,约位于第 1 腰椎体平面,其前面隔网膜囊与胃后壁相邻。胃后壁溃疡时,常与胰腺粘连或穿通,此时做胃切除术则有一定难度。胃后壁癌瘤也可能侵及胰腺,手术时应进行仔细探查,方可确定式式。

胰体部后面由右向左横过下腔静脉、胸导管起始部、腹主动脉、左肾上腺及左肾前方。胰体上缘紧靠腹腔干(腹腔动脉)及腹腔神经丛,因此,胰腺炎时极易波及神经丛,出现腰部剧痛。如果胰腺癌患者有腰部剧痛,可提示癌瘤已侵及腹腔神经丛。胰体上缘还有脾动、静脉走行,脾静脉有时甚至埋在胰上缘的沟内。脾动脉发出数条胰支进入胰内,胰内又有多条小静脉(胰静脉)直接汇入脾静脉。脾静脉及其属支与胰腺紧密相连,尤其是在脾血管被病变累及,不易分离时,若行胰体尾切除术则需将脾一并切除。

据统计,肠系膜下静脉在胰体后方与脾静脉汇合者约占半数以上,其余者汇入肠系膜上静脉,或开口于肠系膜上静脉与脾静脉的汇合处。在行胰体尾切除术游离胰体时,如为汇入脾静脉者,应注意结扎、切断肠系膜下静脉,才能切胰的体尾部,否则,可误伤出血。

4. 胰尾(tail of pancreas):是胰的左端狭细的部分,其末端钝尖,伸向左上,抵达脾门后下方。胰尾部紧靠脾门,在脾肾韧带的两层腹膜之中,脾切除时需防止损伤胰尾,以免发生胰瘘。胰尾部有 4~6 支小静脉注入脾静脉(图 8-8-3),患门静脉高压时,患者的这些小静脉变粗,其管壁变薄,在行脾肾静脉吻合术时,为游离出足够

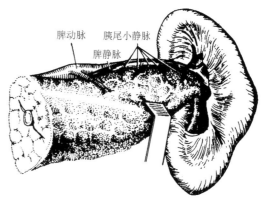

图 8-8-3 胰尾小静脉

长度的脾静脉(一般需 3~4 cm),须仔细分离、结扎、切断这些小静脉支。若处理不当,可因出血或撕裂脾静脉而增加手术的困难。

(二) 胰管和副胰管

胰管(pancreatic duct)是胰的主要排泄管。胰管自胰尾部沿胰的长轴右行,横贯胰的全长。管径自左向右逐渐增大,可达 2~3mm,当壶腹部或乳头部阻塞时(因肿瘤或结石等),胰管直径可扩大至 7~8mm。胰管沿途汇集各小叶的导管(约 100 个左右),这些导管几乎呈垂直方向汇入胰管,引流胰的大部分胰液。约在胰头、颈交界处,胰管弯向下后方,然后在胆总管的左侧与胆总管汇合,最后斜行穿入十二指肠壁,共同开口于十二指肠大乳头。了解十二指肠大乳头的位置及其标志,对逆行性胰胆管造影甚为必要。在胰头的上部,常有副胰管。副胰管(accessory pancreatic duct)一般较短小,走行于胰管的上前方,主要引流胰头上前部的胰液。副胰管的左端多与胰管汇合,右端多直接开口于十二指肠小乳头。小乳头位于十二指肠大乳头的上方(稍偏内侧)约 2 cm 处。胰管末端发生梗阻时,胰液可转经副胰管进入十二指肠。

胰管和副胰管的类型有六种(图 8-8-4),这对胰管造影术诊断胰的病变有重要参考意义。

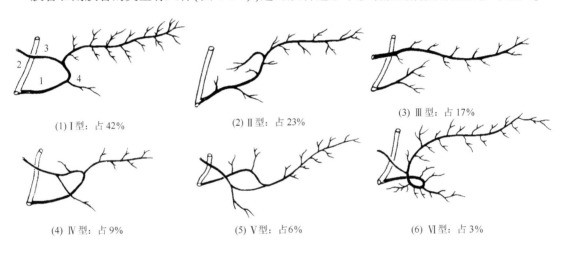

(1) I 型:占 42%　　(2) II 型:占 23%　　(3) III 型:占 17%

(4) IV 型:占 9%　　(5) V 型:占 6%　　(6) VI 型:占 3%

图 8-8-4　胰管的类型
1. 主胰管;2. 胆总管;3. 副胰管;4. 钩突小胰管

Ⅰ型:主胰管与胆总管汇合开口于十二指肠大乳头,有较细的副胰管连通于主胰管,它开口于十二指肠小乳头,钩突小胰管与主胰管相连通。

Ⅱ型:无副胰管,但在胰头上部有一小胰管与主胰管相连通,另一端为多数微细小胰管并不开口于十二指肠。钩突小胰管与主胰管相连通。

Ⅲ型:副胰管粗大,贯通整个胰腺,开口于十二指肠小乳头;而主胰管细短,并与副胰管不相通,与胆总管共同开口于十二指肠大乳头。

Ⅳ型:副胰管较细,与主胰管相连通,开口于十二指肠小乳头。钩突小胰管相连通于副胰管。

Ⅴ型:有一较细的副胰管在胰头下部与主胰管相连通,经主胰管浅面斜向右上方,开口于十二指肠小乳头。

Ⅵ型:主胰管在胰头部呈一圆圈形,副胰管连通于圆圈形上方尾侧的主胰管,而钩突小胰管连通于圆圈上。

胰管的行程中,从胰头至胰尾的后距,由菲薄(1~2 mm)的一层胰组织(或只有一层纤维膜)逐渐增大。据统计,胰颈部的后距仅为 1~2.9 mm(少数亦只有一层薄膜)。故行胰十二指肠切除术时,若在胰颈部切断胰腺进行胰肠吻合术,则易将胰管缝扎或使缝线贯穿部分胰管,造成胰管撕裂。这种情况术中不易发现,有导致术后发生胰瘘的危险。而在胰颈左侧界再向左 1~2 cm 的胰体处,胰管的后距平均为 5.9 mm。因此,行胰十二指肠切除术时,在胰颈左侧 1~2 cm 处切断胰体行胰肠吻合,可避免损伤胰管。

(三) 胰的血管

1. 胰的动脉:胰的血液供应大部分来自腹腔干的分支,另一部分来自肠系膜上动脉(图 8-8-5)。了解胰动脉的分布及其走行特点,对选择性或超选择性胰血管造影及胰移植等均很重要。

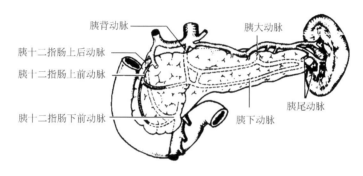

图 8-8-5 胰的动脉

(1)胰十二指肠上前动脉(anterior superior pancreaticoduodenal artery)和胰十二指肠上后动脉(posterior superior pancreaticoduodenal artery):胰十二指肠上前动脉起自胃十二指肠动脉的末端,沿胰头和十二指肠降部之间的沟下行,与胰十二指肠下动脉前支相吻合。胰十二指肠上后动脉多起自胃十二指肠动脉的中部或根部,个别可起自肝总动脉、肝固有动脉或左、右肝动脉(图 8-8-6)。胰十二指肠上后动脉在十二指肠上部的后方斜向右下,越过胆总管的前面至其右侧,在胰头后面的中部与胰十二指肠下动脉后支吻合。

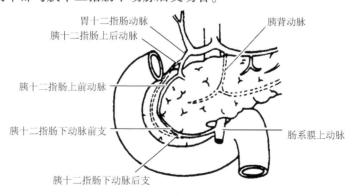

图 8-8-6 胰头部的动脉

（2）胰十二指肠下动脉（inferior pancreaticoduodenal artery）：胰十二指肠下动脉多起自肠系膜上动脉，也可起自第1支空肠动脉、胰背动脉及异常走行的右肝动脉（图8-8-7）。通常是在肠系膜上动脉自十二指肠水平部与胰下缘之间穿出处发出，经肠系膜上静脉的后方分为前、后两支。前支向右行于胰头与十二指肠降部之间的前沟中，与胰十二指肠上前动脉吻合，构成胰十二指肠前弓。后支向右上方走行，在胰头后面的中部与胰十二指肠上后动脉相吻合，组成胰十二指肠上后弓。由胰十二指肠前、后弓再发出分支至胰头及十二指肠。胰十二指肠上前动脉及胰十二指肠上后动脉属腹腔动脉的分支，胰十二指肠下动脉前、后支为肠系膜上动脉的分支，它们借胰十二指肠前、后弓的形成，构成了腹腔动脉与肠系膜上动脉之间的连通。

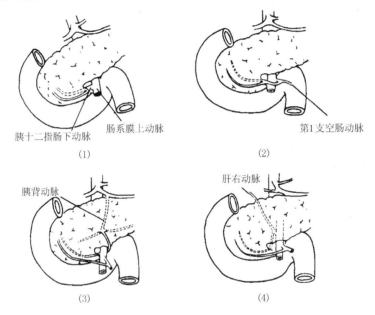

胰十二指肠下动脉　肠系膜上动脉

（1）

第1支空肠动脉

（2）

胰背动脉

（3）

肝右动脉

（4）

图 8-8-7　胰十二指肠下动脉起点的变异

（3）胰头上缘支（superior branches of pancreatic head）：胰头上缘支（出现率为64.3%）为沿胰头上缘的一条较细的动脉支。常起自胃十二指肠动脉，向左走行，与胰背动脉的分支相连。此支发出数支微细小动脉供给胰头上部。

（4）胰背动脉及胰下动脉（dorsal and inferior pancreatic arteries）：胰背动脉起点变异较多，可由腹腔动脉、脾动脉、肝总动脉等处发出（图8-8-8）。胰背动脉向下行至胰上缘背面，在脾静脉上方分为左、右两支。右支与胰头部的前、后动脉弓发出的分支相吻合，左支即胰下动脉，向左行于胰体下部偏后部的胰实质内，与脾动脉的胰支吻合。胰背动脉缺如者占14%。缺如者的血运由胰下动脉来代偿，此时胰下动脉起自胃十二指肠动脉末端或胃网膜右动脉的根部，个别者起自肠系膜上动脉（图8-8-9）。

胰下动脉虽多由胰背动脉分出，个别者也可起自胃十二指肠动脉、胃网膜右动脉或肠系膜上动脉。胰背动脉的左、右分支多可贯通胰腺全长，是胰体部的主要供血动脉。行胰头十二指肠切除术时，如切断线超过腹主动脉左侧，则有切断胰背动脉的危险。在观察胰腺动脉标本时，见胰实质内动脉网十分丰富，术中如误扎胰背动脉，也不致发生胰体、尾部血运障碍。为慎重起见，在行胰十二指肠切除术时，如有可能，最好尽量找到胰背动脉及其左、右分支（如有条件可

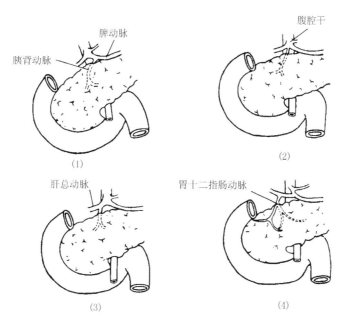

图 8-8-8　胰背动脉起点的类型

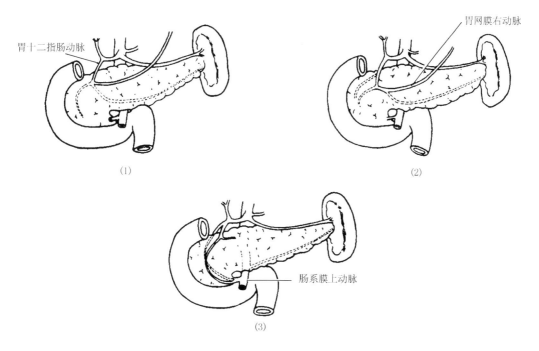

图 8-8-9　胰背动脉缺如时胰下动脉的起点

先行超选择性胰背动脉造影),应只切断胰背动脉的右支,保留其左支;而在胰体、尾切除术时,则应保留其右支,切断其左支。

(5)脾动脉胰支(pancreatic branches)及胰大动脉(great pancreatic artery):脾动脉发出的胰

支以4~5支者为多见。胰支从脾动脉下缘发出,经胰后上缘进入胰,在胰实质内与其他各动脉分支相互吻合十分丰富。胰移植术时,如对胰的主要供血动脉,如胃十二指肠动脉(发出胰十二指肠上前动脉和胰十二指肠上后动脉)、肠系膜上动脉(发出胰十二指肠下动脉)及脾动脉(发出胰支)等能确保一支血运通畅,移植胰腺的血液供应即可望得到保证。

胰大动脉是脾动脉向胰发出的数条分支中最大的一支,多在脾动脉的中1/3段发出,经胰上缘的左、中1/3交点处进入胰实质。胰大动脉在胰实质内也分成左、右两支。其左、右支呈"人"字形者多见,少数呈倒"T"形(图8-8-10)。如果胰背动脉细而短,分布范围仅限于胰的右半侧,则其胰大动脉较粗大,胰体部的血液来源主要由胰大动脉供应(图8-8-11)。

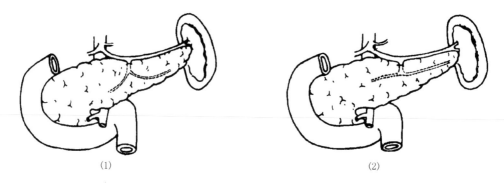

图 8-8-10　胰大动脉的分支类型

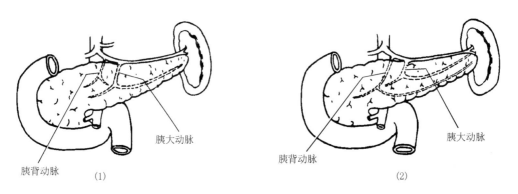

图 8-8-11　胰背动脉过细,胰大动脉代偿

(6)胰尾动脉(arteries of pancreatic tail):一般有3~4条,以起自脾动脉下极支及脾门附近的脾动脉干者为多见。由于胰尾动脉很细,起点及支数多不恒定,因此,在行胰移植或胰尾部手术时,对胰尾部的血管应仔细处理。

2.胰的静脉:胰的静脉基本与同名动脉伴行,主要回流至肝门静脉系统。胰头与胰颈部的静脉血汇入胰十二指肠上静脉、胰十二指肠下静脉及肠系膜上静脉;胰体及胰尾部的多条小静脉在胰后上部汇入脾静脉。在胰头部有引流胰头、钩突的小静脉(一般2~5支)汇入附近肠系膜上静脉的右后侧壁,比较隐蔽(图8-8-1)。在胰头、胰颈的上部有时可出现胰上静脉(出现率为17%),此静脉汇入肝门静脉,成人平均长7.8 mm,直径1.6 mm。胰下静脉出现率为67%,此静脉横贯胰颈、胰体及胰尾全长者占43%;相当于胰颈、胰体及胰尾全长的3/4者占17%。成人胰下静脉平均直径为 1.5 mm,多汇入肠系膜上静脉或肠系膜下静脉的左缘。胰下静脉有许多小属支,与胰体、尾部的小静脉相通连(汇入脾静脉),因此可将胰下静脉视为肠系膜上静脉与脾静脉间的另一侧支通路。门静脉高压行选择性远端脾肾静脉分流术(Warren 手术)时,可因有高压的肝门静脉血经胰下静脉回流至脾静脉而影响手术的效果。如果胰下静脉缺如,则由于胰头、颈、体、尾各部静脉间均有充分的小静脉相通连(立体微细静脉结构),估计也可影响手术的分流量及治疗效果。

(四) 胰的淋巴

在胰的小叶内及小叶间的结缔组织内存有毛细淋巴管网,可与小叶间结缔组织内的毛细淋巴管网相通;后者注入小叶间淋巴管丛,由丛发出集合淋巴管,伴随血管走行,至器官外注入局部淋巴结。

胰各部的集合淋巴管呈放射状汇入胰周围的淋巴结(图 8-8-12):①胰头的集合淋巴管均注入胰十二指肠上、下淋巴结,然后向下至肠系膜上淋巴结,或向上经幽门下淋巴结汇入腹腔淋巴结。②胰体右上部的集合淋巴管注入肝淋巴结,然后入腹腔淋巴结;左上部的集合淋巴管注入胰脾淋巴结。胰体左下部的集合淋巴管入中结肠淋巴结,然后注入肠系膜上淋巴结;右下部的集合淋

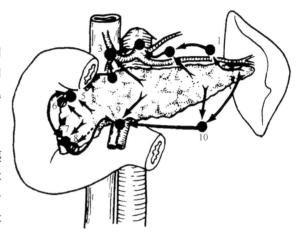

图 8-8-12　胰的淋巴流向(示意图)

1. 胰脾淋巴结;2. 腹腔淋巴结;3. 肝淋巴结;4. 幽门下淋巴结;5. 胰十二指肠淋巴结;6. 胰十二指肠后上淋巴结;7. 胰十二指肠前下淋巴结;8. 胰十二指肠后下淋巴结;9. 肠系膜上淋巴结;10. 中结肠淋巴结

巴管可入肠系膜上淋巴结。③胰尾上部的集合淋巴管向右注入胰脾淋巴结;下部的集合淋巴管注入中结肠淋巴结,然后入肠系膜上淋巴结。

(五) 胰的神经

胰腺接受交感神经和副交感神经双重支配,同时其中也分布有内脏感觉神经。副交感神经的节前神经元胞体位于迷走神经背核,其节前纤维伴随迷走神经,经腹腔丛及脾支、十二指肠支等到达终末神经节,换元后,其节后纤维分布于胰腺。

交感神经的节前神经元胞体位于胸髓第 6~10 节段,节前纤维经内脏大神经至腹腔神经节换元后,其节后纤维以两种形式分布于胰腺。一部分交感神经节后纤维随腹腔丛及其副丛(肝丛、胃十二指肠丛、肠系膜上丛和脾丛)发出的内脏支,沿腹腔干和肠系膜上动脉的相应分支,分别经胰的上、下缘入胰体、胰头的右侧缘及胰尾,分布于胰腺。另一部分交感神经节后纤维经右腹腔神经丛、肝丛及肠系膜上丛发出不伴随动脉走行的细支,直接到达胰头背面,交织成"胰头丛",其出现率达 76.6%。由该丛发出的分支主要进入胰头背面右上、中、下三区和中上区。

胰的内脏感觉神经:据临床外科实践、动物实验和形态学研究表明,胰的痛觉和非痛觉传入纤维联系是分开走行的。痛觉传入纤维伴随交感神经走行,即经腹腔神经丛、肠系膜上丛、主动脉肾神经丛、内脏神经、交感干、白交通支至中、下胸段和上腰段的脊神经,再进入脊髓上传。一般认为,胰头、胰体和胰尾有双侧脊神经节来的传入神经纤维,但胰头可能主要来自右侧,而胰

尾则可能来自左侧。其他的传入神经纤维伴随迷走神经走行,以实现非痛觉的反射活动。因此,在治疗胰源性腹痛时不主张做迷走神经切断术,因为既不能直接缓解疼痛,又可能导致不良的后遗症。

二、胰十二指肠切除术

【适应证】

壶腹周围癌,临床上无手术禁忌证时,均应力争一期手术切除。如患者长期有严重黄疸,周身情况不佳,不能耐受一期手术,则可行二期切除手术。

【术前准备】

1. 对黄疸患者,因其肝功能受到一定损害,凝血机制不佳,术前应注射葡萄糖溶液、维生素C和维生素K等,以改善肝功能和凝血机制,促进出、凝血时间恢复正常,以免术中、术后出血。如有重症黄疸或合并胆道感染高热着,应分期手术。即第一次开腹探查,行胆囊造瘘术,待2~3周黄疸消退后,再行根治切除手术。有条件者施行经皮经肝胆胰管引流术(PTCD)做术前准备,并有条件者同时应用静脉高营养。

2. 对年老体弱、有贫血和低蛋白血症的患者,应适当输新鲜血,有助于凝血机制的改善;并输入血浆和白蛋白;同时进高蛋白、高热量饮食,并口服胰酶类助消化药物。

3. 为了预防和治疗胆道感染,注射广谱抗生素。

【麻醉、体位】

全身麻醉或硬膜外麻醉。取仰卧位,右腰背部稍垫高。

胰十二指肠切除的手术步骤较为复杂,可归纳为以下几个程序:①一般性探查:检查有无远隔转移及癌瘤局部的活动性,初步判定能否切除。②试行分离,最后确定癌瘤能否切除。即需要进一步检查癌瘤和下腔静脉、腹主动脉之间以及与肝门静脉、肠系膜上静脉之间有无实质性浸润,以便最后确定肿瘤能否被切除。如确定癌瘤能够根治切除时,开始切断肝总管、胃、胰腺和空肠。③切除病变:最后切断钩突,将病变切除。④重建消化道:按胰、胆、胃或胆、胰、胃的顺序与空肠之间进行吻合。

【手术步骤】

1. 切口:行右上腹经腹直肌切口,上至肋弓或延向剑突,下抵至脐下方2~3 cm。

2. 一般性探查:胆囊明显膨大者,多为壶腹癌、胰头癌或胆总管下端癌。膨大的胆囊妨碍视野与操作,应先于胆囊底做一荷包缝合,切开胆囊,抽出胆汁,使胆囊缩小,之后拉紧荷包缝线并结扎。其次检查盆腔、肝脏、肠系膜、腹膜和腹主动脉附近有无淋巴结转移,再检查局部。以左手食指、中指伸入网膜孔,拇指置于胆总管、十二指肠前壁以及胰腺头部,触摸胆总管及十二指肠附近有无肿大淋巴结,有时需做活体组织检查。之后观察胆总管的扩张程度,触摸其中有无胆石。如隔着十二指肠前壁在相当于壶腹部的位置触到较硬的指头大肿物,即为壶腹部肿瘤。有怀疑时,可切开十二指肠观察,并做活体组织检查。

胰头癌为一限局于胰头部的肿物(偶尔也可遇到胰头体部或全胰腺癌)。肿物常深藏于胰腺组织中,故触诊时其范围和轮廓不十分清楚,需认真地同慢性胰腺炎,尤其与胰腺炎钙化相鉴别,其方法是细针穿刺细胞学检查或取局部活体组织做冷冻切片检查。但须注意,胰癌周围胰腺往往有慢性炎症改变,如取材不当易造成误诊,因此最好做细针穿刺细胞学检查。胆总管下端癌和十二指肠癌则比较少见。

除上述一般性探查外,尚应进一步探查癌瘤与下腔静脉和腹主动脉之间有无癌瘤浸润及附近有无淋巴结转移,以及胰头部和肝门静脉及肠系膜上静脉之间有无癌瘤浸润等。

若经上述探查证实癌瘤无远隔转移、局部可活动,即可开始试行分离病变。但需二期切除者,不做试行分离,只做胆囊造瘘。

3. 显露肠系膜上静脉:向上牵拉胆囊,显露出结肠右曲部的膈结肠韧带,并将其剪断(图 8-8-13)。将已游离的结肠段翻向左侧,显露十二指肠降部和胰头。剪断横结肠系膜和胰头部之间的疏松组织(图 8-8-14),显露出肠系膜上动、静脉。将该两支血管分出,并将向胰头部走行的血管分支予以结扎、切断(图 8-8-15)。

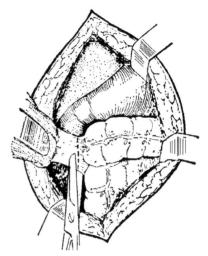

图 8-8-13　剪断膈结肠韧带

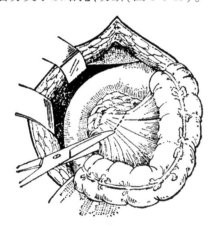

图 8-8-14　剪断疏松结缔组织

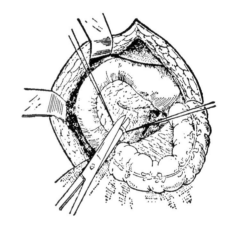

图 8-8-15　结扎、切断肠系膜上血管的胰头分支

4. 探查下腔静脉和腹主动脉:切开十二指肠降部外侧的后腹膜,其切口自肝胃韧带的幽门附近开始,通过肝十二指肠韧带到达十二指肠水平部。分开胰头后方的疏松组织,以左手由十二指肠和胰头后面探查肿物和下腔静脉、腹主动脉之间有无癌性浸润,附近有无转移淋巴结(图 8-8-16)。

5. 游离胆总管、显露肝门静脉:在靠近十二指肠附近钝性剥离胆总管,用纱布带由其后面穿过并提起,再将十二指肠和胰头翻向左侧(图 8-8-17)。在靠近幽门的胃小弯侧分离出胃右动脉和胃十二指肠动脉,分别结扎、切断(图 8-8-18)。注意,勿损伤肝总动脉。一般情况下,结扎、切断胃十二指肠动脉后,即可显露肝门静脉。

6. 检查癌瘤是否侵及肝门静脉和肠系膜上静脉:胰十二指肠能否切除,还要看癌瘤是否已侵及肝门静脉和肠系膜上静脉。如发现癌瘤已侵及肝门静脉和肠系膜上静脉,还来得及终止胰十二指肠切除术的计划,改做姑息性胆囊空肠吻合术,或行扩大切除术。

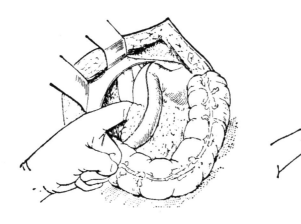

图 8-8-16　从胰头后面探查肿物和大血管的关系

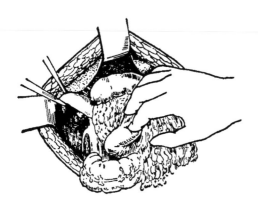

图 8-8-17　将十二指肠和胰头翻向左侧

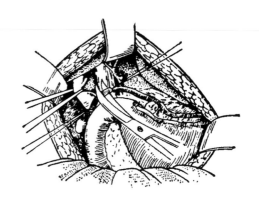

图 8-8-18　结扎、切断胃右动脉和胃十二指肠动脉

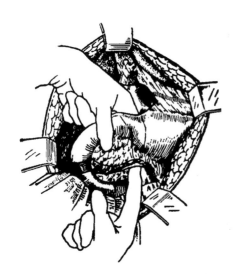

图 8-8-19　用两手指由上、下
两个方向探查

探查方法是用两手食指或两把钝头大弯止血钳，一方面由肠系膜上静脉和胰腺之间，边剥离边向肝门静脉方向前进探查，另一方面同样由肝门静脉和胰腺之间向肠系膜上静脉方向探查（图 8-8-19）。如肝门静脉、肠系膜上静脉和胰腺之间无癌瘤浸润，则手指或止血钳前进无阻力，上、下两手指或两钳之间能互相接触，即能最后判定可做胰十二指肠切除。

7. 切断肝总管、胃、胰腺和空肠：提起胆总管的牵引纱布带，游离胆总管、胆囊管和胆囊。在胆囊管与肝总管交界处的近端切断肝总管，吸净胆汁。用无损伤止血钳钳夹肝总管的近断端，以免胆汁外溢，污染腹腔。

胃的切除范围在一般老年人约为 1/3，对 50 岁以下者可切除 1/2 不等。游离胃大、小弯，在胃的预定切断部用胃钳夹住，在其中间切断。近侧断端用生理盐水纱布覆盖并翻向左侧;幽门侧远侧断端行缝合闭锁后去掉胃钳,翻向右侧,显露胰腺。

胰腺的切除范围取决于胰头癌的大小。一般的切断线应在腹主动脉的左缘,壶腹癌的切断线可在肠系膜上静脉的走行线上。切断前,在预定切断线的远、近两端的上、下边缘各缝一线并行结扎,以阻断沿胰腺横行的血管。其次,将胰腺呈楔形横行切断,以便缝合闭锁断面。胰腺管位于胰腺的后上方,切断胰腺前注意把胰腺管剥离出来,在距残留胰腺断面约4~5 mm处切断(图8-8-20),以便插管并将胰管和空肠吻合或移植于空肠肠腔内,切勿贸然切断。胰腺切断后,胰头侧断面缝合结扎止血,胰尾侧断面出血点也需结扎止血,并行褥式结节缝合或"8"字缝合。但要注意,勿将胰管缝合结扎。此处胰腺背面常有4~6

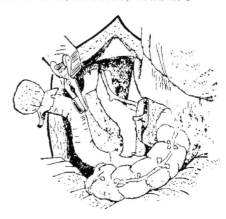

图 8-8-20　切断胰腺,胰管留出 4~5 mm

条自胰头、胰体至肠系膜上静脉的小静脉,必须一一仔细结扎、切断。这些血管容易破裂出血,常是胰十二指肠切除术中大出血的原因之一。

切断空肠时,先提起横结肠,在横结肠系膜根部左侧找到十二指肠空肠曲。切开十二指肠空肠曲处折皱的后腹膜,游离腹膜后的十二指肠水平部的一部分。在距十二指肠空肠曲 10 cm 处切断空肠,缝合闭锁两断端,或只闭锁近侧端,远侧端以备和胰腺断端做嵌入式吻合。

8. 切断胰腺钩突:从上面游离胃幽门部、十二指肠、胆总管下端,并同时廓清肝总动脉、肝固有动脉和胆总管附近的淋巴结。从下面游离空肠、十二指肠水平部,并将空肠由肠系膜上动、静脉的后面拉向右侧。此时只剩下胰腺的钩突和肠系膜上动、静脉相连,并有数条小血管分布到钩突中。以左手食指插入钩突后面,拇指置于胰头前面,用手指将钩突提起,并向右侧剥离(图8-8-21)。以止血钳靠近肠系膜上静脉处钳夹后,将胰头和十二指肠一起切除。

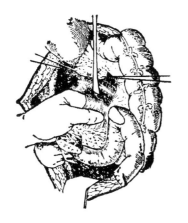

图 8-8-21　用手指剥离钩突

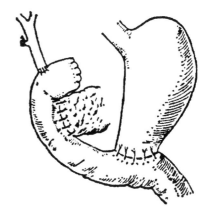

图 8-8-22　Whipple 法

9. 重建消化管:原则是:①符合生理功能;②防止吻合口渗漏;③不发生上行感染。按上述原则衡量消化管重建顺序,以按胆肠、胰肠、胃肠吻合为排列顺序的 Wipple 法(图8-8-22)和按胰肠、胆肠、胃肠吻合为排列顺序的 Child 法(图8-8-23)较为常用。其共同优点是不易发生上行感染和胃肠吻合口的溃疡。Child 法一旦发生胰瘘,则仅有胰液流出,只要引流通畅尚有治愈机会。而在 Wipple 法,一旦形成胰瘘,则胆汁与胰瘘同时流入腹腔,胰液在腹腔内被胆汁活性化后,常因发生腐蚀性大出血而危及生命。按胃肠、胰肠、胆肠吻合顺序排列的 Cattel 法(图 8-8-24)已较少用。

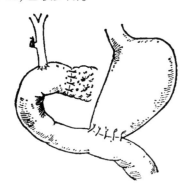

图 8-8-23 Child 法

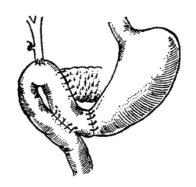

图 8-8-24 Cattel 法

重建消化管的吻合方法有:

(1)胰、胆、胃和空肠吻合方法:

1)胰肠吻合:将空肠远侧断端经横结肠系膜裂孔拉到胰腺断端附近,以备吻合。常用的吻合方法为胰腺、空肠端端嵌入法:首先在距两断端 2~3 cm 处的空肠后壁浆肌层与胰腺后壁做结节缝合(图 8-8-25)。其次用 4 号丝线行空肠后壁全层与胰腺断端后缘之间的结节缝合(图 8-8-26),向胰管内插入 40 cm 长的硅胶管,以丝线缝合固定。硅胶管另一端插入空肠腔内20 cm 处,将肠壁戳孔引出,荷包缝合后行浆肌层结节缝合,将其埋入 3~4 cm。继续做空肠前壁全层和胰腺断端前缘之间的结节缝合。

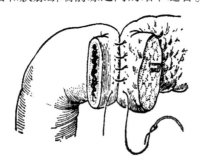

图 8-8-25 空肠、胰腺后壁
浆肌层结节缝合

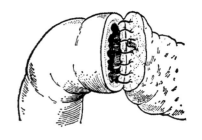

图 8-8-26 在空肠、胰腺后壁
全层结节缝合

前壁全层缝合后,在距此缝线约 2 cm 处的空肠壁与胰腺前壁上各缝合 2 针(图 8-8-27),同时拉紧两线,并将胰腺推入肠腔内结扎缝线,再行前壁浆肌层结节缝合。

2)胆肠吻合:在距胰空肠吻合口约 10 cm 处行肝总管与空肠间的端侧吻合。放开肝总管断端的血管夹,吸净胆汁。切开肠壁,先行肝总管后壁与空肠后壁全层结节缝合,将线结打在腔内,向胆管内插入 16 号导尿管,在距此约 20 cm 处和胰内插管,同样拉出肠外潜行缝合固定。

然后行前壁全层结节缝合。注意对齐黏膜,以免吻合口狭窄。再行前壁浆肌层结节缝合。

3)胃肠吻合:在距肝总管空肠吻合口 40 cm 处再行结肠前空肠和胃断端的全口吻合(图 8-8-28)。吻合完成后,将空肠浆肌层与横结肠系膜裂孔边缘缝合。

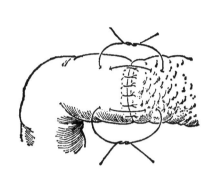
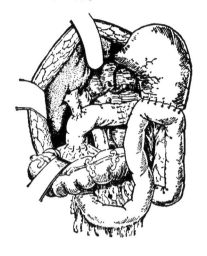

图 8-8-27　在空肠和胰腺前壁上各缝 2 针　　　　图 8-8-28　空肠和胃断端全口缝合

(2)胆、胰、胃和空肠的吻合方法:

1)胆肠吻合:缝合闭锁空肠的远断端,将其自结肠后拉到肝总管断端附近。距空肠断端 3~4 cm 处和肝总管断端行端侧吻合术(方法同前)。也可将空肠断端闭锁一部分,然后和肝总管行端端吻合术。

2)胰肠吻合:在距胆肠吻合口 10 cm 处行胰肠吻合。其方法有两种,即胰管空肠端侧吻合法和胰管空肠移植法。

A. 胰管空肠端侧吻合法:如胰管明显扩张粗大,可行胰管空肠端侧吻合。在空肠系膜对侧肠壁上做一个同胰腺断端等长的纵行浆肌层切口。注意勿切破黏膜。之后用蚊式止血钳轻轻地沿黏膜下层钝性剥离,剥开的范围约等于胰腺的断面。用 4 号丝线行胰腺断端后壁与空肠后壁的浆肌层结节缝合,再行胰腺断端后缘与空肠浆肌层的后切缘结节缝合。然后,将与胰管相对应的黏膜切一小孔,用 5-0 号丝线将肠黏膜与胰管的后壁做结节缝合(图 8-8-29)。其缝合方法为由外向内穿过胰管壁,再由内向外穿过肠黏膜,线结打在黏膜外。向胰管内插入同胰管等粗的 5~6 cm 长的塑料管,深约 2~3 cm,同法缝合前壁,一般全周缝合 6 针左右(图 8-8-30)。结节缝合胰腺断端前缘和空肠浆肌层的前切缘。最后结节缝合胰腺与肠浆肌层(图 8-8-31)。

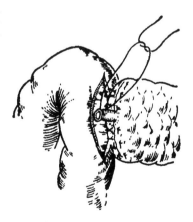

图 8-8-29　肠黏膜与胰管后壁
结节缝合

B. 胰管空肠移植法:此法是将胰管移植于空肠肠腔内。在胰管断端上用 3-0 号丝线缝合 1 针后将塑料管和胰管结扎、固定。胰腺断端与空肠之间的缝合同胰管空肠端侧吻合法(图 8-8-32)。之后结扎塑料管的线尾穿针,由肠黏膜穿入,再由空肠侧壁穿出,同样处理另一线尾。两线在空肠壁穿出的距离约 0.5 cm。牵拉两线,使胰管移入肠腔内(图 8-8-33),打结后剪除线尾,再在该处做浆肌层结节缝合,将线结埋入。同样结节缝合胰腺断端与空肠的前壁(图 8-8-34、35)。吻合完成后,将空肠浆肌层与横结肠系膜裂孔边缘缝合。同样做结肠前胃空肠吻合。

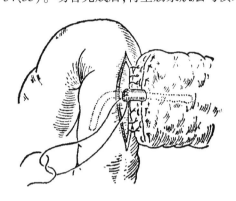

图 8-8-30　肠黏膜与胰管前壁
结节缝合

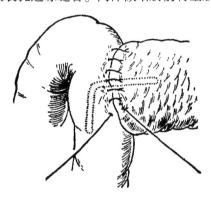

图 8-8-31　胰腺与空肠前壁
浆肌层结节缝合

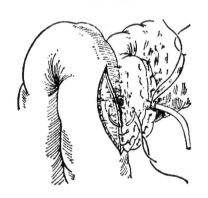

图 8-8-32　结扎固定胰管与塑料管,
缝合胰腺与空肠

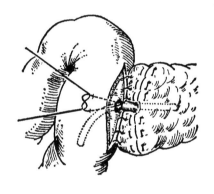

图 8-8-33　将两线尾由空肠
侧壁穿出

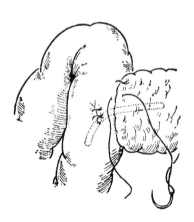

图 8-8-34　结节缝合胰腺和空肠前壁

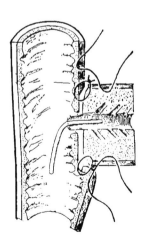

图 8-8-35　胰管空肠移植示意图

10. 缝合腹壁:用温生理盐水冲洗腹腔,在网膜孔和胰肠吻合口附近放置带侧孔的乳胶管引流,由侧腹壁另切小口引出,同样将胆管引流管和胰管引流管引出腹外,逐层缝合腹壁。

【术中注意事项及异常情况的处理】

1. 在探查肠系膜上静脉和肝门静脉时可由胰腺下方开始,用手指或钝头大弯止血钳向上探查。如遇癌瘤已与上述血管粘连浸润时,不必切断胃十二指肠动脉,由上向下探查即可终止手术。一旦未检查清楚,在切断胃以后才发现癌性浸润,可将断胃重新吻合,行姑息手术。如在切断胰腺后才发现癌性浸润,若被浸润的血管能做局部切除,可与胰头一并切除。然后,根据具体情况行血管单纯修补、血管移植,或门腔、肠腔静脉吻合术,或将浸润血管局部的病变组织留在血管侧,做姑息性切除。

2. 处理胰头、胰体和肠系膜上静脉之间的小静脉时,应先结扎后切断,以免出血。如一旦出血,应立即以手指压住出血点和肠系膜上静脉的上、下两端,吸净血液,看清损伤部位,用 3-0 号丝线缝合破口,切勿盲目钳夹,否则,可使破口越来越大。

3. 胰瘘为胰十二指肠切除术后最危险的并发症,一旦发生往往有生命危险,因此必须加强预防措施。

胰腺断端空肠嵌入法胰瘘发生的机会较少,但需要肠腔直径大于胰腺断端,否则,肠壁紧紧套于胰腺表面,容易发生肠壁血运障碍,造成愈合不良,产生胰瘘。此时可将胰断端行楔形切除,使断端变细,则肠壁容易套入。胰管粗大时,胰管空肠吻合较为理想,但应注意不要撕破胰管壁,以免发生胰液渗漏。行胰腺空肠端侧吻合,在空肠壁上沿黏膜下层剥离时,注意勿使黏膜破裂,因为黏膜破口缝合后,粗糙面接触胰腺断面,可被胰液腐蚀,容易再破裂。在空肠黏膜上切的小孔应与胰管直径等粗,不宜过大,以防渗漏。

【术后处理】

1. 术后如血压平稳,取半卧位。

2. 腹腔引流管、胰管引流管、胆管引流管等接计量瓶,记录 24 小时引流量并观察性状,一般术后 2~3 周拔管。如术后经过顺利,腹腔引流管可于 2 周后拔除。

3. 禁饮食,持续胃肠减压。静脉注射葡萄糖溶液、电解质和维生素 C、血浆、白蛋白,肌肉注射维生素 B_1 和维生素 K,一般持续 5~7 天。待肠鸣音恢复后,拔除胃肠减压管,进全流食。对体质衰弱者,应用静脉高营养。

4. 应用抗生素,以控制感染。

5. 注意口腔护理,鼓励患者咳嗽,并协助排痰,以防止合并肺内感染。

6. 术后 3 周内,要严密观察有无腹膜炎发生,如出现腹膜炎,应及时引流。术后黄疸一般略有增加,但可逐渐减退和消失。不必特殊处理。

第九节　小肠的局部解剖及小肠部分切除术

一、小肠的局部解剖

(一) 空肠及回肠

空肠(jejunum)及回肠(ileum)均属小肠,因其肠系膜与后腹壁相连,因此又称其为系膜小肠。小肠上端起自十二指肠空肠曲,下端与盲肠相连接,属于腹膜内位器官。小肠全长约为身长的4倍。据统计,中国人小肠长度平均为5~7m,并有个体差异。空、回肠之间无明显界限,通常认为近端2/5的肠袢为空肠,远端3/5为回肠。空肠与回肠的长度个体差异较大。空肠和回肠的粗细也不一致,一般是愈向下愈细,近回盲瓣的回肠末端最细,故异物最易在回肠末端部被嵌顿。

(二) 小肠系膜

小肠系膜(mesentery)由两层腹膜组成,其中含有分布到肠袢上的血管、神经和淋巴,故在切除肠系膜中的肿瘤或囊肿时,有可能因伤及血管而引起相应肠袢的坏死。肠系膜在腹后壁的附着处为肠系膜根。因肠管仅通过肠系膜根连于后腹壁,所以空肠和回肠在腹腔内有很大的活动性。肠系膜根起始于第2腰椎左侧,斜向右下方,越过腹主动脉和下腔静脉前方,止于右骶髂关节上端。系膜根全长约15 cm,其体表投影恰在左腰窝顶与右腹股沟韧带中点的连线上。由于系膜根是从左上到右下,故系膜的活动范围以与系膜根垂直的方向为大。如系膜上生有肿物,其活动范围也应与上述方向相同(图8-9-1)。

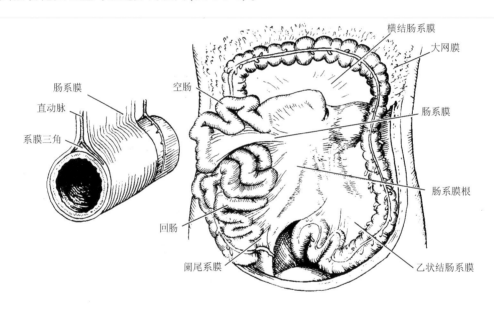

图 8-9-1　肠系膜

由于小肠系膜根较短,而小肠长,故小肠系膜呈扇形,系膜动脉也呈放射状分布(图8-9-2)。因此,肠系膜根部的损伤比靠近肠管部位的系膜损伤伤及系膜动脉的可能性更大,以致肠管受累的范围也较大。肠系膜从根部到肠管的距离在两端较短,约3~5 cm,而中间则较长,可达15~25 cm,因此回肠的中上段最有可能进入腹股沟管或股管而形成疝。空、回肠几乎全被腹膜所包绕,仅在系膜附着处(即肠管的系膜缘)无腹膜覆盖,此处,称为系膜三角(图8-9-1)。在行小肠切除吻合术时,应注意此处的缝合,以免发生肠瘘。吻合完毕后还应将两侧系膜的切缘对合缝合,以保持系膜完整,防止发生内疝。在肠系膜的两层腹膜中含有一定量的脂肪组织,这些脂肪组织在肠系膜根部较厚,而在靠近肠管处则较薄。远端的肠系膜也较近端含有更多的脂肪,所以空肠系膜中的血管网一般可以看得很清楚,而回肠系膜中的血管一般不易看清。

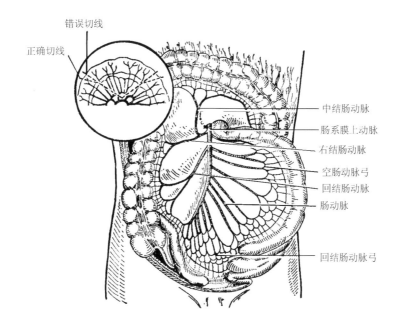

图 8-9-2 小肠的动脉

(左上角圆圈内小图示小肠切除范围与血管的关系)

(三) 小肠的排列

小肠在腹腔内屈曲折叠,形成许多组肠袢,每组肠袢虽无十分精确的固定位置,但大体上空肠的上段在左上腹,空肠的下段在右上腹,回肠上段分布在左下腹和盆腔,回肠末段则在右下腹与盲肠相连(图 8-9-3)。小肠占据着腹腔结肠下区的大部分。在开腹手术时,为使手术野清楚,须将小肠隔离开,并加以保护,才能顺利进行手术操作,避免造成小肠的损伤。

临床上手术中常需对空、回肠进行鉴别,可根据它们在形态和结构上的一些不同来进行判

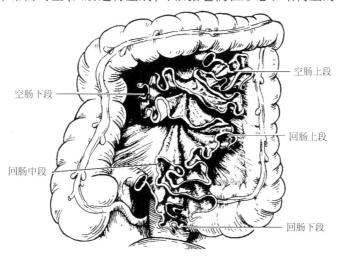

图 8-9-3 肠系膜皱襞显示空、回肠肠袢的分组和位置

断。如空肠较粗,壁较厚,肠壁内有散在的淋巴结,肠黏膜皱襞较粗大且较多,但系膜的血管弓少,血管周围的脂肪少,肠管颜色稍红。而回肠则与其相反,管径较细,肠壁较薄,在肠壁内沿肠系膜对侧缘的黏膜上有许多散在的、长度在 2~10 cm 的集合淋巴结,它们形成了致密斑。回肠肠黏膜皱襞较细小且较少,系膜的血管弓较多,血管周围的脂肪亦较多,肠管的颜色稍白,这些皆可作为区别空、回肠的标志。

在十二指肠与空肠的交界处,肠管由十二指肠腹膜后的部位先向左、向上,然后向右、向前并向下成为空肠,因此该处的肠管形成一个大小不同的角度,称十二指肠空肠曲。该处肠曲常被一束起源于膈右脚的肌纤维组织所固定,该肌组织称为十二指肠悬韧带或 Treitz 韧带,该处腹膜形成一皱襞,临床上亦称 Treitz 韧带。有时在此十二指肠空肠曲的左侧缘尚有腹膜皱折固定在腹后壁,称为十二指肠上襞。在此腹膜襞下即形成隐窝,一般称为十二指肠旁窝(图8-9-4)。

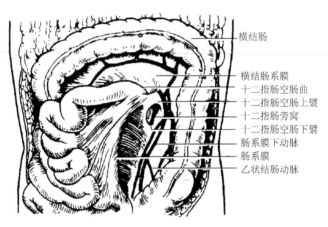

图 8-9-4　十二指肠旁的腹膜皱襞和隐窝

(四) 空、回肠的血管

空、回肠的血供来自肠系膜上动脉(superior mesenteric artery)。此动脉在第 1 腰椎水平,在腹腔干下方 1~1.5 cm 处从腹主动脉的前壁分出,呈凸向左侧的弧形走向右髂窝,并通过它的一个终末支回结肠动脉终止于盲肠。据统计,肠系膜上动脉的起点平面在第 1 腰椎者占81%;在第 12 胸椎和第 2 腰椎者占19%。该动脉的起始部在腹腔动脉以下,经胰腺颈部下缘穿出后,越过十二指肠横部进入小肠系膜内,向右分出胰十二指肠下动脉、中结肠动脉、右结肠动脉及回结肠动脉;向左分出 12~18 条肠动脉,彼此吻合成弓。据统计,小肠动脉有 8~28 支不等,其中在13~18 支范围内的占76%。邻近的小肠动脉彼此吻合成连续的动脉弓,上 1/4 段小肠只有一级弓,自此而下依次吻合成二级、三级血管弓(中 2/4 段)及四级弓(下 1/4 段),并由每段的最后一级弓的凸侧发出直的、近于平行走向的小血管支,称为直小动脉。空肠的直小动脉长 3~4 cm,而回肠的仅长 1~3 cm。直小动脉在接近肠管前分成前、后两支,分布到相应肠段的前后壁,每支又分成长、短支。其长支在肠管的游离缘形成环状吻合;其短支逐层穿过浆膜层、肌层和黏膜下层,营养肠壁。肠壁内血管与肠管纵轴呈垂直分布,彼此吻合并不丰富,特别是小肠系膜对侧缘肠壁血运较差,故做小肠切除吻合术时,除对肠系膜做扇形切断外,对肠管的切断应在游离缘向保留侧增加 20°~30°角(见图 8-9-2)。

小肠动脉形成各级血管弓的结构特点,与小肠的功能是一致的。小肠在进行消化和吸收等生理活动时要进行舒张和收缩,活动性较大,需要不断地供给血液以满足各种功能活动的需要。由于这种血管弓的存在,可使肠管在任何生理情况下都能得到充分的血液供应。因此,在手术处理肠系膜时,也要注意到这一特点,减少不必要的血管弓的破坏,以保证肠管有充足的血供。此外,根据小肠血管的特点,在保证完整动脉弓的情况下,将靠近系膜根的血管分支结扎、切断,即可游离范围较大的一段小肠,作为代替食管、胃及膀胱之用。但在操作中要注意,在结扎血管之前,应预先做好设计,认为确实无误方可结扎。

小肠的静脉最终汇入肠系膜上静脉。该静脉收集空肠、回肠、盲肠、阑尾、升结肠、横结肠以及胃、大网膜、十二指肠和胰等器官的一部分血液。它在右髂窝处由回肠末段、盲肠和蚓突的小静脉结合而成,向上经肠系膜的两层间,位于同名动脉的右前方,沿途经右输尿管、下腔静脉、十二指肠横部和胰头钩突的腹侧至胰颈的后方与脾静脉汇合构成肝门静脉。由于各种原因,肠系膜上静脉可能发生血栓性静脉炎,其结果可导致小肠静脉末梢充血肿胀、坏疽,甚至引起肠梗阻和肠穿孔。

(五)空、回肠的淋巴

空、回肠的毛细淋巴管起始于绒毛的乳糜管,该管注入黏膜层毛细淋巴管网。黏膜层毛细淋巴管网与黏膜下层毛细淋巴管网相通,后者发出的淋巴管吻合成丛。由淋巴管丛发出集合淋巴管,穿过肌层至肠系膜内,并与肌层及浆膜层的集合淋巴管吻合,注入局部淋巴结。

空、回肠的集合淋巴管沿空肠动脉和回肠动脉的分支走行,注入肠系膜淋巴结。肠系膜淋巴结位于肠系膜的两层腹膜之间,有 8～290 个,平均为 166 个。根据其分布关系可分为三组:第一组位于肠壁旁的空肠动脉和回肠动脉的终末分支之间,可称为肠管旁淋巴结;第二组位于空肠动脉和回肠动脉分支所形成的血管弓之间;第三组位于肠系膜根部,沿空肠动脉和回肠动脉的起始部排列。第三组的淋巴结较大,第一组的较小,即越靠近肠壁淋巴结越小。肠系膜淋巴结的输出淋巴管入肠系膜上淋巴结。

(六)空、回肠的神经

空、回肠也接受属于内脏运动神经的交感神经和副交感神经的双重支配,同时有感觉神经分布。来自腹腔丛的交感神经和来自迷走神经后干的副交感神经纤维,在肠系膜上动脉周围组成肠系膜上丛(superior mesenteric plexus),此丛分支沿肠系膜上动脉分支(小肠动脉)进入肠壁。此外,肠壁内还有内源性神经丛,即位于肠壁纵行肌和环行肌之间的肠肌丛(Auerbach 丛)和黏膜下层内的黏膜下丛(submucous plexus)(Meissner 丛)。两丛内皆含有许多神经节,这些节与外来进入管壁的神经纤维以及与壁内神经节发出的纤维相互联系着。来自迷走神经的副交感节前纤维进入管壁,与这种神经节细胞发生突触联系;而交感神经进入管壁的纤维已是节后纤维,直接终止于效应组织。

小肠的感觉神经来自脊神经和迷走神经。一般认为,来自脊神经的为痛觉纤维,经内脏神经、肠系膜上丛到达小肠。小肠的疼痛经双侧传导,不因一侧胸腰交感链切除而消除。根据小肠疾病所产生的牵涉痛区位于剑突到脐之间,一般认为,小肠的痛觉纤维传入脊髓的胸 9～12 节段。迷走神经的感觉纤维随迷走神经发出的副交感纤维走行,经腹腔丛、肠系膜上丛到达小肠。来自迷走神经的感觉纤维传导饥饿感和恶心这类内脏感觉,并和内脏反射的感受有关。

二、小肠部分切除术

【适应证】

1.由于血液供应受阻而引起肠坏死者,如肠梗阻、绞窄性疝、肠扭转、肠套叠、肠系膜外伤、肠系膜血管栓塞或血栓形成等。

2.严重的小肠损伤,不能行单纯缝合修补者。

3.小肠及其系膜的原发性及继发性肿瘤。

4.小肠局限性炎症或狭窄引起肠梗阻者,如急性坏死性肠炎、克罗恩病、肠伤寒、肠结核等。

5.某些小肠畸形,如梅克尔憩室、先天性肠闭锁或狭窄。

6.小肠瘘须行肠瘘闭合者。

7.广泛的肠粘连分离困难,或浆膜损伤面过大者。

【术前准备】

需要做小肠部分切除的原因很多,应根据不同疾病进行准备。

1.改善患者周身状态。对需要做紧急手术的患者,不要因做术前准备而延误手术时机,可在术中继续补充水和电解质。

2.对外伤或肠管广泛坏死、失血较多者,应给予输血。

3.对有休克者应给予抗休克治疗。

4.对肠梗阻的患者,应行胃肠减压。如患者腹部不胀,亦可不做胃肠减压。

5.对有肠梗阻或腹膜炎者,应给予抗生素。

【麻醉、体位】

一般情况较好者,采用硬膜外麻醉。取仰卧位。

【手术步骤】

1.切口:除绞窄性腹股沟疝外,宜采用右旁正中、中腹部正中或经右侧腹直肌切口。对曾做过手术者,经原切口时,则需将原切口瘢痕切除。

2.探查病变、确定病变范围:开腹后保护切口。探查肠管应按顺序进行,操作要轻柔,勿用暴力牵拉,尽量避免损伤浆膜,以防术后发生粘连。找到病变后,提出病变的肠管,其余的肠管妥善地回纳腹腔,并用大块温生理盐水纱布将其覆盖。移出腹腔外的肠管也要用生理盐水纱布垫于其下,以保护切口和腹膜(图 8-9-5)。

不论病因如何,已确定做小肠部分切除时,应首先选择适宜的切断部位。切断的部位应选择在病变远、近两端的健康肠管,要求保留的肠壁应有足够的血液循环。一般在病变近端和远端各切除健康肠管 5 cm 左右;如为肠梗阻引起的肠管坏死,根据肠壁水肿的情况,近端切除范围要多一些;如为肿瘤,应根据肠系膜淋巴结转移情况决定,一般距肿瘤近端和远端各切除 8~10 cm 以上;如病变为多发性,根据病变的大小和其间的距离,酌情分段或一并切除。

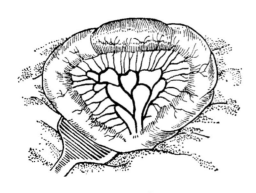

图 8-9-5　提出病变肠段

3.分离肠系膜:将预定切除肠管所属的肠系膜分离切断。如切除范围在 10 cm 以内,可在肠系膜与肠管相接处进行分离(图 8-9-6);如切除范围较广,肠系膜的分离应呈扇形(图 8-9-7);如为恶性肿瘤,应从肠系膜根部分离。分离肠系膜时,将切除段肠管提起,用止血钳穿过系膜无血管区,分束钳夹肠系膜血管,并将其切断,用 4 号丝线结扎,再于近端结扎线外侧贯穿缝合结扎。如此可避免因穿针时损伤系膜血管而引起出血。

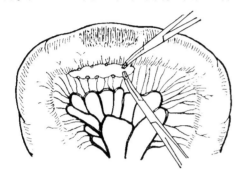

图 8-9-6　分离肠系膜

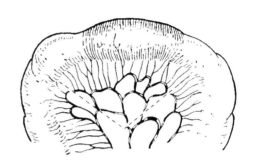

图 8-9-7　扇形分离肠系膜

4.切断肠管:肠系膜分离完成后,在预定切断的肠段两端,各以大直止血钳斜行钳夹,钳尖斜向健侧,使钳与肠的横轴约成 30°角(图 8-9-8),如此,不仅可使吻合口直径增大,更重要的是可以保证断端的血液供应。再稍稍游离小肠断端的肠系膜约 0.5～1 cm,使肠壁与无肠系膜脂肪附着,以备吻合。然后用肠钳在距大直止血钳 3～5 cm 的健侧钳夹肠管。分别用干纱布垫于远、近端的两钳之间,以防止切断肠管时,肠内容物外溢污染腹腔。在肠钳与大直血止钳之间沿大直止血钳切断肠管,并移去病变肠段(图 8-9-9)和用作保护的纱布。肠断端黏膜用红汞与生理盐水棉球清拭,准备行肠吻合。

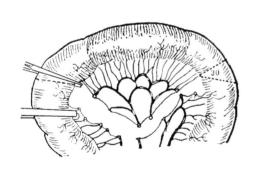

图 8-9-8　与肠管横轴成角度钳夹肠管

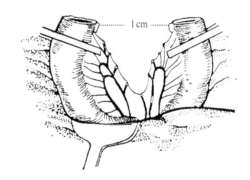

图 8-9-9　切除病变肠段

5.肠吻合:吻合方法有端端吻合和侧侧吻合两种。一般多采用端端吻合,此种吻合符合生理、解剖要求。如不能进行端端吻合时,可采用端侧吻合术。侧侧吻合已较少应用,其缺点较多。

(1)端端吻合:将两把肠钳靠拢,注意使两个肠管对齐,切勿发生扭曲。然后在肠管的系膜侧和系膜对侧,距断端边缘 0.5 cm 各用 1 号丝线做两肠管断端浆肌层结节缝合,结扎缝线留作支持线(图 8-9-10)。全层缝合首先由后壁开始,用 2-0 号铬制肠线行全层连续缝合,第一针由肠系膜对侧缝起,即由一端肠腔内向肠壁外穿出,再由另一端肠壁外向肠腔内穿入,形成"U"字形缝合,并行结扎(图 8-9-11),线尾勿剪断。连续缝合每针距肠管断缘 0.2~0.3 cm,每针间距离 0.3~0.5 cm,依次向系膜侧缝合。缝至系膜侧时,缝针由一端肠腔内向肠壁外穿出,再由另一端肠管的肠壁外向肠腔内穿入(图 8-9-12),拉紧缝线即可使系膜侧肠壁内翻,再将缝针由对侧肠腔内穿出,至此转入前壁缝合。前壁缝合方法采用连续褥式内翻缝合,即将缝针由肠壁外向肠腔内穿入,随即由肠腔内向同一端肠壁外穿出(图 8-9-13)。如此两段肠管交替地轮流缝合,每

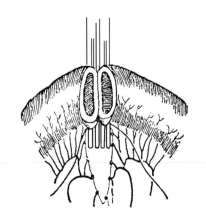

图 8-9-10　缝合支持线

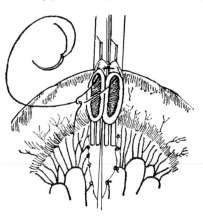

图 8-9-11　后壁全层连续缝合第一针

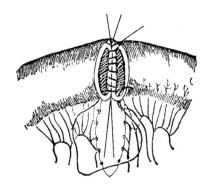

图 8-9-12　后壁全层连续缝合转前壁缝合

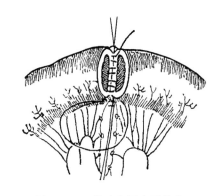

图 8-9-13　前壁全层内翻缝合

针缝合后须将缝线拉紧,同时做好肠壁边缘的内翻,即可使两肠壁的浆膜面相接触。缝至肠系膜对侧,最后一针由肠壁外穿向肠腔内与后壁第一针缝线线尾结扎,使线结结扎于肠腔内(图 8-9-14)。至此,前、后壁全层缝合已完成。除去肠钳,更换吻合时用过的纱布、器械。手术人员用生理盐水冲洗手套,再用酒精棉球涂擦手套进行消毒。然后,距全层缝线 0.2 cm,用 1 号丝线行前、后壁浆肌层结节缝合,缝合结扎后可将全层缝线完全覆盖(图8-9-15)。最后缝合肠系膜裂孔,以防遗留裂孔引起术后内疝。吻合完成后用拇指、食指检查吻合口大小,一般以易于通过食指为宜(图8-9-16)。

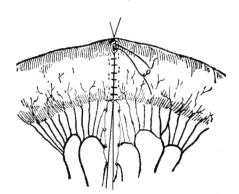

图 8-9-14　全层缝合线结打于肠腔内

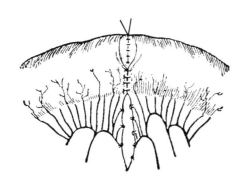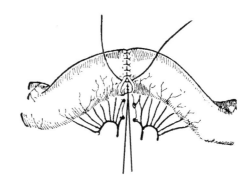

图 8-9-15 前、后壁浆肌层结节缝合

全层缝合时,亦可由后壁中间开始,向两侧进行(图 8-9-17)。缝线的两端要留等长,缝合方法同前,最后在前壁中间相遇。最后一针须穿入肠腔内,将线结打于肠腔内(图 8-9-18),即完成全层缝合。

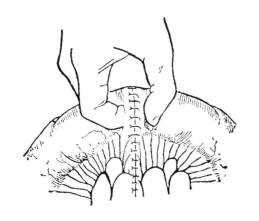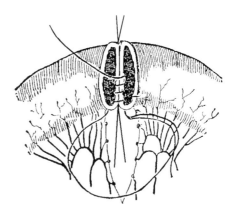

图 8-9-16 用拇指、食指检查吻合口　　　图 8-9-17 由后壁中间开始做全层缝合

(2)侧侧吻合:在切除肠管后,首先闭锁两个断端。在肠管断端的肠系膜侧和肠系膜对侧各缝合一针支持线。然后用 2-0 号铬制肠线或 1 号丝线行肠管断端全层缝合,用结节缝合或连续缝合均可(图 8-9-19),剪去缝线。再将两角各做浆肌层半荷包缝合,抽紧结扎半荷包缝合线即将两角包埋(图 8-9-20)。提起两半荷包缝合线,在其间用 1 号丝线行浆肌层结节缝合,使全层缝线完全埋入(图 8-9-21),剪去缝线和支持线,去掉两端的肠钳。

然后,由助手用两把无齿镊子提起肠系膜对侧肠壁,术者用肠钳沿肠管纵轴夹肠管,长约8~10 cm(图 8-9-22),如此将两肠段用肠钳钳夹后将两肠钳并列在一起保持顺蠕动方向。如采用顺蠕动方向吻合有困难时,也可采用逆蠕动方向吻合。第一层用 1 号丝线在靠近肠系膜侧行后壁浆肌层结节缝合(图 8-9-23)。剪去缝线,但要保留两端缝线作支持线。再将纱布垫于两肠管间并包绕两侧肠管壁,以防切开肠腔时污染腹腔。在距第一层缝线 0.5 cm 处,用刀切开两肠管的浆肌层,长约 6 cm,再将肠黏膜切一小口,排出肠内容物,将无钩镊子由小切口伸入肠腔并

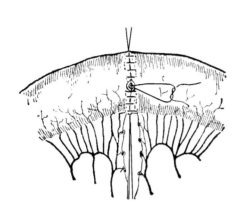

图 8-9-18　在前壁中间将线结打在肠腔内

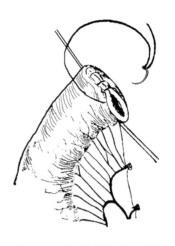

图 8-9-19　肠断端全层连续缝合

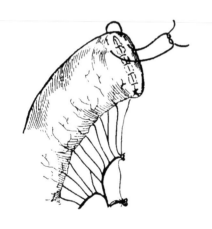

图 8-9-20　半荷包缝合包埋两角

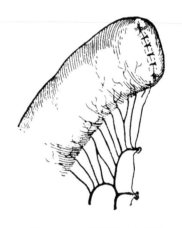

图 8-9-21　浆肌层结节缝合

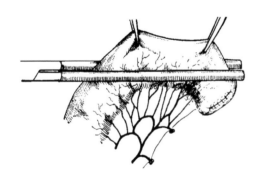

图 8-9-22　用肠钳钳夹肠管

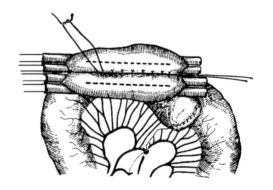

图 8-9-23　后壁浆肌层结节缝合

挑起肠壁,沿浆肌层切口剪开黏膜层(图 8-9-24)。切开两侧肠管后,行后壁全层缝合(第二层)。即用 2-0 号铬制肠线由一端开始,线结打在肠腔内,向另一端行连续缝合(图 8-9-25)。当缝至另一端时,缝针由肠腔内穿出肠壁,再由对侧肠壁外穿入肠腔内,拉紧缝线即可使肠壁内翻,再将缝针由对侧肠腔内穿出,而转向前壁的全层缝合(第三层)。缝针从一端肠壁外穿入肠腔内,然后从同一端肠腔内穿出肠壁外,交替在两端肠管肠壁上缝合,每缝一针务必拉紧缝线,使肠壁自然向肠腔内翻入(图8-9-26)。待前壁的全层缝合至最后一针时,缝针由肠壁外穿入肠腔内,缝线与后壁全层缝线的线尾打结于肠腔内。去掉肠钳,行前壁浆肌层结节缝合(第四层)。吻合完成后用双手拇指、食指试验吻合口大小,以通过两食指为合适,一般吻合口约为4~5 cm(图8-9-27)。之后再将两肠段的肠管断端用褥式缝合法分别与附近肠管壁缝合,以便将其固定。最后缝合闭锁肠系膜孔。

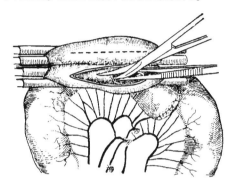

图 8-9-24 剪开黏膜层

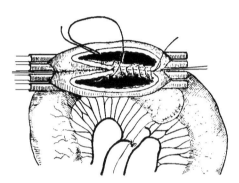

图 8-9-25 后壁全层连续缝合

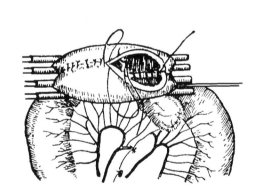

图 8-9-26 前壁全层内翻缝合

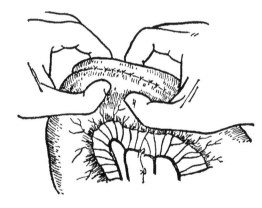

图 8-9-27 用双手拇指、食指检查吻合口

6.缝合切口:吻合完成后,如污染重或渗出液较多,可将渗液吸出,冲洗腹腔。回纳肠管入腹腔,用大网膜覆盖。按层缝合腹壁。

【术中注意事项及异常情况的处理】

1.分离、结扎系膜血管时,注意血管弓的分布,越靠近系膜根越应注意,以防误将系膜血管过多地结扎,造成大段的肠管缺血。肠管断端处的系膜也不要分离过多,一般距断端1.0 cm以内即可,否则可能影响吻合口部的血液供应,导致术后发生吻合口坏死。

2.肠管断端有动脉出血表示血供良好。如断端发紫或仅有静脉出血,血色紫黑,则表示血供不良,即不宜行吻合术。应再切除一段肠管,使血供良好,再行吻合。

3.断端止血不宜过多地使用电凝止血,以防组织受损过多。一般以 1 号丝线结扎出血点。少量出血可不必结扎,以免留下太多线结。待全层缝合完毕后,渗血即可自行停止。

4.用肠钳时,不要在钳翼上套上橡皮管。安置肠钳目的是闭塞肠腔,以防止内容物溢出,故不必夹得太紧,以免损伤肠壁。不应夹住肠系膜,以免系膜内血管长时间受压,影响肠襟的血液供应。

5.肠吻合时,边缘不宜翻入过多,以免造成吻合口狭窄。一般,全层缝合应距边缘 0.2 ~ 0.3 cm。拉紧每一针缝线时,应准确地将黏膜翻入,否则黏膜外翻将影响吻合口愈合。全层缝合后,如部分黏膜外翻,可于局部补做"U"形浆肌层缝合,并将其埋入。

全层连续缝合时,每针缝线松紧要适度,如过紧将使吻合口狭窄,过松将招致黏膜外翻。因此,在操作过程中每针每线都应准确可靠。

6.在行端端吻合时,如两断端管径大小不相称,以致吻合困难,则应将较窄的肠断端的倾斜角度加大,以适应对侧较粗的肠段断端。也可将较粗的肠段进行可行横断,以使两断端管腔接近一致。在全层缝合时,管腔大的一侧每针间距离要大一些,以适应较窄的对侧。

除采用上述方法外,也可先将口径较小的断端肠系膜对侧的肠壁沿肠纵轴方向切开,以扩大断端口径。然后进行端端吻合。也有的采用端侧吻合。

7.肠管断端如无较大的血管出血时,一般吻合后即可止血。如在吻合后吻合口仍有出血,则应用 1 号丝线补加浆肌层缝合止血。

8.前壁全层缝合时,进针勿过深,以防将后壁缝入,造成肠腔狭窄。其次,浆肌层缝合不应穿通肠壁全层,缝线结扎不宜过紧,以免割裂肠壁。如肠壁有炎性水肿,结节缝合结扎易撕裂肠壁,可用"U"形缝合,以增加肠壁的拉力。

9.缝合肠系膜裂孔时,勿将系膜血管结扎,也不要将其穿破引起出血,因肠系膜组织疏松,出血后不易自止,易形成较大的血肿,甚至压迫血管,影响肠管的血液供给。如肠系膜血管被刺破出血,要立即用手指捏住,做压迫止血。如不止血,则将其缝合结扎。缝合结扎后,要详细观察肠系膜血管的搏动和肠壁的颜色,如有血循环障碍,须再次做肠切除。

10.肠切除吻合时,应注意无菌操作,做好隔离。术中必须用生理盐水纱布保护手术野。切开肠管前还要用干纱布保护。并将拟切开处的肠段内容物排出,以防切开后肠内容物外溢。

【术后处理】

1.除腹股沟疝和休克患者外,术后均应取半坐位。暂禁食,持续胃肠减压。待肠蠕动恢复,由肛门排气后,可拔掉胃管,开始进全流饮食。术后 1 周改用半流食,10 天后恢复普通饮食。如有腹胀,吻合时肠壁有炎性水肿,可适当延长禁食时间。

2.禁食期间,经静脉补液,以维持水和电解质的平衡,必要时输血。

3.为预防和控制感染,可应用青、链霉素。

4.对各种不同患者,应给予适当的处理。如肿瘤术后应继续用抗肿瘤药物或放射治疗;结核患者术后应用抗结核治疗。

5.术后近期如突然发生腹痛伴有腹膜炎体征,应考虑为肠吻合口渗漏或裂开。如腹膜炎限局,可拆除切口部分缝线,行引流即可;如为弥漫性腹膜炎,则需再次手术探查,将裂开的吻合口拉出腹腔外行肠造瘘术。

第十节　阑尾的局部解剖及阑尾切除术

一、阑尾的局部解剖

阑尾(vermiform appendix)是从盲肠下端的后内侧壁延伸出的一条细管状器官,外观似蚯蚓,故又名蚓突(vermiform process)。其大小、形态和位置,因人而异。一般长约 5~7 cm,也偶有长达 20 cm 或短至 1 cm 者。其外径最大者可达 1.5 cm,小者仅 0.2 cm,一般多在 0.5~1 cm 之间。管腔的远端为盲端,近端开口于盲肠下端的后内侧壁。个别成年人的阑尾也偶见极短小者,形状如乳头。在婴儿及幼儿,阑尾的基底部较宽,尖端较细,呈漏斗形(图 8-10-1)。阑尾为腹膜内位器官,包裹阑尾的腹膜沿其壁的一侧相遇而成双层的三角形系膜,称阑尾系膜(mesoappendix),故阑尾在腹腔内为游离器官。由于系膜常较阑尾为短,致使阑尾呈盘曲状。

阑尾多数在回盲口的后下方约 2 cm 处开口于盲肠,此开口称为阑尾口。在该口的下缘,有一不十分明显的半月形黏膜皱襞,称为 Gerlach 瓣,或称阑尾瓣(valve of vermiform process),此瓣可防止粪块或异物坠入阑尾腔。如果该瓣缺如或功能不全,则粪便易进入阑尾腔内而引起梗阻性阑尾炎。此外,阑尾的内腔随着年龄的增长而缩小,因此成人的阑尾腔较窄,开口也较小,粪便或蛔虫一旦进入则不易排出。小儿阑尾的开口较大,多呈漏斗形,因此,小儿阑尾腔不易梗阻。一般在中年以后,特别是在老年人,阑尾腔可发生部分或完全闭锁。

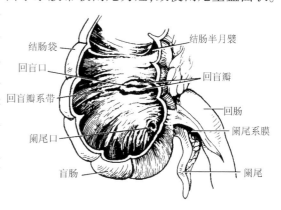

图 8-10-1　回盲瓣及其系带、阑尾及阑尾系膜等

阑尾的畸形常见的有双阑尾、双生阑尾及双盲肠双阑尾等。如果在术中发现有上述情况存在,一般均应一并切除。阑尾缺如者极为罕见,术中寻找阑尾困难时,不应轻易地认为是阑尾缺如。

(一)阑尾的位置

阑尾的位置(图 8-10-2)主要决定于盲肠的部位,因此,阑尾也大多位于右髂窝内。由于其活动性较大,尽管阑尾的基底部与盲肠的位置关系比较固定,但阑尾尖端所指的方向颇不一致,一般常见的有下述前五种:

1. 回肠下位(盆腔位):为最多见的一种,约占 41.3%。阑尾自盲肠下端的后内侧起始,经回肠的下面,斜向内下方,其尖端越过右侧髂动、静脉的前面,垂向小骨盆边缘或伸向骶骨岬附近。

2. 盲肠后位(结肠后位):也较常见,约占 29.4%。阑尾主要位于盲肠后壁与腹后壁腹膜之间,其尖端向上延伸。由于该处腹膜不如腹前壁腹膜敏感,因此,当这种位置的阑尾发炎时,所引起的局部转移性腹痛不十分明显。又因阑尾位置较深,腹前壁的体征常不显著。

3. 盲肠下位(髂窝位):约占 17.4%。阑尾自盲肠后内侧壁起始,经盲肠下端的后外侧伸向外下方,全部位于右髂窝内。

4. 回盲前位:约占 7.4%。阑尾自盲肠下端后内侧壁起始,向内前上方横过回肠末端的前面。其前方可直接与腹前壁接触或与腹前壁之间有大网膜相隔。因此,当患急性阑尾炎时,腹前壁的体征十分明显。

5. 回盲后位:约占 4.4%。阑尾横过回肠末端的后面,其尖端指向内后上方。这种位置的阑尾,通常缺少系膜。

阑尾除以上位于右髂窝内的五种位置之外,由于异位盲肠的发生,还可有下列几种异常位置:

6. 高位阑尾:多位于肝的下方。故当急性阑尾炎发作时,局部体征(压痛及腹壁紧张)常限于右上腹。

7. 低位阑尾:阑尾降入小骨盆腔内,与输尿管末端、膀胱和直肠相邻。故急性阑尾炎发作时,右下腹部体征常不明显,但可有膀胱、直肠等刺激症状。

8. 盲肠后腹膜外阑尾(腰部阑尾):阑尾全部或部分在腹后壁腹膜外,直接与髂腰肌、髂腹股沟神经和生殖股神经相邻。故当急性阑尾炎时,炎性物质可刺激上述邻近结构,引起右髋关节伸直时疼痛加重以及股前部、阴囊(或阴唇)部疼痛等现象。

9. 位于左髂窝内或腹腔中部的阑尾:其形成的主要原因是先天性内脏异位或先天性肠未旋转所致。有时因盲肠移动、过低或有滑动疝的存在,阑尾可能位于右侧疝囊内。

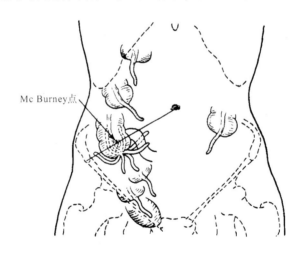

图 8-10-2　阑尾的位置

由于阑尾可有以上各种异常位置,所以在发生急性炎症时,其临床表现可以不典型,诊断较困难。

阑尾的表面投影:除以上几种异常位置的阑尾外,阑尾一般多位于右髂前上棘的内侧附近。临床常用的体表标志有:①在脐至右髂前上棘连线的中、外 1/3 交界处(距右髂前上棘 3.5 ～ 5 cm 处),称作麦氏(Mc Burney)点(见图 8-10-2);②在左、右髂前上棘的连线上中、右 1/3 交界处,称为兰兹(Lanz)点。

在正常成年人,当阑尾腔空虚时,黏膜常出现皱襞,并向管腔内突入。至中年以后,因阑尾多次发炎,可造成内腔狭小,甚至闭锁,黏膜和黏膜下层常被纤维组织所代替,上皮、腺体和淋巴组织也逐渐萎缩消失。

(二) 阑尾的血管

1. 动脉:阑尾的血液供给来自阑尾动脉,它是回结肠动脉在右髂窝的一个终末支,在回肠末端的后方进入阑尾系膜内,并沿系膜的游离缘行至阑尾尖端,沿途发出 2~3 个分支至阑尾(图 8-10-3)。虽然阑尾动脉的返支在阑尾根部与盲肠动脉后支有吻合,但阑尾动脉主干及其分支与其他血管无吻合,故阑尾动脉因某种原因受阻时,阑尾的血供可完全被阻断,出现阑尾坏疽。

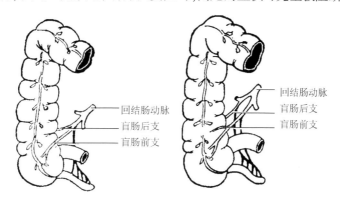

图 8-10-3　阑尾的动脉

阑尾动脉多数为一支(70%),它可以起自回结肠动脉的盲肠前支或后支。少数为两支(30%),可同时或分别起自盲肠前支或后支(见图 8-10-3)。在阑尾切除术时,应将阑尾动脉结扎确实,以免术后出血。

2. 静脉:阑尾的静脉与动脉伴行,为回结肠静脉终末后支之一。其静脉血经回结肠静脉、肠系膜上静脉、肝门静脉而入肝。肠系膜上静脉的血液多沿肝门静脉的右侧流入右半肝,脾静脉和肠系膜下静脉的血液多沿其左侧而流入左半肝。因此,在化脓性阑尾炎时,细菌栓子有时可随静脉血进入肠系膜上静脉、肝门静脉而入肝,多引起右半肝的肝脓肿(图 8-10-4)。所以,在阑尾切除术时,特别是化脓性或坏疽性阑尾切除术时,动作一定要轻柔,不可挤压阑尾,以免炎症扩散。

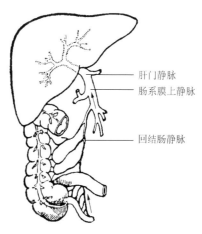

图 8-10-4　阑尾静脉血液回流至肝脏

3. 阑尾的神经:阑尾的神经位于阑尾系膜内,其神经纤维来自肠系膜上动脉周围的交感神经丛。传导阑尾痛觉的内脏传入神经纤维伴随着交感神经进入脊髓第 10 胸节。在急性阑尾炎早期,大部分患者(70%~80%)开始多在上腹部或脐周围出现疼痛,经过 2~6 小时左右(有的可达 24 小时),则转为右下腹固定性疼痛。这种转移性腹痛一般认为是内脏神经的反射性痛,当炎症波及壁层腹膜,其躯体神经受到刺激时才转为局部的固定性疼痛。

在炎症早期,尤其是阑尾腔有梗阻时,可出现右下腹(Sherren 三角区;右髂嵴最高点、左耻骨嵴及脐连线之间区域)皮肤感觉过敏现象。该部相当于第10、11、12胸髓节段的神经支配区,为内脏、躯体神经反射的表现,但在阑尾穿孔或坏死后,该部皮肤过敏现象即消失。这种皮肤感觉过敏区域不因阑尾位置的不同而改变。

另外,右肺下叶肺炎或膈胸膜炎有时可引起右侧腹部牵涉性疼痛。这种体征,在小儿更需要与急性阑尾炎相鉴别。

二、阑尾切除术

【适应证】

1.单纯性急性阑尾炎。

2.化脓性或坏疽性阑尾炎。

3.急性阑尾炎穿孔合并弥漫性腹膜炎。

4.在小儿、老年人急性阑尾炎,因确诊较难,且患者抵抗力较差,易致阑尾穿孔形成弥漫性腹膜炎,应争取早做手术切除。

5.妊娠期急性阑尾炎,在妊娠早期(3个月以内)宜早做手术。妊娠中、晚期一般均应手术切除阑尾。预产期或临产或急性阑尾炎症状较重者应施行手术。

6.慢性阑尾炎或慢性阑尾炎急性发作者。

7.阑尾寄生虫病,如阑尾蛔虫症。

8.阑尾周围脓肿经切开引流术或经非手术疗法治愈后3个月,应行阑尾切除术。

急性阑尾炎发病已超过72小时,或已有包块形成,阑尾的局部炎性水肿明显,此时期不适合手术治疗。

【术前准备】

1.一般状态较好者不需要特殊准备;如有脱水及电解质紊乱,应予以纠正。

2.急性阑尾炎合并腹膜炎者应用抗生素。为了预防手术切口厌氧菌感染,除用一般抗生素外,术前1小时应口服甲硝唑。

3.妊娠期阑尾炎应肌肉注射黄体酮30 mg,以便减少子宫收缩,以防发生流产、早产。

4.禁止灌肠。

【麻醉、体位】

局部麻醉、硬膜外麻醉或全身麻醉。小儿用全身麻醉。仰卧位。在妊娠晚期患者,为寻找阑尾方便,可将右侧臀部垫高。

【手术步骤】

1.切口及其选择:切口有麦氏交错切口和右下腹经腹直肌切口(图8-10-5)。对诊断明确、无严重并发症的患者可采用右下腹麦氏交错切口;对诊断尚难确定或病情复杂的患者需用经腹直肌切口,其优点为切口可随意向上、下延长。

如麦氏交错切口不能充分显露阑尾,可将切口内侧的腹直肌鞘前、后层切开一部分,将腹直肌拉向内侧扩大切口。如需向外扩大时,可沿腹内斜肌与腹横肌纤维分开。如再需要扩大切口,可沿腹直肌外缘切开,向上、下延长(图8-10-6)。

2.切开腹膜与寻找阑尾:切开腹膜之前应观察腹膜有无充血、水肿。切开腹膜时注意有无

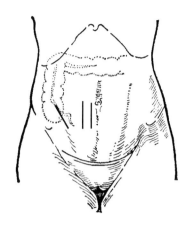

图 8-10-5 阑尾切除术切口

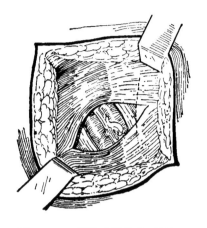

图 8-10-6 沿腹直肌外缘延长切口

气体或液体排出,排出物的气味、性状。开腹后首先显露盲肠,寻找阑尾。如切口深面为大网膜和小肠占据,影响寻找盲肠,可用大块生理盐水纱布沿右侧腹壁将其推向左侧,并用深拉钩固定,即可充分显露盲肠(有时因盲肠固定于腹后壁而不能被推移)。用大镊子提起盲肠,认清结肠,沿结肠带向下即可找到阑尾。如阑尾炎症较轻,可直接用大镊子将其提出;如炎症水肿较重,组织脆弱,切勿挤压,以免破溃,可用止血钳钳夹阑尾尖端系膜,将其提出(图 8-10-7)。但在急性炎症期,阑尾常被大网膜或肠管粘连包裹,难以发现,可行钝性分离,显露阑尾。如仅为大网膜粘连,又很紧密,不必勉强分离,可将其切断、结扎直至显露出阑尾根部或尖端。

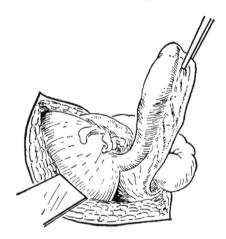

图 8-10-7 钳夹系膜提出阑尾

3.切除阑尾:如盲肠与阑尾移动性良好,阑尾系膜无粘连,容易将其提起时,可采用先离断系膜的顺行阑尾切除术。如炎症较重,阑尾粘连固定,不易提起,或阑尾系膜过短时,则用先离断阑尾根部的逆行阑尾切除术。

(1)顺行切除阑尾:提起阑尾,用止血钳穿通阑尾根部系膜,并带过 4 号丝线两条(图8-10-8),一次将系膜全部结扎。然后,在两结扎线间切断系膜(图 8-10-9);如系膜因感染水肿增厚,或含脂肪组织过多,一次结扎困难,则应分束结扎、切断(图 8-10-10)。最好用双重结扎或贯穿缝合结扎。之后在距阑尾根部 1 cm(最好是切除阑尾后残端的两倍距离)的盲肠壁上用 4 号丝线行浆肌层荷包缝合,暂不拉紧缝线。因盲肠壁薄,荷包缝合时进针不要过深,以免穿透盲肠壁造成污染。然后提起阑尾,在距根部 0.3 cm 处,用直止血钳钳夹挫灭阑尾,再用 7 号丝线于挫灭处做结扎(图8-10-11)。阑尾周围用干纱布保护,在阑尾根部结扎线的远端用止血钳钳夹,在钳与结扎线间切断阑尾(阑尾残端勿留过长,以免术后引起阑尾残端炎),并移去阑尾。用苯酚(石炭酸)或碘酒和生理盐水棉块(或棉棒)依次涂擦烧灼残端黏膜(图 8-10-12)。除去保护纱布。助手一手持

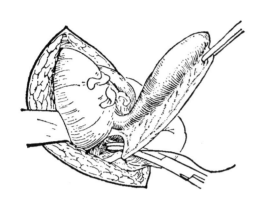

图 8-10-8　结扎阑尾根部系膜

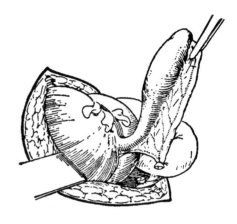

图 8-10-9　切断阑尾系膜

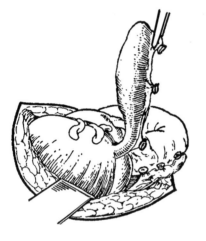

图 8-10-10　分束结扎、切断阑尾系膜

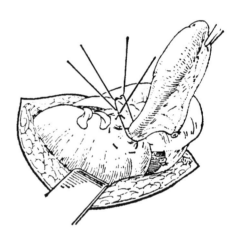

图 8-10-11　结扎阑尾根部

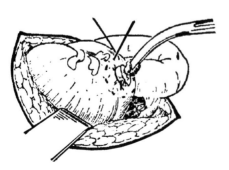

图 8-10-12　烧灼阑尾残端黏膜

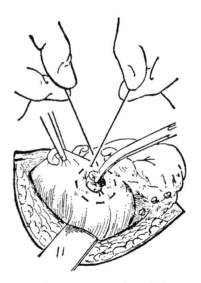

图 8-10-13　埋没阑尾残端

无钩镊子提起荷包缝合外的盲肠壁,另一手用镊子夹住阑尾残端向盲肠内按压,同时术者双手提起荷包缝合线并拉紧做结扎,使阑尾残端埋没于荷包缝合内(图8-10-13)。荷包缝合线暂不剪断,利用此线将阑尾系膜结扎于荷包口,以加强对残端的覆盖。

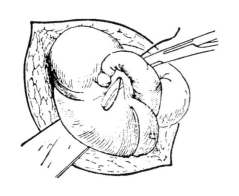

图 8-10-14　结扎阑尾根部

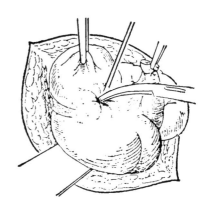

图 8-10-15　埋没阑尾系膜残端

(2)逆行切除阑尾:首先沿结肠带找到阑尾根部,将根部与周围粘连处分离,用止血钳穿通根部系膜,并带过 7 号丝线。再以直止血钳夹挫阑尾根部,及其远侧 1 cm 处,于两夹挫处做结扎(图8-10-14),于结扎线间切断阑尾,烧灼阑尾残端黏膜。在盲肠壁上围绕阑尾残端做荷包缝合,并将其结扎,埋没阑尾残端(图8-10-15)。然后用止血钳由根部开始逐步分离系膜,将其钳夹、切断,分别贯穿缝合结扎,直至阑尾尖端,切除阑尾(图8-10-16)。因阑尾有较重的粘连和系膜短缩,故操作过程中要仔细,切勿造成损伤或出血。

4.放置引流:阑尾无穿孔,腹腔内无渗液或仅有少许浆液性渗出者,或阑尾虽已穿孔,但脓性渗出液不多、不黏稠者,可将渗出液彻底清除,不必放置引流。如有下列情况,清拭腹腔后,需要放置烟卷或乳胶管引流。

(1)腹腔内有大量渗出液,或有粪臭者。

(2)阑尾残端处理不理想,有破溃可能者。

(3)阑尾不能切除,或取出阑尾不完整,有残留者。

(4)有出血或出血趋势者可放置引流,以便于观察出血。

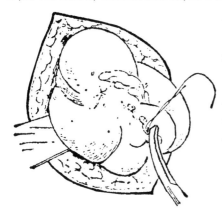

图 8-10-16　贯穿缝合结扎阑尾系膜

一般引流物应放置在右髂窝。如腹腔脓性渗出液较多,引流物应放置在直肠膀胱窝。

5.逐层缝合切口。

【术中注意事项及异常情况的处理】

1.切口:标准的右下腹麦氏切口适合于大多数阑尾切除的需要。但是,阑尾的位置变异较多,应分别对待。最好选择以压痛点最明显处为中心做交错切口,对寻找和切除阑尾可提供方便条件。

2.寻找阑尾:沿结肠带寻找阑尾一般多无困难。但应注意阑尾的变异。如阑尾位于盲肠后、腹膜外位,须切开盲肠外、下的侧腹膜。

3.阑尾缺如:有时术前诊断阑尾炎,但术中发现正常,找不到阑尾或其痕迹,又排除异位阑尾时,就应考虑阑尾缺如或其他病变。

4.黏膜下阑尾切除:反复发作的阑尾炎,阑尾是瘢痕性粘连,甚至阑尾固定于盲肠壁、后腹壁或侧腹壁。不能游离阑尾做顺行或逆行切除时,须从浆肌层下切除阑尾黏膜,即由结肠带向下确定阑尾根部。

5.阑尾全切除:有时阑尾根部已有炎症改变,甚至发生坏死穿孔,其根部无法结扎,或为防止阑尾次全切除遗留下感染的阑尾基底部,可采用阑尾全切除。即提起阑尾,使其根部处于紧张状态。在根部与盲肠交界处,平行于结肠带用锐刀片做梭形划开浆肌层,阑尾根部黏膜即被剥出。用 4 号丝线结扎阑尾根部黏膜,靠结扎线远侧断之,对缘结节缝合浆肌层 3 针,埋入残端。

6.对严重粘连包裹的处理:如开腹后,发现回盲部粘连严重,坏疽的阑尾已被肠管包裹,不易寻找时,不要勉强剥离阑尾,可只做引流,炎症消退后 2~3 个月,再切除阑尾。

【术后处理】

1.取半坐位,可减少腹部切口疼痛。如有感染,可使其局限于膀胱直肠陷凹,以便处理。

2.早期离床活动,促进肠蠕动,预防肠粘连。

3.术后当日禁食,待肠蠕动恢复后开始进流食。如腹腔感染较重,或只做腹腔引流而未切除阑尾,估计残端有渗漏可能者,应晚进食。禁食期间,由静脉补给液体,以免发生脱水,尤其在小儿和老年人更为重要。

4.感染较重或术中有污染者,应给予抗生素。为了预防和控制厌氧菌感染,应给患者使用甲硝唑。

5.妊娠期阑尾炎术后给予镇静药物。继续给予黄体酮,连用 5~6 天。

6.对患阑尾蛔虫的患者,术后暂不驱虫,以免蛔虫穿破残端。

7.对放置引流者,应根据脓液多少,在手术后 24~72 小时逐渐拔除。

8.术后 1 周内不服用泻剂,不灌肠。

第十一节　结肠的局部解剖及结肠切除术

一、结肠的局部解剖

结肠(colon)是指从盲肠上端到直肠上端之间的一段大肠,可分为升结肠、横结肠、降结肠和乙状结肠四部分。

(一) 概述

1.升结肠(ascending colon):长约 15~20 cm,从盲肠上端开始,沿腹后壁右前面上行,到肝右叶下面后,转向左前下方移行于横结肠,移行处所形成的弯曲称结肠右曲(right flexure)或称结肠肝曲(hepatic flexure)。升结肠属腹膜间位器官,其前面和两侧面均被腹膜覆盖,其后面借疏松结缔组织与腹后壁相贴,无腹膜覆盖,故肠管的位置比较固定。如升、降结肠的腹膜外部分受到损伤,可引起严重的腹膜后间隙感染。

2.横结肠(transverse colon):为位于结肠右曲和结肠左曲之间的一段结肠,长约 40~50 cm,在右季肋区起自结肠右曲后,先走向左前下方,越过正中线后,逐渐走向左后上方,达脾的下端内侧处,形成锐角的弯曲转向下方移行于降结肠,弯曲处称结肠左曲(left flexure)或称结肠脾曲(splenic flexure),其位置较结肠右曲高而深,后面借疏松结缔组织与左肾相接。横结肠属腹膜内位器官,表面几乎都有腹膜覆盖并借由腹膜形成的横结肠系膜连于腹后壁,横结肠系膜根部的附着线为一条大约通过第2腰椎水平的横行线,线的右端起自结肠右曲,横过右肾中部,经十二指肠降部和胰头,再沿胰体前缘和左肾中部止于结肠左曲。横结肠系膜的两端短,中间部分较长,其右端的系膜常缺如,使右端与右肾、十二指肠降部和胰头相连,故位置较固定,其余部分的活动性则较大。横结肠系膜构成网膜囊的后下壁,内有中结肠动、静脉通过,当做胃切除术分离胃结肠韧带时,应注意防止损伤中结肠动脉,以免造成横结肠缺血坏死。

3.降结肠(descending colon):长约25 cm,从结肠左曲起始后,沿腹后壁左侧前面下行,至左髂嵴处移行于乙状结肠。其前面和两侧面皆有腹膜覆盖,仅后面无腹膜,借疏松结缔组织与腹后壁相连,故位置较固定。

4.乙状结肠(sigmoid colon):为结肠的末段,长约40 cm,上端在左髂嵴处接降结肠,下端在第3骶椎上缘处续直肠,因在左髂窝处形成不规则的"乙"字形弯曲而得名。乙状结肠属腹膜内位器官,除上端一小段的后面缺少腹膜外,其他部分均被腹膜覆盖,并构成乙状结肠系膜连于骨盆后壁,系膜根的附着线常呈"∧"形。"∧"的左支起自髂外动脉中点处,向内上方在骶髂关节高度达"∧"的尖端;"∧"的右支向内下方延至第3骶椎前面。在尖端处形成一个向下开放的隐窝称乙状结肠间隐窝(intersigmoid fossa),隐窝有时由于小肠等的进入形成内疝。隐窝的深处,在腹膜外有左输尿管通过,可作为术中寻找左输尿管的标志。乙状结肠的系膜较长,活动性较大,发生扭转的机会较多。临床上,对直肠癌多选择乙状结肠做结肠造口术。

(二) 形态特征

结肠管径粗大,但管壁却较薄弱。在结肠的表面有结肠带、结肠袋和肠脂垂三种结构,是肉眼上与小肠鉴别的形态学特征。

1.结肠带(bands of colon):结肠壁的外纵肌沿肠管的纵轴集聚成三条距离相等的肌束,名结肠带。根据各带在横结肠上与横结肠系膜及大网膜的关系,分别称为系膜带、网膜带和独立带(图8-11-1)。

(1)系膜带(mesocolic band):此带在横结肠的后上壁,因有横结肠系膜附着而得名,在升结肠、降结肠和乙状结肠则位于其后内侧壁。

(2)网膜带(omental band):此带位于横结肠的前上壁,因有大网膜附着而得名,在升结肠、降结肠和乙状结肠则位于其后外侧壁。

(3)独立带(free band):因不与其他结构连接、独自存在而得名,此带位于横结肠的下壁,在升结肠、降结肠和乙状结肠则位于其前壁。

三条结肠带在盲肠处皆向阑尾的根部集中,故做阑尾切除术时,常沿升结肠前面的独立带向下追寻阑尾;在做结肠切除端端吻合术时,结肠带可作为使肠轴不发生扭转、正确吻合的标志。

2.结肠袋(huastra of colon):由于结肠带具有一定的收缩性并较结肠的长度短,致使结肠壁形成许多向外膨出的囊状结构,称结肠袋。相邻的结肠袋之间存在着深陷的横沟,此处肠壁的环肌增厚,并使肠壁黏膜突向肠腔,形成横行的半月形皱襞,称为结肠半月襞。

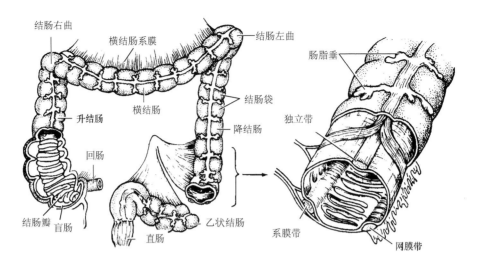

图 8-11-1　结肠的构造

3.肠脂垂(epiploic appendix):为小的囊状结构,由结肠表层的浆膜构成,内含脂肪。在升结肠和降结肠多附于独立带和网膜带附近;在横结肠多存在于独立带附近。营养肠壁的终末动脉的长支,多走行在肠脂垂的基底部。当肠内压降低时,此血管常呈弯曲并靠近表面,故做结肠手术必须切断肠脂垂时,对肠脂垂不要过度牵拉或轻易切断,以免损伤长支,影响肠壁的血液供应。

(三) 毗邻及连接的韧带

结肠右曲位于右季肋区,上方有肝和胆囊,并借肝结肠韧带和胆囊结肠韧带相连(图8-11-2),后方有右肾和右输尿管,借肾结肠韧带与右肾的肾前筋膜相连。结肠右曲的外侧与膈之间形成的腹膜皱襞称为右膈结肠韧带(right phrenicocoli ligament),此韧带位于右结肠旁(外侧)沟的上端,多数人此韧带较薄弱,甚至缺如。当做右半结肠切除术时,需切断上述韧带,才

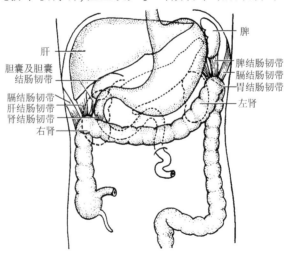

图 8-11-2　结肠左、右曲的毗邻及韧带

能使结肠右曲游离。结肠左曲的上方与脾和胰尾相接,借脾结肠韧带与脾相连,其后内侧有左肾,借横结肠系膜的左端与之相连。结肠左曲与膈之间形成的腹膜皱襞称左膈结肠韧带(left phrenicocolic ligament),此韧带位于左结肠旁(外侧)沟的上端,通常发育良好,对结肠左曲和脾有固定、支持作用,并基本上封闭了左结肠旁(外侧)沟的上口。当做左半结肠切除术时,需要切断此韧带并应注意保护胰尾。由于升结肠和降结肠均由腹膜固定在腹后壁上,当手术在后腹膜和肾前筋膜之间向结肠内侧进行钝性剥离时,应注意走行在结肠内侧的精索内动、静脉或卵巢动、静脉,以及左或右输尿管。

(四) 血液循环

1.动脉:结肠的动脉来自肠系膜上动脉和肠系膜下动脉。它们分别供应右半结肠(包括盲肠、阑尾、升结肠和横结肠右半)以及左半结肠(包括横结肠左半、降结肠和乙状结肠)的血液(图 8-11-3)。

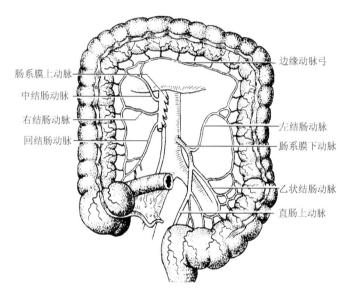

图 8-11-3　肠系膜上、下动脉的分支

(1)肠系膜上动脉(superior mesenteric artery):约平第 1 腰椎高度,起自腹主动脉前壁,经胰颈和十二指肠水平部之间进入小肠系膜,走向右下方,沿途发出许多分支到小肠和结肠。此动脉向结肠发出的分支有回结肠动脉、右结肠动脉和中结肠动脉。

1)回结肠动脉(ileocolic artery):是肠系膜上动脉的最下一条分支,发出后走向右下方,至回盲部附近分为升支和降支。升支(结肠支)与右结肠动脉的降支吻合;降支(回肠支)与肠系膜上动脉的小肠动脉终末支吻合。回结肠动脉供应升结肠的下 1/3 段、盲肠、阑尾和回肠末段的血液。此动脉单独起自肠系膜上动脉者占 77%;与右结肠动脉共干起自肠系膜上动脉者占 23%。回结肠动脉降支与肠系膜上动脉终末支之间虽有吻合,但不够充分。当回结肠动脉被阻断时,将遭致回肠末端血运不良,故在右半结肠切除术时,需要同时切除回肠末端 10～15 cm。

2)右结肠动脉(right colic artery):在回结肠动脉上方起自肠系膜上动脉,在腹膜壁层深面向右走行,跨过右精索内动、静脉(卵巢动、静脉)和右输尿管后,至升结肠内侧缘附近分为升、降两支。升支上行,在结肠右曲附近与中结肠动脉的右支吻合;降支下行,与回结肠动脉的升支吻合,供应升结肠上 2/3 段和结肠右曲的血液。此动脉的起始、走行和大小的变异均很大。根据对中国人的统计资料,此动脉为 1 支的占 74%,其中,单独起自肠系膜上动脉者占 28%;与回结肠动脉共干起自肠系膜上动脉者占 23%;与中结肠动脉共干起自肠系膜上动脉者占 22%;与回结肠动脉、中结肠动脉共干起自肠系膜上动脉者占 1%。右结肠动脉为 2 支的占 5%;右结肠动脉缺如者占 21%。

3) 中结肠动脉(middle colic artery):在胰颈下缘处起自肠系膜上动脉,发出后立即进入横结肠系膜,偏右侧走向结肠右曲,在结肠右曲附近分为左、右两支。右支与右结肠动脉的升支吻合,供应横结肠右侧 1/3 段的血液;左支走向左侧,在结肠左曲附近和左结肠动脉的升支吻合,供应横结肠左侧 2/3 段的血液。此动脉为 1 条的占 81%,其中,单独起自肠系膜上动脉的占 58%;与右结肠动脉共干起自肠系膜上动脉的占 22%;与右结肠动脉、回结肠动脉共干起自肠系膜上动脉的占 1%。有 2 条中结肠动脉的占 14%,其中一条属副中结肠动脉,它行于横结肠系膜的左侧部,在结肠左曲附近与左结肠动脉的升支吻合。中结肠动脉和副中结肠动脉均起自肠系膜上动脉的占 12%;中结肠动脉和右结肠动脉共干,与副中结肠动脉分别起自肠系膜上动脉的约占 2%;中结肠动脉缺如的占 5%,此时,横结肠的血液是由扩大了的左结肠动脉的升支供应。临床上应注意中结肠动脉可能出现的变异,当做胃切除术,切开横结肠系膜前,应注意有无副中结肠动脉。当中结肠动脉和右结肠动脉共干时,若误伤了其共干部,将使较长一段肠管的血液供应受阻,可能引起部分肠管缺血坏死。在做以中结肠动、静脉为血管蒂的结肠食管重建术时,应注意中结肠动脉有无变异及与其他结肠动脉的吻合情况,慎重选择结肠动脉的结扎部位,并在结扎前先阻断血流,待证实移植肠段有动脉搏动、肠壁的色泽良好后再行结扎(图 8-11-4)。

(2) 肠系膜下动脉(inferior mesenteric artery):约平第 3 腰椎高度起自腹主动脉前壁,在腹膜壁层深面走向左下方,发出的分支有左结肠动脉、乙状结肠动脉和直肠上动脉。

1) 左结肠动脉(left colic artery):是肠系膜下动脉的最上一条分支,发出后经壁腹膜深面走向左上方,到降结肠上部附近分为升、降两支。升支在结肠左曲处进入横结肠系膜与中结肠动脉的左支吻合;降支下行进入乙状结肠系膜与乙状结肠动脉的升支吻合。左结肠动脉供应降结肠左曲的血液。此动脉单独起于肠系膜下动脉的占 53%;与乙状结肠动脉共干起于肠系膜下动脉者占 46.7%。据对中国人的统计资料,左结肠动脉升支的分布范围大多超过结肠左曲,向右分布于横结肠的左侧份(约占例数的 3/5~4/5)。另外,在肠系膜上、下动脉干或其第一级分支(中结肠动脉或副中结肠动脉与左结肠动脉)之间,在横结肠系膜根部靠近十二指肠空肠曲处,有时形成一个短吻合袢,称 Riolan 弓,其出现率为 6.2%(图 8-11-5)。

2) 乙状结肠动脉(sigmoid arteries):在左结肠动脉的下方起于肠系膜下动脉,其分支数目和起始情况均较其他结肠动脉复杂,可有 1~4 支,以 2 支者居多,占 53.3%。此动脉发出后,经腹膜壁层深面走向左下方,跨过左精索内动、静脉或卵巢动、静脉和左输尿管后进入乙状结肠系膜。每条血管皆分为升、降两支,彼此互相吻合,最上一条乙状结肠动脉的升支与左结肠动脉的降支吻合,最下一条乙状结肠的降支分布于乙状结肠下段。

3) 直肠上动脉(superior rectal artery):为肠系膜下动脉发出乙状结肠动脉后向下的延续部分,经乙状结肠系膜两层之间下降,至第 3 骶椎高度分为两支,沿直肠两侧下行,与直肠下动脉的分支吻合。直肠上动脉进入盆腔后发出的分支称乙状结肠直肠动脉,分布于乙

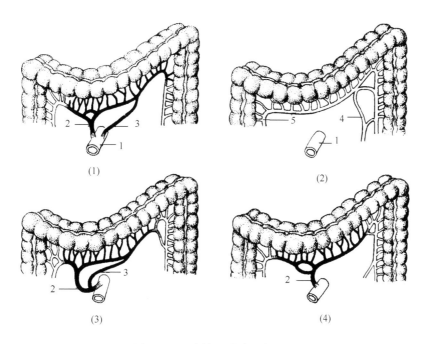

图 8-11-4　中结肠动脉的变异类型

1.肠系膜上动脉;2.中结肠动脉;3.副中结肠动脉;4.左结肠动脉升支;
5.右结肠动脉升支

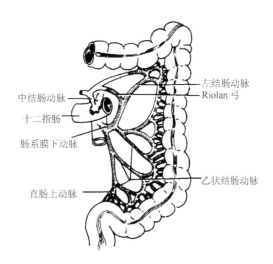

中结肠动脉
十二指肠
肠系膜下动脉
直肠上动脉
左结肠动脉
Riolan 弓
乙状结肠动脉

图 8-11-5　肠系膜下动脉及 Riolan 弓

状结肠和直肠上段。此动脉多为 1 支,占 40%;有 2 支的占 32.8%;有 3、4 支的约占 12.
8%;缺如的占 14.4%。

　4)边缘动脉(colic marginal artery):为从肠系膜上、下动脉发出的五条动脉(回结肠动脉、右结肠动脉、中结肠动脉、左结肠动脉和乙状结肠动脉)的分支,在靠近结肠的边缘处彼此互相吻合,形成一个大的"血管弓",称边缘动脉。组成边缘动脉的各分支之间的吻合程度并不一致,有的较细小,甚至中断。一般认为,在回盲部(回盲瓣和回肠末段之间)、结肠左曲处(中结肠动脉左支与左结肠动脉升支之间)和乙状结肠与直肠交界处(最下一支乙状结肠动脉与直肠上动脉之间),此三处的边缘动脉有时吻合缺如。从右结肠动脉干发出的分支到左结肠动脉干发出的分支之间的边缘动脉吻合情况比较好,其余依次是肠系膜上动脉终末支与回结肠动脉(回肠支)之间的吻合、回结肠动脉升支(结肠支)与右结肠动脉降支之间的吻合、左结肠动脉降支与乙状结肠动脉之间的吻合,最差的为乙状结肠动脉与直肠上动脉之间的吻合。

乙状结肠动脉与直肠上动脉之间吻合不佳,乙状结肠与直肠交界处肠壁的血液供应系来自最下一支乙状结肠动脉与直肠上动脉的终末小支,故在直肠手术时,若在最下一支乙状结肠动脉的起点以上结扎肠系膜下动脉时,血液可通过边缘动脉、最下一支乙状结肠动脉和直肠上动脉到达直肠上部;而若在最下一支乙状结肠动脉起点以下结扎直肠上动脉,则将会阻断直肠上部和乙状结肠与直肠交界处肠壁的血液供应,导致肠壁的坏死。手术时应先将欲结扎的动脉阻断血流,待证实保留的肠管有动脉搏动,肠壁的色泽良好后再行结扎。

由边缘动脉发出的终末动脉,在未达到肠壁前,分为长支和短支。短支几乎与肠管纵轴呈垂直方向进入肠壁;长支在进入肠壁前,先分成前支和后支。长支分别沿肠管的前、后面经浆膜和肌层之间向系膜的对侧缘走行,逐渐穿过肌层到达黏膜下层,最后形成微弱的吻合,分布于系膜对侧1/3的肠壁。长支在走行过程中,除发出分支到肠壁外,还发出分支到肠脂垂(图8-11-6)。如手术需切除肠脂垂时,勿将其过度牵拉,以免误伤长支造成肠壁缺血或坏死。短支的数量较多,大部分起于长支或直接发自边缘动脉,穿过系膜带进入肠壁,分布于系膜侧2/3的肠壁。由于短支的数量多,分布范围大,故结肠系膜侧的肠壁血液供应丰富。长、短支之间除在黏膜下层有吻合外,其他部位很少有吻合。根据肠壁血管分布的特点,如需切开肠管时,应在系膜对侧缘,即独立带和网膜带之间做纵行切开,以免损伤终末动脉。

2.静脉:结肠的静脉可分为肠系膜上静脉和肠系膜下静脉两个系统。肠系膜上静脉收集右

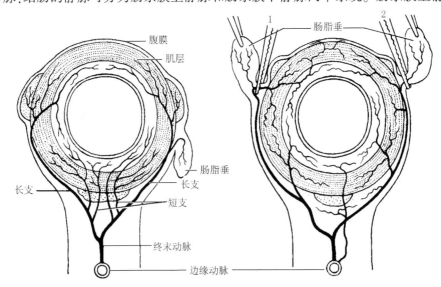

图 8-11-6 结肠的终末动脉
1.错误的切断方式;2.正确的切断方式

半结肠的血液;肠系膜下静脉收集左半结肠的血液。它们的属支大多与同名动脉伴行,收集同名动脉分布区的血液,最后汇入肝门静脉。肠系膜下静脉的走行与同名动脉略有不同,它跨过腰大肌后呈弧形上升,注入脾静脉,其属支左结肠静脉在同名动脉的外侧注入肠系膜下静脉。

(1)肠系膜上静脉(superior mesenteric vein):在肠系膜上动脉的右侧上行,经胰颈后面与脾静脉汇合成肝门静脉。其属支有:

1)回结肠静脉(ileocolic vein):由阑尾静脉、回肠支和盲肠前、后支汇合而成,收集阑尾、升结肠下 1/3 段、盲肠和回肠末段的血液。

2)右结肠静脉(right colic vein):收集升结肠上 2/3 段和结肠右曲的血液。

3)中结肠静脉(middle colic vein):收集横结肠的血液。

(2)肠系膜下静脉(inferior mesenteric vein):位于同名动脉的左侧,在腹膜壁层深面上行,越过腰大肌后,逐渐离开同名动脉,经 Treitz 韧带左侧至胰的后方,注入脾静脉、肠系上静脉与脾静脉交角处以及注入肠系膜上静脉等处,其属支有:

1)左结肠静脉(left colic vein):收集降结肠的静脉血液。

2)乙状结肠静脉(sigmoid veins):有 2~3 支,收集乙状结肠的静脉血液。

3)直肠上静脉(superior rectal vein):收集直肠上段的血,通过直肠丛与直肠下静脉、肛门静脉吻合。

(五) 淋巴结和淋巴管

1.淋巴结:结肠的淋巴结按部位可分为四组(图 8-11-7):

(1)结肠上淋巴结:位于肠壁浆膜的深面,数量较少,体积较小,多分布于网膜带和独立带附近。

(2)结肠旁淋巴结:沿边缘动脉排列。

(3)中间淋巴结:沿回结肠动脉、右结肠动脉、中结肠动脉、左结肠动脉和乙状结肠动脉排

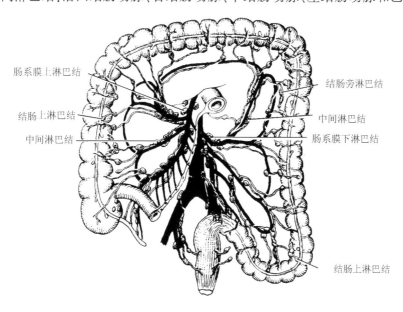

图 8-11-7　结肠的淋巴引流

列,分别称为回结肠淋巴结、右结肠淋巴结、中结肠淋巴结、左结肠淋巴结和乙状结肠淋巴结。

(4)主要淋巴结:位于各结肠动脉的根部和肠系膜上、下动脉的根部。

2.淋巴管:起始部称毛细淋巴管,在结肠黏膜层和黏膜下层内构成毛细淋巴管网,并与浆膜下的毛细淋巴管网互相沟通。毛细淋巴管汇合成淋巴管后,先注入结肠上淋巴结或结肠旁淋巴结。由结肠旁淋巴结发出的输出管注入到中间淋巴结,然后注入到主要淋巴结。

(六) 神经

盲肠、升结肠和横结肠的神经支配来自肠系膜上丛,含有交感神经和副交感神经两种纤维。降结肠及直肠近侧部的交感神经,来自肠系膜下丛;而副交感神经是由脊髓骶部 2~4 节发出的纤维,经两侧盆内脏神经、在下腹下丛,再上升分布到肠壁。直肠远侧部的交感神经来自上腹下丛,伴随直肠上、下动脉走行。结肠壁内也含有壁内神经丛,一般认为壁内神经节(副交感性)的缺乏,可导致先天性巨结肠。

结肠的痛觉传导神经纤维来自胸、腰、骶部的脊神经,分别经过肠系膜上丛、肠系膜下丛、上腹下丛和盆丛而到结肠的不同部分。

二、右半结肠切除术

【适应证】

1.盲肠、升结肠及结肠右曲部的癌瘤。

2.经非手术疗法未能治愈的回盲部结核,尤其是伴有梗阻的增殖型结核,以及结肠多发性息肉、巨大绒毛膜腺瘤、升结肠克罗恩病、阑尾假性黏液瘤和类癌(直径大于 2 cm)等。

3.不能复位或已出现肠坏死的回盲部肠套叠。回盲部扭转出现肠坏死时,也可采用此手术。

4.盲肠及升结肠的严重损伤,修补困难者。

【术前准备】

1.全身准备:给予高热量少渣饮食。如有贫血、低蛋白血症,应在术前输血。对有脱水及电解质平衡失调的患者,应予以纠正。肠道功能紊乱及肠道杀菌剂的应用可使维生素的吸收减少及合成能力降低,所以,要补充足够的维生素 B、C、K。对回盲部结核患者应结合抗结核治疗。

2.肠道的准备:术前 3 天开始服用肠道杀菌剂,控制肠道感染。对合并肠梗阻者,术前 2~3 天开始给流质饮食。术前每晚灌肠一次,口服液状石蜡或甘油 20 ml,连续 3 天。手术前日晚清洁灌肠。手术当日晨禁食,下胃管,排空膀胱。

也可用全肠道灌洗做术前准备,可缩短时间数小时至 2 天,患者痛苦少,肠道粪便排空和细菌减少符合要求。

3.急诊患者的准备:对已有肠坏死或肠穿孔的患者,为争取时间尽快手术,须在短时间内做好必要的术前准备,如输血、补液、下胃管及注射抗生素等。

【麻醉、体位】

硬膜外麻醉或全身麻醉。取仰卧位。

【手术步骤】

1.切口:右下腹经腹直肌或旁正中切口。

2.探查:开腹后,探查有无转移癌或多发癌,肝脏及盆腔有无转移,肠系膜淋巴结有无肿大、转移。最后检查局部,判定病变性质和活动度,以及与周围组织、器官的关系。

3.隔离腹腔:将小肠推向左侧,用大网膜将其包裹并用温生理盐水纱布覆盖。然后,在横结肠右段和回肠末端距盲肠 20 cm 处,用止血钳穿过横结肠和小肠系膜的无血管区,各带入一纱布条,分别结扎,闭锁病变肠管的近、远端。结扎后,分别在小肠及结肠隔离腔内注入氟尿嘧啶,总剂量按 30 mg/kg 体重计算。

4.结扎血管:首先游离大网膜,从胃网膜血管弓上开始。沿胃大弯将右半胃结肠韧带集束分离、结扎、切断。在拟切断的横结肠线上,分离切开大网膜,使左、右半大网膜分离。结扎胃网膜右血管后,在十二指肠降部前面及腹侧壁分离大网膜附着部分。显露胰腺钩突部及胰腺下缘。在胰腺钩突内侧和胰腺下缘水平,剥离肠系膜上血管及中结肠动、静脉,在胰头前面可分离出胃结肠静脉共干,在右结肠静脉四周如见到肿大淋巴结,应予以一并清除。如肿瘤位于结肠右曲,则先将结肠中动脉根部结扎,后结扎静脉。若肿瘤位于盲肠或升结肠下部,则只需结扎结肠中血管的右支。进一步分离肠系膜上血管全程、右结肠血管及回结肠血管,先后在其根部结扎切断(图 8-11-8)。

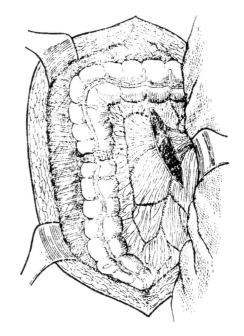

图 8-11-8　切断右侧结肠所属血管

5.分离右半结肠:将结肠右曲向下牵拉,显露肝结肠韧带,将其分束结扎、切断(图8-11-9)。分别提起横结肠和回肠末段,用肠钳分别钳夹已分离的回肠及横结肠。钳夹回肠的肠钳要斜向肠系膜对侧缘肠壁的近端;钳夹横结肠的肠钳与肠的纵轴垂直。然后,在预定切断处两侧肠管用两把直十二指肠钳钳夹并切断之(图 8-11-10)。

6.切除病变:提起右半结肠,用大止血钳钳夹纱布块或用包有纱布的右手食指行钝性剥离,即将右侧结肠连同肠系膜及腹膜后脂肪和淋巴组织由上而下、由内侧向外侧进行剥离。在剥离上方时,注意勿损伤十二指肠及右肾下极;在剥离下方时,注意勿损伤右侧输尿管及精索血管或卵巢血管。最后剪开升结肠外侧壁层腹膜(图 8-11-11),将右半结肠及腹膜后脂肪、淋巴组织整块移出腹腔。

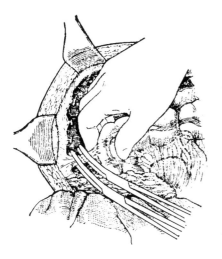

图 8-11-9　显露、结扎和切断肝结肠韧带

7.重建肠道:将两肠钳靠拢,行回、横结肠端端吻合。先在后壁两端用 1 号丝线各缝一支持线,然后用 1 号丝线结节缝合后壁的浆肌层(图8-11-12)。再用 2-0号铬制肠线行后壁全层的连续锁边缝合及前壁全层的连续褥式内翻缝合(图 8-11-13)。最后,结节缝

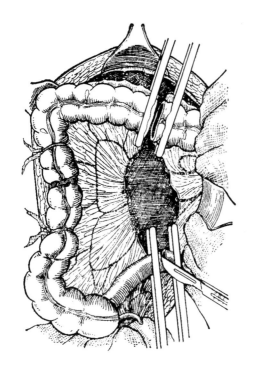

图 8-11-10　切断回肠及横结肠

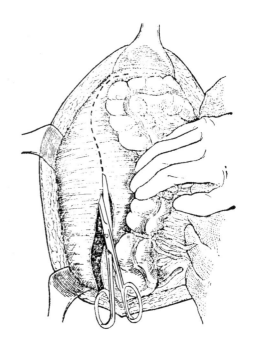

图 8-11-11　游离升结肠外侧腹壁

合前壁的浆肌层及肠系膜裂孔(图 8-11-14),并用大网膜覆盖吻合口。如回肠肠腔小,也可做端侧吻合,即先用 2-0 号铬制肠线做横结肠断端的全层连续缝合,两角部做半荷包埋入,再做浆肌层缝合闭锁横结肠断端,最后行端侧吻合(图 8-11-15)。

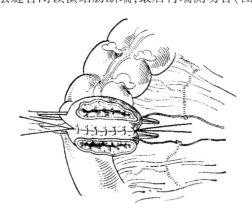

图 8-11-12　缝合后壁浆肌层

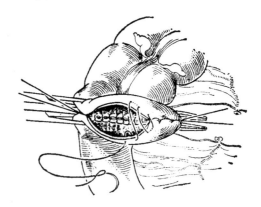

图 8-11-13　缝合前壁全层

8.缝合切口:用温生理盐水反复冲洗腹腔,用 4 号丝线结节缝合后腹膜(见图 8-11-15)。如腹膜缺损过多,也可不必缝合。一般不放置引流,如渗血多,可放置乳胶管引流。逐层缝合腹壁。

【术中注意事项及异常情况的处理】

1.术中注意避免肠管损伤及污染腹腔。

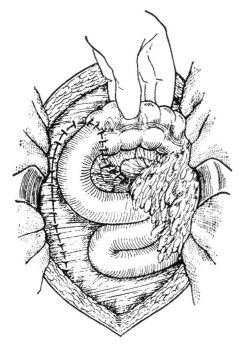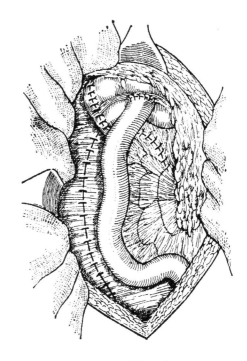

图 8-11-14　端端吻合完成　　　　　图 8-11-15　端侧吻合完成

2.右结肠动脉的变异较多,可来自中结肠动脉、回结肠动脉,或者无右结肠动脉而由中结肠动脉及回结肠动脉代替供血。术中一定要在充分显露回结肠动脉、右结肠动脉和肠系膜上动脉的关系后,再根据血运情况决定结扎血管的平面。

3.在分离右半结肠时,注意避免在解剖过程中由于十二指肠水平部及输尿管贴附在右半结肠系膜深面而造成误伤的危险。

4.要注意邻近的解剖关系,动作要轻柔,勿损伤如精索静脉或卵巢静脉、右侧输尿管、十二指肠降部与横部、右肾下极。

5.分离肠系膜时,注意保留肠管断端附近肠系膜的血管,以免影响吻合口的血液供应。吻合时,肠的切缘不可翻入过多,以免引起吻合口狭窄。一般翻入 0.3 cm 较为合适。

6.回结肠动脉供应盲肠、升结肠、阑尾及回肠末端部分,在根部切断该动脉后,回肠末端的血液供应即被阻断。回肠末端的切除长度不应少于 15~20 cm。

7.对不能根治切除的患者,应力争做姑息性切除。

8.行回肠、横结肠端端或端侧吻合时,使横结肠系膜切缘与回肠系膜切缘按自然位置靠拢,以免引起回肠扭转,造成吻合口梗阻。

【术后处理】

1.体位:麻醉清醒后,取仰卧位。注意血压、脉搏变化。待血压、脉搏平稳后,改为半坐位。

2.禁食及胃肠减压:术后禁食并持续胃肠减压,直至排气。一般在术后 3 天患者排气后拔除胃管,开始进全流食。3 天后改为半流食,再 3~4 天后即可进少渣软食。

3.抗感染:应选用广谱抗生素控制感染。

4.综合治疗及其他:对癌瘤患者可用抗癌药物治疗;对结核患者继续用抗结核药物。

三、左半结肠切除术

【适应证】

1.乙状结肠、降结肠及结肠左曲的恶性肿瘤。

2.已发生肠坏死的乙状结肠扭转。

3.乙状结肠及降结肠多发性憩室,尤其是合并憩室炎、出血及梗阻者。

4.经非手术疗法治疗无效的溃疡性结肠炎出现瘢痕狭窄、穿孔、持续出血或疑有恶变者。

5.直肠及左半结肠多发息肉,直肠病变较轻,而且能用电灼等疗法治疗者,可行左半侧结肠切除术。

【术前准备】

与右半侧结肠切除术基本相同。但是,由于左半侧结肠病变,尤其是乙状结肠病变容易引起梗阻,所以,对术前梗阻不易解除及机体明显衰弱不能耐受手术者,应先行横结肠造瘘术或盲肠造瘘术。待梗阻缓解,机体状态好转后,再行左半结肠切除术。

【麻醉、体位】

硬膜外麻醉或全身麻醉。取仰卧位。

【手术步骤】

1.切口及探查:左下腹旁正中或经腹直肌切口。进入腹腔,首先探查肝脏,其次是盆腔、腹主动脉旁和横结肠系膜有无转移灶和肿大的淋巴结,以及结肠和直肠有无多发癌的改变。对癌肿的局部探查,应注意所属系膜淋巴结有无肿大、癌肿大小、肠壁浆膜是否被侵犯,以及有无累及周围组织与器官,并估计是否适合根治性切除。

2.结扎、切断肠系膜血管:对癌瘤患者行左半结肠切除术时,应先处理血管。将小肠推至右侧腹部,用大网膜及温生理盐水纱布包裹。提起大网膜及横结肠,即可将左半侧结肠显露清楚。首先钳夹、切断、结扎中结肠动脉左支及伴行静脉(图8-11-16),再于根部切断、结扎左结肠动、静脉以及乙状结肠动、静脉第1~2分支。显露十二指肠空肠曲,在其下方剪开后腹膜,仔细分离肠系膜下血管。是否在其根部结扎视淋巴结转移情况而定。如中间淋巴结有转移,则在根部处理,即先用两条4号丝线在根部将其结扎,再于结扎线之间钳夹两把止血钳,于两钳间将其切断,两断端分别用4号丝线缝合结扎。向下扩大后腹膜切口,显露腹主动脉。将腹主动脉周围淋巴结及脂肪组织自上而下一并向左侧分离,注意勿损伤腹主动脉。

3.游离左半结肠:将降结肠与乙状结肠拉向内侧,沿降结肠旁沟剪开侧腹膜,上至结肠左曲,下至

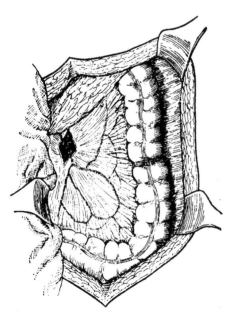

图 8-11-16　结扎、切断中结肠动脉
左支及伴行静脉

直肠、乙状结肠交界处(图 8-11-17)。再用纱布条在距肿瘤上、下各 5~10 cm 处结扎,勒紧肠管,以防脱落的癌细胞向上、下肠腔内扩散。然后,用左手提起降结肠并向右侧牵拉,右手食指裹以纱布沿侧腹膜切口向中线行钝性分离(图8-11-18),将腹膜后脂肪、淋巴结连同左半结肠一起游离到中线附近。在胃网膜左动、静脉下方沿胃大弯切断左 1/3 胃结肠韧带到结肠左曲处,将已游离的横结肠左段及降结肠上段一并以左手握住并向右下方牵引,以显露脾结肠韧带,并予以钳夹、切断、结扎。再由乙状结肠下端开始,向已被结扎、切断的肠系膜下动脉根部方向分束结扎、切断乙状结肠系膜(图 8-11-19),再由肠系膜下动脉根部开始,向横结肠中、左 1/3 交界处分束结扎、切断横结肠系膜。至此,左半侧结肠被完全游离。在游离左半结肠及切开肠系膜过程中动作要轻柔、准确,以免损伤左侧输尿管、精索血管及肾脏。

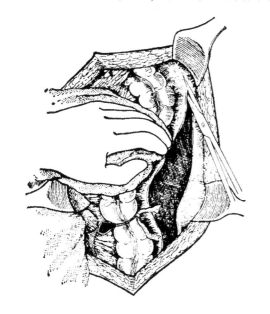 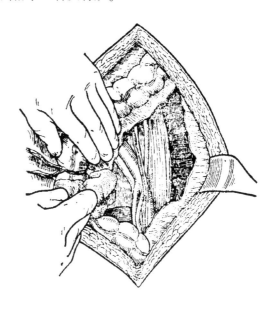

图 8-11-17　切开侧腹膜　　　　　　　图 8-11-18　钝性游离降结肠

　　4.切除左半结肠:在乙状结肠与直肠交界处上方和横结肠中、左 1/3 交界处分别置两把肠钳。在预定切断处的肠管周围用干纱布隔离腹腔,将肠管分别切断(图 8-11-20),移出左半结肠。保留的肠断端用 3% 碘酒和 75% 的乙醇溶液棉球充分清洁肠腔及切缘。

　　5.重建肠道:将横结肠断端拉向乙状结肠的保留端。注意待吻合的两端肠壁间终末动脉搏动及肠壁颜色;注意有无张力;注意不要使横结肠沿纵轴扭转。用 4 号丝线行后壁全层结节内翻缝合(图 8-11-21),同法缝合前壁(图 8-11-22)。再用 1 号丝线行前、后壁的浆肌层结节缝合,吻合即告完成。吻合口应能通过拇指头。

　　6.缝合切口:用 4 号丝线结节缝合侧腹膜及肠系膜裂孔(图 8-11-23),不留间隙,以防术后小肠内疝的形成。将小肠复位,再以温生理盐水冲洗腹腔。由切口的外侧另做切口,放置乳胶管引流于左侧后腹膜游离处。固定引流管。分层缝合腹壁各层。

　　【 术中注意事项及异常情况的处理 】

　　1.结肠左曲癌需廓清中结肠动脉根部淋巴结。乙状结肠癌需行乙状结肠切除。乙状结肠上段癌则需结扎肠系膜下动脉,并将其根部淋巴结廓清。

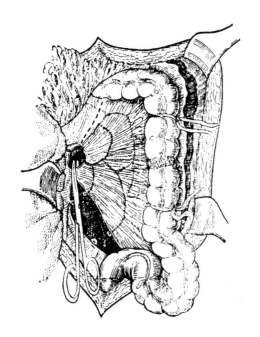

图 8-11-19 结扎、切断乙状结肠系膜

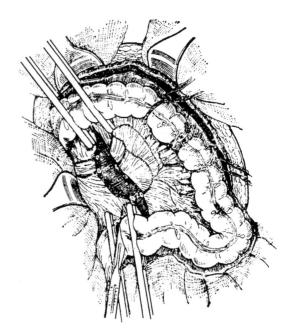

图 8-11-20 切除左半结肠

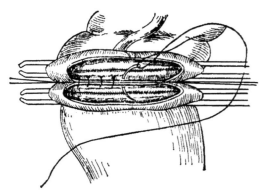

图 8-11-21 后壁全层结节缝合

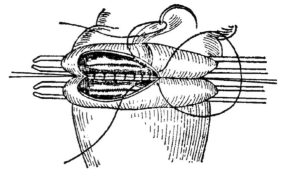

图 8-11-22 前壁全层结节缝合

2.钝性分离腹膜后脂肪组织及淋巴组织,以及游离、切断肠系膜时的注意事项,参见右半结肠切除术。游离结肠左曲及降结肠时,注意保护并勿损伤脾、肾、输尿管及精索(卵巢)动、静脉。

3.在切断脾结肠韧带时,止血钳不可插入过深,以免损伤脾及胰尾。如已发生脾结肠韧带出血,应予以止血;如撕裂脾脏,可用缝合方法止血,尽量保留脾脏。

4.在吻合时要确保吻合口无张力及有充分的血液供应。如吻合口有张力,应进一步游离横结肠,使之松动,对吻合口血液供应有怀疑时,应再切除一段肠管,然后再吻合。

5.对急诊患者,若有肠梗阻而未做术前准备,或肠壁有明显炎性水肿、肥厚,估计吻合口愈合不佳者,可将肠管远端闭锁,近断端造瘘,待 3 个月后,行二期手术闭瘘。也可在切除吻合的同时,行阑尾或盲肠造瘘术。

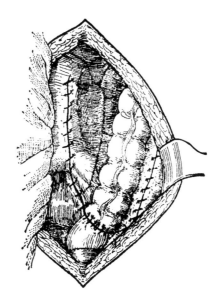

图 8-11-23　侧腹膜及肠系膜裂口
结节缝合

【术后处理】

同右半结肠切除术。

第十二节　脾的局部解剖及脾切除术

一、脾的局部解剖

1.脾的形态:脾(spleen)是一个淋巴器官,色暗红、质软,受钝性暴力作用后易破裂、出血。脾的表面有致密的被膜包裹,被膜中含有弹性纤维和少量平滑肌,因而有时脾破裂可限局于被膜下,随着出血量的增加,胀破被膜,可引起突然的内出血。

脾的形态不一,可分为三角形(53%)、长圆形(42.5%)和圆形(4.5%)。三角形者均有结肠面,分3个缘、3个角、4个面;另两种类型没有结肠面,分2个缘、2个端、3个面(膈面、肾面和胃面)。

脾的膈面凸隆,紧贴膈;脏面(包括肾面、胃面和结肠面)凹陷,有脾的血管、淋巴和神经等出入处,称脾门(splenic hilum),出入脾门的这些结构有腹膜包裹,统称脾蒂(splenic pedicle)(图8-12-1)。行脾切除术时,处理脾蒂是手术的关键。脾的上端称脾上极,略呈方形,脾的下端称脾下极,略尖。后缘较钝,前缘一般有1~3个明显的切迹,当脾肿大时,该切迹可明显扣及,这是临床上鉴别左上腹肿

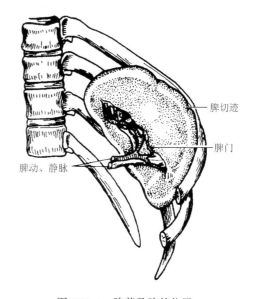

图 8-12-1　脾蒂及脾的位置

脾切迹

脾门

脾动、静脉

物是否为增大的脾的重要依据。脾位于左季肋部后外侧,其体表投影为:脾上极在左腋中线相当于第 9 肋高度;下极约在左腋前线第 11 肋处;脾的长轴与左侧第 10 肋平行。脾在腹腔内与膈、胃、横结肠左曲、左肾及左肾上腺等相贴,其位置深在,正常情况下全部为肋弓所遮掩,不能扪及,若在肋缘下 3 cm 内扪及脾,则脾已增大至正常人的两倍。

2.脾的韧带:除脾门外,脾的大部分被腹膜所覆盖。覆盖于脾的腹膜,在向周围其他结构延续时形成韧带(图 8-12-2)。胃脾韧带为脾上极及脾门至胃大弯侧的双层腹膜,此韧带的上部含有胃短动、静脉;下部含有胃网膜左动、静脉。脾肾韧带(splenicorenal ligament)为左肾前面与脾门之间的腹膜,其内含有胰尾和脾动、静脉。膈脾韧带(phrenicosplenic ligament)和脾结肠韧带(splenicocolic ligament)有时不明显,内含小的血管支。膈结肠韧带为膈与结肠左曲之间的腹膜,对脾有承托作用,但实际并非脾的韧带。脾在上述韧带的支持及周围脏器和腹内压等因素的作用下,其位置相对固定。正常情况下,可因呼吸、胃肠充盈程度及体位的变动而上、下移动 2~3 cm。如脾蒂过长,则可形成游走脾。并在此基础上发生脾蒂扭转。

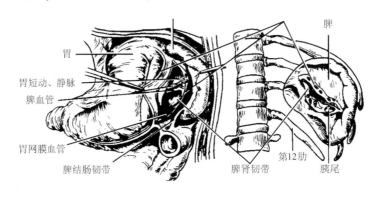

图 8-12-2　脾的韧带

3.脾动脉(splenic artery):脾动脉多起自腹腔干,少数起自腹主动脉和肠系膜上动脉等处。其长度平均为 12.5 cm。管径平均为6.5 mm。脾动脉发出后自右至左横行,沿胰腺上缘(偶尔埋于胰腺实质内)至胰尾附近行于胰尾的前上方,并于此处分为数个分支入脾门(图8-12-3)。脾动脉在行程中可发出左膈下动脉、胰背动脉、胃网膜左动脉及分布于贲门、食管和胰腺的小动脉支。

脾动脉在脾门附近分出 1~3 个一级分支,经脾门入脾实质,称脾叶动脉。根据其分支数而分为单干型、双干型和三干型。其中以双干

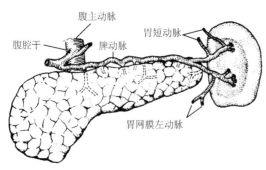

图 8-12-3　脾的动脉

型多见,三干型次之,单干型很少。单干型者,脾动脉发出脾上叶动脉后,主干延续为胃网膜左动脉,后者发出数个分支,供应脾的其余部分。双干型者,脾动脉分成两支入脾门,分别称上叶动脉和下叶动脉。三干型者,脾动脉分成上、中、下三个叶动脉入脾门。脾叶动脉再行分支,称脾段动脉,供应相对独立的一块楔形脾段组织,楔形的底朝向膈面,尖朝向脾门。根据段动脉的支数,可将脾分为三段型、四段型和五段型,以四段型为多,占 94.8%。脾动脉也可发出分支不

经脾门而在脾上极或下极直接入脾实质,分别称为上极动脉和下极动脉。上极动脉的出现率为52%,多起自脾动脉干,少数起自上叶动脉或腹腔干。下极动脉的出现率为67%,多数起自下叶动脉,少数起自脾动脉干或上叶动脉。脾上、下极动脉的分布范围可自成一段,亦可分别分布于上叶或下叶的一部分。

4.脾切迹与脾叶、段的关系:脾切迹多出现于脾的前缘,可多达6个,以2~3个为多见。脾后缘的切迹发生率也较高(38.81%),且其延长线向前下斜向脾门,多与相对的前缘切迹的延长线相连,从而构成脾叶间的分界。

据文献报道,脾的切迹多位于脾叶或脾段的分界处,与叶间或段间的"无血管区"相符。但也有不同意见。有文献报道,仅较深的切迹(深达5mm以上)与叶、段间的分界相符。另外,近年来的许多研究证明,叶或段间亦有丰富的微细血管吻合。因此,似称"相对无血管区"为宜。

5.脾静脉(splenic vein):脾静脉由脾门处的2~6条(常见为3条)属支汇集而成,其汇集的部位与脾门的距离不一,平均3.4 cm。脾静脉汇集成后,通过脾肾韧带,在脾动脉下方与胰腺后方右行,在胰颈后方与肠系膜上静脉汇合成肝门静脉。脾静脉长度为5.7~10 cm,平均9.6 cm。其行程中接受胃网膜左静脉、胃短静脉、胰腺的小静脉支及肠系膜下静脉。

脾静脉的管径常为脾动脉的两倍,在门静脉高压时更为增大,且其壁更加变薄。在巨脾切除术分离、结扎脾静脉时,应仔细操作,以免破裂出血。

由于某种原因,脾静脉血运不畅或发生阻塞,将引起充血性脾肿大及脾功能亢进,因此需要将脾切除。

6.脾的淋巴:脾小梁及被膜下的集合淋巴管皆走向脾门,注入脾门处的淋巴结,再沿脾动脉至腹腔淋巴结。因此,当对胰尾或胰体部癌行腹体、尾切除时,应将脾一并切除。

7.副脾(accessory spleen):副脾的色泽及硬度与脾相同,约15%~40%的人有副脾,数目不等,多在6个以内。副脾的位置多在脾门、脾蒂、大网膜等处。此外,尚有报道,副脾可出现于后腹膜和睾丸附近。副脾的功能与脾相同,故当脾功能亢进(血小板减少性紫癜及溶血性黄疸)行脾切除时,应仔细寻找副脾,一并切除,以防症状复发。

二、脾切除术

【适应证】

1.门静脉高压充血性脾肿大。

2.外伤性脾破裂。

3.脾肿大合并脾功能亢进症。包括原发性和继发性两类。

4.脾感染性疾病,如脾脏脓肿。

5.脾囊肿与肿瘤:原发性脾肿瘤(血管瘤、淋巴肉瘤等)尚无他处转移者;真性脾囊肿(皮样囊肿、淋巴管囊肿)和寄生虫性囊肿(棘球蚴病的囊肿)。

6.游走脾。

7.其他,如脾动脉瘤、胃癌的胃切除或胰体、尾切除等,需切除脾脏。

【术前准备】

1.出血量较多时,需要大量快速经静脉输血,必要时可行动脉输血。尽量缩短手术前准备时间。当严重的脾破裂或同时伴有其他脏器(如肝脏)破裂时,内出血非常严重,经输血抢救血压不升时应立即开腹手术止血。

2.如合并复合性损伤,应给予抗生素控制感染。

3.对休克患者,应给予氧气吸入。

4.置胃肠减压管。

5.准备含有保养液的采血瓶,以备术中收集脾血,进行自家输血。

【麻醉、体位】

血压平稳时,可采用硬膜外麻醉或全身麻醉。仰卧位,左季肋下脾区用软枕垫高。

【手术步骤】

1.切口:取左上腹经腹直肌切口或旁正中切口。如脾脏较大或粘连,手术操作不便时,可将切口上端沿肋弓向剑突延长,或切口下端向外侧延长成"L"形(图8-12-4)。

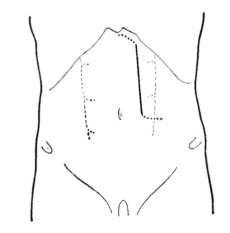

图 8-12-4　脾切除术切口

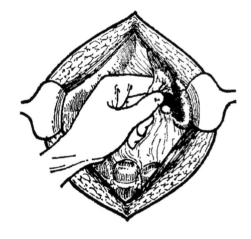

图 8-12-5　用拇指、食指捏住脾蒂

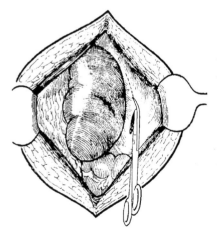

图 8-12-6　剪断脾肾韧带

2.控制出血:入腹腔后,首先清除腹腔内积血。如非开放性损伤,未合并空腔脏器损伤,可收集腹腔内血液,并用7~8层干纱布过滤,装入含有保养液的采血瓶中,以备自家输血。清除腹腔积血后,如发现脾破裂处或脾蒂血管大量出血时,术者应迅速将左手伸入腹腔内,捏住脾蒂,控制出血(图8-12-5)。

3.游离、切除脾脏:控制出血后,右手伸入腹腔,分离脾的背面和膈下的粘连,以增加脾的活动度。用右手握住脾上极,将脾向下内、再向前推出切口外,用大块生理盐水纱布垫填充于膈下,压迫止血。如脾脏为脾肾韧带所固定,可用手指分离或用长弯剪剪断脾肾韧带,再将脾脏拖出(图8-12-6)。分离切断脾结肠和脾胃韧带,用三把止血钳钳夹脾蒂,在近脾门处在两止血钳之间切断脾蒂(图8-12-7),除去脾脏。脾蒂血管用7号丝线结扎及缝扎(图8-12-8)。

对脾脏裂口小且表浅者,应尽量缝合裂口,保留脾脏。如无法保留时,切除后立即将脾脏切成2 cm×1 cm×0.5 cm大小,埋入大网膜内。

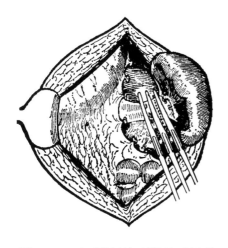

图 8-12-7 在近脾门处两钳间切断脾蒂

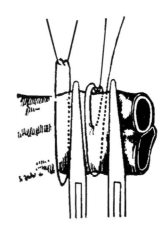

图 8-12-8 结扎脾蒂血管

取出膈下的大块生理盐水纱布垫,将胃拉向右上,将大肠和小肠拉向下方,充分显露脾床,检查膈面和腹后壁有无出血。缝合结扎膈面和腹后壁的出血处。

4.缝合切口:脾床处理完毕后,彻底清除腹腔内积血。探查腹腔内其他脏器,以免遗漏其他处的损伤,最后用生理盐水冲洗腹腔。如手术剥离面有渗血或腹腔已被污染,可在脾床留置乳胶管引流,另做小切口引出。逐层缝合腹壁切口。

【术后处理】

1.严密观察血压和脉搏的变化,以防术后发生休克。

2.术后患者清醒、血压正常时,取半坐位。并鼓励患者早期活动及深呼吸运动,以预防肺部并发症的发生。

3.术后禁食期间,可经静脉适当补液。

4.给予抗生素,以控制感染。

5.乳胶管引流可在术后48~72小时拔除。

第十三节 肝门静脉的局部解剖及有关手术

一、肝门静脉的局部解剖

1.概述:肝门静脉(hepatic portal vein)为腹腔中较大的静脉干。其长度在中国人平均为6.7cm(4.9~9.2 cm);其近端管径成人平均为1.7 cm(0.7~2.7 cm)。

肝门静脉系统血液主要来自消化道腹段(包括食管胸段下段至直肠上部)、脾、胰、肝外胆管及肝圆韧带等处。在正常情况下,肝门静脉血液均汇入肝。肝门静脉的属支自上述各器官内的毛细血管丛开始,逐次汇成肝门静脉干。肝门静脉干分成左、右支进入肝后反复分支,在肝小叶间形成各级不同的小叶间静脉。这些静脉再分支,当管径达 0.28mm 时,即分出入口小静脉,它们在肝小叶内,注入肝血窦或窦状隙,以后各肝血窦的血液再汇入肝小叶的中央静脉(即肝静脉的起始部),而中央静脉又汇入小叶下静脉,最后经肝静脉汇入下腔静脉。因此,肝门静脉系统的血液在入心之前,通过两组毛细血管,即有关的消化道、脾、胰以及肝外胆管等器官的毛细血管和肝内的窦状隙。

　　肝门静脉及其主要属支有时可出现静脉瓣,但随年龄的增长,静脉瓣的出现率依次降低。婴尸出现率较高,为50.9%;童尸出现率为31.7%;成人尸最少,约为13.3%,且仅在脾静脉、肠系膜上静脉和胃左静脉中。以上可见,在婴尸、童尸,脾静脉瓣的出现率稍高;而成人尸脾静脉中静脉瓣较少出现,而肝门静脉则无静脉瓣。

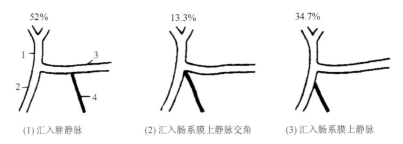

（1）汇入脾静脉　　　　　（2）汇入肠系膜上静脉交角　　　　　（3）汇入肠系膜上静脉

图 8-13-1　　肠系膜下静脉汇入部位类型
1.肝门静脉;2.肠系膜上静脉;3.脾静脉;4.肠系膜下静脉

　　2.肝门静脉的组成与毗邻:肝门静脉由不成对的静脉组成。肝门静脉在第2腰椎右侧、胰颈的后面,由肠系膜上静脉与脾静脉汇合而成,或由肠系膜上静脉、脾静脉与肠系膜下静脉三者共同汇合而成。肝门静脉由肠系膜上静脉与脾静脉汇合而成者占86.7%,其中肠系膜下静脉汇入脾静脉者约占52%,肠系膜下静脉汇入肠系膜上静脉者占34.7%(图8-13-1);而肝门静脉由肠系膜上静脉、脾静脉和肠系膜下静脉三者共同汇合成者约占13.3%(图8-13-1)。

　　肝门静脉自其汇合处向右上方经十二指肠上部、胃十二指肠动脉和胆总管的背面,以及位于下腔静脉前方的隔网膜孔(Winslow孔),行于肝十二指肠韧带两层浆膜之间。肝门静脉位于胆总管(右)和肝固有动脉(左)两者当中的后方。肝门静脉走行方向多与下腔静脉交叉成角,少数二者大致平行,在成人尸中,两者交叉者占90%,交叉角为40°~60°。交叉处在肝门静脉上1/3段者占43%,在中1/3段者占33%,在下1/3段者占14%;两者大致平行者占10%,其中肝门静脉位于下腔静脉的正前方者占7%,位于下腔静脉的左前方和右前方者各占1%,位于下腔静脉左侧者占1%。在少数情况下(约10%),异常的肝动脉等(起自肠系膜上动脉的代替肝右动脉、代替肝总动脉及胆囊动脉)可经肝门静脉的后方。以上肝门静脉及肝动脉等的这些解剖异变,不仅在肝外胆管手术(胆总管切开引流术等)时应注意防止误伤,且影响肝门腔静脉分流术的进行。

　　肝门静脉即将分成左、右支以前的部分,口径稍膨大,称肝门静脉窦。肝门静脉分成左、右支的部位多数较高,紧贴肝门或在肝门以内。在肝门以内者占65.8%;在肝门以外者占34.2%。

　　肝门静脉右支比左支短而粗,在进入右半肝以前,常收纳胆囊静脉。肝门静脉左支细而长,分出小支至肝左内叶及尾状叶,然后进入左半肝,在进入左半肝以前与附脐静脉和肝圆韧带相连接,后者是由脐静脉闭锁而成。肝门静脉左支与下腔静脉之间以静脉韧带相连。

　　3.肝门静脉的主要属支:肝门静脉的主要属支有肠系膜上静脉、脾静脉、肠系膜下静脉、胃左静脉(胃冠状静脉)、胃右静脉及胃网膜右静脉等。

　　(1)肠系膜上静脉(superior mesenteric vein):肠系膜上静脉伴行于同名动脉的右侧,沿肠系膜根上行,经十二指肠水平部前面,至胰颈后方与脾静脉汇合,形成肝门静脉。剖露肠系膜上静脉时,需将横结肠及其系膜提起,在十二指肠水平部前面肠系膜根部剖开腹膜即可找到。在活体上于系膜根部可扪及肠系膜上动脉的搏动,在搏动的右侧即为该静脉,切此处的腹膜,即可找到肠系膜上静脉。肠系膜上静脉的长度一般为 8～10 cm。其平均长度为 8.2 cm(2.2～17 cm)。其远端管径平均为 1.5 cm(0.6～2.2 cm)。

　　肠系膜上静脉外科干是回结肠静脉与 Henle 干(右结肠静脉与胃网膜右静脉的汇合支)之间的一段肠系膜上静脉。此段静脉一般成人长 3～4 cm。门静脉高压时,有时用此段静脉行肠腔分流术,但因外科干的解剖较复杂,不是每例手术均能成功。肠系膜上静脉外科干有 8 种类型,其中,常见型者占 44.4%[图 8-13-2(1)],可以进行分流术。其余各类型均有不同程度的变异[图 8-13-2(2)～(6)],对分流术有一定影响或不能进行手术。

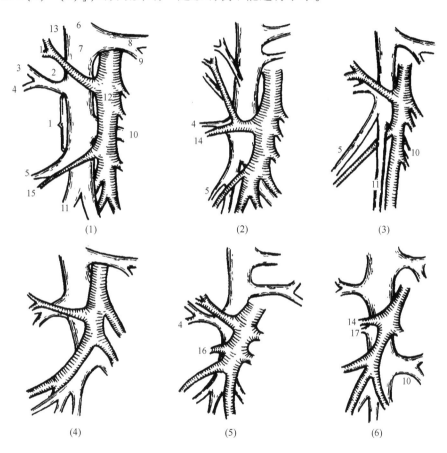

图 8-13-2　肠系膜上静脉外科干及其变异
1.外科干;2.Henle 干;3.胃网膜右静脉;4.右结肠静脉;5.回结肠静脉;6.肝门静脉;7.肠系膜下静脉;10.空肠静脉;11.回结肠静脉;12.肠系膜上动脉;13.中结肠动脉;14.右结肠动脉;15.回结肠动脉;16.右结肠中动脉;17.右结肠中静脉

　　肠系膜上静脉在胰腺下缘处,收纳来自胰头及钩突的 2～5 条小静脉。这些小静脉进入肠系膜上静脉的右后壁,且行程较短。在胰十二指肠切除术分离胰头及钩突与肠系膜上静脉时,应将这些小静脉一一仔细结扎、切断。如不注意处理,可能会撕裂这些小静脉或肠系膜上静脉,引起不易控制的出血。

(2)脾静脉(splenic vein):脾静脉是肝门静脉的重要属支,其血流量相当于肝门静脉血流量的20%以上。成人脾静脉的长度平均为9.6 cm(5.7~10 cm);儿童平均为6 cm(3~9 cm)。其远端管径成人尸平均为1.1 cm。

脾静脉收纳肠系膜下静脉者占52%(见图8-13-1)。脾静脉与肠系膜上静脉间的角度称门静脉角。此角一般多大于直角,据统计,大于直角者占67.5%。

肠系膜下静脉汇入脾静脉处距门静脉角的距离,最短的为0.3 cm,最长为3.9 cm。

脾静脉除上述的收纳肠系膜下静脉外,还收纳多个胰腺小静脉支,一般在胰尾部上缘有4~6条胰尾小静脉汇入脾静脉。在脾肾静脉分流术时,要仔细处理这些小静脉,才能游离出足够长度(3~4 cm)的脾静脉进行吻合。如处理不当,或撕裂脾静脉可导致不易控制的出血,增加手术困难。在多数情况下(80.6%)脾静脉还收纳胃后静脉。

脾静脉与左肾静脉的位置关系,对脾肾静脉分流术有参考意义。脾静脉位于左肾静脉前方,两者之间近侧部重叠者占39%;脾静脉位于左肾静脉上方,两者大致平行,相距最远5 cm者占35%;脾静脉位于左肾静脉上方,两者之间形成开向左侧的30°~60°角的占26%。以上三种情况,以第一种情况对脾肾静脉分流术较为方便。

(3)胃左静脉(胃冠状静脉)(left gastric vein):胃左静脉收纳胃小弯侧多半的胃前、后壁的诸静脉支后,离开胃壁进入胃胰襞(gastropancreatic fold)内,并转弯向右下,于转弯处的凸侧收纳食管静脉支或称高位食管支,然后向右下汇入肝门静脉或脾静脉等处(图8-13-3)。胃左静脉汇入部位分为三种类型:汇入肝门静脉者占51.2%;汇入脾静脉者占40%;汇入肝门静脉、脾静脉的上交角者占8.8%。门静脉高压行断流术等手术显露胃左静脉时,必须首先切开肝胃韧带,并在其深部找到胃胰襞,仔细切开胃胰襞的腹膜后,才可见到胃左静脉及食管静脉支汇入胃左静脉的解剖情况。门静脉高压时,胃左静脉、食管支及胃壁支等均变得粗大迂曲,但静脉壁变得较薄,剥离时应轻柔,以防破裂出血。

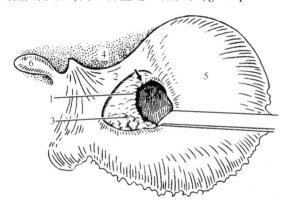

图8-13-3 胃胰襞
(小网膜已切开,用拉钩向下牵开,显露胃胰襞)
1.胃胰襞;2.小网膜;3.胰;4.肝;5.胃;6.胆囊

少数胃左静脉有变异,如胃左静脉缺如,代之以粗大的胃右静脉;胃底食管支型;肝内型,即胃左静脉汇入肝门横沟左侧的肝门静脉左支角部(图8-13-4)。

(4)肠系膜下静脉(inferior mesenteric vein):由肠系膜下动脉的诸分支的伴行静脉所汇成,在壁腹膜的深面上行。多于胰腺后汇入脾静脉,约占52%;汇入肠系膜上静脉者次之,约占34.7%;汇入门静脉角者较少,约占13.3%。肠系膜下静脉引流左半结肠及直肠上部的血液,而肠系膜上静脉除引流右半结肠的血液外,还引流整个空肠、回肠、十二指肠的一部分以及胰头、钩突部的静脉血。可见,肠系膜下静脉比肠系膜上静脉引流范围少,且较为细小。两者虽各自引流相应区域,但彼此借结肠边缘静脉互相交通,故临床上可单独结扎肠系膜上或下静脉。

(5)胃右静脉(right gastric vein):胃右静脉一般较胃左静脉细小,引流胃壁的区域也较小。胃右静脉与胃左静脉多有吻合(96%),其中有半数以上(51%)为双支吻合。其汇入部位以汇

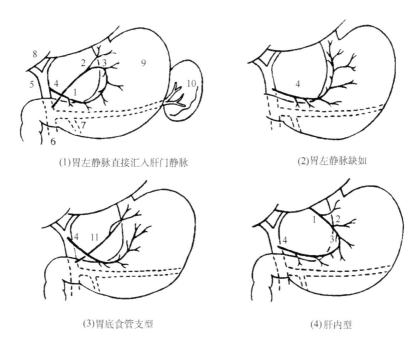

(1)胃左静脉直接汇入肝门静脉 (2)胃左静脉缺如

(3)胃底食管支型 (4)肝内型

图 8-13-4　胃左静脉及其变异类型
1.胃左静脉;2.食管支;3.胃壁支;4.胃右静脉;5.肝门静脉;6.肠系膜上静脉;
7.肠系膜下静脉;8.肝;9.胃;10.脾;11.胃底食管支

入肝门静脉者多见,约占 93%。

(6)胃网膜右静脉(right gastroepiploic vein):胃网膜右静脉一般较胃网膜左静脉粗大,与胃网膜左静脉多有吻合。除引流胃壁相应区域的血液外,还有属支引流大网膜右半的血液。胃网膜右静脉汇入肠系膜上静脉者占 92%,其中约 39% 与中结肠静脉汇合后再汇入。

(7)胃后静脉(posterior gastric vein):胃后静脉的出现率为 60% ~ 80%,其引流区域为胃后壁的上部偏小弯侧。胃后静脉离开胃后壁后,经膈胃韧带在网膜囊后壁的腹膜后面伴同名动脉下行,其汇入部位有三种类型(图 8-13-5)。

4.门、腔静脉间的侧支吻合:肝门静脉系统与腔静脉系统之间存在着多处吻合支。正常时,这些吻合支均很细小,血液流向各自系统而呈分流状态。但当肝门静脉系统内压力增高时,血液可逆流至腔静脉系统,细小的吻合支可发生曲张,构成侧支循环的途径。曲张的小静脉可发生出血,使病情加重或危及生命。侧支吻合的部位如下。

(1)食管下段:肝门静脉系统的胃左静脉收纳来自食管下段的食管静脉支(高位食管支),而食管静脉支又与上腔静脉系统的半奇静脉、奇静脉及上腔静脉的其他小属支相连通。两组静脉在食管下段的黏膜下层中存在着许多吻合支。这些静脉缺乏坚韧的结缔组织支持,门静脉高压时,易致曲张向食管内凸出,乃致破裂,发生大出血。当下胃管、胃镜或食管镜检查时,或吞咽粗硬食物时,常易使其破裂出血。

(2)胃底部:胃网膜左静脉、脾静脉小属支(包括胃后静脉)通过胃短静脉与食管静脉丛相连通。

(3)脐周围:肝圆韧带和镰状韧带中有细小的附脐静脉(paraumbilical vein),主要的一支位于肝圆韧带的内部或表面,连接于脐部皮下静脉(腹壁上、下静脉,是腔静脉系统的属支)与肝门静脉左支之间。附脐静脉中的瓣膜在正常时引导血液流向肝,门静脉高压时,附脐静脉扩张,

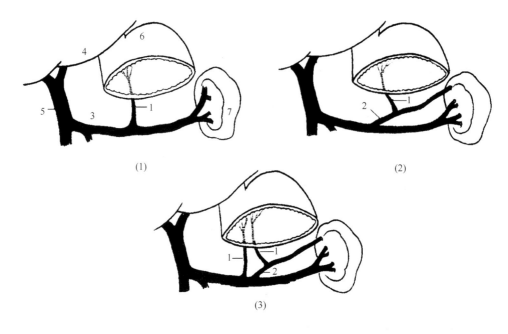

图 8-13-5 胃后静脉的汇入类型

1.胃后静脉;2.脾静脉上极支;3.脾静脉;4.肝;5.肝门静脉;6.胃;7.脾

使瓣膜功能不全,血液发生逆流,引起脐周围静脉曲张,称"海蛇头"。

附脐静脉也有人称之为副门静脉。所谓副门静脉包括其他在肝附近或内部与肝门静脉相连的许多小静脉支。这类静脉有胆囊深部静脉、沿胆总管上行的静脉、肝动脉壁上的小静脉以及在三角韧带、冠状韧带及肝裸区连接肝与膈的一些小静脉。

(4)直肠下段:直肠上静脉汇入肝门静脉系统的肠系膜下静脉;直肠中、下静脉汇入腔静脉系统的髂内静脉。直肠上静脉与直肠中、下静脉在直肠下段存在着广泛的吻合支,主要位于黏膜下层中。门静脉高压时易致直肠下段静脉曲张而形成痔,对于由这种原因形成的痔,一般不应手术切除,以保持侧支循环。

(5)脏器裸区与体壁间:在十二指肠、胰腺、结肠及肝的无腹膜覆盖区与体壁之间有许多小静脉相连,这类静脉称 Retzius 静脉。在腹膜后间隙中有许多肝门静脉系统的小属支,如连接于肝门静脉系统与腔静脉系统间的腰静脉、下部肋间静脉及膈的静脉等。

以上各处的门、腔静脉系统间的侧支循环,在门静脉高压时不一定均发生曲张,这可能与病变部位或其他解剖及病情轻重等因素有关。据统计,肝硬化患者有94%发生食管下段及直肠下段静脉曲张,32%有体壁与脏器裸区间静脉曲张,17%有脐周围静脉曲张。

二、门静脉高压的断流术

【适应证】
适于胃底、食管下段静脉瘤或并发大出血者。

【术前准备】
门静脉高压患者常有贫血、低蛋白血症、肝功能障碍和出血倾向。因此,术前要做到周密检查和适当改善患者全身状态。一般,术前要求达到没有明显腹水,血浆白蛋白在 25～30g/L 以上,血胆红素低于 17.1～25.7μmol/L(1～1.5 mg/dl),凝血酶原时间达到 14 秒以下。如上述条件不够,应积极进行术前准备和治疗。如有急性大出血,经大量输血、三腔管压迫或硬化疗法无效时,应行紧急手术治疗。

1.改善患者全身情况,给予高热量、高蛋白饮食。如有贫血、低蛋白血症时,可适当反复小量输血或输入白蛋白、血浆等。

2.保肝治疗。

3.改善凝血功能。

4.术前备血 500～1 000 ml。

5.手术当日晨置胃肠减压管。

【麻醉、体位】

全身麻醉。仰卧位。

【手术步骤】

1.切口:常用的有左旁正中切口、经腹直肌切口或经腹直肌行"L"型切口(图 8-13-6)。

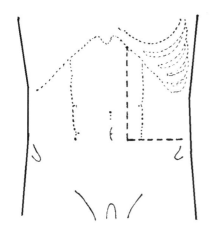

图 8-13-6　左上腹"L"形切口

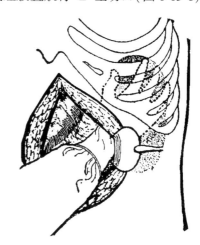

图 8-13-7　探查脾脏

2.腹腔探查:开腹后如有腹水,将其吸出,观察大网膜、肠系膜静脉有无扩张及其程度。探查肝脏有无硬化,并行肝活体组织检查。如肝脏外观正常,要考虑肝外阻塞,应探查肝门部和胰腺有无病变。同时探查脾脏,包括脾脏的大小、周围粘连情况以及与周围脏器的关系,以便确定切口的大小和手术方式(图 8-13-7)。如无粘连、脾活动度良好,或有粘连但容易分离,可经腹腔将其切除。注意有无副脾存在及其数目,如有应切除。

3.结扎脾动脉:先测肝门静脉压,然后结扎脾动脉。将胃向右牵开,向左拉开脾脏,由脾胃韧带无血管区戳孔,并将其分离,结扎、切断(图 8-13-8)。逐渐向上分离,显露胃后壁与胰体、尾部。在胰腺上缘可触知脾动脉的搏动,于该处切开后腹膜,并切开脾动脉的外膜,分离脾动脉长约 1.5 cm,用直角钳透过,并带入 7 号丝线予以结扎(图 8-13-9)。脾动脉结扎后,脾脏体积缩小、变软,有利于切除。对单纯做脾动脉结扎者,手术至此即可结束。

4.游离脾脏:脾动脉结扎后,将脾向上牵开,集束结扎、切断脾结肠韧带(图 8-13-10)。此韧

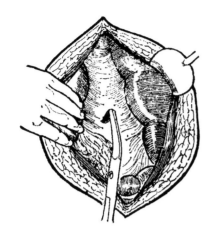

图 8-13-8　分离脾肾韧带

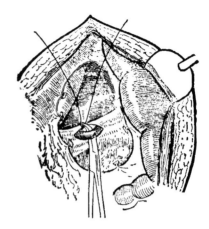

图 8-13-9　结扎脾动脉

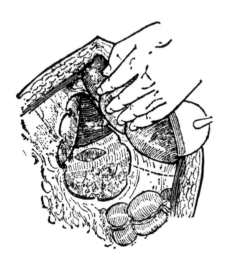

图 8-13-10　切断脾结肠韧带

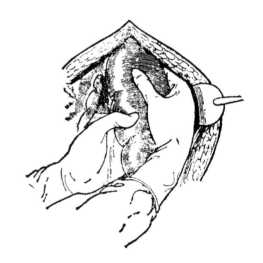

图 8-13-11　双手托出脾脏

带游离后,增加了脾下极的活动度。如脾肾韧带活动度较大,术者可将右手伸入脾上极与膈之间,分离脾膈韧带和侧腹壁之间的粘连,并转向后面以手指钝性分离脾肾韧带,然后随患者的呼吸动作,逐渐将脾推向下内方至切口附近,同时左手托在脾下极的后面,右手再向前方推移,双手即可将脾轻轻拖出腹腔外(图 8-13-11)。用左手扶持脾脏,右手持大镊子,迅速将大块温生理盐水纱布填塞于脾床,大约需要 5~6 块,一方面可起到压迫止血的作用,另一方面可将脾垫高,以免其回缩(图 8-13-12)。

　　如腹后壁的脾肾韧带活动度小,不能将脾脏拖出腹腔外时,可在脾结肠韧带分离后,将脾向右上方翻起,显露脾肾韧带。再由下向上将脾肾韧带提起,如其中血管不多,可将其剪开;如血管丰富则用止血钳钳夹后切断、结扎(图 8-13-13)。然后逐渐向上游离,至脾膈韧带处,即可游离,再按上述方法将脾拖至腹腔外。

　　5.处理脾蒂,摘除脾脏:将脾脏拖出腹腔外后,此时位于较高处的脾胃韧带的上端已暴露,术者以左手食指伸入脾胃韧带的后面,挑起脾胃韧带(图 8-13-14),将胃短血管分别钳夹、切断,用 4 号丝线行贯穿缝合结扎。先将脾蒂表面浆膜剪开,然后将其后下方的胰尾仔细地分离。用三把大弯止血钳钳夹脾蒂,在靠近脾门的第一和第二把钳之间切断,第一把钳随同脾脏除去(图8-13-15)。在第三把钳近侧,用7号丝线边结扎边去掉第三把钳。另在第二把钳近侧,用4号丝线做缝合结扎,边结扎边去掉第二把钳。也可以分别结扎脾动、静脉。

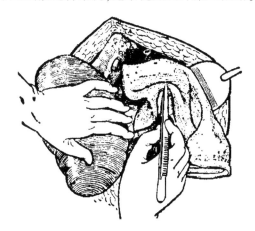

图 8-13-12　向脾床填塞大块纱布

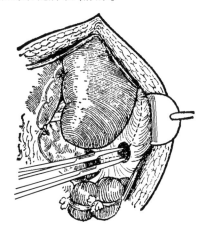

图 8-13-13　切断脾肾韧带

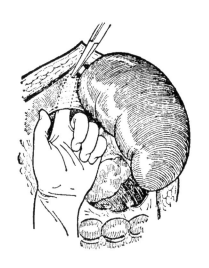

图 8-13-14　挑起脾胃韧带

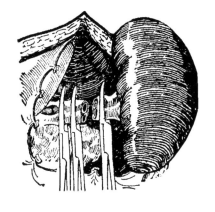

图 8-13-15　切断脾蒂

　　脾蒂处理完毕,缝合胰尾剥离面,以免发生胰瘘。以大块生理盐水纱布覆盖脾蒂,用左手将其由上向右下方按压。取出填塞压迫的纱布垫,显露脾床,检查有无出血,并将出血点做缝合结扎止血。缝合腹后壁剥离粘连的粗糙面。

　　6.结扎、切断胃贲门周围血管:经过胃后壁及胃大弯穹隆部直达贲门部,将胃大弯侧上1/2的血管结扎、切断,其中包括胃短动、静脉及来自胰上缘的胃后动、静脉。接近膈部如有膈下动、静脉,亦同时结扎、切断。其次,将胃小弯侧上1/2的小网膜切断,沿小弯胃壁将小网膜前、后叶分层集束结扎、切断。如此多次反复结扎、切断,直至贲门,将胃左动、静脉的胃壁支切断(图8-13-16)。

　　7.切断迷走神经及食管下部周围血管:切开胃食管交界处的前后浆膜(腹膜),用手将胃向下方牵拉,使贲门部迷走神经呈紧张状态,在交界处将其切断。之后,食管下端较前松动,开始结扎、切断食管下端的周围血管,包括胃左静脉的食管支(图8-13-17)。

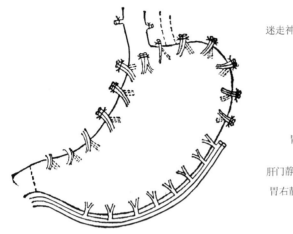

图 8-13-16 切断胃上半部贲门周围血管

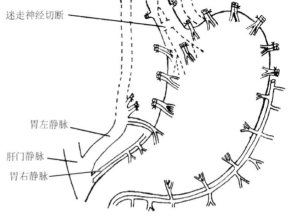

图 8-13-17 切断迷走神经及高位食管支

在胃贲门部、腹部食管处,经过多次反复牵拉、剥离、结扎、切断(图 8-13-18),将食管游离 8~10 cm(图 8-13-19)。

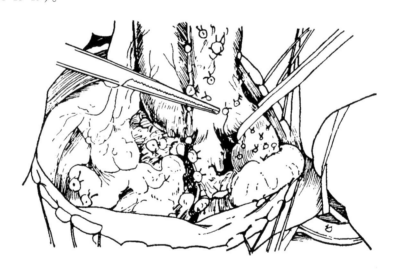

图 8-13-18 阻断腹部食管、胃贲门部血管

8.阻断贲门部胃壁血管:距食管、胃交界幽门侧 2~3 cm 处,由胃大弯侧上两把肠钳,先在前壁两钳间切开浆肌层,直至黏膜下层,显露出黏膜下血管,用小圆针细丝线行血管上、下双重缝合结扎、切断(图 8-13-20)。同样缝合结扎、切断胃后壁黏膜下血管(图 8-13-21)。去掉肠钳,结节缝合胃前、后壁切开的浆肌层(图 8-13-22)。

为了预防反流性食管炎,再行胃前、后壁浆肌层和食管周围结节埋入缝合,将原缝合线埋入(图 8-13-23)。

9.关腹:关腹前再次测压,以大量温生理盐水反复冲洗 3 次。在左膈下脾床处放多孔乳胶管引流,由左侧腹壁戳孔引出腹外,缝合结扎固定(图 8-13-24)。将大网膜敷于腹壁切口处,逐

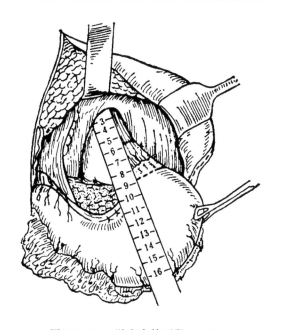

图 8-13-19 游离食管下段 8~10 cm

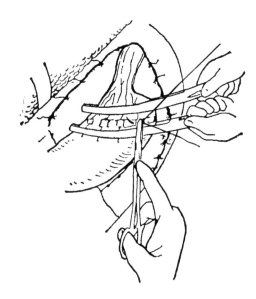

图 8-13-20 缝合结扎、切断胃前壁血管

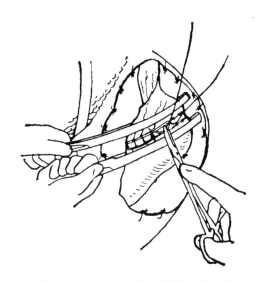

图 8-13-21 缝合结扎、切断胃后壁血管

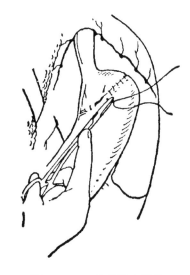

图 8-13-22 结节缝合胃壁

层缝合腹壁,以免肠管和腹壁粘连。

【术中注意事项及异常情况的处理】

1.结扎脾动脉时,要选择脾动脉的最浅表处做结扎,但不要过于靠近脾门,以免损伤脾静脉。也不要靠近腹腔干分支处,因该处脾动脉往往埋入胰腺内不易分离。

2.脾切除术最大的危险是大出血,其原因如下:①有粘连的脾脏,尤其是脾脏与膈、腹后壁之间有多数静脉交通时,在分离过程中易撕破血管出血。此外,分离面愈大出血愈多,也可能造成广泛的大出血。因此,分离时,要在直视下有步骤地仔细逐一分离、结扎和切断。如在膈面

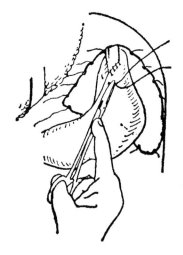

图 8-13-23　缝合食管胃壁

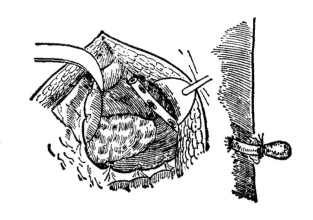

图 8-13-24　在膈下脾床放置乳胶管引流

和后腹膜分离过程中发生出血,看不清出血点时,以用温生理盐水大块纱布填塞压迫止血为宜。②当将脾脏移出腹腔外时,若脾上极的胃短动、静脉被牵拉过紧,有时可造成撕裂出血,故预计将脾脏移出后脾胃韧带会过度紧张时,可在移出脾前先将脾上极胃短动、静脉分离、切断和结扎。如一旦发生胃短动脉、静脉撕裂出血,应立即用左手食指和拇指捏住,再用右手持止血钳,选择脾胃韧带无血管区进入,钳夹出血的血管,再予以剪断、结扎。胃侧血管断端要用丝线贯穿缝合结扎,以防术后胃胀气时线结脱落出血。③手术过程中,偶有脾被膜撕裂出血,以生理盐水纱布压迫即可止血。④在将脾脏移出腹腔外的过程中,如脾蒂被牵拉过紧,就有可能撕破脾静脉引起大出血。因此,由腹腔内向外推移脾脏时动作要轻柔。助手扶持脾脏时,也不要用力牵拉脾蒂,以免撕破脾蒂血管。⑤分离脾蒂时,脾静脉往往由于粘连、脆弱而容易被剥破出血。发生大出血时,要立即用左手食指、拇指捏住脾蒂,或以食指压迫出血处,再用两把大止血钳横夹脾蒂,迅速将脾切除,以便进一步操作和止血。

3.脾切除过程中防止损伤胃和胰腺。在分离、切断脾胃韧带时,要用手指分开,看清后再行钳夹,盲目地钳夹和结扎胃壁,易造成胃壁坏死,形成胃瘘。如已将胃壁和血管一并钳夹结扎,一定要将结扎的胃壁行浆肌层埋入缝合。分离脾蒂时,也易损伤胰尾,有时可造成胰瘘。如有损伤,应做包埋缝合,并放置引流。

4.副脾多在脾门、脾胃韧带、大网膜、小肠和结肠的系膜等处,其数目可能为一个或数个。如有,应将其全部切除,以免术后出现脾功能亢进。

5.如术中行自家输血,则在处理脾蒂的同时,助手可将被切离的脾门向下置于孔巾上,去掉钳夹在脾门处的止血钳,脾内血液即自然流出,经过7~8层干纱布滤过后装入储血瓶内,边滤过边摇晃储血瓶,防止血液凝固,此血即可输用。

6.寻找胃左动、静脉的方法,最好是在胃大弯上半部游离后,将大弯提起拉紧,由胃后壁的小弯侧寻找,这样容易找到。当然,也可由小弯侧寻找。

7.食管迷走神经切断后,为了预防幽门痉挛致胃潴留,可行幽门成形术。

【术后处理】

1.脾切除术后必须严密观察血压、脉搏,如有变化,应及时处理。

2.麻醉清醒后取半坐位。鼓励患者咳嗽、深呼吸,并协助排痰,以防肺部并发症的发生。

3.胶皮管引流接无菌瓶,每日记录引流量和性状。一般术后 3 天左右、引流量不超过 20～30 ml 时,即可拔除引流管。

4.术后禁饮食,补给所需液体。术后第 3～4 天即可经口进饮食。对肝功能不良者,要补给大量葡萄糖(每日 200～300g)、维生素 B_{12} 和维生素 C 等。对发生肝昏迷先兆者,应每日静脉滴入谷氨酸钠或谷氨酸钾等去氨药物。

5.应用抗生素,防治感染。

6.术后要及时检查肝、肾功能和末梢血液的改变。特别要注意血小板的增减。

三、门静脉高压的分流术

【适应证】

凡有食管下端和胃底静脉曲张或合并有出血者,适合做分流手术。

除上述适应证外,尚应具备以下条件:

1.年龄小于 50 岁者。

2.周身情况和肝功能较好的患者。

3.无明显心肺疾患,肾功能正常者。

【术前准备】

1.门静脉高压的患者术前应加强调节饮食,给予高热量、高蛋白、多维生素和低脂肪饮食,以改善肝功能,增强体力,增强对手术的耐力。

2.对有明显贫血和低蛋白血症的患者,术前应适当地输血、补充血浆或白蛋白。

3.术前 3 天开始注射广谱抗生素,以防止术后发生肝内感染和肝昏迷。

4.术前检查肾脏功能。

5.备血 1 000 ml。

6.肌肉注射维生素 K,每日 4～8 mg。

7.术前灌肠,预防术后肠管胀气,以免压迫吻合口,发生血栓。

【麻醉、体位】

全身麻醉或硬膜外麻醉。取仰卧位。做脾肾静脉吻合术时,左腰背部稍垫高。

【术式及其选择】

1.脾脏明显肿大、脾功能亢进者,适合脾肾静脉吻合术或 Warren 手术。

2.脾脏中度肿大、轻度脾功能亢进者,或脾脏已被切除又有出血,而肝门静脉无血栓形成者,适合门腔静脉吻合术。

3.已做过脾脏切除或脾肾静脉吻合,术后再出血,肝门静脉有血栓形成者,适合下腔静脉和肠系膜上静脉吻合术。

(一)脾肾静脉吻合术

【手术步骤】

1.切口:左上腹经腹直肌"L"形切口或沿左肋缘下斜切口。

2.腹腔内探查、结扎脾动脉及游离脾脏同断流术,测肝门静脉压。

3.游离脾静脉:一般将脾静脉剥离出 3~4 cm 即足够吻合用。同时分离脾动脉,将其靠近根部再次结扎,剪除其远侧端。脾静脉剥出后,另用一无损伤止血钳钳夹于已剥离的脾静脉的近侧端,取除远侧端的无损伤止血钳,并剥离、剪修脾静脉断端,以备吻合(图 8-13-25)。

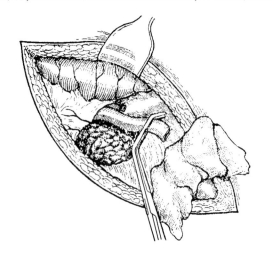

图 8-13-25　游离脾静脉

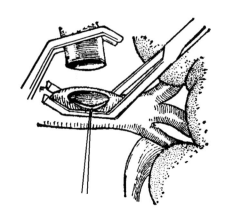

图 8-13-26　在肾静脉切口前缘缝一针牵引线

4.游离左肾静脉:在左腹后壁触到左肾的上、下极,并于肾门处触到肾动脉的搏动。于该部沿肾血管走行,横行切开腹后壁腹膜 4~5 cm 长,钝性分离肾静脉。将精索静脉(或卵巢静脉)、肾上腺静脉分别游离、结扎、切断。将肾静脉游离出 4 cm,并将其周径游离 2/3。用无损伤止血钳沿静脉走行钳夹其周径的 2/3。用大块生理盐水纱布覆盖左半横结肠和小肠,并用宽深拉钩将其拉向下方,以便进行脾肾静脉吻合。

5.脾肾静脉端侧吻合:将脾静脉向肾静脉靠拢,准备吻合,在肾静脉前壁纵行切一和脾静脉直径等大的切口。在肾静脉切口前缘缝一细丝线做牵引,以显露切口后缘,便于吻合(图 8-13-26)。用经液状石蜡浸泡的 5-0 号丝线进行后壁连续褥式外翻缝合(图8-13-27)。最后再用 5-0 号丝线,用连续外翻或一般连续缝合法缝合前壁(图 8-13-28)。前壁缝合一半时,开放脾静脉止血钳,放出脾静脉内的凝血块后再钳夹脾静脉,以生理盐水冲洗吻合口后,继续缝合。前壁缝合完后,两端的线尾各与两端的缝线打结固定。先放开肾静脉止血钳,暂不取除,然后放开脾静脉止血钳,观察吻合口是否通畅及有无漏血。小的局部漏血用干纱布压迫,如有明显漏血立刻再用两止血钳夹紧,在出血处补加 1~2 针结节缝合,即可止血。再测肝门静脉压,一般可降压 0.98~1.96kPa(10~20 cmH₂O)。

6.缝合腹壁:取出脾床处纱布,缝合出血点。以生理盐水冲洗腹腔,左膈下放置多孔乳胶管,由左侧腹壁戳孔引出腹腔外。撤掉左腰背部小枕,逐层缝合腹壁。

【术中注意事项及异常情况的处理】

1.脾静脉分离 3~4 cm 即足够用,如分离过长,吻合后可引起扭曲,易致血栓形成。

2.吻合口直径要求至少在 1 cm,吻合口内要光滑。

3.回流入肾静脉的精索静脉(或卵巢静脉)与肾上腺静脉分离清楚后,先结扎后切断,以免出血。此外,个别的肾静脉除有精索静脉(或卵巢静脉)和肾上腺静脉外,在其后壁上还有小静

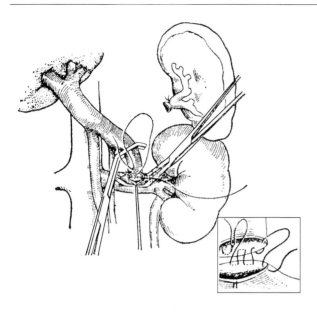 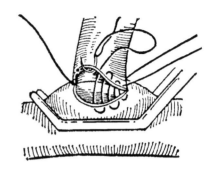

图 8-13-27 连续褥式外翻缝合后壁　　　　　图 8-13-28 连续褥式外翻缝合前壁

脉,偶有不慎可造成破裂大出血。

4.有时肾上极或下极的动脉分支在肾静脉前面横行跨过,类似索状物,如被切断结扎,可造成该部肾脏缺血,颜色变紫。

(二) 门腔静脉吻合术

Ⅰ.端侧吻合术

[手术步骤]

经手术探查肝门静脉和下腔静脉的走行不接近平行者,宜做端侧吻合术。此手术可完全阻断肝门静脉的血流,以致肝门静脉的血氨不能经肝脏代谢,术后发生脑神经症状的机会较多。切口选右上腹经腹直肌切口,必要时补加右侧横切口,可切断右肋弓。也可用右侧胸腹联合切口。开腹后探查肝、脾,并测肝门静脉压。分离肝门静脉,剥离范围上至肝门,下抵十二指肠,长约 5 cm(图 8-13-29)。切开十二指肠外侧腹膜,将十二指肠推向左上方,将上自肝脏下至肾静脉的一段下腔静脉剥离出来。此段下腔静脉要分离出其周径的 2/3,以便用无损伤止血钳钳夹吻合。在紧靠肝脏处将肝门静脉用 7 号丝线结扎。在距结扎线 3~4mm 处结扎、剪断肝门静脉,近断端再做缝合。将肝门静脉的远侧断端摆到下腔静脉附近,准备吻合。用另一无损伤止血钳纵行夹住游离的下腔静脉周径约 2/3 范围(图 8-13-30),在下腔静脉壁上切一个和肝门静脉口径等长的切口,按脾肾静脉吻合术的吻合方法行门腔静脉吻合(图 8-13-31)。

Ⅱ.侧侧吻合术

[手术步骤]

切口、分离肝门静脉和下腔静脉同门腔静脉端侧吻合术。肝门静脉和腔静脉之间距离 2~3 cm。为了更好地显露肝门静脉,应将十二指肠和胰腺充分向左游离。肝门静脉和下腔静脉被充分游离后,用无损伤止血钳斜行钳夹下腔静脉左前壁,约为周径的 1/2;纵行钳夹肝门静脉右前壁,约为周径的 2/3,或用两把无损伤动脉夹分别夹于肝门静脉的两端。再把肝门静脉和下腔

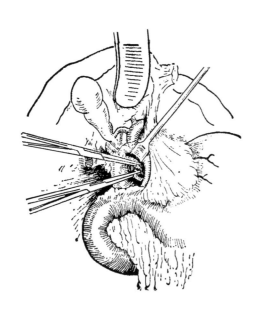

图 8-13-29 钳夹、切断回流入肝门静脉的
小静脉或冠状静脉

图 8-13-30 切断肝门静脉,钳夹下腔静脉

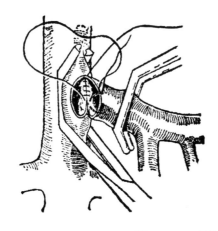

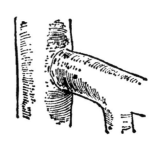

图 8-13-31 门腔静脉端侧吻合

静脉贴近靠紧,准备缝合。在肝门静脉和下腔静脉壁上各切一个长约 1.5 cm 的切口。具体吻合方法同脾肾静脉吻合术(图 8-13-32)。

【术中注意事项及异常情况的处理】

1.有时肝脏尾状叶肿大,妨碍下腔静脉的显露和游离,可适当地切除一部分,以便吻合。

2.下腔静脉吻合口的直径一般为 1.5 cm,如吻合口过大,则术后可增加脑神经症状的发生。

(三) 肠腔静脉吻合术

Ⅰ.下腔静脉和肠系膜上静脉吻合术

[手术步骤]

行右上腹旁正中切口,上自肋弓,下抵脐部。开腹后测肝门静脉压,其次探查肝门静脉。分离肠系膜上静脉,在十二指肠水平部的左侧靠近十二指肠空肠曲附近可触到肠系膜上动脉的搏动。在该部横行切开腹后壁腹膜,长 4~5 cm。按搏动部位找到肠系膜上动脉及其右侧的肠系膜上静脉(图 8-13-33)。将肠系膜上静脉显露 4~5 cm,并将其与右结肠静脉结合处下方的右后缘分离清楚,以便进行吻合。

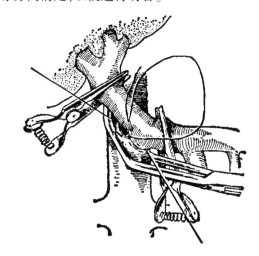

图 8-13-32　门腔静脉侧侧吻合

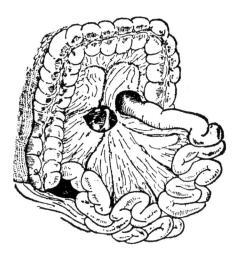

图 8-13-33　切开后腹膜,找出肠系膜上动、静脉

切开回盲部和升结肠的外侧腹膜,将回盲部、升结肠以及结肠右曲向左侧行钝性分离,显露下腔静脉。结扎、切断腰静脉(图 8-13-34)。同时分离、结扎、切断右精索静脉或卵巢静脉。将上自肾静脉,下至两侧髂静脉汇合部之间的一段下腔静脉完全分离出来。在肠系膜上静脉的右侧和十二指肠横部下方将小肠系膜根部的结缔组织分开,造成相当于下腔静脉直径 1.5 倍粗的孔道,以使下腔静脉能通过此孔道和肠系膜上静脉相吻合。用两把无损伤止血钳在肾静脉的稍下方和紧靠两髂总静脉的汇合部分别夹于下腔静脉上。在远侧无损伤止血钳的近端剪断下腔静脉(图 8-13-35),将远侧断端连续缝合结扎;在近侧断端的左、右两侧各缝一条通过全层的支持线,作为与肠系膜上静脉吻合时的标记。其次,将两条支持线通过小肠系膜根部的孔道拉向肠系膜上静脉附近,使下腔静脉断端的左缘对肠系膜上静脉切口的后缘,下腔静脉断端的右缘对肠系膜上静脉切口的前缘。摆好位置后,再于下腔静脉近断端附近夹一无损伤止血钳,去掉原来的止血钳和支持线,使下腔静脉充盈。另用一无损伤止血钳纵行夹住肠系膜上静脉右侧壁,约为该静脉直径的 2/3。使两钳靠拢固定,准备吻合(图 8-13-36)。

具体吻合技术同脾肾静脉吻合。吻合完毕后,先放松肠系膜上静脉的止血钳,接着放松下腔静脉的止血钳(图 8-13-37)。吻合口约 2 cm 宽,一般能降低肝门静脉压 0.98kPa(10 cmH$_2$O)左右。将右半结肠回复原位,在腹后壁处放一乳胶管引流。缝合切开的右侧侧腹壁腹膜和横结肠系膜根部的腹膜。逐层缝合腹壁。

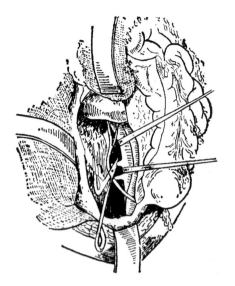

图 8-13-34　结扎、切断腰动脉

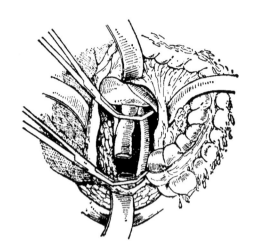

图 8-13-35　剪断下腔静脉

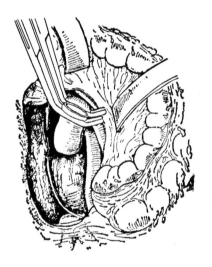

图 8-13-36　准备吻合

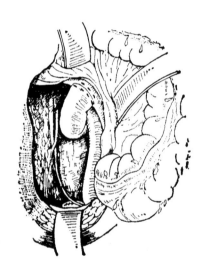

图 8-13-37　吻合完毕

[术后处理]

1.术后平卧 2 周。给患者应用低分子右旋糖酐、双嘧达莫(潘生丁)及阿司匹林等抗凝药物。

2.保护肝功能。

3.肝内感染能促使肝昏迷发生。术后应给予广谱抗生素,如四环素和庆大霉素。

4.门静脉高压患者一般具有出血倾向,术后应继续注射维生素 K,并严密观察有无内出血的发生。

5.对行胃肠减压者应保持管道通畅,待肠鸣音恢复、排气后停止减压,拔除胃管,开始进流质饮食。

6.脾切除、脾肾静脉吻合术后,左脾下的乳胶管引流应于2~3天后拔除。

7.下腔静脉和肠系膜上静脉吻合术后5~7天,下肢、外阴部和腹股沟等处都有不同程度的浮肿。故在术后2周内,患者应安静卧床休息,浮肿可逐渐消失。

Ⅱ.下腔静脉和肠系膜上静脉"H"形吻合术

本术式为Drapanas所创立,是在肠系膜上静脉和下腔静脉之间,用自家颈静脉或人造血管行"H"形吻合术(图8-13-38)。代用血管的直径为16~18mm,长度为3~5 cm。其优点为剥离面小,吻合部侧支较少,手术操作方便。缺点为术后肝性脑病发生率较高。由于手术时间短,本法可用于急救手术。

Ⅲ.下腔静脉肠系膜上静脉侧侧吻合术

此为肠腔侧侧分流术,其吻合口距肝门较远,分流量较小。其吻合口的长径应限制在1.3~1.5 cm之间。肠腔静脉之间被从左侧膨出的肠系膜所隔开,若将肠系膜上静脉左后方的肠系膜上动脉鞘与下腔静脉内前方的结缔组织缝合数针,即可使膨出的肠系膜被推向左侧,则可缩短肠腔静脉之间的距离,使侧侧吻合得以顺利完成(图8-13-39、40)。

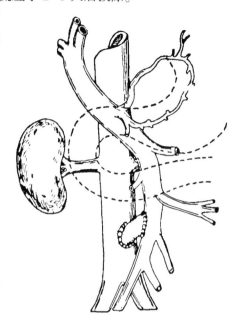

图8-13-38　下腔静脉肠系膜上静脉"H"形吻合

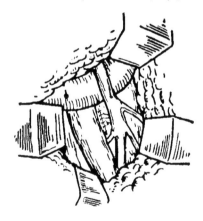

图8-13-39　肠系膜上动脉鞘与下腔静脉外膜缝合

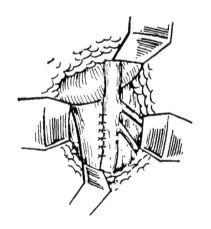

图8-13-40　肠腔吻合完毕

(四) 远位脾肾静脉吻合术

本术式为Warren创立的一种选择性分流术因此又称为Warren手术。其优点为术后很少发生肝性脑病。其具体手术方法和步骤,大体与脾肾静脉吻合术相同(图8-13-41)。其特点为阻断胃小弯的血运,保留脾脏,通过脾脏降低肝门静脉压力。因此,有明显脾功能亢进的患者术后仍残留脾功能亢进的症状。另外,剥离后腹膜术后易潴留腹水。在有慢性胰腺炎的患者,脾静脉的剥离更加困难,术中出血量较多,手术死亡率较其他分流术高。

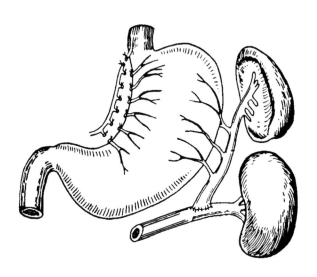

图 8-13-41　远端脾肾静脉吻合术(Warren 手术)

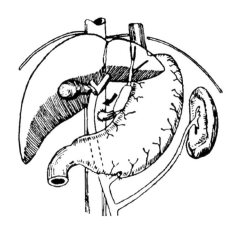

图 8-13-42　胃左静脉下腔静脉
吻合术(井口洁法)

（五）胃左静脉下腔静脉吻合术

本术式为井口洁所创,因此又称井口洁法,即在胃左静脉和下腔静脉之间,利用自体的大隐静脉或颈内静脉搭桥吻合,加以脾切除并结扎、切断胃大弯侧上半部血管。本术式的问题是,胃左静脉的血管壁脆弱,容易剥破出血,常致手术失败。另外,手术野深在,吻合困难,术后吻合口的闭塞率较高。但本术式肝性脑病的发生率低(图 8-13-42)。

第十四节　腹部大血管的局部解剖及腹主动脉瘤的手术

一、腹部大血管的局部解剖

（一）腹主动脉

1.走行和毗邻:腹主动脉(abdominal aorta)为胸主动脉的延续,在第 12 胸椎下缘前方略偏左侧,经膈的主动脉裂孔进入腹膜后间隙,沿脊柱的左前方下行,至第 4 腰椎下缘水平分为左、右髂总动脉(图 8-14-1)。两髂嵴顶点连线的中点为腹主动脉下端在腹前壁的体表投影。在腹

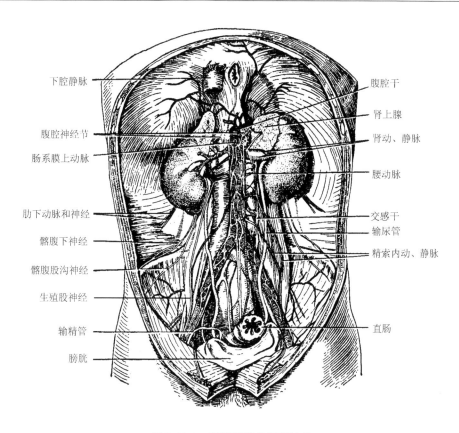

图 8-14-1　腹膜后隙的解剖结构

主动脉的前方,自上而下分别邻接肝左叶、网膜囊、食管下段、胰、十二指肠水平部、左肾静脉和小肠系膜根。腹主动脉的后方为第 1~4 腰椎椎体、椎间盘和相应部位的前纵韧带。左侧的第 2~4 腰静脉经腹主动脉的后方汇入下腔静脉。腹主动脉的左侧邻接左膈脚、左腹腔神经节,在相当于第 2 腰椎左侧的位置与十二指肠空肠曲相邻,左交感神经干沿腹主动脉的左缘下行,腹主动脉右侧的上部邻接右膈脚、乳糜池和胸导管的起始部。下腔静脉的上部隔着右膈脚与腹主动脉为邻,下部直接与腹主动脉相接。

2.分支:腹主动脉的分支分为脏支和壁支,脏支又分为不成对的和成对的两种(图 8-14-2):

(1)腹腔干(celiac trunk):为一短干,在膈主动脉裂孔的稍下方,起自腹主动脉前壁,其起点平面以第 1 腰椎水平居多。常见的腹腔干由肝总动脉、脾动脉和胃左动脉组成,即肝脾胃动脉干。腹腔干的组成常有下列变异:①胃脾动脉干,即腹腔干由胃左动脉和脾动脉组成,肝总动脉直接起自肠系膜上动脉或腹主动脉;②肝脾动脉干,即腹腔干由肝总动脉和脾动脉组成,胃左动脉直接起自腹主动脉;③肝胃动脉干,即腹腔干由肝总动脉和胃左动脉组成,脾动脉直接起自腹主动脉或肠系膜上动脉;④腹腔肠系膜上动脉干,即腹腔干与肠系膜上动脉共干起自腹主动脉;⑤腹腔附加动脉干,即在腹腔干上又附加发出其他动脉系的分支,例如胰背动脉、肝迷走动脉、结肠中动脉或左结肠动脉、副胃左动脉、胃十二指肠动脉和肾上腺中动脉。

(2)肠系膜上动脉(superior mesenteric artery):在腹腔干的稍下方,起自腹主动脉前壁,起点高度多在第 1 腰椎中部至第 2 腰椎上 1/3 之间。肠系膜上动脉根部的前方为胰颈部,后下方是

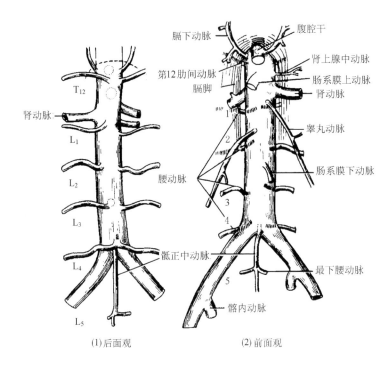

图 8-14-2　腹主动脉及其分支

十二指肠水平部和左肾静脉。

（3）肠系膜下动脉（inferior mesenteric artery）：起自腹主动脉下部的前壁,相当于第3腰椎中部至第3~4腰椎间盘之间,距腹主动脉分叉处约3~4 cm。肠系膜下动脉通过左结肠动脉、边缘动脉、结肠中动脉以及 Riolan 弓与肠系膜上动脉相通。Riolan 弓位于横结肠系膜根部,邻近十二指肠空肠曲的左侧,是连接结肠中动脉或副中结肠动脉与左结肠动脉之间的吻合支,出现率为5.5% ~10%,在肠系膜上、下动脉之间的侧支循环中起重要作用。

（4）肾上腺中动脉（middle suprarenal artery）：左、右各一支,通常细小,在肾动脉上方相当于第1腰椎高度起自腹主动脉的侧壁,向外经膈的内侧脚至肾上腺,并与来自膈下动脉的肾上腺上动脉和来自肾动脉的肾上腺下动脉有吻合。

（5）肾动脉（renal artery）：在第1~2腰椎间盘至第3腰椎中1/3平面之间,由腹主动脉两侧发出。因腹主动脉偏脊柱的左侧,故右肾动脉比左肾动脉长,并经下腔静脉的后方达右肾门。

（6）睾丸（卵巢）动脉（testicular or ovarian artery）：在肾动、静脉的平面以下,起自腹主动脉的前壁,右侧睾丸（卵巢）动脉经下腔静脉的前壁或后面向外下行。睾丸（卵巢）动脉常见为左、右各一支;有时一侧为单支,另一侧为双支;有时两侧均为双支,或一侧单支,另一侧为三支。睾丸（卵巢）动脉起点有时有变异,可起自肾动脉、变异肾动脉或腹主动脉的其他分支。在睾丸（卵巢）动脉的起始部,有时出现钩绕肾静脉的现象。一种为睾丸（卵巢）动脉的起点高于肾静脉的平面,经肾静脉的前方下降;另一种为睾丸（卵巢）动脉的起点在肾静脉的平面或以下,经肾静脉的后方上行,从后向前钩绕肾静脉上缘,然后在肾静脉的前方下降。

（7）膈下动脉（inferior phrenic artery）：左、右各一支,少数一侧为双膈下动脉。两侧膈下动脉可由同一动脉发出,也可分别起自两条不同的动脉。膈下动脉的起点变化很大,以起自腹主动脉和腹腔干者多见;少数起自右肾动脉、胃左动脉、腰动脉、肝总动脉、肠系膜上动脉的脾动脉。

(8)腰动脉(lumbar artery):通常有4对,起自腹主动脉的背侧,横行向外,分别经第1~4腰椎椎体中部的前面或侧面(有伴行的腰静脉),在腰大肌的内侧缘分出背侧支和腹侧支。背侧支供血到背部各肌及其皮肤和脊柱;腹侧支供血到腹壁,并与其他腹前外侧壁的血管吻合。

(9)骶正中动脉(middle sacral artery):起自腹主动脉分叉部的后上方0.2~0.3 cm处,沿第4~5腰椎、骶骨和尾骨的前面下行,供血到邻近组织。全程位于后腹膜的深面,左髂总静脉和交感神经的腹下丛自其前面经过。骶正中动脉的分支有最下腰动脉,又称第5腰动脉,以及骶外侧支和直肠支。

(二)髂总动脉

左、右髂总动脉(left and right common iliac artery)起自腹主动脉下端,沿骨盆边缘和腰大肌的内侧向外下方走行,至骶髂关节处分为髂外动脉和髂内动脉。髂总动脉的起点平面多在第4腰椎水平(80.7%),少数在第3腰椎(9.1%)或第5腰椎水平(10.2%)。

左、右髂总动脉的毗邻不同,因腹主动脉下端位于下腔静脉起始部的左侧或左前方,故右髂总动脉上端的后方与下腔静脉的起始部或髂总静脉的末端相邻。而左髂总动脉则位于左髂总静脉的前方或前外方。输尿管经髂总动脉或髂外动脉的腹侧面入盆腔,此处为盆部手术时容易损伤输尿管的常见部位之一。左输尿管在乙状结肠或其系膜血管的深面跨越髂血管,位置隐蔽,不易发现和保护,而乙状结肠和直肠手术常在左侧进行,故左输尿管的损伤较右侧为多。左髂总动脉和髂外动脉的前面有乙状结肠及其系膜血管覆盖。肾移植时,移植在左髂窝的肾可受乙状结肠及其系膜血管的影响,其影响程度取决于乙状结肠及其系膜血管根部跨越髂血管的部位。即跨越髂血管的位置愈高,对移植肾的影响愈小;跨越髂血管的位置愈低,则对移植肾的影响愈大。

(三)下腔静脉

1. 走行、毗邻及属支:下腔静脉(inferior vena cava)是人体最大的静脉,收集下肢、盆部和腹部的静脉血。下腔静脉由左、右髂总静脉汇合而成,其汇合部位多在第5腰椎水平(68.2%),少数平第4腰椎(31.8%)。下腔静脉在脊柱的右前方,沿腹主动脉的右侧上行,经肝的腔静脉窝,向上穿过膈的腔静脉裂孔连于右心房。下腔静脉与腹主动脉的关系在上、下方略有不同,下腔静脉的起始部位在腹主动脉的稍右后方,至肾水平以下,完全与腹主动脉伴行,在肾水平以上,有逐渐移至腹主动脉右前方的倾向。发生变异时,下腔静脉的起始部可位于髂总动脉和腹主动脉的前方,而不在其后方(见图8-14-1)。

下腔静脉的右侧与右侧腰大肌、肝右前叶、右肾上腺、右肾以及右输尿管相邻。由于右肾静脉短,右肾与下腔静脉关系密切,因而右肾切除时容易损伤下腔静脉的右侧壁,造成难以控制的大出血,术中应充分注意。在肾水平处,十二指肠降部和胰头与下腔静脉前壁密切相接,胰头部肿瘤常侵及下腔静脉的前壁,造成血行性转移。在胰的上方,肝门静脉从左向右斜过下腔静脉,网膜孔(Winslow)则位于下腔静脉和肝门静脉之间。在网膜孔的后壁和十二指肠水平部以下,下腔静脉被壁层腹膜遮盖,经此入路易达到下腔静脉。

下腔静脉的属支(图8-14-3)有髂总静脉、右睾丸(卵巢)静脉、两肾静脉、右肾上腺静脉、右膈下静脉、肝静脉和腰静脉,其中大部分属支与同名动脉伴行。

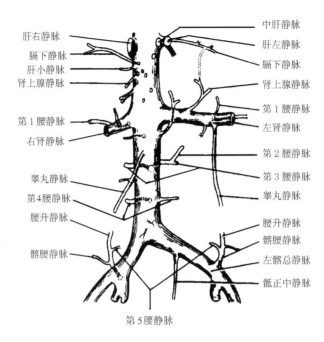

图 8-14-3　下腔静脉及其属支

左精索内静脉与临床关系密切。右精索内静脉大多数(约 88.2%)汇入下腔静脉,仅有少数(11.8%)汇入右肾静脉。

2.下腔静脉的变异:

(1)双下腔静脉:双下腔静脉的出现率约为 1.2%(图 8-14-4)。在肾血管水平以下,双下腔静脉畸形的机会较多,共有三种类型:①左、右下腔静脉等粗;②右下腔静脉粗于左侧;③左下腔静脉粗于右侧。在双下腔静脉的下端,二者之间多有吻合支相连,左、右下腔静脉分别由左、右侧的髂内、外静脉在骶髂关节的上方合成,初位于髂总动脉的后外侧,继而沿腹主动脉的两侧上行。左下腔静脉上行至第 2 腰椎平面处转向右上,在肠系膜上动脉起始处的下方,斜行跨过腹主动脉的前面至其右侧,与右下腔静脉汇合形成总下腔静脉。左下腔静脉上行途中先后收纳左第 2、3、4 腰静脉、精索内静脉、左肾静脉和左肾上腺静脉。右下腔静脉沿腹主动脉的右侧和脊柱的右前方垂直上行,至第 1 腰椎的高度与左下腔静脉汇合,它收纳右精索内静脉。总下腔静脉继续沿脊柱右前侧上行至肝的腔静脉窝,收纳肝静脉的血液后,经膈的腔静脉裂孔入纵隔,汇入右心房。在第 5 腰椎的前面,自右下斜向左上有一吻合支,连接左、右下腔静脉,该支位于左、右髂总动脉起始部的背侧,收纳骶正中静脉。

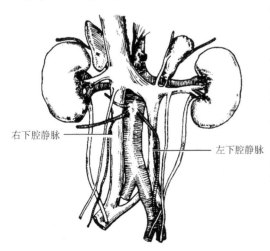

图 8-14-4　双下腔静脉

　　少见的双下腔静脉在肾血管的水平有时不汇合成总下腔静脉,而是右下腔静脉沿腹主动脉的右侧上行,穿膈的腔静脉裂孔汇入右心房;左下腔静脉沿腹主动脉的左侧上行,穿膈的主动脉裂孔,移行为半奇静脉,最后汇入奇静脉。

　　(2)左下腔静脉:左下腔静脉位于腹主动脉的左侧,根据其从下向上的走行,分为左侧段、斜行段和右侧段。在左侧段,下腔静脉约在第4、5腰椎的左侧,由左、右髂总静脉合成,沿腹主动脉的左侧上行,至第2或3腰椎平面移行为斜行段。斜行段的起始部有左肾静脉汇入,在肠系膜上动脉根部的下方,由左下斜向右上,横过腹主动脉至第1或2腰椎水平,移行为右侧段。右侧段为右肾静脉汇入下腔静脉以上的一段,沿腹主动脉的右侧上行,穿膈的腔静脉裂孔,连于右心房(图8-14-5)。

　　(3)下腔静脉肝后段缺如:亦称下腔静脉"缺如"。在肾水平以下,下腔静脉可在腹主动脉的左侧,或者是双下腔静脉。在肾水平以上,下腔静脉走行异常,没有与肝密切相接,也不经膈的腹主动脉裂孔汇入右心房的下部,而是在腹主动脉的左侧上行,经膈的主动脉裂孔入后纵隔,移行为半奇静脉和奇静脉,最终汇入上腔静脉。此型的肝静脉直接开口于右心房(图8-14-6)。

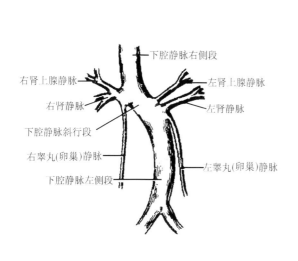

图 8-14-5　左下腔静脉

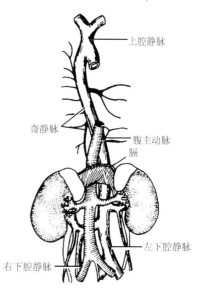

图 8-14-6　下腔静脉肝后段缺如,
肾以下部分为双下腔静脉

二、腹主动脉瘤的手术

　　此处讲述肾动脉以下腹主动脉瘤的手术。

【适应证】

1.肾动脉以下的动脉瘤或合并髂总动脉瘤。

2.动脉瘤直径在 6 cm 以上,伴有腰痛或腹痛者应急诊手术。

3.动脉瘤直径在 5 cm 以下,有增大趋势者。

4.心、肺、肾功能良好者。

　　紧急手术:一般情况下,紧急手术适用于动脉瘤并发破裂或趋于破裂、并发感染、伴有内脏或下肢严重缺血或瘤体压迫邻近组织器官者。

择期手术:适于瘤体较小或无临床症状者。

【术前准备】

全面了解患者的心、肺、肝、肾、脑的功能状态。术前做肠道准备,预防性给予抗生素,备血。选择 16~18mm"Y"字形人造血管。

【麻醉、体位】

全身麻醉。取仰卧位。

【手术步骤】

1.切口:由剑突至耻骨联合的正中切口,亦可在左侧腹部距中线 2~3 cm 处做纵行切口,采用腹膜外入路(图 8-14-7)。

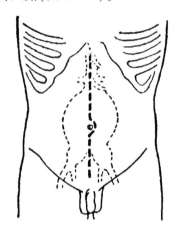

图 8-14-7　腹主动脉瘤手术切口

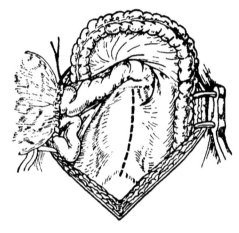

图 8-14-8　切开后腹膜

2.显露:

(1)显露:开腹后用腹部开张器将术野充分显露。将小肠装入保护袋内,置于右上腹。将大网膜和横结肠拉向上方,将降结肠和乙状结肠拉向侧方。

(2)切开后腹膜:在动脉瘤的左侧采用电刀切开后腹膜,上至 Treitz 韧带,下至左侧髂总动脉前方。为显露充分,可以切断 Treitz 韧带(图 8-14-8)。

(3)剥离腹主动脉瘤:由于多数瘤体与下腔静脉、髂总静脉粘连较重,剥离困难,因此可从瘤体的上、下端剥离。其上方主要是显示左肾静脉,并将左侧精索或卵巢静脉结扎切断,将静脉拉向上方。需要时在严格掌握左肾静脉结扎适应证的基础上,可结扎、切断左肾静脉,游离出左肾静脉下的腹主动脉 2 cm(图 8-14-9)。用手剥离腹主动脉的后壁较为安全,但切勿损伤腰动、静脉和下腔静脉。游离充分后上阻断带(图 8-14-10)。

对肠系膜下动脉应尽量靠近端阻断,如结肠血运良好,可结扎、切断;对血运不佳者,从腹主动脉壁切断肠系膜下动脉,使断端成椭圆形,以便于重建血运(图 8-14-11)。

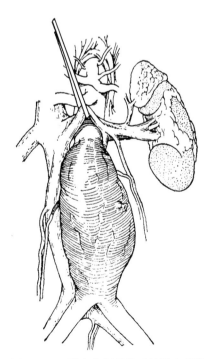

图 8-14-9　游离左肾静脉下的腹主动脉

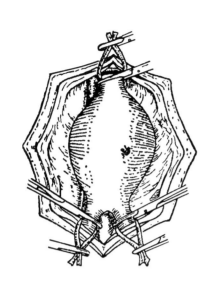

图 8-14-10　游离后上阻断带

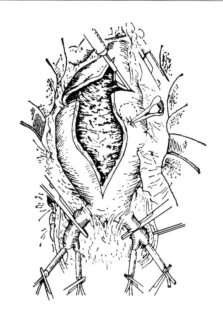

图 8-14-11　肠系膜下动脉椭圆形切口

纵行切开后腹膜。剥离腹主动脉瘤前,应尽量避免损伤腹腔的神经丛,以防术后发生排尿和性功能障碍(图 8-14-12)。

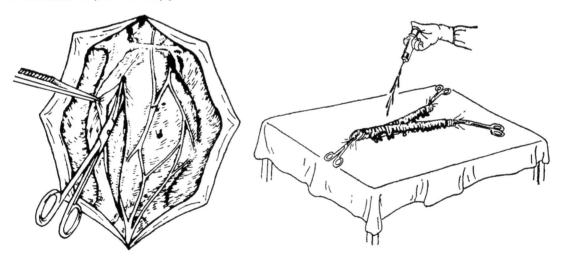

图 8-14-12　避免切开腹腔神经丛　　　　　　图 8-14-13　人造血管预凝

(4)游离髂血管:从分叉部游离髂总动脉。将髂内、外动脉分别游离出来,注意勿损伤输尿管和肠系膜下丛。游离后分别上阻断带。

(5)人造血管的预凝:将人造血管平展在另一器械台上,用 40 ml 的带有肝素的自家血将其里、外面浸泡 2~3 次,约 15~20 分钟(图 8-14-13)。

(6)阻断血运:在阻断腹主动脉前,静脉注入肝素(1 mg/kg 体重)。用无损伤血管钳缓慢阻断腹主动脉近心端,然后将髂总动脉和髂内、外动脉分别阻断。

（7）切开动脉瘤：先由动脉瘤上方（距正常动脉壁 1.5 cm）纵行切开达左侧髂总动脉，然后在距正常动脉 10 cm 处近心端环行切开。其远端端髂血管亦环行切开（图 8-14-14）。将腹主动脉断端充分止血，去除腔内血栓。用大生理盐水纱布压迫动脉瘤后壁，以 3-0 号涤纶线依次行"8"字缝合动脉的开口（图 8-14-15）。

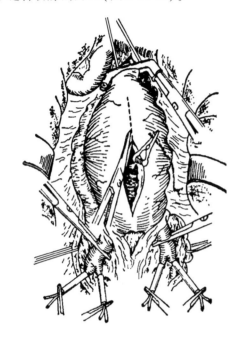

图 8-14-14　动脉瘤切开

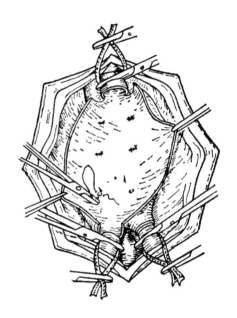

图 8-14-15　动脉壁开口"8"字缝合

（8）血运的重建：对腹主动脉与人造血管的近心端采用增强法重建。先将近心端切开的腹主动脉壁一部分向上翻转，"Y"形血管长度合适后与腹主动脉近心端行端端吻合。先行左、右两点支持缝合，并利用动脉壁的翻转部分行双层缝合（图 8-14-16）。继将人造血管分叉端指向头侧，其后壁行褥式结节缝合，再将分叉端指向足侧，再行前壁褥式结节缝合，其边缘再加连续缝合（图 8-14-17、18、19）。将向上翻转的动脉壁复位，切除多余部分后将吻合口适度地包埋缝合（图 8-14-20）。

髂总动脉与人造血管吻合：先将人造血管的右支与右髂总动脉做端端吻合。其周径剩 1/4 左右时，将髂内、外动脉的无损伤钳松开，观察血液逆流是否充分，如不充分，则以手指用力压迫，挤出凝血块。远端注射肝素盐水，再次阻断髂内、外动脉，缝合剩余的 1/4 周径。然后，缓慢地松开腹主动脉的阻断钳，使近心端的凝血块从人造血管左支冲出，再去掉右侧髂内、外动脉钳，使右侧血流开通。将腹主动脉血管钳移至人造血管的左支，以同样的方法行左侧髂总动脉和人造血管的左支端端吻合。

吻合完毕后将原腹主动脉的外壁轻轻地缝盖于人造血管之外，因缝合过紧反易招致血肿形成。对小肠系膜根部及乙状结肠系膜均应细致缝合。

【术中注意事项及异常情况的处理】

1.慎重处理乙状结肠下动脉。对乙状结肠有缺血表现者，行乙状结肠动脉切断时应带2 mm腹主动脉壁，使之成卵圆形，以便吻合。

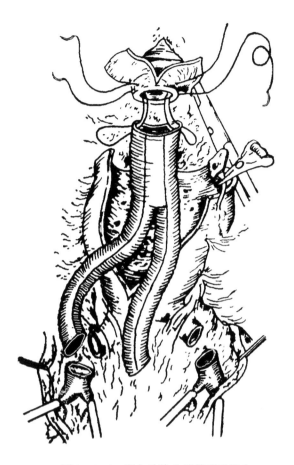

图 8-14-16　腹主动脉上端外翻后缝合

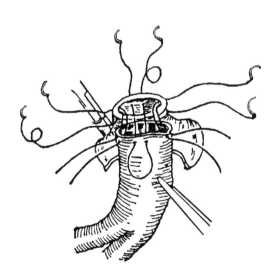

图 8-14-17　后壁褥式结节缝合

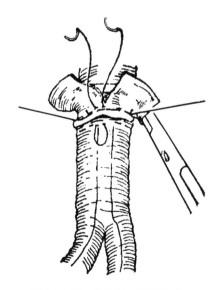

图 8-14-18　前壁褥式结节缝合

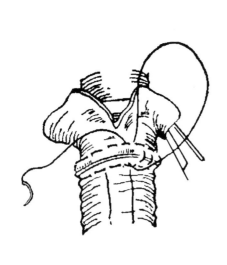

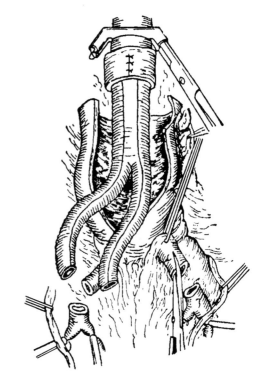

图 8-14-19 前壁连续增强缝合   图 8-14-20 以腹主动脉壁包埋缝合

2.检查双下肢动脉搏动。如疑有血栓应立即做下肢动脉造影,再次手术取血栓,或以带胶囊的导管取血栓。

3.破裂的腹主动脉瘤术中注意事项:

(1)开腹后切开胃结肠韧带,在胰腺上缘控制腹主动脉。

(2)在肾动脉上方将腹主动脉的前壁对准后面的椎体,以手指或血管压迫钳止血。

(3)用带囊的 Fogarty 导管从破口向上插入,注入生理盐水 30~50 ml,以控制出血。

(4)开胸游离胸主动脉,以控制出血。

4.对破入肠道、膀胱或下腔静脉的动脉瘤,术中必须仔细探查,根据具体情况决定术式。

5.为防止松钳性低血压,在松钳前快速补液或输血,并适当给于碳酸氢钠。

【术后处理】

1.有条件者在 ICU 室监护,无条件时应严密观察病情,测量血压、脉搏、呼吸,注意有无内出血。

2.避免腹胀和尿潴留。

3.随时检查肾功能。

4.对高血压者应及时采取降压措施。

5.术后应用抗凝疗法 5 天,抗生素应用 3 周。

6.注意下肢血运供给,检查足背动脉搏动,观察有无血栓形成。

7.观察消化道症状,注意有无应激性溃疡和乙状结肠缺血的表现。

8.术后 3 周避免剧烈活动。

第十五节 腰交感神经干的局部解剖及腰交感神经节切除术

一、腰交感神经干的局部解剖

腰交感神经干(lumbar sympathetic trunk)由 3 个或 4 个神经节和节间支构成,位于脊柱与腰大肌之间,并被椎前筋膜所覆盖。两侧腰交感干之间借交通支互相联络。左腰交感干与腹主动脉相邻,其中以相距 1 cm 者为数最多。右腰交感干除被下腔静脉覆盖外,有时可有 1 或 2 支腰静脉越过。在腰交感干附近,尚有小的淋巴结存在。

在行腰交感神经节切除时,避免单纯切除交感神经节,须同时切除干间的交通支,否则不能达到满意的效果。由于腰交感神经节被椎前筋膜所覆盖,术中有时难以见到,故需用手指触摸辨认。

腰节位于第 12 胸椎椎体下半至腰骶椎间盘的范围内。第 1、2、5 腰节位于对应椎体的平面;第 3、4 腰节的位置大多高于对应的椎体,第 3 腰节多位于第 2~3 腰椎间盘平面,第 4 腰节多位于第 3~4 腰椎间盘平面。当腰交感神经节切除时,可参考此标志寻找(图 8-15-1)。

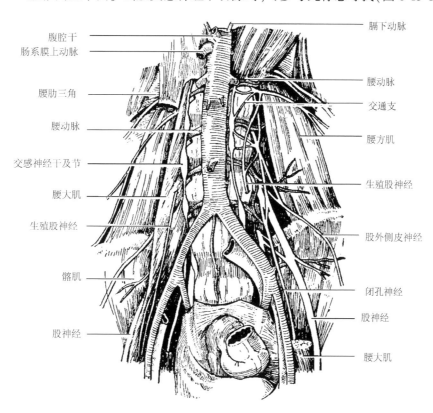

图 8-15-1 腹膜后隙的血管和神经

二、腰交感神经节切除术

【适应证】

1.下肢血栓闭塞性脉管炎:对足趾有部分坏死或有顽固性溃疡面者,此手术可促进坏死分离及溃疡面早期愈合;如已发生广泛坏死,则不应做此手术。

2.对某些下肢血管疾病,如外伤性动脉瘤、外伤性动静脉瘘及周围动脉栓塞等,为促进肢体血液循环,提高手术效果,可辅加腰交感神经节切除术。

【术前准备】

1.调节机体状态:血栓闭塞性脉管炎的患者,常有剧痛,甚至影响睡眠和饮食,使机体抵抗力低下。手术前应给予镇痛、催眠等药物,以保证患者充分休息。对机体过度衰弱者,适当补充营养,增强抵抗力。

2.腰交感神经节阻滞:为判定手术对肢体血运的改善情况,可试行腰交感神经节阻滞术,通过对比阻滞前、后的皮肤温度差来判定手术效果。但应注意,腰交感神经节阻滞术的失败机会较多,同时,穿刺能引起交感神经节附近出血、机化和粘连,可致手术时不易找到交感神经节。所以,应慎用并避免术前多次试行阻滞术。可用蛛网膜下隙阻滞或硬膜外麻醉代替腰交感神经节阻滞术。

3.灌肠:术前晚灌肠,以减少术后腹胀。

【麻醉、体位】

硬膜外麻醉或全身麻醉。取侧卧位,患侧在上方,腰部垫高。

【手术步骤】

1.切口:上起自第 12 肋骨中央下方,向前内方向斜行,止于髂前上棘内下 3 横指处(图8-15-2)。切开皮肤、浅筋膜(图 8-15-3),在切口的上方切开背阔肌、腹外斜肌及下后锯肌的部分肌束,即达到腰背筋膜(此筋膜与腹横肌相连续)。在切口的下方切开腹外斜肌腱膜及腹内斜肌,即达腹横肌(图 8-15-4),切开腹横肌及腰背筋膜。注意肋下血管和神经、髂腹下神经及腹股沟神经,切勿将其损伤。

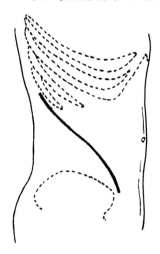

图 8-15-2 腰交感神经节切除术切口

2.显露腰交感神经链:切开腰背筋膜及腹横肌后,用手或纱布卷钝性分离,将腹膜及其周围脂肪组织、输尿管等一并游离,将其推向内侧,显露腰方肌及腰大肌。继续向内侧剥离,显露脊柱及大血管,向内侧轻轻拉开大血管,在脊柱侧前方锐性剥开筋膜组织,即可见到纵行的银白色交感神经链。交感神经链的膨大处即是神经节,约小豆粒大小,呈扁平状,向周围分出细小分支(图8-15-5)。在其前方有腰静脉横过,应予以分离、结扎、切断。

3.切除第 2、3 腰交感神经节:切除前要正确判定应切除的神经节。第 1 节位置高,并常在膈脚内,术野内看不到。术野内看的最高位神经节常为第 2 节,可作为摘除的标志。第 2、3 两神经节间相距约 3 cm。神经节分支的走行方向各不相同,其中第 2 节的分支上行,第 3 节的分支横行,第 4 节的分支下行,用神经钩提起第 2 节上方的干索,再以止血钳或镊子夹持,在其上方

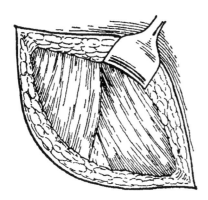

图 8-15-3　切开皮肤、皮下组织

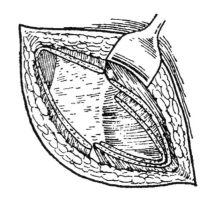

图 8-15-4　显露腹横肌

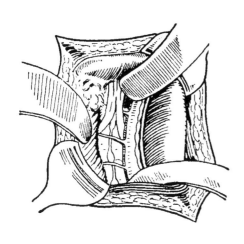

图 8-15-5　显露腰交感神经链

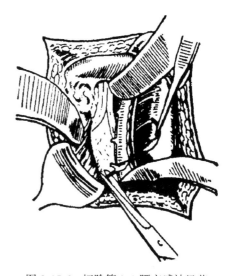

图 8-15-6　切除第 2、3 腰交感神经节

方剪断干索,再分别剪断第 2 节的分支,将第 2 节提起。同样处理第 3 节,并于第 2、3 节下方剪断干索(图 8-15-6)。移除交感神经链。

【术中注意事项及异常情况的处理】

1.防止出血。腰静脉由腹后壁横过神经链前方汇入下腔静脉。在分离和切除交感神经链时,应先游离、结扎腰静脉,然后切断干索,以免腰静脉撕裂出血。

2.防止误摘神经节。如将淋巴结误认为交感神经节摘除,将造成手术的失败。淋巴结较神经节位置浅,颜色较神经节稍深,有淋巴管相连,但不固定。交感神经节呈扁平状,固定在脊柱侧前方,不易被提起,神经节分支坚韧不易拉断。手术中可立即做病理切片证实,或将切除的交感神经节洗净,切开或压碎后,做瑞特染色。如有大量淋巴细胞,则为淋巴结,反之,则为交感神经节。

3.交感神经节的变异。交感神经节有时有解剖上的变异,如第 2、3 节或第 3、4 节融合成一个神经节。有时也有 5 对者。

【术后处理】

术后应用抗感染药物防止感染。观察皮温的变化,疗效显著者的患肢皮温可升高 1～

1.5℃。术后如有腹胀、肠麻痹,应暂禁食,行腹部热敷、针灸,待肠鸣音恢复后方可进食。术后严禁吸烟,并用中草药,以巩固和提高疗效。

第十六节　肾的局部解剖及有关手术

一、肾的局部解剖

(一) 肾的形态与肾蒂

　　肾(kidney)为一实质性器官,肾的外部形态可见两种情况:一种情况是肾的上、下两端大小相近,外侧缘凸,内侧缘凹,其凸与凹的关系相适应,形如蚕豆状,此型多见于肾前半部。另一种情况是肾的上、下两端大小不等,外上缘凸,内下缘凹,或外下缘凸而内上缘凹,形如逗点状,此型多见于肾后半部。上述肾形态的特点与肾内动脉的分布有一定的内在联系,如形如蚕豆型者,其肾内动脉的排列多为分散的复支型;形如逗点型者,其肾内动脉的排列多为集中的主支型。因此,借助肾前、后半部外形的特征可了解肾内动脉分布的规律,这对肾外科,特别是涉及肾实质的手术,如肾部分切除、肾实质切开均有重要的意义。

　　肾内侧缘中部的凹陷部位称为肾门(renal hilum)。肾门有肾动脉、肾静脉、输尿管、神经和淋巴等出入。肾门多为四边形,其边缘为肾唇(renal labium)。其中前、后唇具有一定的弹性,如手术需分离肾门时,可借助这种弹性作用牵开前或后唇,即可扩大肾门。

　　肾门向肾内延续一较大的腔隙,称为肾窦(renal sinus)。肾窦为肾血管、肾小盏、肾大盏、肾盂和脂肪等所占据。肾窦的开口为肾门,牵开肾门即可显示肾窦,这对分离肾窦内诸结构,如血管或输尿管,尤其是肾内型肾盂或肾盏内的结石等,均较方便。为了顺利切开肾盂取出结石,可行肾窦内肾盂切开取石术。同时,由于肾窦内肾盂血液供应良好,可做任何方向的切口,且在缝合切口时,即使缝合的不够理想,由于肾组织的压迫也不致发生尿外渗,或形成尿瘘。

　　出入肾门的肾血管、输尿管、淋巴管、神经等共同组成肾蒂(renal pedicle)。肾蒂各结构的排列具有一定的规律:由前向后依次为肾静脉、肾动脉和输尿管;由上向下依次为肾动脉、肾静脉和输尿管。但肾蒂各结构的关系尚有某些变异,如少数肾动脉,或精索内动脉,均在肾静脉平面之下起自腹主动脉,经肾静脉的后方上升,并钩绕肾静脉达肾静脉的前面,然后进入肾脏,而精索内动脉绕过肾静脉者,则继续下行形成一个袢。由于这种解剖关系,在肾手术,特别是处理肾血管时,很容易损伤这种类型的精索内动脉,引起睾丸血供不良。

(二) 肾的位置

　　肾位于脊柱的两侧,紧附于腹后壁,如以椎体为标志,上极相当于第 11 或第 12 胸椎,下极相当于第 2 或第 3 腰椎。肾可随呼吸而略有上下移动,其变动的范围多不超过 1 个椎体,一般为 1~2 cm。两侧肾的上极向内侧倾斜,两肾下极向外侧展开,因此,肾长轴与人体正中线形成一定的角度。但有少数肾恰与上述相反,两肾下极相互接近而融合,两肾上极的间距相对扩大,这种特殊的情况常见于蹄铁形肾。

　　若以肋骨为标志,第 12 肋分别横过左肾后面的中部与右肾后面的上部,两肾门恰近于第 12 肋下缘和竖脊肌外线的交角处,即肾角,或称脊肋角(图 8-16-1)。由于上述位置关系,当肾有病变时,如以手指按压,或用拳叩击肾角部,常可出现压、叩痛。

肾的体表投影:在后正中线两侧,距其 2.5、8.5 cm 处各做两条垂线,再通过第 11 胸椎和第 3 腰椎棘突分别各做一条水平线,在上述纵横直线所组成的 2 个四边形范围内,即相当于两侧肾的表面投影(图 8-16-2)。某些急性或慢性肾病变,如急性肾盂肾炎、慢性肾炎和肾积脓等,多在此处伴有腰痛或查有肿物的特征。

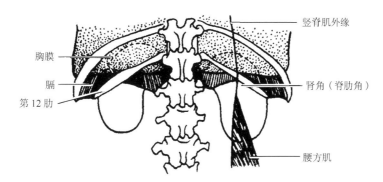

图 8-16-1　肾后面的毗邻

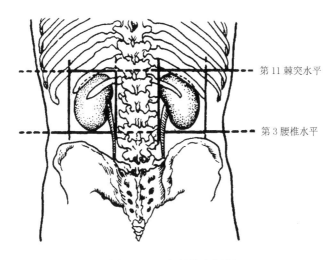

图 8-16-2　肾的体表投影

肾位置的变异多是由于胚胎时期的肾胚芽未能随胎儿的生长由盆腔上升到正常的部位,仍保持在原始的位置,停留在盆腔内或髂凹所致,成为较少见的低位肾(图 8-16-3);或有少数的肾横过中线移至对侧,形成交叉异位肾(图 8-16-4)。这些肾的位置异常虽较少见,但在腹部肿块的诊断中,有时可被误诊为肿瘤,因此应十分慎重,必要时可行经静脉肾盂造影进行鉴别。

(三) 肾的毗邻

在两肾的上方有肾上腺附着,共同由肾筋膜包绕,毗邻关系密切。但在两者之间隔有疏松的结缔组织,故肾上腺在肾纤维膜之外,如有肾下垂时,肾上腺可不随肾下降。在施行肾或肾上腺切除时,同样互不涉及,但如有粘连时应予以注意。

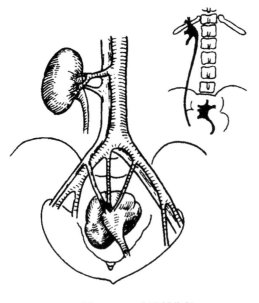

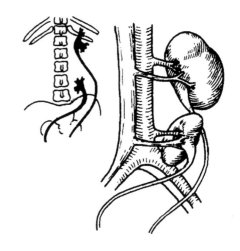

图 8-16-3　盆腔低位肾

图 8-16-4　交叉异位肾

在两肾的下方为输尿管腹部。显露输尿管时,不必游离肾,可自肾下极平面分开输尿管周围脂肪,即可显示输尿管。

在两肾的内侧、脊柱的前方,有腹主动脉、下腔静脉等,其中右肾与下腔静脉的距离最近,右肾发生病变特别是形成肾脓肿时,常与下腔静脉粘连。故施行右肾切除时,应严加保护下腔静脉,以免造成损伤,必要时可行被膜下肾切除术。

在两肾的前面,由于位置不同,毗邻关系也有所不同(图 8-16-5)。左肾前上部有胃后壁,前下部为结肠左曲,内侧有胰尾横过肾门。右肾前上部有肝右叶,前下部为结肠右曲,内侧有十二指肠降部。行左肾切除术时,应注意勿伤及胰尾部。在行右肾切除术时,应特别注意十二指肠降部,因为它是腹膜后位,比较固定,易被撕裂或因错误而造成切割伤,导致日后形成严重的

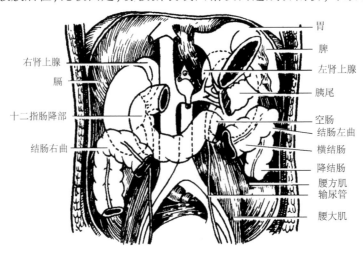

图 8-16-5　肾前面的毗邻

十二指肠瘘。

在两肾的后面,其第 12 肋以上部分仅借膈与胸膜腔相邻。在行肾切除术时,尤其是需要切除第 12 肋时,必须注意胸膜,因为有的胸膜可低至第 12 肋,在操作中更易损伤,造成气胸。在第 12 肋以下部分,自内向外有腰大肌和腰方肌,当发生肾周围炎时,有时可刺激腰大肌和腰方肌,产生疼痛及髋关节屈曲挛缩。

(四) 肾的结构

肾由肾实质与肾盂组成。肾实质又分内、外两层,外层为皮质,内层为髓质。

皮质约占肾实质的 1/3,其特点是血循环丰富,主要由肾小管、肾小体构成。皮质不仅位于髓质的表层,而且还伸入肾椎体之间形成肾柱。由于肾皮质的血循环丰富,故抵抗力和修复力均较强大,因此无论急性炎症或慢性结核等病变,如能适当治疗,一般均可治愈。

髓质约占肾实质的 2/3,由 8~15 个肾锥体构成。锥体的底部突向皮质,锥体的尖端成为肾乳头。肾乳头再突入肾小盏,2~4 个肾小盏组成 1 个肾大盏,2~3 个大盏集合成为肾盂。

肾盂为一漏斗状的扁囊,肾盂的形态分为四型:最多者为二支型(74%),三支型次之(12%),中间型再次之(8%),最少者为壶腹型(6%)。二支型或三支型的肾盏均较浅表,肾盂本身不大,全部位于肾内;壶腹型者肾盂显著发达,突出肾外;中间型者上述两者的特征均有,但不明显。

壶腹型或中间型肾盂部分或全部露于肾外,便于行肾盂切开术。二支型或三支型者全部位于肾内,实际上不存在肾盂。如必须手术切开时,只有通过切开肾实质、肾窦内肾盏才能达到要求。

(五) 肾的被膜

肾的被膜共有三层。由外向内依次为肾筋膜、脂肪及纤维膜(图 8-16-6)。

肾筋膜(renal fascia),又称 Gerota 筋膜,质坚韧,分为前、后两层。前层为肾前筋膜(prerenal

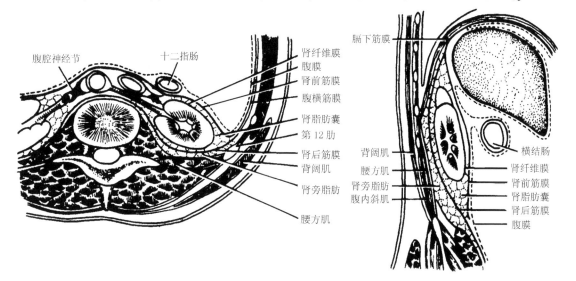

图 8-16-6　肾的被膜

fascia),后层为肾后筋膜(retrorenal fascia),两层筋膜从前、后方包绕肾和肾上腺。在肾的外侧缘,两层筋膜互相融合并与腹横筋膜相连接。在肾的内侧,肾前筋膜越过肾的前面,在腹主动脉和下腔静脉的前方与对侧的肾前筋膜相续。肾后筋膜越过肾的后面与腰方肌和腰大肌筋膜汇合,之后再向内附于椎体筋膜。在肾的上方,两层筋膜在肾上腺的上方相融合,并与膈下筋膜相连接。在肾的下方,肾前筋膜向下消失于腹膜下组织中,肾后筋膜向下至髂嵴与髂筋膜愈着。由于肾筋膜的下端完全开放,当腹壁肌减弱、肾周围脂肪减少或有内脏下垂时,肾移动性可增大,向下形成肾下垂或称游走肾。如发生肾积脓或有肾周围炎时,脓液可沿肾筋膜直接向下蔓延。在肾筋膜包绕肾和肾上腺时,由肾筋膜发出许多结缔组织小束,穿过脂肪囊连至肾纤维膜,对肾有一定的固定作用。

脂肪囊(adipose capsule)亦称肾床,为一脂肪层,成人的厚度可达 2 cm。肾的边缘部位脂肪组织更为发达,有利于腹膜外肾手术。同时,这些脂肪组织对肾又起到弹性垫样的保护作用。脂肪组织经肾门伸入肾窦,充填于肾窦内各结构之间的间隙,因此为肾窦内的手术,例如肾窦内肾盂切开术、肾血管的分离,提供了方便。急性肾周围炎即指该脂肪层的化脓性感染。在肾囊封闭时,即将药液注入此层内。由于该处脂肪组织发达,故易透过 X 线,在 X 线片上,有时可见到肾的轮廓,这对肾疾病的诊断有一定意义,也为肾脏 CT 及 B 超诊断提供了重要的解剖学基础。

纤维膜(fibrous capsule)为肾固有膜,质薄而坚韧,由致密的结缔组织及少量弹力纤维所构成,紧附于肾的表面,有保护肾的作用。但当肾充血时,它可限制其肿胀,有压迫肾实质的可能。在正常的情况下,纤维膜可从肾表面剥离下来,故可利用这一特点将肾固定于第 12 肋上,或固定于腰大肌,以治疗肾下垂。同样,根据这一特点,在肾部分切除或肾外伤时应缝合纤维膜,以防肾实质撕裂。如肾周围有广泛粘连,不能按通常的程序行肾切除术时,术中也可利用这一特点,采用纤维膜下肾切除,以防损伤周围的重要结构。

(六) 肾的血管

1.肾动脉(renal artery):两肾动脉多呈直角直接起自腹主动脉,分别进入左、右肾。两侧肾动脉起始部位的外径平均为 0.8 cm,故肾动脉具有较高的压力,并可有大量血液流经肾,这对维持肾血流量和肾小球滤过率,进而保护肾的功能具有重要意义。

肾动脉到达肾门之前,大多数分为前、后两干,其具体分出的部位以肾门内者最多。前干通常又分上段、上前段、下前段、下段四支段动脉。这四支段动脉中,上段动脉多与上前段动脉共干,下前段动脉多与下段动脉共干。后干在进入肾门后,延续为后段动脉(图 8-16-7)。

肾段动脉在肾实质内具有一定的分布区域。上段动脉分布于肾上端前后部的肾组织;上前段动脉分布于肾前面中上部的肾组织;下前段动脉分布于肾前面中下部的肾组织;下段动脉分布于肾下端前后部的肾组织;后段动脉分布范围较大,向肾后面中间的大部供血。五支肾段动脉在肾内的分布较为恒定,以这五支段动脉的供应区为基础,可将肾分为五个独立的单位,每个单位称为一个肾段(renal segment),从而为对肾局限性病变施行肾段切除术提供了有利条件。各肾段动脉之间没有吻合,即各支有独立的供应区域,因此在各段的交界处形成了相对的缺血带。

肾段动脉多在肾门之外分出,各段动脉一般可在肾外见到,特别是上前段、下段及后段动脉的肾外可见率几乎达到 100%。上段动脉与下前段动脉约有半数以上可在肾外见到,其余可在

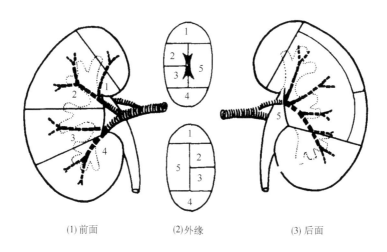

图 8-16-7 肾段动脉
1.上段动脉;2.上前段动脉;3.下前段动脉;4.下段动脉;5.后段动脉

肾窦内出现。多数肾段动脉可在肾外看到。这对在切除某一部分的肾组织之前结扎供应该部分的肾段动脉,或在肾窦内进行肾段动脉的显露、重建等均提供了有利条件。

肾段动脉不仅多数可在肾外见到,其进入肾门的部位也有一定规律。上段动脉多经肾门的前上切迹、后上切迹进入或直接穿入肾上极。下段动脉多经肾门的前下切迹、后下切迹进入或直接穿入肾下极。上前段动脉在前唇后方的上部与肾盂前方入肾。下前段动脉在前唇后方的下部与肾盂前方入肾。后段动脉多在后唇的前方、肾盂的后方或后上极入肾。由于五支肾段动脉进入肾门的部位多具有恒定性,因此在认定某一段动脉发生困难时,可按它们进入肾门的位置寻找,大多数可以找到。

肾段动脉与肾盂、肾盏的位置关系,在正常情况下具有一定规律。前干及其所分出的段动脉主要位于肾盂和肾盏的前方;而后干及其延续的后段动脉主要位于肾盂和肾盏的后方。因此,对仅限于肾前半部或后半部的病变,特别是良性的病变,可在保留肾盂和肾盏的情况下,分别在肾盂和肾盏的前、后方切除前或后半的肾组织,以避免全肾切除。

肾段动脉的起点以上前段动脉与后段动脉最为恒定。下前段动脉的起点主要起自下段动脉(或称为共干),但尚有少数起自上前段动脉,或起自以上两者的分叉部(图 8-16-8)。上段动脉与下段动脉的起点变异最大。上段动脉可直接起自肾动脉干、腹主动脉以及它们所形成的上交角,甚至可起自肾上腺下动脉或称与肾上腺下动脉共干。下段动脉亦可直接起自肾动脉干、腹主动脉以及二者所形成的下交角,还有少数则由腹主动脉分叉部下方髂总动脉发出(图 8-16-9)。这些起点变异的上段动脉、下段动脉均不经肾门入肾,而是直接经肾的上、下极穿入肾实质,因此常被误认是副肾动脉、迷走动脉、异常动脉,而其实它们是供应某一肾段的正常段动脉。因此,在手术中不可损伤或误扎这些起点变异的段动脉,以免造成某一肾段的缺血坏死。

2.肾静脉(renal vein):肾的静脉与动脉伴行,出肾门后汇合为肾静脉,并位于肾动脉的前下方,最后汇入下腔静脉。

肾静脉的支数,两肾不同。左肾静脉均为一支,右肾中有少数为二支型、三支型,其余均为一支型。肾静脉的长度两侧相差显著,成人左侧平均为 4.7 cm,右侧为 2 cm,可见左侧长度大于

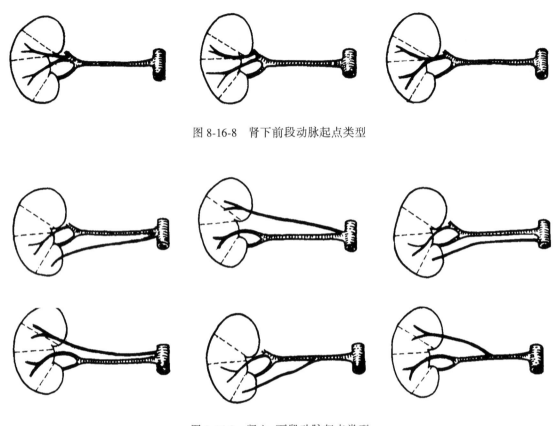

图 8-16-8 肾下前段动脉起点类型

图 8-16-9 肾上、下段动脉起点类型

右侧,两者比值为 2.16∶1。在右肾切除术中,处理右侧肾蒂时,应注意下腔静脉,以防损伤。如有多支肾静脉,且各静脉间距离较大时,在结扎操作中,切勿遗漏或撕裂肾静脉,以免术中出血。

肾静脉的属支,两侧明显不同。左肾静脉除接受左肾上腺静脉、左精索内静脉、腰静脉外,其属支与周围的静脉尚有吻合。由于左精索内静脉全部汇入左肾静脉,其汇入的形式多呈直角,因此该静脉的血流可能受到一定的阻力,这可成为精索静脉曲张的诱因之一。左肾静脉约有半数以上有一支腰静脉与其后壁相通连,多为第 2 腰静脉,少数为第 1 或第 3 腰静脉。腰静脉与腰升静脉连接,经过它与椎静脉丛相交通,因此左肾的某些疾患、睾丸及卵巢的病变,可借此途径转移到脑及脑膜。右肾静脉属支很少,仅有少数右精索内静脉、腰静脉汇入。

(七) 淋巴及神经

1.淋巴:肾内淋巴管分浅、深两组。浅组位于肾纤维膜深面,引流肾被膜及其肾脂肪囊的淋巴。深组位于肾内血管周围,引流肾实质的淋巴。浅、深两组淋巴管相互吻合,在肾蒂处汇合成较粗的淋巴管,最后汇入各群腰淋巴结。其中,右肾前部的集合淋巴管沿右肾静脉横行,或斜向内下方,注入腔静脉前淋巴结、主动脉腔静脉间淋巴结及主动脉前淋巴结;右肾后部的集合淋巴管沿右肾动脉注入腔静脉后淋巴结;左肾前部的集合淋巴管沿左肾静脉注入主动脉前淋巴结及主动脉外侧淋巴结;左肾后部的集合淋巴管沿左肾动脉注入该动脉起始处的主动脉外侧淋巴结。肾癌时,上述淋巴结可被累及。

2.神经:肾接受交感神经和副交感神经的双重支配,同时还有内脏感觉神经。肾的交感神经和副交感神经皆来源于肾丛(位于肾动脉上方及其周围)。一般认为分布于肾内的神经主要是交感神经,副交感神经可能只终止于肾盂平滑肌。肾的感觉神经随交感神经和迷走神经的分支走行,由于分布于肾的感觉神经纤维皆经过肾丛,所以切除或封闭肾丛可消除肾脏疾患引起的疼痛。

二、肾切除术

【适应证】

一侧肾脏因外伤、结核、肿瘤、感染、梗阻等病变,其机能被严重地损害,经非手术疗法不能治愈,而对侧肾脏机能尚良好,此时即可以切除病肾。

【术前准备】

1.全身支持疗法,以提高患者对手术的耐力。

2.给予抗菌药物防治感染。

3.对肾外伤患者,术前应给予输血、补液、抗休克等准备。

4.对肾结核患者,从术前1周开始应用抗结核药物。

5.对肾肿瘤患者,如有贫血可少量分次输血,以增强体力;对适合放射疗法的患者,在完成疗程后应争取早日手术。

【麻醉、体位】

全身麻醉或硬膜外麻醉。病侧向上的侧卧位,用腰板或圆枕垫起腰部。病侧肩、臂固定在稍向后上方的位置。病侧下肢伸直,健侧髋和膝关节尽量屈曲,用宽布带固定髋部。前胸、后背处放置砂袋。

【手术步骤】

1.切口:从末肋下缘和竖脊肌外缘的交点开始,斜向前下方至髂前上棘内上方约2横指处做切口(图8-16-10)。切皮前做好皮肤划痕,以免缝合皮肤时皮瓣错位。切口的长度要根据肾脏的大小、病变的性质、粘连的程度等来决定。一般长约15 cm,必要时可向上、下延长。逐层切开皮肤、皮下组织、深筋膜,即显露出肌层。

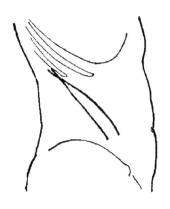

图 8-16-10　肾切除术切口

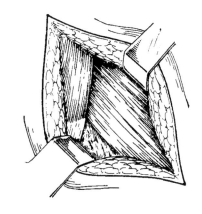

图 8-16-11　显露背阔肌及腹外斜肌

2.切断肌层:切口的上 1/4~1/3 为背阔肌,有时也有一部分下后锯肌。切口的下 2/3~3/4 为侧腹壁的三扁腹肌(图 8-16-11)。分别向上、向下切断各层肌肉(图 8-16-12),进而显露腰背筋膜。

3.切开腰背筋膜:牵开竖脊肌,在脊肋角处将筋膜切开一小口,把左手食指伸入到腰肋韧带的下面,向上推离末肋下缘的血管、神经后,再于末肋下缘剪开韧带,以增加末肋的活动范围。然后挑起腰背筋膜,并沿切口方向切开(图 8-16-13),显露肾旁脂肪。在剪开时要注意其下方有髂腹股沟与髂腹下神经斜行通过。

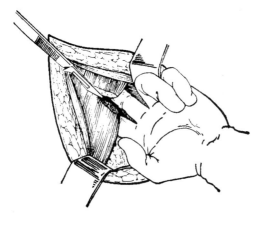

图 8-16-12　切断肌肉

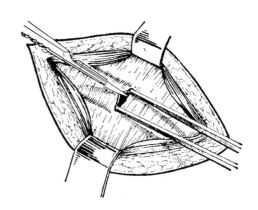

图 8-16-13　切开腰背筋膜

4.切开肾筋膜:分开肾旁脂肪,将其深面的肾筋膜在外后方切开(图 8-16-14),以免误伤位于其前下方的腹膜。切开后用 0.25% 普鲁卡因溶液 80~100 ml 注入到脂肪囊内(图 8-16-15),以水压分离肾周围的粘连,并可减少对神经丛的刺激,对防止术后腹胀有一定作用。

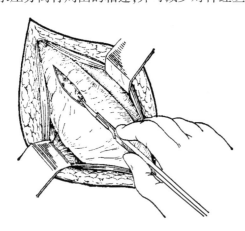

图 8-16-14　切开肾周围筋膜

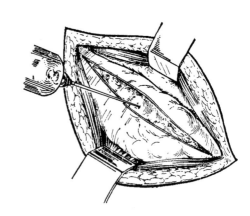

图 8-16-15　向肾周围脂肪囊内注射
0.25% 普鲁卡因溶液

5.分离病肾:用拉钩拉开肾周围筋膜的切口,稍加分离脂肪囊以探查病肾。如需切除时,则进行全部地分离。一般从肾脏的外侧缘开始向背侧面分离,然后分离腹侧面及上、下两极。先分离粘连较轻部分,且先从周围开始,由浅入深地渐渐到达肾蒂。

　　分离的方法可用两手食指紧贴着肾包膜的表面进行钝性分离(图8-16-16);或将手插入肾脂肪囊内,用手指做一张一闭地分离动作进行分离(图8-16-17);或用拇指及食指捻搓肾周围组织(图8-16-18),如捻搓到脂肪组织就很容易分开,如遇到索条,就可能是纤维组织或血管,不应盲目撕断,必须用食指从深处将其挑起(图8-16-19),在直视下辨认清楚,如为血管应行结扎、切断。分离时应注意:在肾脏的下极或腹侧面往往有不经肾门,而直接进入肾实质的异位血管,须确实结扎后将其切断。有时肾上极与肾上腺紧密粘连,应避免撕破。当把病肾上、下、前、后至肾门全部分离后,轻轻提起肾下极,即可显露肾蒂。

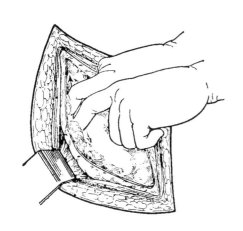

图 8-16-16　用两指分离病肾

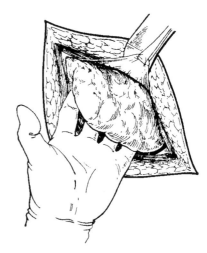

图 8-16-17　用手分离病肾

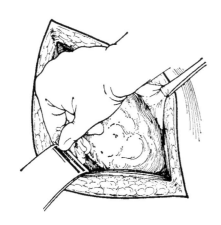

图 8-16-18　用拇指、食指捻搓
肾周围脂肪囊

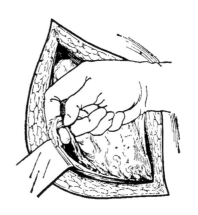

图 8-16-19　挑起粘连组织辨认有无血管

　　6.处理输尿管:沿肾盂即可找到输尿管。如肾蒂短,肾盂显露较差时,也可用手指伸入切口内,向下找出横于腰大肌上,并与脊柱相平行的输尿管。有时输尿管因病变可变得粗硬如绳索,易于查找识别。有时输尿管因有周围炎而与周围组织广泛粘连,分离时要特别注意。找到输尿管后,先剥离出一小段。用纱布条绕过做牵引以提起输尿管,并沿其走行尽量向远端做可及范围内的游离,周围绕以干纱布进行隔离保护。最后,在远端用两把长柄直角钳钳夹、切断(图8-16-20)。

切断后,断端涂碘酒或苯酚(石炭酸),并用 7 号丝线双重结扎,以防从断端管腔中漏出脓血或尿液。

钳夹在肾盂侧输尿管断端上的直角钳不必撤去。以便用此钳提起输尿管,并沿输尿管向上分离到肾门(图 8-16-21)。

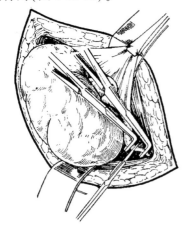

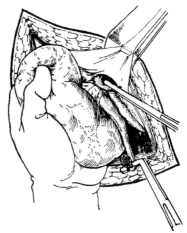

图 8-16-20　钳夹、切断输尿管　　　　　图 8-16-21　分离肾门周围的粘连

7.处理肾蒂血管:用腹壁深钩拉开创腔,扩大术野。先将其周围的脂肪组织及淋巴结尽量剥除干净。但是肾蒂血管在此切口内显露的范围较小,位置较深;且有时因为肾脏的病变,使肾蒂血管也相应地变得脆弱,有时还被其周围的脂肪组织和淋巴结粘连固定。因此,当剥离肾蒂血管时,应特别注意上述情况。

处理肾蒂血管要顺应着病肾的形状,轻巧地把左手伸入创腔内,以食指、中指夹持于肾蒂动、静脉的两旁,并托起肾脏,用此两指指端将张开着的肾钳两叶引导过来(图 8-16-22),或使肾钳两叶在两指指腹上滑过(图 8-16-23),把肾蒂动、静脉作为一束,毫无遗漏地夹在肾钳内,以免

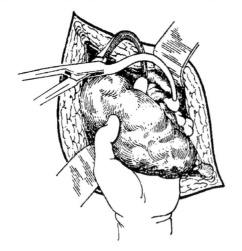

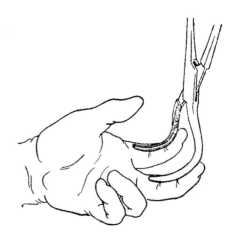

图 8-16-22　用指端引导肾钳　　　　　图 8-16-23　肾钳经指腹滑过

切断时出血。按照同法再夹一把或两把肾钳。使用肾钳时还要注意:①第一把肾钳要给下一把留出位置;②因肾蒂血管有时脆弱,所以不应反复钳夹挫灭;③钳夹肾钳的方向应和肾的纵轴成

直角;④原则上在血管近脊柱侧应夹两把肾钳,如肾蒂较长,靠近肾侧可再夹第三把。

　　确实钳夹后,再切断肾蒂血管。夹两把肾钳时,应在两钳外侧靠近肾门处切断;夹三把肾钳时,应在外侧两钳间切断(图 8-16-24)。随后,将肾钳与病肾连同输尿管一并取除。

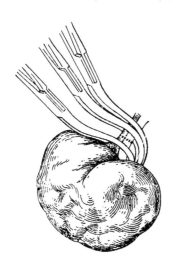

图 8-16-24　用三把肾钳钳夹
肾动、静脉,准备切断

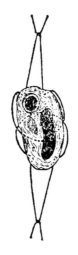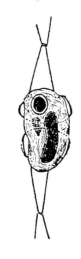

(1) 正确的缝合结扎　　　(2) 不正确的缝合结扎

图 8-16-25　右肾蒂横断交错缝合结扎示意图

　　切除病肾后,创腔内如有积血要吸净,以使术野清晰。然后用 10 号丝线在两钳内侧做第一次结扎,同时助手将靠近线结的肾钳慢慢地松开,要边扎紧边松开。松开的肾钳暂不要离开原位,万一断端有出血,肾钳仍可马上就地钳夹控制,待确实止血后将其取除。按同样方法做第二次结扎,并去掉另一肾钳。也可以在肾钳下做贯穿缝合结扎;如肾蒂较粗,可在肾蒂上交错缝合结扎(图 8-16-25);也可以在肾钳上把肾动、静脉断端分出,一一分别结扎。

　　8.缝合切口:缝合前要尽量清除肾周围脂肪组织。确实结扎止血。一般不做创腔冲洗和引流。如被脓血、尿液污染或粘连坏死组织不能完全清除时,可做创腔冲洗,并于切口上角放置引流。随后向创腔周围组织注射抗生素溶液。放下托腰板或去掉腰下圆枕。逐层缝合切口。

　　【术中注意事项及异常情况的处理】

　　1.为了更好地显露肾脏,虽然已切开腰肋韧带,但第 12 肋骨仍妨碍切口的扩大时,宜略向上方延长切口,牵开切口上角的软组织,将第 12 肋骨显露、游离到肋骨尖,并做骨膜下肋骨切除术。此时在肋骨骨膜深面可见有菲薄而稍呈白色的胸膜反折部横过,应将其向上推开,以免损伤。然后牵开切口,即可扩大术野。

　　如果损伤胸膜,则形成气胸。此时可听到气体的杂音。应立即用手指或纱布块抵压裂口,但不宜钳夹,以防裂口更加扩大。需将裂口及其周围的软组织一并做连续缝合以闭锁胸腔。如果进入胸腔的气体较多,应将其排出。

　　2.当分离右侧输尿管与下腔静脉之间的粘连时,因静脉管壁较薄易被撕破,故有损伤静脉的危险。此时,宁可多留下粘连的外层组织。一旦损伤出血,可立即用食指指头抵压,或用拇指及食指捏住裂口暂行止血,随后用动脉钳与裂口相平行钳夹裂口,行连续缝合以将其闭锁。若是下腔静脉壁撕裂较大无法修补时,可在裂口的上、下把下腔静脉各做一结扎,上边的结扎应在左侧肾静脉属支的下方。

3.肾门附近如有肿大的淋巴结,应随同病肾一起切除。如已和腹主动脉或下腔静脉形成严重的粘连,就不必勉强将其完全分离、切除。

4.在钳夹及结扎肾蒂血管之前,应再一次检查备用的肾钳和结扎线。检查的方法是:叩击已被钳闭扣紧的肾钳柄,不得挣脱蹦开。将肾蒂血管结扎线故意用力拉断几次,试其张力,以做到心中有数。

5.因为意外而引起肾蒂血管大出血时,应立即采取紧急措施。引起大出血的原因多为结扎、切断肾蒂血管时肾钳或线结脱落所致;偶为进行深部分离时,肾蒂血管被器械误伤;也有在分离肾脏时,撕断了肾脏上极或下极的异位血管,或肾蒂血管因有病变已经脆弱,易被肾钳猛力钳破。一旦发生意外,应立即用食指或纱布块暂时压住出血点,然后将其缓慢移去,随即用长柄止血钳钳夹。如果经努力试行止血无效,即根据情况扩大术野,或把尚未切除的病肾先行切除移去,使创腔敞开,以便止血。可将一手伸到手术创口内,屈曲食指,用其第二指节背部把肾蒂血管根部压向脊柱,尽量控制出血的来源,以便于取出纱布块时,直视出血部位进行钳夹。如果试用上法不能控制出血,宜向肾前切开腹膜,一手伸入腹腔内排开肠管,并在第1、2腰椎的高度用拇指及食指捏住肾蒂血管根部控制出血,以便在腹膜后原手术创口内找出肾蒂血管断端,进行钳夹、结扎止血。

如出血仍难以控制时,需向切口深处紧密填塞纱布以暂时止血,然后改成仰卧位,做上腹部横切口,经腹腔进入腹后壁间隙找出肾蒂血管断端,加以双重结扎止血。

6.在肾切除术中,很少有直接损伤十二指肠或结肠的机会。预防的方法是做包膜下分离,宁可留下粘连的部分。如有损伤时,应立即做肠壁裂口的两层结节缝合修补,并在其近旁放置引流。

7.结核性病变波及到肾周围组织,致肾周围脂肪肥厚硬化、肾蒂短缩粘连而难以分离时,可用包膜下肾切除术,把病肾从厚而硬的包壳中剥离出来。

8.对晚期重症脓肾型肾结核进行肾切除术时,切口应充分。多做直视下的分离。必要时可以切开腹膜,由腹腔内外互相照应进行分离。对巨大壁薄的脓肾,在术中先行排脓而后切除。对肾周围粘连严重的,可做包膜下肾切除术。

9.切除肾肿瘤时,切口必须宽敞,必要时做辅助切口。分离要从肾筋膜外进行,直到肾蒂处。首先探查肾蒂及其周围淋巴结肿大的情况,以及与腹主动脉或下腔静脉的关系。如果还没有形成广泛的粘连,也没有病变团块包裹着腹部大血管,估计病肾可行切除。如果粘连较重进入困难,则切开腹膜,从腹腔内对肾蒂部触诊以进行估计。对适于切除者,可通过肾蒂处肾周围筋膜,先把肾蒂血管结扎、切断。这样既可减少出血,又可控制因术中操作而促进转移。然后沿肾筋膜外进行全面的分离,把病肾、肾门淋巴结及输尿管上段,包括脂肪囊,做整块的切除。

当触诊肾静脉内有癌栓时,要连同病肾一起切除。如肾静脉残端有癌栓时,需要把下腔静脉在肾静脉分叉部用血管钳夹住,将癌栓连同下腔静脉壁的一部分一起切除并给予缝合。

对肾肿瘤患者行肾切除时,因肿瘤血运丰富、肾表面的血管扩张,因此要注意止血,并应及时输血。分离粘连、廓清肾门附近肿大的淋巴结时都容易出血。另外,操作要轻柔,不得挤压,以防癌栓脱落促进转移。不得把肿瘤的包膜撕破,以防出血及将癌细胞种植于局部。

10.对肾盂乳头瘤患者做肾切除时,必须同时把全部输尿管以及输尿管开口附近的一部分膀胱壁也一起切除,这样有利于防止病变沿残留的管壁向下移植再发。从腰部斜切口达到病肾后,首先处理肾蒂血管。其次,沿输尿管向下做可及范围的分离,不切断。再其次把切除的肾脏连着上部输尿管用大块纱布包起并置于切口外。进行切口的缝合。然后改换体位使成仰卧位，或病侧向上的后斜卧位。斜行向下延长切口到耻骨上方腹直肌外缘。并顺着已被分离的输尿管，向下分离直到膀胱。分离输尿管末端时，要注意分开在其前面绕过的输精管。最后，把输尿管向上外方提起，钝性分离输尿管开口附近的膀胱壁。为了防止深在的膀胱退缩，可预先用两把长柄组织钳钳起膀胱的后侧壁，然后绕输尿管入口处梭形切除部分膀胱壁。将膀胱切口做两层缝合，缝针通过黏膜下层而不得穿透黏膜。

11.对巨大肾盂积液患者做肾切除时，切口不必过大，因为积液被抽出后，囊壁随着缩小，一般的切口就足够用。

在显露肾盂后，沿积液的肾盂表面做钝性剥离。然后在肾盂做荷包缝合，在其中央切一小口，用吸引器吸出积液后结扎荷包缝线。然后，提起病肾继续向深部分离直到肾蒂。最后，分别结扎、切断肾蒂血管及输尿管。因创腔深、创面大，多有渗血，故创腔内必须放置引流。

【术后处理】

1.术后仰卧位。对不能进食者可暂予补液。

2.为防治感染，给予抗生素等药物。如为肾结核，术后应继续给予抗结核药物，最少2～3周。如为肾肿瘤，术后应适当给予放射、化学药物等综合治疗。

3.术后如无出血、发热、心功能障碍，应鼓励患者早期离床活动。

4.有引流者术后2～3天内逐渐拔除。

5.术后早期发生血尿可能为术中膀胱内积血或输尿管残端出血所致，但多不严重，一般宜行对症止血治疗。

6.术后偶见切口下出现气肿，为肾切除后创腔内积气未得到排出所致，可以自行吸收，不必处理。

7.如果经过顺利，术后7天拆线。

三、肾部分切除术

【适应证】

肾内的局限病灶，尤其是位于上极或下极者，切除病灶后估计残存的肾实质能保留在1/2以上，并有充分的血运供应者。

凡合乎上述条件者，如局限性多发性肾结石、肾外伤、局限性肾结核、孤立性肾囊肿、肾包虫、肾良性肿瘤等，均可采用此手术。

【术前准备】

对肾外伤有休克者进行抗休克治疗。对肾结核患者应给抗结核药物，不能少于1周。此外需适当备血。

【麻醉、体位】

同肾切除术。

【手术步骤】

1.从切口至分离病肾：同肾切除术。但为了控制好肾蒂血管，并全面地检查肾脏，手术野必须宽敞，必要时可切除病侧的部分第12肋骨。

2.分离肾蒂血管，随时准备阻断血流：首先分离肾蒂血管，找到预定切除部分的所属动脉分支,将其暂时阻断以观察肾脏变色的范围,如和预定切除的范围基本一致,就将该分支结扎、切断。但在临床上往往不能和预想的完全一致。此时,为了先行控制肾蒂血管以行部分切除,可用两指或胶皮带夹持肾蒂血管,暂时阻断肾脏血运;或单独分离出肾动脉,以备用无损伤性小动脉夹轻轻钳夹,以阻断血运。阻断的时间不宜过长,每隔 20 分钟要恢复血运一次。

　　3.切除部分肾实质:切除之前,先把肾包膜从肾脏的凸面上切开、剥离、掀起,应超过预定的切除范围,把它分为前、后两叶。然后进行肾实质的切除。此时开始阻断血运。一般做楔形切除(图 8-16-26),也可以横断(图 8-16-27)。不论进行何种切除,都需把病灶周边的健康组织约 0.5 cm 包括在内一起切去,而不许残留病变。具体的做法是,阻断血运后用利刀做楔形切除,使断面平坦。然后结扎断面上较大的出血点。

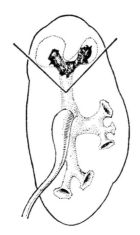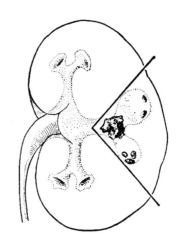

图 8-16-26　肾部分切除术

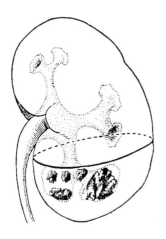

图 8-16-27　横断肾实质示意图

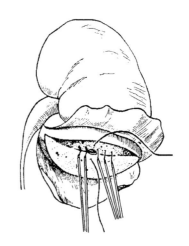

图 8-16-28　缝合时带上肾实质

　　4.缝合断面:肾实质部分切除后,用 3-0 号肠线进行连续或结节缝合。缝合肾盂、肾盏的黏膜时,最好缝上一些肾实质,并一齐缝好后再进行打结,以免黏膜被针线撕裂(图 8-16-28)。缝合结扎后,恢复血运,以观察断面上有无小动脉性喷射出血,如有出血则予以钳夹、止血。断面上可预先夹入吸收性明胶海绵或游离的肌肉瓣,然后进行缝合。为了缝合时不至于使肾实质被缝线割断,要利用坚韧的肾包膜把它的两叶相互重叠地覆盖于断面(图8-16-29),然后用直针和0号或1号肠线做肾实质的褥式缝合,以使缝针在肾包膜上刺进、穿出,并在肾包膜上打结(图8-16-30)。如果剩余包膜不足以覆盖,可代之以由手术创面上取下的脂肪组织或筋膜片,垫在肾实质上用以增强。切断面应做连续缝合(图8-16-31),或行褥式缝合(图8-16-32)。打结时要松紧适度。线结过松不能止血,过紧可引起该处术后缺血坏死,反而可能造成二次出血。一般肾实质做一层缝合,应做到缝合结扎完成后,创缘上略有渗血,而稍后即自行止血的程度。如果缝合口仍有较多的出血,就必须补加缝合几针。

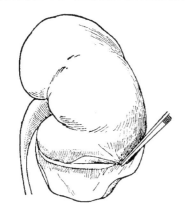

图 8-16-29　把肾包膜前后
两叶重叠覆盖

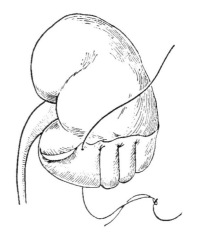

图 8-16-30　在肾包膜上穿针、打结,
缝合肾实质

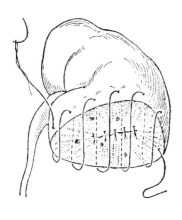

图 8-16-31　横断面上连续缝合

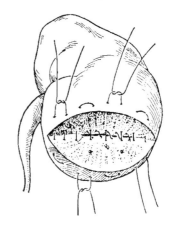

图 8-16-32　无包膜时断面的
褥式缝合

5.缝合切口:将肾脏归复原位后,输尿管不应扭曲。然后向手术创周围注射抗生素溶液。切口内放置引流。最后逐层缝合切口。

【术后处理】

1.安静卧床2周,以防二次出血。

2.术后经常测量血压,观察血尿的情况。一般多能发生血尿。

3.继续使用抗生素以防治感染。

4.引流可在 2~3 天后逐渐拔除。

5.如腰部发生漏尿需重做引流。如果经久不愈,可能是有尿路梗阻,需做系统检查以判明原因,进行相应处理。

第九章

盆部、会阴的局部解剖与手术

第一节 直肠、肛管的局部解剖与手术

一、直肠、肛管的局部解剖

（一）直肠

直肠（rectum）为大肠的终段，上端在第3骶椎水平接于乙状结肠，下端穿过盆膈与肛管连接。直肠全长的平均值在成人为 11.66±0.1 cm。其管腔在直肠、乙状结肠相接处较窄，下行至骶骨前方又显著扩大，成为直肠壶腹。

在直肠矢状面上，可见两个弯曲，循骶骨前面凸向后方的为直肠骶曲，继之为在尾骨前面凸向前下方的直肠会阴曲。前者距肛门 8~10 cm，后者距肛门 4~6 cm。直肠在额状面上又有3个侧曲，上方侧曲凸向右，中间侧曲凸向左，下方侧曲又凸向右，其中以中间侧曲最为显著。但直肠的起始和终末两端均位于正中线上。

直肠上 1/3 的前面及两侧面均有腹膜覆盖。中 1/3 仅在前面有腹膜覆盖，该处腹膜向前反折至膀胱或子宫，形成直肠膀胱陷凹或直肠子宫陷凹。在男性，直肠隔着直肠膀胱陷凹与膀胱底的上部和精囊相邻。在女性，直肠隔直肠子宫陷凹与阴道后穹隆和子宫颈相近。在两个陷凹内常有回肠袢和乙状结肠袢垂入，同时，仍有盲肠和阑尾伸入其内。

直肠下 1/3 位于腹膜反折平面之下，无腹膜覆盖（图 9-1-1）。在腹膜反折以下的直肠，其前面有盆脏筋膜遮盖，称为直肠生殖膈，亦称 Denonvillier 筋膜。其上端起自腹膜反折底部，向下与直肠尿道肌相连接，两侧与直肠侧韧带前面相连续。此筋膜又分为前、后两层。前层与精囊、前列腺或阴道后壁疏松附着，易于分离，但发生炎症引起粘连或被癌瘤侵蚀后，则难以剥离，特别是女性易形成直肠阴道瘘。后层与直肠前壁紧密愈着。因此，在分离直肠前面时，应在两层之间进行，切不可从直肠上分离，以免撕裂直肠。

在腹膜反折以下的直肠，其后面亦有一层盆脏筋膜所包裹，即直肠固有筋膜鞘。在此鞘的后面，有由盆壁筋膜增厚而形成的骶前筋膜，两者之间有疏松结缔组织。因此，在分离直肠后面时，应在此间隙进行。切不可将骶前筋膜自骶骨前剥离，以免撕裂骶前静脉丛，造成较难控制的出血。

直肠的两侧借直肠侧韧带连于盆壁，与闭孔内肌、肛提肌表面的筋膜相延续。此韧带为一

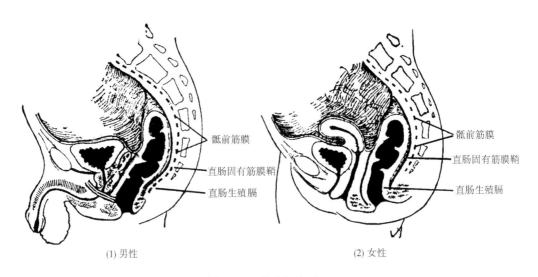

(1) 男性　　　　　　　　　　　　　　　(2) 女性

图 9-1-1　骨盆矢状面

纤维筋膜组织,具有固定直肠的作用。在韧带内有直肠的血管、神经和淋巴结。在韧带的上方,盆腔侧壁尚有骨盆神经丛。施行下段直肠癌手术时,应尽量切除韧带内的淋巴结,但要避免血管、骨盆神经丛的损伤。

在腹膜反折的下方,直肠无浆膜层。肌层分内、外两层。内层为环形肌,外层为纵行肌。环形肌纤维在直肠上部较少,在下部发达,并在肛管处形成肛门内括约肌。纵行肌在直肠前后较两侧稍厚,上连乙状结肠纵肌,下与肛提肌及肛门内、外括约肌相连。黏膜下层组织松弛,易与肌层分离。黏膜层较厚,且表面光滑,但可见 3 个横行的半月状皱襞凸向肠腔,称为直肠横襞,系由黏膜、黏膜下层和少许环形肌纤维组成。其中,最上一个为上直肠横襞,位于乙状结肠与直肠交界部位的左侧壁,距肛门约 13 cm。中间一个为中直肠横襞,为最大的一个,位置恒定,内部的环形肌特别发达,常被称为肛门第三括约肌,位于直肠右前壁,距肛门约 11 厘米,相当于腹膜反折的水平。经乙状结肠镜检查确定肿瘤与腹膜腔的位置关系,常以中直肠横襞为标志。最下一个为下直肠横襞,多位于直肠左后侧壁,但位置不恒定,距肛门约 8 cm。这些皱襞可能对粪块的支撑具有一定的作用;在做直肠镜或乙状结肠镜检查时,偶有可能阻碍器械推进,应予以注意,以免穿破直肠。

邻近肛管的黏膜,即壶腹的内面,可见纵行的黏膜皱壁,称为直肠柱,或称肛柱。据观察,直肠柱的数目在成人平均为 11.15±0.20 个。这些直肠柱在儿童时期最为显著。当直肠扩张时,直肠柱可以消失。有时直肠柱可被误认为是早期内痔。

在直肠柱的下端有半月形小皱襞相连,称为肛瓣。肛瓣内形成一杯状凹陷,称为肛窦。窦深约 3~5 mm,有肛腺开口于窦底。窦内常积存粪屑杂质,故易发生感染,形成肛窦炎,甚至发展成脓肿。同时,若粪块排出时将其纵行撕裂,可形成肛裂。肛管后上中部位较为固定,同时,该部承受粪块的压迫较重,血循环差,弹性较小,因而易受损伤,因此成为肛裂的好发部位。缘于上述解剖关系,肛裂形成后,常继发感染,不易愈合,有时需做肛裂切除术。在直肠柱的下端,即其与肛管连接处,常有 2~6 个三角形乳头状突起,称为肛乳头。若肛乳头肥大达 1~2 cm,排便时即可脱出肛门,因此可被误认为是息肉。但因其表面覆有皮肤,位于齿状线部位,且又不易出血,故易于与息肉区别。肛乳头肥大可似纤维瘤样,可做局部切除,术后效果良好。

在直肠黏膜和肛管皮肤之间由各肛瓣连接成一不整齐的线,称为齿状线(图9-1-2),又称梳状线。此线为胚胎期内、外胚层交接处,故线上、下方的结构有所不同。

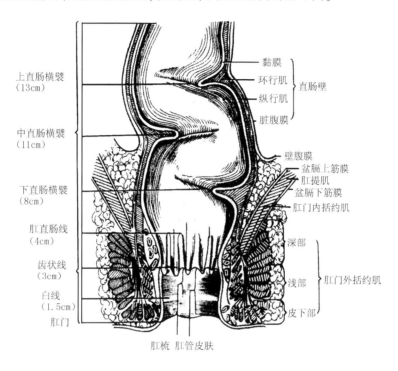

图 9-1-2 直肠、肛管的内部结构

(二) 肛管

肛管(anal canal)起自齿状线,止于肛门缘,全长平均值在成人为 4.41±0.01 cm。肛管空虚时呈一纵裂,扩张时呈一管状。在齿状线的下方,有一宽约 1 cm 的环状区域,由未角化的复层扁平上皮覆盖,表面光滑,略有光泽,称肛梳或痔环。此区的皮肤以致密的结缔组织与肌层紧密附着,以致行保留肛门括约肌的直肠切除 手术时,剥离该层较为困难,故应细致操作。同时,此区可因慢性炎症刺激而引起纤维增生,称为肛梳硬结,或称肛梳带,以致导致肛门狭窄,影响肛门括约肌松弛,造成排便困难、疼痛、出血,必要时需切开肛梳带。

在肛梳带的下方,相当肛管的中、下 1/3 交界处,有一环状的白线,称为肛白线,或称为 Hilton 线(图9-1-3),此线恰为肛门内、外括约肌的分界处,肛门指检时,可在该平面触到一浅沟。白线向下约 1.5 cm 为肛管的外口,即肛门。其前方连于会阴正中缝,向后至尾骨尖形成一沟,沟下有肛尾韧带,将肛门固定于尾骨尖的背面。在行直肠后脓肿引流,或行肛瘘切除

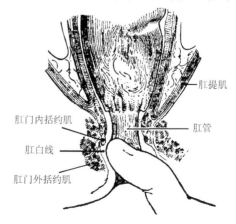

图 9-1-3 触摸肛白线

术时,应避免切断此韧带,以防肛门向前方移位。

　　肛门括约肌环绕肛管的周围,分为两部。肛门内括约肌为直肠环形肌纤维增厚绕肛管上部而成,为不随意肌。其作用只能帮助排便,而无括约功能。肛门外括约肌围绕肛管下部,为随意肌,通常分皮下部、浅部及深部。皮下部位于肛门周围皮下,为表浅的环行肌束。皮下部上缘与肛门内括约肌下缘相接,相当于肛白线所在处,如将其切断,可发生肛门失禁的危险。浅部位于皮下部与深部之间,为椭圆形肌束,起于尾骨,分为两束,在肛门内括约肌之外向前延伸围绕肛管,最后会合,止于会阴中心腱(会阴体)。深部位于浅部的外上方,亦为环形肌。在肛门手术中,必须切断浅、深两部时,切开方向应与肌纤维垂直,并只能切断一处。

　　目前认为,肛门外括约肌组成三个肌环,其中,深部为上环,因为其与耻骨直肠肌合并,附着于耻骨联合,收缩时同时向前上提举;浅部为中环,与尾骨相接,收缩时同时向后牵拉;皮下部为下环,与肛门前皮下相连,收缩时同时向前下牵拉。当括约肌收缩时,此三环在收缩的同时向不同方向牵拉,以加强括约肌的功能(图9-1-4)。在上述三个肌环中,上环最为重要,如将其切断,可引起肛门失禁。

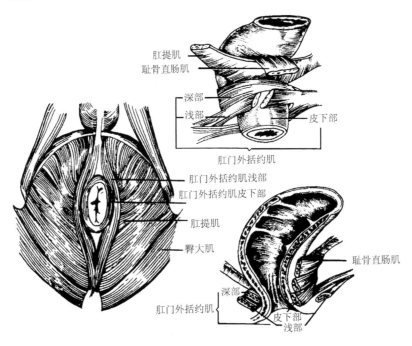

图 9-1-4　肛门括约肌

　　肛门外括约肌分浅、深两部,围绕直肠纵行肌及肛门内括约肌,并联合肛提肌的耻骨直肠部环绕肛管与直肠连接处,形成一个肌性环,称为肛直肠环(图9-1-5)。此环在直肠、肛管的后方及两侧均较前部发达。在肛门指诊时,可以触及此环,尤其是在后方与两侧,触摸时有绳索感。在行肛瘘或脓肿手术时,应熟悉此环的部位,如不慎将其切断,即可引起肛门失禁。

　　直肠与肛管周围,共有5个重要间隙(图9-1-6)。各间隙内均有疏松组织,常因骨盆直肠间隙及坐骨直肠窝炎症而形成脓肿。

　　骨盆直肠间隙又称肛提肌上间隙,位于骨盆内直肠两侧,左、右各一。其上界为腹膜,下界

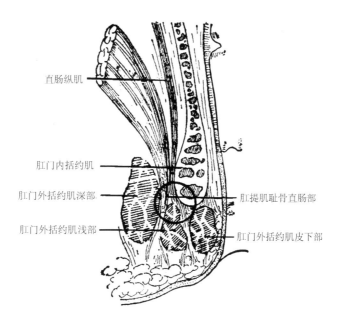

图 9-1-5　肛直肠环

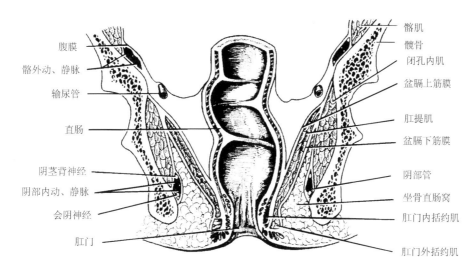

图 9-1-6　直肠肛管周围间隙

为肛提肌,前方有膀胱及前列腺或子宫及阔韧带,后方为直肠及直肠侧韧带。此两间隙位置较深,且容积较大。此间隙的脓肿,虽然全身感染症状明显,但局部症状却不显著,诊断较困难,易误诊。如不早期手术,脓肿可穿入直肠,甚至向前方扩散入膀胱或阴道,有时可向下穿破肛提肌进入坐骨直肠窝。

　　坐骨直肠窝又称肛提肌下间隙,位于肛管的两侧,左、右各一,呈三角形,尖端向上。它由肛提肌与闭孔内肌构成。底部为肛周皮肤,内侧壁为肛门外括约肌和肛提肌,外侧壁为闭孔内肌衬以盆壁筋膜,其中有阴部内血管和阴部神经通过。前界为阴部浅横肌,后界为臀大肌下缘。

此窝位置表浅,容积约 60~90 ml,窝内充填大量脂肪,称坐骨直肠窝脂肪体。这种脂肪体具有弹性垫作用,排便时可使肛管充分扩张。坐骨直肠窝为脓肿的好发部位,脓液可通过肛管的前方、后方到达对侧,形成马蹄状脓肿,在手术时,应考虑到此点。同时,手术时应注意勿损伤窝内阴部内动脉、肛门动脉、阴部神经及肛门神经。

直肠后间隙位于直肠和骶骨之间,上界在骶骨岬处直接与腹膜后间隙相通,下界为肛提肌,两侧借直肠侧韧带与骨盆直肠间隙相隔。此间隙内有骶神经丛、交感神经、直肠下动脉等。直肠后间隙如发生感染,可向腹膜后间隙扩散,全身感染症状较为明显。腹膜后充气造影时,气体经此间隙注入,可弥散至腹膜后间隙。

(三)直肠、肛管的血液供给

直肠与肛管的血液由直肠上动脉、直肠中动脉、直肠下动脉与骶中动脉所供应(图 9-1-7)。其中,直肠上动脉与骶中动脉各为一支,而直肠中、下动脉是在直肠两侧对称排列。上述各动脉之间具有丰富的吻合。

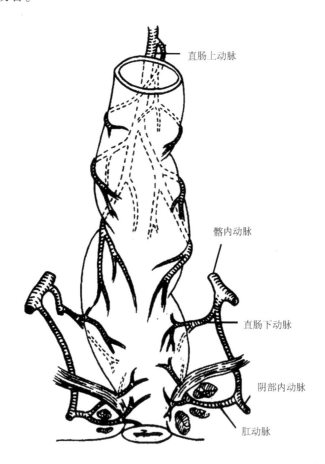

图 9-1-7 直肠的动脉

直肠上动脉为供应直肠血液的主要动脉,它是肠系膜下动脉的终支。经乙状结肠系膜两层之间下行,至第 3 骶椎高度,在直肠后面分为左、右两支,沿直肠两侧向下,分出数支,穿过肌层至黏膜下层,进入直肠柱达齿状线。直肠上动脉分支分布于齿状线以上的直肠部分,在肛管上方的右前、右后和左侧有其主要的分支,指诊可在肛管的上方触及分支动脉的搏动。

直肠中动脉为髂内动脉的分支,位于直肠侧韧带内,由两侧进入直肠,其血液供给直肠下部。此动脉大小不甚恒定,约有10%的直肠中动脉较大,在直肠切除术中切断直肠侧韧带时,为避免出血,应将其一并结扎。

直肠下动脉为阴部内动脉的分支,经坐骨直肠窝分布于肛门内、外括约肌及肛管的末端。在行坐骨直肠脓肿切开或行肛瘘手术时,可能切断该动脉,应予以结扎止血。

骶中动脉由腹主动脉分叉处的后上方发出,紧贴骶骨下行分支到直肠后壁。骶中动脉甚小,分支有时不定,但因紧贴骶骨比较固定,术中亦要仔细结扎。综上所述,直肠上、中、下及骶中动脉均有较多吻合。在行直肠经腹腔切除、腹膜外吻合术时,虽然肠系膜下血管、两侧直肠侧韧带均被切断,但对肛提肌以上的直肠保留段,一般仍有充分的血液供应。

直肠、肛管的静脉与动脉走行相似,彼此吻合,形成两个静脉丛。

直肠上静脉丛在齿状线的上方黏膜下层内,经直肠上静脉、肠系膜下静脉入肝门静脉。直肠下静脉丛在齿状线的下方肛管周围,经直肠中、下静脉分别汇入髂内静脉和阴部内静脉(图9-1-8)。

直肠上、下静脉丛流入两个不同的静脉系统,但在齿状线有较多的吻合支,成为两个不同静脉系统的重要侧支循环。

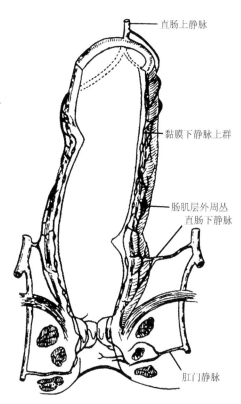

图9-1-8　直肠的静脉

由于直肠静脉无静脉瓣,并斜行穿过直肠壁,加之其他原因,如硬结粪块存在于直肠内,压迫肠壁的静脉,使血流不畅,尤其是盆内肿瘤的压迫,以及门静脉高压阻碍直肠上静脉的血液回流等,皆可使直肠静脉丛血液淤积,导致静脉扩大和曲张,形成痔。

其中,直肠上静脉丛扩大曲张形成的痔位于齿状线以上,并为直肠黏膜所覆盖,称为内痔。由于直肠上静脉丛在直肠下端的右前、右后和左侧比较显著,所以此三个部位为原发内痔的区域。直肠下静脉丛扩大曲张形成的痔位于齿状线以下,并为肛管皮肤所覆盖,称为外痔。如直肠上、下两静脉丛在相邻接的部位同时发生扩大曲张,则形成混合痔,它具有内、外痔两者的特点。

(四) 直肠、肛管的淋巴

直肠与肛管的淋巴以齿状线为界,分为上、下两组(图9-1-9)。

上组在齿状线的上方,包括直肠黏膜下层、肌层、浆膜下、肠壁外淋巴网。淋巴液经壁外淋巴网流向三个重要方向。在上方经直肠后淋巴结、乙状结肠系膜根部淋巴结,沿直肠上血管、肠系膜下血管,最后到达腹主动脉前肠系膜下血管根部淋巴结。在侧方沿直肠中、下血管至直肠

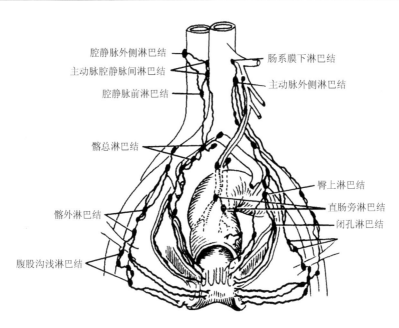

腔静脉外侧淋巴结
主动脉腔静脉间淋巴结
腔静脉前淋巴结
髂总淋巴结
髂外淋巴结
腹股沟浅淋巴结

肠系膜下淋巴结
主动脉外侧淋巴结
臀上淋巴结
直肠旁淋巴结
闭孔淋巴结

图 9-1-9　直肠的淋巴

侧韧带内淋巴结,入肛提肌上淋巴结,经闭孔淋巴结,最后至髂内淋巴结。在下方沿直肠下血管、阴部内血管,经坐骨直肠窝,穿过肛提肌至髂内淋巴结。上部直肠癌,以向上方转移为主,所以在手术治疗时有保留肛门括约肌的可能。下部直肠癌,除向上方转移外,可因直肠上血管旁淋巴结被转移癌所阻塞而向侧方或下方转移。故直肠癌根治术应从上方、下方、侧方清除淋巴结,构成一个立体的淋巴结清除系统。

下组在齿状线的下方,包括肛管、肛门外括约肌周围及肛门皮下的淋巴网,经会阴汇入腹股沟淋巴结。行肛管和肛门周围皮肤恶性肿瘤根治术时,需切除下组淋巴结。

上、下两组淋巴网经吻合支相互交通,因此,直肠癌偶有腹股沟淋巴结转移。

(五) 直肠、肛管的神经支配

直肠与肛管的神经同样以齿状线为界。齿状线以上为植物神经系统支配,该部交感神经来自肠系膜下丛,副交感神经来自第 2、3、4 骶神经,无痛觉。在行直肠镜检查或手术缝合时,患者常不感到疼痛。由于直肠的肿瘤或溃疡的早期也无疼痛,所以常常发现较晚。

齿状线以下受脊神经系统的阴部神经支配。该神经起自阴部丛,经坐骨直肠窝分布至肛提肌、肛门外括约肌、肛管及肛门周围皮肤。肛管及肛门部神经丰富,感觉灵敏,在手术时应给予充分的麻醉,才能顺利进行。

二、直肠、肛管手术

(一) 肛门直肠周围脓肿切开引流术

【适应证】

肛门直肠周围脓肿的病原菌常是大肠杆菌,一旦形成脓肿,多不易吸收。故确诊有脓肿者,均应切开引流。肛提肌上方的脓肿(骨盆直肠间隙、直肠后间隙)体表无明显炎性反应,肛诊触及炎性硬块时,应做试验穿刺,如获得脓汁,应立即切开。

【术前准备】

不需要特殊准备。

【麻醉、体位】

表浅脓肿采用局部麻醉;肛提肌上方的深在脓肿可行蛛网膜下隙阻滞或鞍区麻醉。对不合作的小儿可用全身麻醉。取截石位、膝肘位或侧卧位。

【手术步骤】

1. 肛门周围皮下脓肿引流术:以皮肤最隆起、波动最明显处为中心,与肛门呈放射状切开。切口与脓腔大小应近似。切开皮肤后,以止血钳插入脓腔,撑开止血钳扩大创道,排出脓汁。再以食指探查脓腔,如有间隔,应分开。清除脓腔内坏死组织,脓腔内放置纱布条引流。如肛门外括约肌的皮下组织影响引流,可将其切断以利引流。但深组不得切断。

2. 直肠黏膜下脓肿切开引流术:插入分叶肛门镜,扩开肛管,显露黏膜下脓肿。在隆起的黏膜中央,用尖刀纵行 F 切一个口(图 9-1-10),排出脓汁,再用止血钳插入脓腔并挑起黏膜,纵行扩大切口,使其与脓腔大小相等,清除脓腔内坏死组织。如切口边缘黏膜过多而重叠,可纵行剪除部分黏膜,以利引流。一般不放引流条。如有渗血,可向腔内填塞凡士林油纱布条。压迫止血。

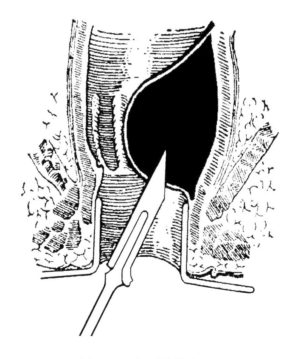

图 9-1-10 切开黏膜下脓肿

3. 坐骨直肠窝脓肿切开引流术:在皮肤隆起最明显处做前后方向切口,切口应距肛门缘 3 cm(过近可损伤肛门外括约肌),与脓腔大小近似。切开皮肤、皮下组织,用止血钳插入脓腔(图 9-1-11),撑开止血钳,扩大脓肿壁创口,排出脓汁。插入手指探查,如有多房脓肿,需用手指剥开间隔,使其成为一个脓腔。为使引流口通畅,可将切口外缘皮肤、皮下组织剪去一部分(图9-1-12),脓腔内填塞凡士林油纱布条引流。

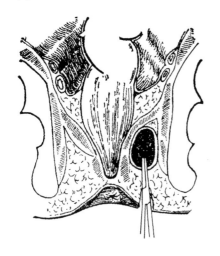

图 9-1-11 止血钳插入脓腔

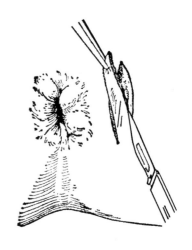

图 9-1-12 切除切口外缘皮肤

4. 骨盆直肠间隙脓肿切开引流术:有两种引流方法:①外引流:以左手食指插入直肠内,触及脓肿作为切开的引导。右手在肛门外侧拟行切开处做试验穿刺,抽得脓汁,证实脓腔位置,为切开指示方向及深度。抽脓勿过多,以免脓腔缩小后,寻找困难。在穿刺部位做前后方向切口(图9-1-13)。切开皮肤、皮下组织后,改用止血钳分离,当止血钳触及肛提肌时,则遇有阻力,此时按左手食指指引的方向稍用力即可穿破肛提肌,继续分离,直至脓腔(图9-1-14)。之后,撑开止血钳,以扩大创道,排尽脓汁后,在脓腔内放置胶皮管引流。②内引流:适用于脓肿已向肠腔内突出者。操作与直肠黏膜下脓肿相同,但需切开肠壁,使脓肿与直肠相通。脓腔内置凡士林油纱布条引流,纱布条自肛门引出。

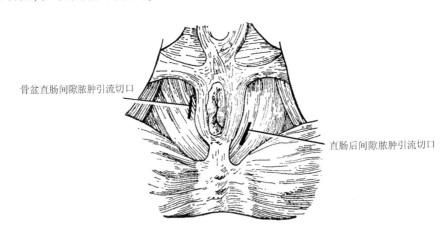

骨盆直肠间隙脓肿引流切口

直肠后间隙脓肿引流切口

图 9-1-13 骨盆直肠间隙与直肠后间隙脓肿切开引流术切口

5. 直肠后脓肿切开引流术:在肛门后方稍偏向患侧切开,以避免损伤肛尾韧带。其操作与骨盆直肠间隙脓肿相同。如脓肿突向肠腔时,也可经直肠内切开引流。

【注意事项】

1. 行肛提肌下方脓肿切开引流时,如原发病灶位于肛门外括约肌浅组以下,可同时切开肛门外括约肌皮下组以防形成肛瘘。不应切断肛门外括约肌深组,以免造成肛门失禁。

2. 肛提肌下方脓肿引流时,应注意其是否与骨盆直肠间隙有交通,或与对侧坐骨直肠间隙有交通。如切开排脓量超过 100 ml,则上述可能性很大,应用手指和止血钳细心探查脓腔底。如有与骨盆直肠间隙相通的瘘孔,应将其扩大并向深部放置胶皮管引流。如与对侧坐骨直肠间隙交通,则应在对侧补加切开引流。

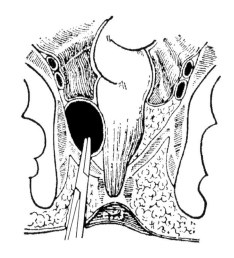

图 9-1-14 将止血钳经肛提肌插入脓腔

3. 凡经直肠内切开时,切口均需纵切,切忌横切,以免形成直肠狭窄。切开肠壁时,如有出血,应以大块凡士林油纱布向脓腔内和直肠内充填、压迫,均能止血,24 小时后取出,更换纱布条引流。

4. 禁忌用刀切开肛提肌,以免损伤肌纤维、阴部内动脉或直肠下动脉。如有损伤应结扎止血。

【术后处理】

1. 保持排便通畅,术后每晚服液状石蜡 20 ml。肛门部神经丰富,痛觉敏锐,应卧床休息,必要时给予止痛药物。

2. 投予抗生素,以控制感染。对全身状况不佳者,应采用支持疗法。

3. 术后 2~3 天更换引流条。如为胶皮管引流,应加以固定,勿使其脱落。引流不畅时可用生理盐水冲洗,10 天左右拔出引流管,改用凡士林油纱布条引流,隔日换药。

(二) 肛瘘的手术

肛瘘多为肛门直肠周围脓肿穿破或切开引流以后所形成,故多有内口。如反复感染可形成多处脓肿、瘘道或外口。祖国医学在肛瘘的治疗方面积累了丰富的经验,如挂线、切开敷药等。肛瘘手术治疗的关键是正确处理内口,消灭死腔,保证引流通畅,但不应损伤肛门括约肌的功能。术前应明确肛瘘内口的位置、瘘管与肛管直肠环两者的位置关系,以决定采取何种手术。

1. 寻找内口的方法:大多数内口在直肠窦部,高位者少见,在肛管直肠环以上的仅占 1%。一般为 1 个内口,2 个以上者少见。寻找内口的方式有以下几种:

(1) 索尔门定律:经两侧坐骨结节后缘划一条横线。如瘘管外口在此线的前方,则瘘管多呈放射状与内口相对。如外口在此线的后方,则瘘管多呈弯曲状,其内口常位于肛门后方正中线附近。

(2) 触诊检查:经皮肤触及的硬索条即为瘘管所在,向内追踪索条末端,则常是内口部位。如硬索条在肛门边缘消失,则可能是外盲管瘘或内口位置较高。肛门指诊时,在齿状线附近触到的硬结常为内口,如硬结与肛缘间有相连的硬索条,则更为准确。

(3) 视诊:以肛门镜拉开肛门,有时在齿状线附近可看到裂隙状的内口。如向外牵拉瘘管,内口处可随之向下凹陷。挤向瘘管,有时可由内口排出脓汁。

（4）注射检查：用肛门镜拉开肛门，将粗针头插入外口内，注入气体或液体，可见由内口排出气泡或喷出液体，即可确定内口所在。

（5）探针检查：一手做肛门指诊，另一手持探针由外口插入，沿自然管道缓慢转动推进。如瘘道弯曲度不大，且无膨大的腔隙，常可顺利地探入内口。如探针进入受阻，切忌用力，以免造成假道。

（6）直肠内放入盐水纱布条：从外口注入 1% 亚甲蓝溶液 2~6 ml，使管道染色。若内口与肠腔相通，则盐水纱布着色而显示内口位置。

（7）X 线造影：向瘘管内注 12.5% 碘化钠溶液，摄片，可观察其内口部位及瘘管形状。

2. 瘘管与肛直肠环的位置关系：肛直肠环具有控制排便的功能。通过肛门指诊检查，可在直肠下端后方及两侧扪到此环。其后部较前部发达，前部较后部稍低。手术时，必须熟悉瘘管与肛直肠环之间的关系（图 9-1-15）。如瘘管在肛门外括约肌浅组以下，则将肛门外括约肌皮下组切断不致引起肛门失禁。如瘘管在肛门外括约肌深、浅组之间，与肌纤维呈垂直方向切断括约肌浅组损伤的肌纤维较少，也不致引起肛门失禁；而如斜行切断，因破坏的肌纤维过多，有引起肛门失禁的可能。如瘘管在肛门外括约肌深组以上，则切开时必然破坏肛直肠环，引起肛门失禁。在临床上，如瘘管内口在肛直肠环下 1/3 处，可将瘘管切开或切除，不会引起肛门失禁；如内口在肛管直肠环上 2/3 处或以上，则采用挂线疗法或切开（切除）加挂线疗法，用挂线缓慢断开括约肌，使其边离断边愈着。如此，被切断的肌纤维断端可固定于软组织上，不致回缩过多，并可维持其括约功能，以免引起失禁。

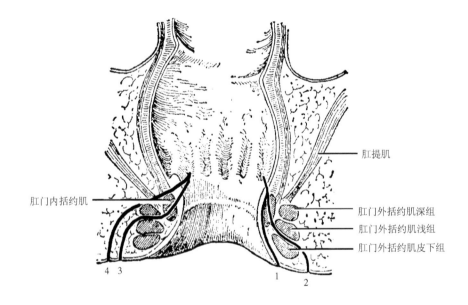

图 9-1-15　瘘管与肛直肠环的位置关系

1. 瘘管在黏膜下；2. 瘘管由肛门外括约肌皮下组与浅组之间通过；3. 瘘管由肛门外括约肌浅组与深组之间通过；4. 瘘管在肛门外括约肌上方通过肛提肌

【术式选择】

Ⅰ. 肛瘘挂线疗法

挂线疗法是利用胶皮条通过全部瘘管，勒紧后，慢性切开瘘管。

[适应证]

具备以下三个条件者,适用挂线疗法:①瘘管外口距肛门 5 cm 以内者;②可探及内口者;③瘘管在肛直肠环上方或通过环上 2/3 的高位肛瘘(包括外括约肌深组与肛提肌间或肛提肌以上的肛瘘)。对肛瘘伴有急性感染者,应先消炎、引流,控制感染后再行手术。

[术前准备]

手术日晨灌肠。对有顽固性便秘者,手术前晚服缓泻剂。

[麻醉、体位]

采用局部麻醉。手术时间短者,可采取胸膝位;时间长者,取截石位。

[手术步骤]

一手食指插入肛门内。另手持探针由外口沿瘘道缓缓探入。遇有阻力时,可稍加转动,使探针尖端继续沿瘘道滑入,待探针进入内口后,食指触及其尖端(图 9-1-16),然后将探针前端折弯送出肛门外(图 9-1-17)。在探针尾部系一条粗丝线,丝线的后方缚一胶皮圈,将探针由肛门拉出并引出胶皮圈的前部(图 9-1-18)。切开肛瘘内、外口之间的皮肤(图 9-1-19)。拉紧胶皮圈的两端,在靠近切开的皮肤处用止血钳钳夹,用粗丝线在止血钳下结扎(图 9-1-20),使胶皮圈环勒在瘘管的内、外口之间。剪去过长的丝线尾及胶皮圈。

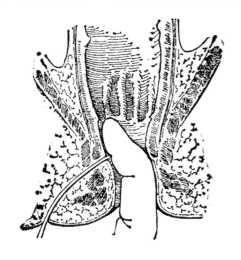

图 9-1-16　探针进入内口

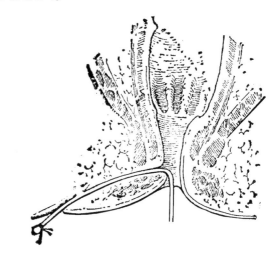

图 9-1-17　将探针前端折弯送出肛门外

[注意事项]

1. 用探针寻找内口时,勿用暴力,以免形成假道。

2. 胶皮圈拉紧的程度要根据具体情况决定。如瘘管周围的肛直肠环因纤维化已与周围组织粘连固定,则可紧勒胶皮圈,以迅速离断软组织;如肛直肠环尚未粘连固定,肌纤维柔软,则胶皮圈不宜环勒过紧。术后换药时,分次紧线,以免过速离断,使肌纤维回缩过多,引起肛门失禁。

3. 如探针尖端只能探至肛隐窝黏膜下,确实找不到内口时,可穿通黏膜进行挂线,常可取得满意的效果。

[术后处理]

1. 术后保持排便通畅,口服液状石蜡,每晚 20 ml。

2. 对术后肛门疼痛较重者,应适当给予止痛剂。

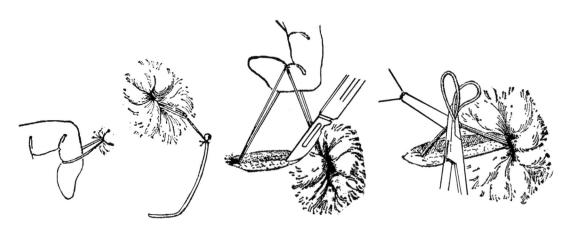

图 9-1-18　引出胶皮圈　　　图 9-1-19　切开内、外口间皮肤　　　图 9-1-20　用丝线结扎胶皮圈

3. 术后 2 天开始用温水或 0.02% 高锰酸钾溶液坐浴,每天 3 次。排便后立即坐浴,保持局部清洁。

4. 检查胶皮圈的紧张度,如较松,应适当紧线。

5. 挂线超过 10 天不脱落时,可将胶皮圈内残存的软组织剪断,清除线圈。

Ⅱ. 瘘管单纯切开术

[适应证]

适用于内口低、瘘管位于肛门外括肌的浅组以下的单发或多发肛瘘。

[术前准备、麻醉、体位]

同肛瘘挂线疗法。

[手术步骤]

先以探针探查瘘管方向及深度,然后更换有槽探针由外口探入内口(图 9-1-21)。沿探针沟槽用剪刀剪开或用刀切开内、外口之间的皮肤及瘘管(图 9-1-22),并将切口边缘的皮肤剪除一部分,使创口敞开。用锐匙彻底搔扒瘘管壁的炎性肉芽组织。创面用凡士林油纱布条充填。

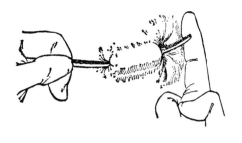

图 9-1-21　用有槽探针由外口探入内口

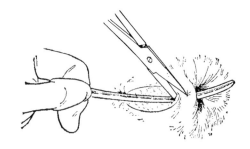

图 9-1-22　剪开瘘管

[注意事项]

1. 术中用探针不能探知内口者,多为弯曲的瘘道或残留膨大的死腔,可由外口注入亚甲蓝(美蓝)溶液,使管腔着色,沿着色部位切开瘘道直达内口。如未找到内口,可仅做部分切开。

2. 切开瘘管达肛门括约肌部位时，要注意瘘管与括约肌的位置关系。对瘘管在肛门外括约肌浅组以下者，均可切开。对瘘管居于肛门外括约肌深、浅组之间者，必须与肌纤维呈垂直方向切开浅组括约肌；如斜行切断，可损伤过多的肌纤维，并有肛门失禁的可能。如有 2 个以上的内口不能同时切开，应分 2 次手术或改用挂线疗法。

[术后处理]

1. 术后应给予止痛药物及缓泻剂。

2. 间隔换药。如瘘管管壁组织坚硬、腐肉未净时，用生肌药纱布条换药，有去腐生肌作用。如肉芽组织生长缓慢，可用生肌药物纱布条促进肉芽组织新生。如创口有粘连，应及时分开，以防形成假性愈合。

3. 保持局部清洁，便后用 0.02% 高锰酸钾溶液坐浴。

(三) 痔的手术

Ⅰ. 内痔切除术

[适应证]

适用于Ⅰ、Ⅱ度内痔及混合痔。

[术前准备]

术前 2 天开始少渣饮食，术前 1 天改流食。手术当日晨做清洁灌肠。对便秘的患者，术前 3 天开始口服液状石蜡，每晚 20■ml。对严重贫血的患者，术前适量输血。

[麻醉、体位]

局部麻醉或骶管麻醉。截石位。

[手术步骤]

1. 显露内痔：局部消毒后，用双食指插入肛门内，扩张肛管。待肛门括约肌松弛后，用组织钳钳夹肛周皮肤，向外牵拉，同时嘱患者做排便动作，则内痔即可脱出肛门外。

2. 钳夹切除：用镊子提起内痔，与直肠纵轴呈平行方向用止血钳夹持痔基底部（图9-1-23），切除止血钳上方的痔组织。由止血钳尖端开始，用 2-0 号铬制肠线贯穿黏膜下做连续缝合，直至齿状线处为止（图 9-1-24）。缝合完毕，边抽出止血钳边拉紧缝线，结扎止血。如仍有出血时，可用细丝线补加结节缝合。按同样方式处理其他内痔，但一次不应超过 3 个，以免造成肛门狭窄。肛门内填塞凡士林油纱布条，肛门外加敷料覆盖。

[注意事项]

1. 用止血钳钳夹内痔基底时，止血钳必须与直肠纵轴平行，如横行夹持，术后易发生直肠环形狭窄。钳夹部位应在齿状线上方，不应夹持肛管及肛缘皮肤，以免发生术后剧痛及肛门狭窄。

2. 缝合黏膜及黏膜下层时，勿过深，以免穿透肛门括约肌，引起括约肌痉挛，导致术后剧痛。

3. 内痔结扎切除法：上述内痔切除法较复杂，而内痔结扎切除法则较简便易行。即用止血钳将内痔钳夹提

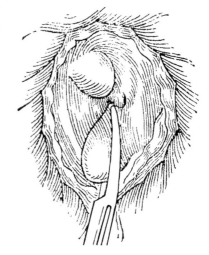

图 9-1-23　钳夹痔基底部

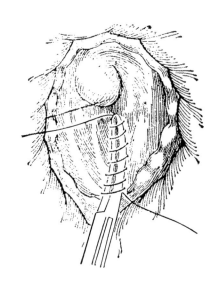

图 9-1-24 连续缝合痔基底部

起,用圆针 4 号丝线在止血钳下方做"8"字贯穿缝合。术者将丝线扎紧时助手将止血钳放松,在距结扎线 0.5 cm 处切除内痔。然后,用止血钳提起内痔残端,在残端黏膜下注入 5% 鱼肝油酸钠 0.5 ml,但不得注入黏膜和肌层。注射中回抽无血时,再注射药液。注药使局部黏膜变苍白即可。注射部位以距齿状线上 0.5 cm 为宜,以防药液渗漏在齿状线间,引起疼痛和水肿。注射硬化剂能使痔静脉形成血栓,对防止术后痔复发有一定意义。

[术后处理]

1. 术后给患者服鸦片酊 3 天,每天 3 次,每次 5 滴。3 天后改服液状石蜡,每晚 20 ml,直至排便通顺为止。首次排便时,常因便条粗硬引起肛门疼痛,造成排便困难,故可用甘油 50 ml 灌肠,以协助排便。

2. 每天换药一次,或用 0.02% 高锰酸钾溶液坐浴,每天 3 次,每次 20 分钟。排便后,进行坐浴。

3. 术后立即发生的出血是由于缝合不确切所致。术后 1 周左右的出血,系因缝线脱落或痔丛感染而造成。有时血液流入直肠内,不易被发觉,甚至可引起休克。如患者出现头晕、面色苍白、出汗及脉率快等,应立即检查。如有出血,应用凡士林油纱布填塞压迫止血。如出血量大,压迫不止者,应立即手术止血。

4. 有尿潴留时,可在膀胱区做热敷或针刺气海、关元、三阴交等穴位。如仍无效,可用胺甲酰胆素 0.25 mg 皮下注射。必要时导尿。

5. 手术后 3 周,做肛门指诊检查,注意肛门有无狭窄,如有狭窄,可定期扩张肛门。

Ⅱ. 混合痔外剥内扎术

[手术步骤]

术者用手扩张肛门后,嘱患者做排便动作,使内痔脱出肛门外。选其中较大者,用组织钳夹持提起,在肛缘皮肤沿外痔周围做一棱形切口,由外向直肠方向剥离痔丛(图 9-1-25),直至齿状线附近。有出血时,钳夹、结扎止血。最后,以止血钳钳夹内痔的根部,行丝线结扎(图 9-1-26)。在止血钳上方切除被剥离的痔丛,去掉止血钳,切口不做缝合。一次切除不得超过 3 个。

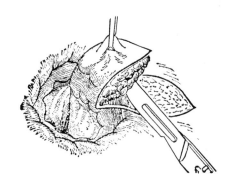

图 9-1-25 剥离痔丛

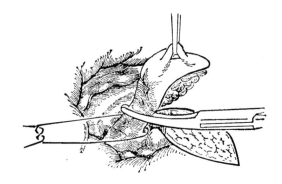

图 9-1-26 结扎内痔基底部

Ⅲ. 血栓外痔切除术

[手术步骤]

局麻下,在外痔表面皮肤上做与肛门呈放射状的切口,注意勿切得过深,以免因切破痔丛而不易剥离。沿紫黑色硬韧的痔丛周围剥离,可完整取出。一般多找不到交通静脉,如有出血时,可以结扎止血,切口不做缝合。术后用 0.02% 高锰酸钾溶液坐浴,每日 2 次,创口很快自行愈合。

Ⅳ. 痔环切术

[适应证]

适用于环状内痔合并脱肛者,以及多发性Ⅱ、Ⅲ度内痔或严重的混合痔。

[术前准备]

1. 术前 3 日开始做肠道准备。口服肠道抗生素,如口服链霉素,每天 2 g,分 4 次服用。

2. 术前 3 日开始进半流质饮食,术前 1 日进全流质饮食。

3. 手术前晚灌肠一次,手术当日晨清洁灌肠。

4. 对严重贫血的患者,术前少量多次输血,并给高蛋白、高热量、高维生素饮食,待其血红蛋白达 80 g/L 以上时,进行手术。

5. 合并感染时,应消炎后再行手术。

[麻醉、体位]

以骶管麻醉或蛛网膜下隙阻滞为宜,也可用局部麻醉。取截石位,头部稍低,臀部垫高。

[手术步骤]

1. 软木塞法:

(1) 显露内痔:消毒、扩肛后,选用稍小于肛门直径的软木塞,并涂以滑润剂。将其缓缓插入肛门、直肠内约 7~8 cm,再轻轻旋转拉出 2~3 cm,内痔即随之脱出(图 9-1-27)。如脱出不够充分,可用组织钳轻轻向外牵拉内痔,使其充分脱出。

(2) 固定痔丛:一般常用大头针,在齿状线平面上将痔丛环形固定在软木塞上,每隔 1 cm 固定一针(图 9-1-28)。

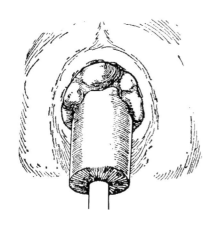

图 9-1-27　显露内痔

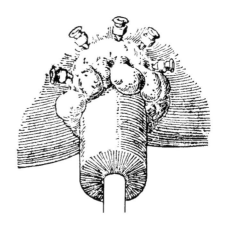

图 9-1-28　固定内痔

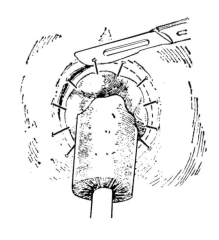

图 9-1-29　环形切开

（3）切开与剥离：在距齿状线 1 cm 的肛管移行上皮部做环行切开（图 9-1-29）。分离黏膜下层，剪断痔丛表面的结缔组织，使全部痔组织附着在被固定的黏膜上。如为混合痔，则需沿肛管及皮下向外剥离，直至显露肛门外括约肌，再由括约肌内侧做环形向上剥离，使其与内痔均附着在被固定的黏膜上，结扎出血点。

（4）环切痔丛：向外拉出软木塞，检查并确定预定的切除平面。如剥离不充分，可继续向上剥离。在预定切线上方插入第二排大头针，与首排大头针相对应，距离 2.5~3 cm。在第二排大头针下方的健康黏膜部位环形切断黏膜（图 9-1-30），将黏膜线与肛管切线对位缝合。为便于手术操作，可采用边切断，边止血，边缝合的方式，逐一拨出第二排大头针（图 9-1-31）。缝合完毕时，将软木塞及病变组织一并取出。对出血处可补加结节缝合，在肛门内放置裹有凡士林油纱布的胶皮管，以敷料包扎固定。

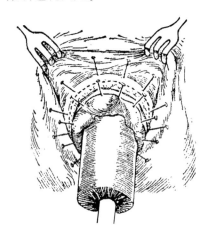

图 9-1-30　预定切断线

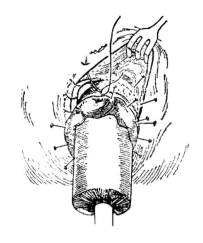

图 9-1-31　切断直肠黏膜行对位缝合

2. 止血带法：在插入软木塞后，用胶皮条环勒止血，有使手术野清晰、出血少、不易损伤括约肌等优点。对严重的脱肛痔或肛门松弛的患者尤为适用。

（1）显露内痔：与软木塞法相同。

（2）扎止血带：取 8 支注射用小针头，在肛门缘处将针头按等距离刺入软木塞内（图 9-1-32）。在固定针头上方的皮肤外用细胶皮条环勒（图 9-1-33）。

（3）切开与剥离：与软木塞法相同。当针头影响到向上剥离的范围时，去掉止血带及软木塞。将左手食指插入直肠内做引导，沿肛门外括约肌与痔丛间继续向上分离（图 9-1-34），直至将痔丛完全剥离。如缝合后有张力，可继续向上剥离 1 cm。

（4）切断与缝合：用组织钳钳夹、牵拉游离的直肠黏膜袖，摆正位置，勿使其扭转。在黏膜袖的前、后、左、右各剪一纵口，直至预定切断的平面（图9-1-35）。用1号丝线将4个切口的顶

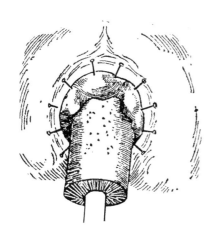

图 9-1-32　固定内痔

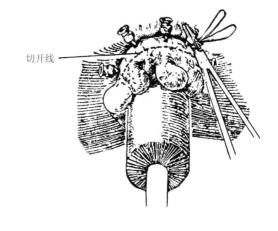

图 9-1-33　扎止血带

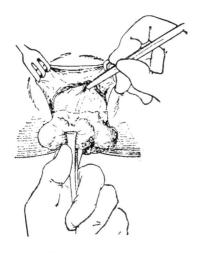

图 9-1-34　剥离痔丛

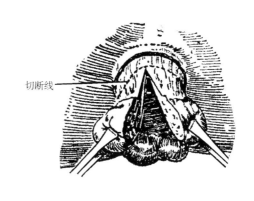

图 9-1-35　纵行切开黏膜袖前壁

端分别与肛管切缘对准缝合。准备切除的肠黏膜及痔丛已被分为 4 瓣,将其在预定切断的平面上分别切除。如遇有小动脉出血,必须结扎止血。切除每瓣后,立即与相对应的肛管切缘做结节缝合,一般 3~4 针即可(图 9-1-36)。缝合完毕,留置肛管。

[注意事项]

1. 软木塞应小于扩张后的肛门直径。过粗的软木塞可胀裂肛门括约肌,造成肛门失禁,且对肠壁的压力也较大,在切除黏膜袖时,较小的动脉因受压暂不出血,而取出软木塞后,小动脉则可继续出血,形成血肿。

2. 切口一般在齿状线外 1 cm 处。如为混合痔,位

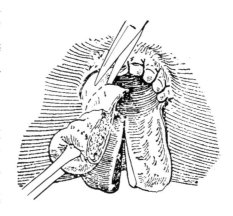

图 9-1-36　依次剪除痔丛并缝合

置可再偏外侧些,但不应切在肛门外的皮肤上,以免引起直肠黏膜外翻或环形狭窄。

3. 切除肠黏膜的长度应按痔丛的范围及肠黏膜脱垂的长短而定。一般切除 2~3 cm。如需切除过多时,黏膜袖要充分向上剥离,以免因张力过大使缝线过早撕脱,导致创缘哆开,形成瘢痕。

4. 术中应彻底止血。在切断黏膜袖时,如黏膜下组织回缩且伴有搏动性出血,需将黏膜断端向外牵出,认真找到出血点,予以结扎。但用缝合创缘和用肛管压迫的方法常达不到止血的目的。

5. 黏膜与肛管皮线对位缝合要准确,以防止黏膜袖扭曲,否则可造成肛门狭窄。

6. 扎止血带的时间不宜超过 40 分钟,如时间过长,可引起肛管侧创缘皮肤坏死,导致创口不愈合。

[术后处理]

同内痔切除术。肛管留置在 24 小时后拔除,如患者有剧痛或排尿困难,可提前拔除。

(四) 肛裂的手术

【适应证】

早期肛裂用挂线疗法,晚期肛裂用扩肛缝合术或切除术。

【术前准备、麻醉、体位】

同肛瘘挂线疗法。

Ⅰ.挂线疗法

[手术步骤]

用大圆针 7 号丝线从肛裂上端齿状线部位进针,绕过溃疡基底深层至肛裂下端 0.5 cm 处出针(图 9-1-37)。将丝线结扎(图 9-1-38),剪去线尾。

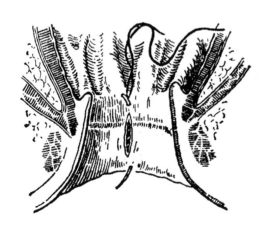

图 9-1-37　穿入缝针

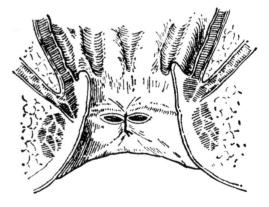

图 9-1-38　结扎缝线

Ⅱ.扩肛缝合术

[手术步骤]

在肛裂创面正中做一纵切口(图 9-1-39),上起齿状线稍上方,下至肛缘外 1 cm,切断溃疡基底增厚的纤维层和部分内括约肌纤维。如有肥大的乳头及痔应做梭形切除(图 9-1-40)。用大

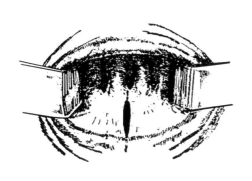

图 9-1-39　纵切口

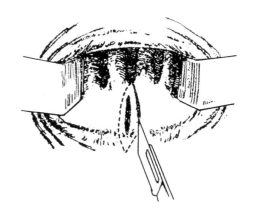

图 9-1-40　切除肛裂

圆针 4 号丝线从切口上端进针,通过基底部由切口下端穿出(图 9-1-41),结扎丝线,使纵切口变成横切口(图 9-1-42),然后用 4 号丝线结节缝合(图 9-1-43)。

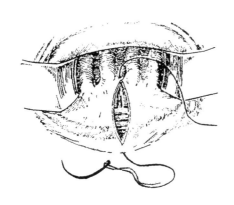

图 9-1-41　纵行缝合

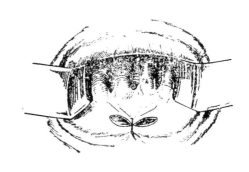

图 9-1-42　结扎缝线

Ⅲ. 肛裂切除术

[手术步骤]

　　沿肛裂边缘的皮肤和黏膜做一尖端向上的楔形切口(图 9-1-44)。将肛裂连同痔、溃疡、肛乳头及溃疡基底增厚的纤维组织一并切除。并将肛门内括约肌纤维在靠近齿状线边缘处与其呈垂直方向切断一部分(图 9-1-45)。创面不做缝合,用凡士林油纱布压迫包扎。

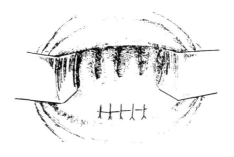

图 9-1-43　缝合完毕

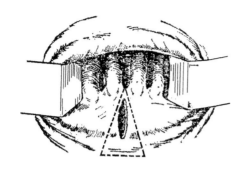

图 9-1-44　楔形切口

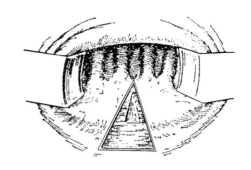

图 9-1-45　切除肛裂及切断部分肛门内括约肌

第二节　膀胱、尿道、前列腺的局部解剖及有关手术

一、膀胱、尿道、前列腺的局部解剖

(一) 膀胱

膀胱(urinary bladder)具有较大的伸缩性,成人容量约为 300 ml。膀胱分四部:在前上方相当于腹膜反折覆盖的部分称为膀胱顶;在后下方的部分为膀胱底,其中有膀胱三角;顶与底之间的部分为膀胱体,有前、后及两侧壁,但其间无明显的界限;膀胱与尿道移行处称为膀胱颈,此处的开口为尿道内口。膀胱顶部的位置最高,为膀胱高位造瘘的适宜位置。

膀胱位于骨盆腔内,前方为耻骨联合,两者之间有疏松组织,称为耻骨后间隙或膀胱前间隙。当膀胱前壁或尿道前列腺部损伤时,血、尿液即可外渗于此间隙。膀胱后方在男性为精囊和直肠,在女性为子宫和阴道。膀胱顶部完全被腹膜覆盖,两者之间的关系较为密切。当膀胱空虚时,腹膜接近耻骨联合上缘;膀胱充满时,顶部上升,腹膜反折也随同而升高,使膀胱前壁高出耻骨联合(图 9-2-1)。因此,在接近耻骨联合的上方做膀胱穿刺,即可避免损伤腹膜。

膀胱壁由肌层、黏膜下层和黏膜层所组成。肌层的外、内层为纵行肌,中层为环行肌。环行肌束在膀胱颈部增厚,形成膀胱括约肌,或称尿道内括约肌。内层纵行肌束在输尿管口周围较密,有阻止尿液反流的作用。在膀胱底部由尿道内口及两侧输尿管口形成一个三角区,称为膀胱三角(图 9-2-2),为肿瘤、结核的好发部位。

膀胱的血液来自髂内动脉前支的膀胱上、下动脉。膀胱上动脉(superior vesical artery)分布于膀胱的中、上部。膀胱下动脉(inferior vesical artery)分布于膀胱底、前列腺和尿道前列腺部。此外,尚有直肠中动脉的分支分布于膀胱后壁、精囊等。膀胱的静脉主要围绕膀胱颈及输尿管末端形成静脉网,汇入膀胱下静脉。在膀胱颈部或前列腺手术时,应注意控制静脉出血。膀胱的神经主要分为两组,即交感神经和副交感神经。交感神经有腰交感神经和腹腔神经丛,经上腹下神经丛和下腹下神经丛与膨胀联系。交感神经使膀胱壁的肌肉松弛、膀胱颈的肌肉收缩而满尿。副交感神经有盆神经和下腹下神经丛与膀胱联系。副交感神经使膀胱壁的肌肉收缩、膀胱颈的肌肉松弛而排尿。

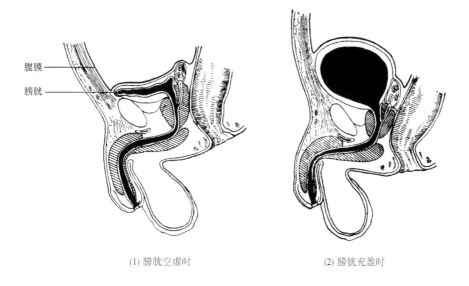

<table>
<tr><td>(1) 膀胱空虚时</td><td>(2) 膀胱充盈时</td></tr>
</table>

图 9-2-1 膀胱与腹膜的关系

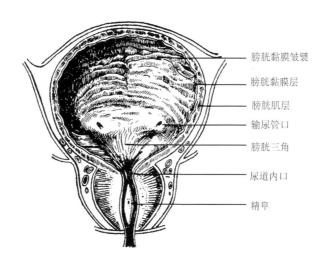

图 9-2-2 膀胱内部结构

(二) 尿道

尿道(urethra)位于会阴部尿生殖三角处。会阴部呈菱形,其边界前外方为耻骨、坐骨下支,后外方为臀大肌下缘及骶结节韧带。在两侧坐骨结节之间联线的前方为尿生殖三角(图 9-2-3)。

尿生殖三角除皮肤、浅筋膜外尚有三层筋膜,即会阴浅筋膜(inferior fascia of perineum,又称 Colles 筋膜)、尿生殖膈下筋膜(inferior fascia of urogenital diaphragm)、尿生殖膈上筋膜(superior fascia of urogenital diaphragm)(图 9-2-4)。

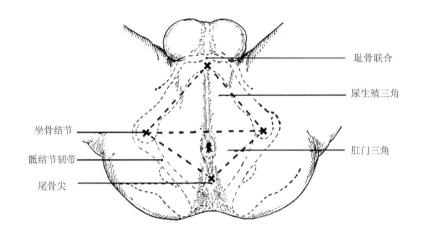

图 9-2-3 会阴浅部的分区界(男性)

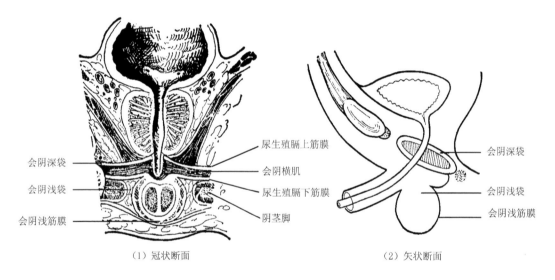

（1）冠状断面 　　　　　　　　　　　（2）矢状断面

图 9-2-4 会阴浅筋膜,尿生殖膈上、下筋膜,会阴浅、深袋

　　会阴浅筋膜位于皮下脂肪层的深面,与腹壁浅筋膜的深层相连续。筋膜在两侧缘附着于耻骨弓,在尿生殖三角后缘又与深层筋膜融合,故在深、浅两层筋膜之间,形成一个开口向前上的会阴浅袋。在会阴浅袋中,中央有尿道球、尿道海绵体的一部分和包被于其上的球海绵体肌,后缘有会阴浅横肌。尿生殖膈下筋膜位于上述结构的深面,并与尿生殖膈上筋膜形成会阴深袋,其中含有会阴深横肌。

　　尿生殖膈上、下筋膜及会阴深横肌三者共同组成尿生殖膈,铺于耻骨弓间。会阴深袋中除有会阴深横肌外,尚有尿道膜部穿过。

　　尿道的分部:男性尿道分为前列腺部、膜部和海绵体部(图 9-2-5)。尿道被前列腺包绕的部分称为前列腺部,长约 3 cm,在其腹侧壁中央有一梭形膨大结构称精阜,其上有射精管开口及前列腺排泄管的开口。膜部是通过尿生殖膈的一段,管腔窄而短,长约 3 cm。膜部较为固定并

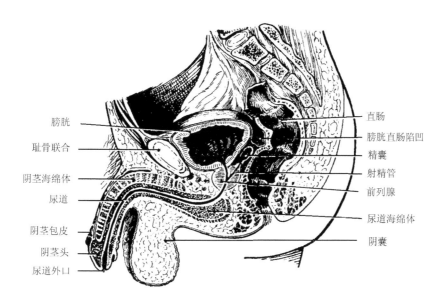

膀胱

耻骨联合

阴茎海绵体

尿道

阴茎包皮

阴茎头

尿道外口

直肠

膀胱直肠陷凹

精囊

射精管

前列腺

尿道海绵体

阴囊

图 9-2-5　男性骨盆(正中矢状断面)

与耻骨紧密相邻,故耻骨骨折时,常引起膜部的断裂。尿道海绵体部为膜部以前的部分,长10~12 cm。与膜部相接处管腔略膨大,称为球部,有尿道球腺的排泄管开口于此。骑跨伤常伴有球部尿道的破裂。在接近尿道外口处,管腔又一次扩大,称为舟状窝。临床上常将尿道前列腺部和膜部称为后尿道,将尿道海绵体部称为前尿道。

尿道有三个狭窄部分,即尿道内口、膜部和尿道外口。又有三个膨大部分,即前列腺部、球部和舟状窝。尿道的这些膨大处,常为结石停留的部位。

尿道全长有两个弯曲,第一个弯曲在尿道内口与海绵体部之间,形成凹向前上的弯曲,称为耻骨下曲,此弯曲是固定的;第二个弯曲,在耻骨联合的前方,凹向后下,称为耻骨前曲,此弯曲是可动的。由于上述解剖特点,如将阴茎上提,耻骨前曲即消失,但耻骨下曲不能人为地将其牵直,故放入金属器械时,应顺此曲径轻轻插入,勿用暴力,以免造成损伤或假道。

女性尿道短而直,紧贴于阴道前壁,开口于阴道前庭,管腔较男性宽敞。尿道外伤在尿生殖膈上方时,尿液可外渗于腹膜外间隙(图 9-2-6)。尿道膜部破裂时,尿液渗入会阴深袋内,由于会阴深袋与周围不通,故尿液不易向其他部位扩散。若尿道球部损伤,则尿液可渗入会阴浅袋内,由于会阴浅筋膜包绕阴囊、阴茎并与腹下部浅筋膜深层相延续,故尿液可向阴囊、阴茎及腹前壁扩散(图 9-2-7)。当尿道海绵体部损伤时,尿液渗出仅限于阴茎的范围之内(图 9-2-8)。

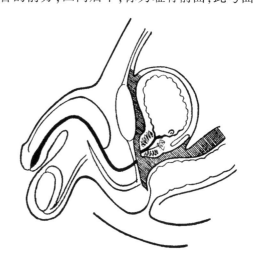

图 9-2-6　尿生殖膈以上尿道断裂,尿液渗于腹膜外间隙

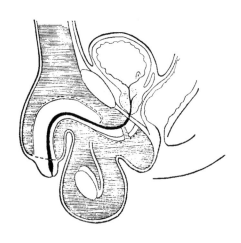

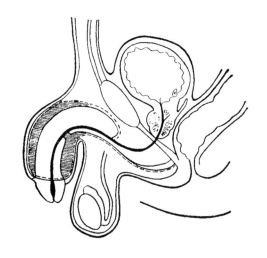

图 9-2-7　尿道球部断裂,尿液渗入会阴
浅袋内,并向上扩散至腹前壁

图 9-2-8　尿道海绵体部断裂,尿液
渗出只限于阴茎范围内

(三) 前列腺

前列腺(prostate)位于膀胱的下方,腺体的尖端向下与尿生殖膈上筋膜相接触,底部向上与膀胱颈相连接,两侧靠在肛提肌筋膜上,后方接近直肠前壁。前列腺由五叶组成,即前叶、中叶、后叶和两个侧叶(图 9-2-9)。前列腺前叶很小;中叶恰在射精管进入尿道的开口上面、尿道后方与精囊之前,当中叶肥大向上发展时,即将尿道内口后方的膀胱黏膜顶起,导致排尿困难;后叶位于射精管开口以下尿道的后壁上,并向上包在中叶的后面,故在直肠指诊时,摸到的即为此叶;两侧叶紧贴尿道侧壁,如侧叶肥大,可从两侧压迫尿道,影响排尿。

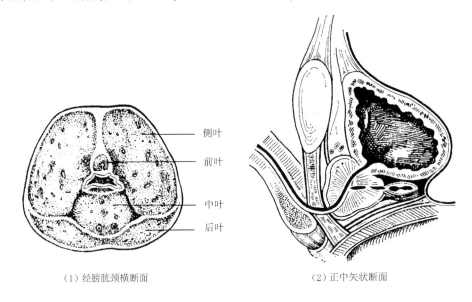

侧叶

前叶

中叶

后叶

(1) 经膀胱颈横断面

(2) 正中矢状断面

图 9-2-9　前列腺

　　前列腺包有两层坚韧的被膜,前列腺静脉丛即位于两层被膜之间,在做前列腺切除时,应在两层被膜以内取出腺体,可避免损伤被膜及前列腺静脉丛,减少出血。

　　前列腺的动脉来自髂内动脉的分支膀胱下动脉,分为两群,即被膜群和尿道群(图9-2-10)。尿道群在前列腺与膀胱颈结合处,分布至尿道和前列腺。前列腺如发生腺瘤时,此动脉群是供应腺瘤的主要动脉,并随腺瘤的发展而增长。在切除前列腺时,主要的动脉性出血是发生于膀胱颈部两侧的尿道群动脉的分支,因此预先结扎此动脉的分支可控制术中出血。前列腺同时还接受直肠中动脉和阴部内动脉分支的血液供应。在前列腺前面及两侧有极为丰富的静脉丛,它来自深部阴茎背静脉,并与膀胱静脉丛相交通,注入髂内静脉。此静脉丛壁薄而脆弱,如被撕裂则出血较多,术中结扎止血比较困难,此时应行压迫止血。

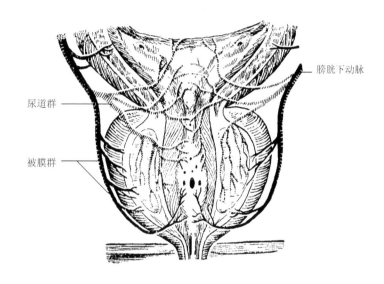

图9-2-10　前列腺的动脉

二、膀胱造瘘术

【适应证】

1. 慢性下部尿路梗阻需解除尿潴留者,如尿道狭窄、截瘫时膀胱神经功能障碍等。

2. 在尿道下裂、尿道外伤等成形修复时用以保障治疗效果;对某些前列腺增生患者,可作为根治原发病的术前准备。

【术前准备】

1. 给予抗感染药物控制尿路感染。

2. 术前不要排空膀胱。如能经导尿管注入液体,可用生理盐水或0.02%高锰酸钾溶液100～200 ml充盈膀胱,使腹膜反折部升高、大部分膀胱前壁显露在耻骨上的腹膜外,以利手术。但膀胱内如有感染时,不宜使其过度涨满。

【麻醉、体位】

局部麻醉。取仰卧位,臀部稍垫高。

【术式选择】

Ⅰ. 耻骨上膀胱穿刺造瘘术

对只需暂时解除尿潴留,而不需切开膀胱除去病变者,可用此法。

[手术步骤]

在膀胱充盈的状态下,在耻骨联合上2 cm的正中线处做0.5 cm的小切口,刀尖同时将腹白线也戳一小口。用止血钳将肌层分开,随后由切口将消毒好的套管针垂直或稍向尿道内口的方向刺入。待有落空感时,即已进入膀胱(图9-2-11)。拔除套管针芯即有尿液外涌,立刻将相应管径的胶皮导尿管或塑料管经套管插入膀胱,至适当的深度(图9-2-12),然后退出套管。将导尿管或塑料管留置后,用缝合皮肤切口的一针缝线固定。

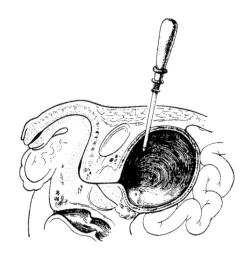 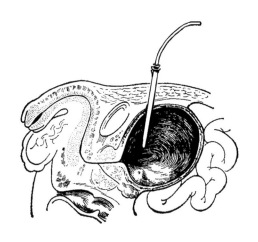

图9-2-11　用套管针行膀胱穿刺　　　　图9-2-12　向套管内插入导尿管

[术中注意事项]

1. 必须在膀胱充分充盈的状态下进行穿刺,否则有刺入腹腔或伤及膀胱后壁的危险。

2. 导尿管如果在术后7~10天前脱落,此时由于膀胱与腹壁之间尚未牢固地粘连,很难再从原创口插入,故必须把导尿管扎紧固定,勿使其脱出。

Ⅱ. 耻骨上膀胱切开高位造瘘术

[手术步骤]

1. 切口:做下腹正中纵切口,从耻骨联合上2 cm处开始,向脐下切开5~6 cm长。切开皮肤、皮下组织及腹白线后,显露腹直肌及锥状肌(图9-2-13),将其向左右分开,以显露膀胱前面的菲薄的腹横筋膜。

2. 显露膀胱顶部:切开腹横筋膜,即见膀胱前脂肪及腹膜反折。用生理盐水纱布将反折部腹膜轻轻推向上方,剥开脂肪层即显露出膀胱顶部及一部分前壁(图9-2-14),可见膀胱壁上血管较多,静脉粗大,肌纤维呈交错状排列。嘱患者做腹式深呼吸,则可透见

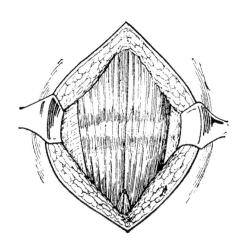

图9-2-13　显露腹直肌、锥状肌

肠管在腹膜反折内也随着活动。依此辨认腹膜和膀胱顶部的交界处。然后进行钝性分离,应注意勿伤及腹膜和膀胱前壁的血管。

3. 切开膀胱:造瘘的位置要选在膀胱的顶部。在其上用支持线缝过膀胱的全层。切口周围放置干纱布,以免切开时被尿液污染。首先用长注射针试行穿刺,如吸出尿液则证实为膀胱,然后在支持线间用尖刀直刺切开膀胱前壁(图 9-2-15),切口不要过大。用黏膜钳钳夹切缘并提起,迅速将吸引器插入膀胱内吸尽尿液。排空膀胱后伸入食指,探查是否有结石、尿道内口有无隆起与肥厚以及膀胱内有无可以触及的病变。如有可疑,用拉钩伸入膀胱,牵拉扩大切口,以便在直视下了解膀胱内景。

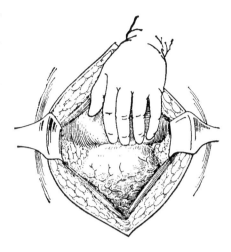

图 9-2-14 显露膀胱顶部

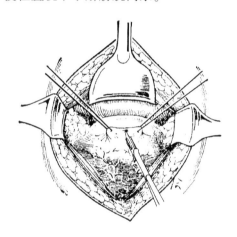

图 9-2-15 在支持线间切开膀胱

4. 固定导尿管:用 20 号以上的导尿管自切口插入膀胱。为充分引流,可预先在导尿管的前端剪 1~2 个侧孔。用 2-0 号肠线做第一层荷包缝合,缝线要通过肌层和黏膜下层,不许穿出黏膜(图 9-2-16)。因为缝线进入膀胱内会成为尿中盐类积聚的核心。抽紧缝线前,要把缝线上的膀胱黏膜及壁层翻入膀胱内,然后抽紧、打结。这样不但可以止血,还能防止术后漏尿。打结后用线尾固定导尿管。固定前调整好导尿管的深度,以注入的液体通畅地流出为度。再用 4 号丝线做肌层结节缝合。然后,用缝合膀胱顶部切口的 1~2 针缝线穿过一侧腹直肌进行结扎(图 9-2-17)。这样,既可使膀胱被悬吊固定在腹壁上,又可使膀胱瘘口直接靠近皮肤,以利术后更换导尿管。

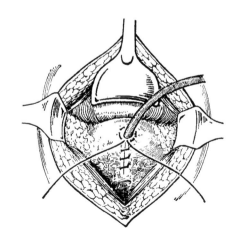

图 9-2-16 缝合膀胱壁

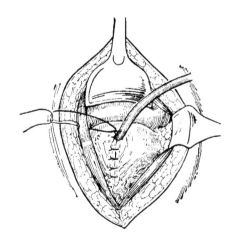

图 9-2-17 将膀胱悬吊于腹直肌上

5. 缝合切口:逐层缝合腹壁。导尿管需从脐与耻骨联合联线的中点以上腹壁切口处引出腹壁外。用皮肤缝线将其固定。

[术中注意事项及异常情况的处理]

1.在膀胱壁上造瘘口的位置要高。如瘘口位置太低,导尿管留置后,其前端容易顶到膀胱三角区,使患者有尿频、尿急、排尿痛等症状;并且膀胱被粘连固定在低位,会使其充盈和收缩的范围明显受限;另外,若瘘口位置太低,术后患者带着导尿管起坐活动时,可因膀胱内尿液无潴留的余地,而顺口流出,浸湿身体。

2. 如系膀胱再次手术,因腹膜和膀胱前壁已形成瘢痕粘连,剥离非常困难,若勉强剥离则有撕破膀胱、腹膜甚至伤及肠管的危险。此时,应开腹膜直接进入腹腔以达膀胱顶。在膀胱顶与腹膜粘连处不做剥离,而是在其上做一椭圆形切口(图 9-2-18),将腹膜的粘连部分留在膀胱顶(图 9-2-19),继而将其两旁的腹膜剥离、靠拢、缝合,关闭腹腔(图 9-2-20)。最后在粘连有腹膜的膀胱顶上进行切开、造瘘。

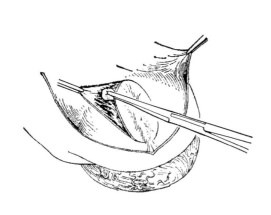

图 9-2-18 在膀胱顶腹膜粘连处做椭圆形切口

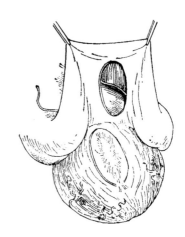

图 9-2-19 将腹膜粘连部分留在膀胱顶

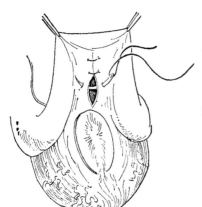

图 9-2-20 缝合腹膜切口

[术后处理]

1. 把导尿管连接到尿瓶,观察流通的情况、尿量及性状,如有血块或分泌物阻塞,应用生理盐水冲洗。

2. 给予消炎药物防治感染。

3. 每天冲洗膀胱 1~2 次。最好使用弱酸性液体(如 2%~3% 硼酸溶液或 0.02% 高锰酸钾溶液),以防尿中磷酸盐类附着和堵塞导尿管。冲洗时要掌握微温、低压、少量、多次的冲洗要领。每次注入 20~30 ml,反复冲洗,至洗出的液体澄清时为止。要多喝水以利尿,可起到一定的冲洗作用。

4. 如需长期留置导尿,导尿管可因盐类积聚和分泌物的附着而堵塞,故应定期更换。一般 2 周左右换管一次。将留置的导尿管拔出,随即把同等号数的导尿管插入,以免肉芽组织封闭瘘口。如果插入困难,可用尿道探子扩大瘘口,或在胶皮导尿管中加上铁丝管芯,增加硬度,以便于插入。

5. 下部尿路病变解除后,试行钳闭导尿管 2~3 天,如能正常排尿,即可拔除导尿管。导尿管拔除后,用大贴膏药贴到瘘口上,以防止漏尿,待几天后瘘口自行闭合时除去。

三、膀胱部分切除术

【适应证】

范围较为局限、距膀胱三角区和颈部较远、浸润较为表浅的膀胱癌。如为输尿管开口附近的肿瘤,除做膀胱部分切除外,还应行输尿管膀胱移植术。

【术前准备】

1. 给予抗生素防治感染。

2. 插入导尿管,并注入 200 ml 生理盐水,使膀胱充盈。

3. 备血 200~400 ml。

【麻醉、体位】

硬膜外麻醉。取仰卧位,臀部稍垫高。

【手术步骤】

1. 切口、显露膀胱顶部及切开膀胱:同耻骨上膀胱高位造瘘术。

2. 游离膀胱壁:把肿瘤附近的膀胱壁做充分地分离。因为膀胱部分切除的范围应包括距肿瘤基底 2 cm 处的健康组织,所以游离的范围必须距肿瘤基底周围约 3 cm。但过多的分离将会影响膀胱的血运。分离时切忌挤压,以防促进癌瘤转移。对于输尿管口附近的肿瘤,做部分切除时,应从膀胱外进入同侧膀胱底,并分离末段输尿管,以备切除肿瘤后行输尿管膀胱移植术。

3. 切除肿瘤及部分膀胱壁:延长膀胱切口到肿瘤附近。在围绕其基底 2 cm 的健康膀胱壁上做梭形切除,然后按层缝合切口。对于在膀胱底部、浸润不深的肿瘤,可在肿瘤基底旁较深地缝上 2 条支持线,用以提起膀胱壁。在两线间将膀胱壁切开(图 9-2-21)。从此切口伸入食指,把膀胱壁从外面分离撬起。随着切口扩大,把中指也伸向膀胱外面做钝性分离,并用此两指托起膀胱壁(图 9-2-22)。把环绕肿瘤在内的距肿瘤基底 2 cm 处的健康膀胱壁做梭形切除。创面上的出血点用肠线贯穿缝合结扎。

4. 缝合膀胱:一般做两层缝合。如膀胱底部肿瘤,对从膀胱内伸向膀胱外面做分离切除者,缝合时需从膀胱内开始,用 2-0 号肠线先做第一层“U”形缝合,针线缝过黏膜下层而不得穿出黏膜外。在第一层缝合进行中,同时做深面的第二层缝合(图9-2-23)。

5. 移植输尿管:按输尿管膀胱移植术处理。

6. 缝合腹壁切口:膀胱前区放置引流。逐层缝合腹壁。

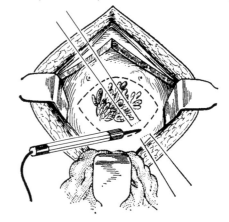

图 9-2-21　切开膀胱壁

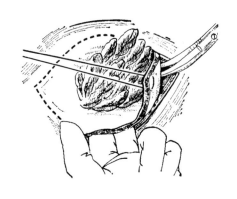

图 9-2-22　分离膀胱壁

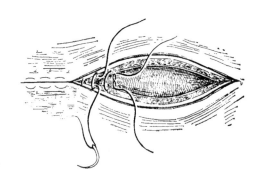

图 9-2-23　缝合膀胱壁

【术后处理】

1. 连接导尿管至尿瓶,保持其通畅。经常冲洗膀胱。如血尿日渐消失,可于 10 天左右拔除导尿管。

2. 继续使用抗生素防治感染。

3. 根据病理检查结果,术后进行综合治疗。

4. 术后定期做膀胱镜检查。1~2 年内每 3~6 个月检查一次,以后每隔半年或 1 年定期检查。

四、膀胱全切除、直肠代膀胱、乙状结肠皮肤造瘘术

【适应证】

膀胱癌范围较广、浸润较深,已蔓延到膀胱三角区或颈部者;多发散在的膀胱肿瘤,不宜行部分切除术者;应用局部切除或电烙术后,肿瘤迅速再发者。

【术前准备】

1. 改善患者的全身状态,如纠正水和电解质紊乱、补充维生素、输血等。

2. 为清洁肠道,术前 3 天开始进高蛋白、高热量的无渣饮食。口服链霉素 0.5 g,每 6 小时一次;或新霉素 1 g,每 4 小时一次。同时给予维生素 K。

3. 术晨清洁灌肠。

4. 术前留置导尿管及肛管。

【麻醉、体位】

硬膜外麻醉。取仰卧位,臀部垫高。

【手术步骤】

1. 切口:做下腹正中切口,通过腹壁各层进入腹腔,并牵开腹壁切口进行探查。

2. 探查:注意有无腹水,膀胱周围、盆底深处膀胱直肠陷凹(女性为膀胱子宫陷凹)有无癌瘤浸润。触诊盆底及腹后壁及其附近有无肿大的淋巴结。探查腹内脏器,如肝脏有无转移灶。探查后,对适于切除膀胱者改从腹膜外剥离膀胱。

3. 分离膀胱及前列腺:用小纱布团或食指缠上纱布做分离。先从膀胱的前面到膀胱颈,至

深处前列腺尖部的耻骨前列腺韧带(女性为耻骨膀胱韧带)进行分离。继在膀胱顶与腹膜之间做分离,将膀胱顶及反折部腹膜掀开。用长柄组织钳把膀胱顶部钳住提起,自前向后沿膀胱做全面的分离达膀胱底(图9-2-24)。如遇肿瘤侵及肌层深处,宜将覆盖于该处的腹膜一起切除。当分离到膀胱后下方时,找出两侧下段输尿管,在至输精管附近(在女性为子宫动脉附近)处把输尿管分别切断,将其近膀胱断端结扎。向近肾盂侧断端的开口内各插入导尿管,并用干纱布将其包裹,以不妨碍其排尿。然后和膀胱一起剥离精囊以及术野范围内的输精管,并将输精管予以双重结扎、切断。近精囊端用蚊式止血钳钳夹,以助牵引。在女性,当剥离到膀胱子宫陷凹时,膀胱后面紧贴着子宫颈,应加以注意,以防损伤。最后从精囊后方深处开始(图9-2-25),在其于直肠之间进行分离,进入前列腺的后方,直到前列腺与直肠之间有韧性的前列腺筋膜处为止。在筋膜之间紧贴前列腺后面分离达前列腺尖部,以便和直肠完全分离。经以上操作后,逐渐把腹膜囊从盆底掀起,将其向上方正中排开,以扩大术野。

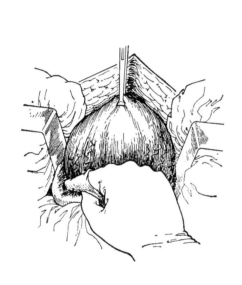

图9-2-24　沿膀胱自前向后做分离

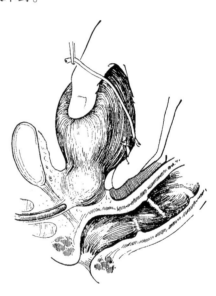

图9-2-25　从精囊后方深入剥离

4. 处理膀胱后侧韧带及其血管:提起一侧输精管断端上的蚊式止血钳,以便显露并进入该侧的膀胱侧方。钝性分离一侧膀胱后侧韧带(图9-2-26)。因其中有膀胱上、下动脉及静脉丛,需将此韧带夹持于两钳间,切断后行贯穿缝合结扎(图9-2-27),以便确实止血。另侧做同样处理。然后向下深入,分别在前列腺的两旁对前列腺外侧的韧带也同样在两钳间切断、缝合结扎止血。

5. 切除膀胱:将膀胱提起,在耻骨联合后剪断耻骨前列腺韧带(图9-2-28)。取出术前留置的导尿管。用小直角钳从左或右侧钳住前列腺尖部(图9-2-29),然后在钳下横断尿道,即可切除前列腺、精囊、部分输精管、输尿管和病变膀胱。尿道断端做连续缝合,进行止血。膀胱切除后,创面上用温生理盐水纱布压迫止血。几分钟后移去纱布块,将所有出血点尽量结扎。反复冲洗创面,如仍有渗血,可在渗血处放置吸收性明胶海绵片进行止血。

6. 横断乙状结肠行尿流改道:在骶骨岬附近、直肠与乙状结肠交界处(图9-2-30),在保持良好血运的前提下,行乙状结肠系膜的分离、结扎,然后横断乙状结肠。将其近端暂行钳闭并用

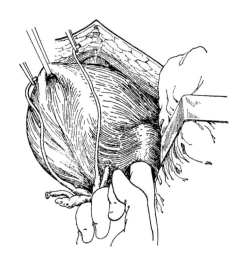

图 9-2-26　钝性剥离膀胱后侧韧带

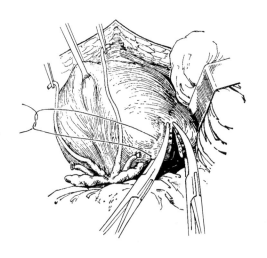

图 9-2-27　贯穿缝合结扎后侧韧带

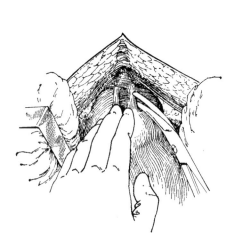

图 9-2-28　剪断耻骨前列腺韧带

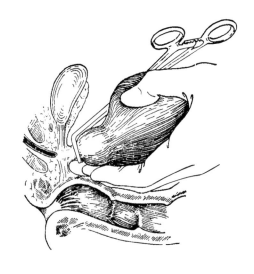

图 9-2-29　用直角钳钳住前列腺尖部

纱布包起。在其远端开口的两侧,各缝支持线用以提起。清拭直肠内容。全层连续缝合,再加以浆肌层结节缝合,以便将直肠断端闭锁(图 9-2-31)。随后把输尿管断端提起,去掉纱布及导尿管,并将其断端剪成斜面,通过已切开的、其附近的后腹膜,分别引入腹腔内,如同输尿管膀胱移植术,在距直肠断端 3~4 cm 的直肠侧壁,将其无张力地各自植入直肠内。缝合后腹膜上的切口,使下端的输尿管仍位于腹膜外,以完成直肠代膀胱的尿流改道手术。

　　7. 乙状结肠造瘘:将乙状结肠近端拖至左下腹,在腹壁外做乙状结肠皮肤造瘘术(图9-2-32)。

　　8. 缝合切口:首先,缝合腹膜,关闭腹腔。其次,向腹膜外盆腔创面周围注射抗生素溶液,并向创腔深处放置引流。最后,逐层缝合腹壁切口。

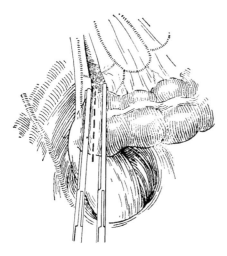

图 9-2-30　乙状结肠与直肠交界处的横断线

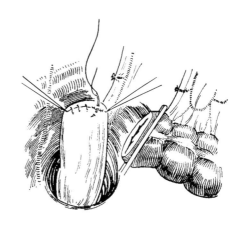

图 9-2-31　闭锁直肠断端

【术中注意事项及异常情况的处理】

1. 防止出血:在剪开膀胱后侧韧带及前列腺两旁盆内筋膜时,因出入于该处的血管较多,且位置深在,如处理不当最易出血。如果一旦出血,应先用纱布填塞,然后尽量游离其周围做充分的显露,进而将填塞纱布移去,将出血点钳夹,连同周围组织一起行"8"字缝合结扎止血。

2. 保护直肠:为防止误伤直肠前壁,应紧贴着前列腺与直肠做分离,并用手指垫于两者之间,以便剪断前列腺尖部。一旦损伤直肠,应立即修补裂口,行肠壁的两层缝合。另外,需通过盆底向会阴部做引流,在缝合后的裂口旁放置引流管,经球海绵体肌的外侧引出。

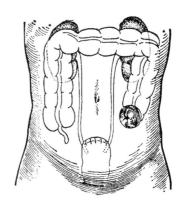

图 9-2-32　直肠代膀胱、乙状结肠腹壁皮肤造瘘示意图

【术后处理】

1. 将肛管连接至贮尿瓶,保持管道通畅,在术后 7 天拆线时拔除。患者会渐渐习惯于从肛门排尿。

2. 禁食 1~2 天,此间经静脉补液。肠管蠕动恢复后,开始进食。

3. 继续使用抗生素防治感染。

4. 如引流无更多的渗出时,可于术后 3~4 天拔除。

5. 结肠造瘘术后的局部处理同乙状结肠造瘘术。为保持局部清洁,可用特制的胶囊收集粪便。

6. 进行膀胱癌的综合疗法

五、膀胱次全切除、乙状结肠扩大膀胱术

【适应证】

对于恶性程度较低,浸润表浅,肿瘤距离膀胱颈尚远,做膀胱大部切除后还可残留一小部分

膀胱颈的患者,可用乙状结肠来扩大膀胱,以使其术后通过尿道进行排尿。

【术前准备、麻醉、体位】

同膀胱全切除、直肠代膀胱、乙状结肠皮肤造瘘术。

【手术步骤】

手术切除膀胱的步骤基本与膀胱全切除、直肠代膀胱、乙状结肠皮肤造瘘术相同,所不同的是,不做前列腺分离切除,并可保留膀胱颈的一小部分。此外行如下步骤:

1. 选择一段系膜较长的乙状结肠,以便在将肠袢游离后可使其下达膀胱颈,且两者间做吻合时无张力,将其分离出约 10 cm 长。在切断并分离相应的结肠系膜时,要保证足够的血运(图9-2-33),然后才进行隔离、切断其两端。将游离肠袢的两端暂行钳闭,并用大块纱布包起。然后在肠袢游离后的乙状结肠的远、近两断端进行端端吻合,以恢复肠道的连续性,并缝合其系膜处的裂口(图 9-2-34)。

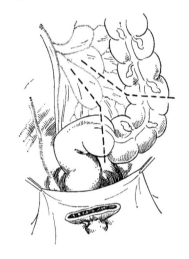

图 9-2-33　预定切断线

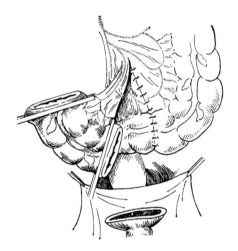

图 9-2-34　缝合结肠断端,闭和系膜裂孔

2. 将游离肠袢的两端开放,用生理盐水清洗肠腔。将其上端开口用 2-0 号肠线做两层缝合闭锁,使其成为一个向下开口的囊袋。将其下端与膀胱颈做端端吻合。首先处理后壁,做结肠浆肌层与膀胱颈的结节缝合,然后做两者的全层连续缝合(图 9-2-35)。最后做两者间前壁的结节缝合。尿道内留置导尿管。

3. 在右侧输尿管末段的前方把腹后壁腹膜做一纵行切口,长约 5~6 cm。将末段输尿管经此切口从腹后壁移入腹内,以准备植入肠袢。先将后腹膜切口的内缘缝合于结肠壁上,然后按输尿管膀胱移植术的要领,将输尿管残端剪一斜面,并另在结肠袢右侧壁上做一切口,将右侧输尿管植入,并加以缝合固定(图 9-2-36)。然后,把后腹膜切口的外缘覆盖右输尿管并缝合在肠袢上。将后腹膜切口上、下角各缝合2~3针(图9-2-37),以完成输尿管的腹膜外化。左侧输

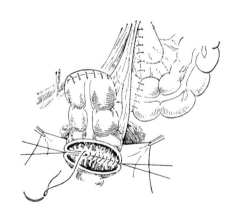

图 9-2-35　吻合游离肠袢与膀胱

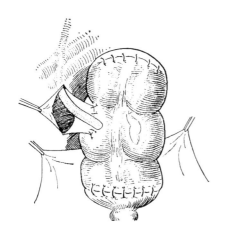

图 9-2-36 植入右侧输尿管

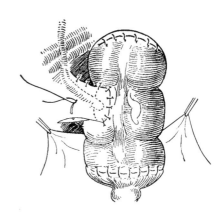

图 9-2-37 缝合后腹膜切口的下角

尿管也做同样处理。然后把结肠袢上的系膜上下游离缘缝合固定于后腹膜上,以防止因留下空隙使肠管钻入而形成内疝,或因过度活动而发生扭曲。最后,将盆底腹膜从左、右围绕结肠袢,缝合固定在吻合口上方的肠壁上(图 9-2-38),将吻合口也置于腹膜外。随即缝合腹膜切口而关闭整个腹腔。

4. 向骨盆底创面周围注射抗生素溶液。膀胱前区放置引流。缝合腹壁切口(图 9-2-39)。

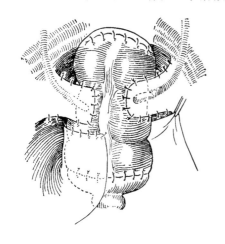

图 9-2-38 在吻合口的上方缝合盆底腹膜

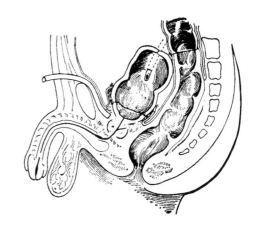

图 9-2-39 完成乙状结肠扩大膀胱术时的侧面示意图

【术后处理】

1. 禁食 1~2 天,静脉补液。待肠蠕动恢复后进饮食。

2. 保持导尿管通畅,如有黏液阻塞,应用生理盐水或 0.02% 高锰酸钾溶液点滴注入膀胱以行洗涤。可于术后 7~10 天拆线时除去导尿管。

3. 膀胱前区引流可于术后 3~4 天拔除。

4. 继续使用抗生素防治感染。

5. 进行膀胱癌综合治疗。

六、输尿管膀胱移植术

【适应证】

1. 为修复输尿管末端 4~5 cm 范围以内的外伤、狭窄、输尿管阴道瘘,行端端吻合有困难者。

2. 将包括输尿管开口部在内的膀胱壁做部分切除后,估计输尿管还有足够的长度,可以重新移植者。

3. 有膀胱输尿管逆流者;或输尿管在膀胱外异常开口,与其相连的肾实质机能良好不宜切除者。

【术前准备】

一般不需要特殊准备。

【麻醉、体位】

硬膜外麻醉。取仰卧位,臀部垫高。

【手术步骤】

取患侧下腹部腹直肌外缘切口,上平脐高度,下至耻骨上缘,逐层切开。在腹膜外充分剥离该侧膀胱壁,显露输尿管末端。游离、切断受累部位上方的输尿管。将远侧断端结扎,输尿管肾盂侧断端暂用干纱布包裹。一般将输尿管移植于膀胱的侧壁或顶部。在预定吻合的膀胱壁上缝 2 条支持线或从尿道插入尿道探子,顶起预定做吻合的膀胱壁。然后,在此处切开,仅能通过输尿管即可。将输尿管导管一端插向肾盂侧,另一端插入膀胱切口内,并直接推送到尿道外,以做引流和支架。把输尿管肾盂侧断端切开 1~1.5 cm,使成两瓣,在瓣的前端用直针穿 4-0 号肠线各做一针仅穿过肌层的“U”形缝合,线尾不必剪去。然后提起膀胱壁,拉开膀胱切口,向膀胱内插入有槽探针。沿探针的沟槽把带着线的直针分别自切口边缘 1~1.5 cm 处穿出膀胱外(图9-2-40)。在膀胱壁外打结。为防止输尿管退缩,需将膀胱和输尿管壁固定缝合 1~2 针(图9-2-41),但不要缝得过多或过深。吻合口旁放置引流。逐层缝合腹壁切口。尿道内留置导尿管。

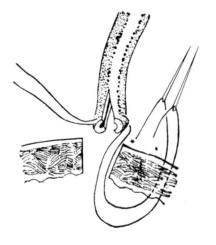

图 9-2-40　将输尿管断端剪成两瓣植入膀胱

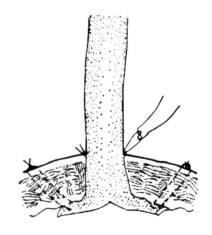

图 9-2-41　缝合固定输尿管壁
与膀胱壁

【术中注意事项及异常情况的处理】

1. 从陈旧性瘢痕中剥出的肾盂侧输尿管断端要修剪到出血的程度,因需证明其血运良好,以免植入后断端坏死。

2. 也可将输尿管断端剪成斜面,将其尖端缝合固定于膀胱壁上(图9-2-42)作为植入。

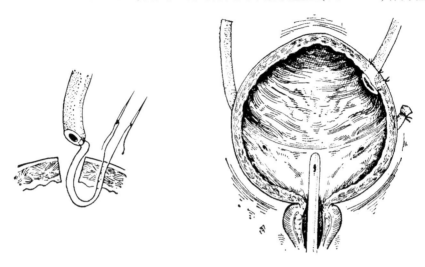

图9-2-42　将输尿管断端剪成斜面植入膀胱

【术后处理】

1. 尿道内所放置的输尿管导管及导尿管需连接到无菌尿瓶中,保持其通畅。可通过导管注入抗生素溶液,以防尿路感染。约1周后,先拔除输尿管导管,2~3天后再拔除导尿管。

2. 应用抗生素防治感染。

3. 引流于术后2~3天逐渐拔除。7天后拆线。

七、前列腺切除术

【适应证】

前列腺增生引起膀胱颈部梗阻或反复的尿路感染,经非手术疗法治疗无效者;诱发膀胱憩室或膀胱结石者;残余尿量超过60 ml者,应做前列腺切除术。

【术前准备】

1. 为防治尿路感染,给予抗生素。

2. 对有高血压及心血管疾病者,须经治疗好转后方可进行手术。

3. 如因慢性尿潴留而导致患者肾功能障碍,需先做膀胱造瘘,待其肾功能好转后再进行手术。

4. 术晨禁食、灌肠。

5. 备血400~600 ml。

【麻醉、体位】

硬膜外麻醉或全身麻醉。取仰卧位,臀部垫高,两腿分开吊起。

【术式选择】

Ⅰ. 耻骨上经膀胱前列腺切除术

对已行膀胱高位造瘘者或前列腺增生体积较大的患者最为适宜。

[手术步骤]

1. 切口、显露膀胱顶部及切开膀胱：同膀胱高位造瘘术。但膀胱前壁需切至前列腺上方2 cm处。

2. 探查：扩开膀胱切口，探查膀胱。了解腺体由膀胱颈、尿道内口处向膀胱内突起的程度，两侧输尿管开口的位置，以及有无继发病变如憩室、结石等。如有结石应予取出。

3. 剥出腺体：术者一手加用带带的袖套及手套，食指涂油后插入直肠内，把肥大的前列腺托起。另手执刀先于尿道内口后方突起的膀胱颈上做横的弧形切开，约切开 1.5 cm（图9-2-43），切透该处的膀胱壁层直到前列腺体。然后将右手食指从膀胱颈切口插入前列腺囊内（图9-2-44），沿腺体的表面进行剥离。也有人不做切开而将食指从尿道内口深入到前列腺尖部，然后用指头划破前列腺尖部的尿道黏膜，在前列腺包囊内向腺体的侧面、表面、基底进行剥离。最后，把整个腺体连同前列腺部尿道在内一并剪除。也可以把左、右侧叶或中叶分别取出。

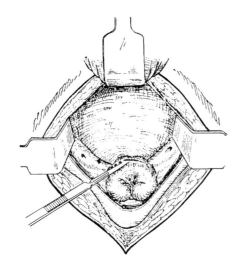
图 9-2-43　在膀胱颈隆起处切开

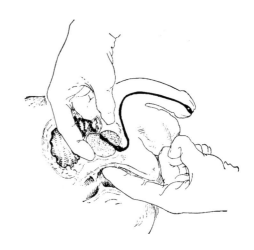
图 9-2-44　将食指伸入前列腺囊内

4. 止血：腺体被剥出后，前列腺囊虽然也有一定程度的自行收缩，致囊腔变得略小一些，但是在腺床上仍有出血，需用拧干的温生理盐水纱布条向囊腔内紧紧填塞（图9-2-45），以控制出血。此时，还要借助于尚留在直肠内的食指协助加压数分钟以减少出血。此步骤完成后退出食指，脱去加戴的袖套和手套。拨开填塞的纱布条，显露膀胱颈创缘，以便行前列腺动脉的缝合、结扎止血。

前列腺动脉自膀胱颈两侧黏膜下方穿入腺体内，做腺体剥出时已被撕断，需在膀胱颈4~5点及7~8点钟的位置上用长柄止血钳钳夹、提起，以0号或2-0号肠线行组织深层的"8"字缝合，随线深入贯穿膀胱、包囊以行结扎止血。然后取出填塞用的纱布条，向尿道内插入囊状导尿管，囊袋内充入20~30 ml液体使其膨胀，以行前列腺囊壁及尿道断端的压迫止血。

5. 膀胱造瘘：虽有一期缝合膀胱切口的方法，但因术后可能渗血，为使其易于排出，或为对合并膀胱感染者行消炎引流,应行膀胱造瘘,并在瘘口处留置导尿管。

6. 缝合腹壁切口:在膀胱前区放置引流,创腔周围注射抗生素溶液,逐层缝合腹壁切口。最后将囊状导尿管固定于一侧大腿内侧以行牵引。

Ⅱ. 耻骨后前列腺切除术

[手术步骤]

1. 切口与分离:在下腹正中切开,通过皮肤、皮下组织及腹白线后,把腹直肌及锥状肌向左右分开以扩大术野。用缠上纱布的手指做钝性分离,向上推开反折部腹膜,以充分显露膀胱前壁。向下进行耻骨后膀胱前区的分离,以显露前列腺囊的前壁。但下方的耻

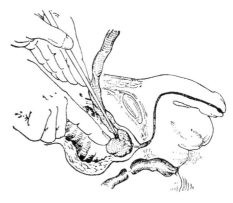

图 9-2-45　向前列腺囊内填塞纱布

骨前列腺韧带不必做分离,前列腺的两侧也不必做更多的分离。分离时不要把静脉丛剥破,如其被剥破可暂用纱布压迫止血。

2. 前列腺囊壁、膀胱颈联合纵行切开:先在接近耻骨前列腺韧带的囊壁上把位于正中的深部阴茎背静脉的一根粗大的分支缝合结扎,这样既可避免此静脉的出血,又可避免切口被向下撕裂。然后尽量避开囊壁上纵行的静脉,在前列腺囊壁、膀胱颈部的正中做纵行切开(图9-2-46)。切口的下端不要太低,以免以后缝合困难,其上端过膀胱颈可达膀胱前壁。切开后可以充分地显露肥大的前列腺及膀胱颈(图9-2-47)。探查膀胱有无继发病变,如有结石应取出。

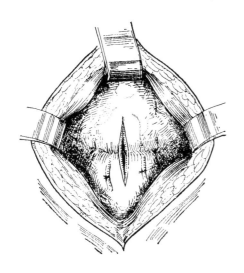

图 9-2-46　前列腺囊、膀胱颈联合纵行切开

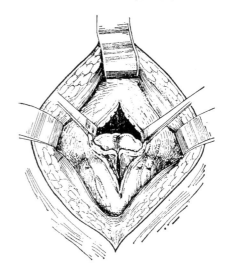

图 9-2-47　显露前列腺及膀胱颈

3. 剥出腺体:把食指伸入被切开的囊壁内(图 9-2-48),沿腺体的表面做钝性分离,把整个腺体剥离后,将其上方的膀胱颈部黏膜剪断,将其下方的尿道在贴近前列腺尖部处予以剪断,即把连同前列腺部尿道在内的腺体取除。用纱布条填塞于囊壁内以行压迫止血。

4. 止血:在膀胱颈部缝合结扎进入前列腺的小动脉。取出填塞的纱布条,清除膀胱内的血块。

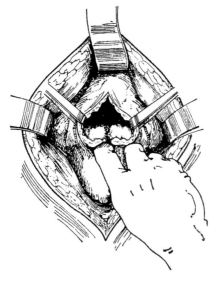

图 9-2-48　剥离腺体

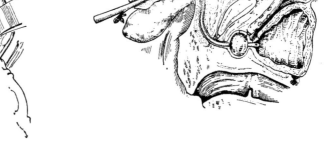

图 9-2-49　插入囊状导尿管,压迫前列腺囊

5. 缝合前列腺囊壁及膀胱切口:用 2-0 号肠线行连续缝合,以闭锁前列腺囊及膀胱颈上的切口。囊壁应做紧缩缝合。缝合后从尿道外口插入囊状导尿管(图 9-2-49),调整好位置,充盈其囊袋,以行对前列腺囊壁的压迫止血。

6. 缝合腹壁切口:在膀胱前区放置引流,创腔周围注射青、链霉素溶液,缝合腹壁切口。将导尿管在大腿内侧牵引固定。

【术中注意事项】

1. 腺体取出后应观察腺体是否完整,用食指检查囊腔内是否平滑。囊内如有腺体组织残留应将其切除,如有破碎不整的尿道残端应予剪修整齐,以防术后出血。

2. 检查膀胱颈后唇,即于 6 点钟的位置上检查有无隆起肥厚,如有肥厚需做楔形切除以利排尿。切除后如有出血,可以缝合结扎出血点。

3. 对前列腺尖部做纯性剥离或剪断时,应紧贴腺体,以免损伤尿道外括约肌而造成尿失禁。

【术后处理】

1. 连接导尿管至尿瓶,观察尿液引流情况,注意保持通畅。如有血块时可反复冲洗使其流出。如果尿色逐渐变成淡红色,说明出血渐停。从术后 2 天起即可把导尿管囊袋内的液体每天放出 10 ml,直到完全排空。约于 1 周后将其拔除。耻骨上膀胱接口处的导尿管可于手术后 2 周左右试行钳闭,如能正常排尿即行拔除。

2. 继续使用抗生素以防治感染。

3. 膀胱前区的胶皮膜引流可在术后 2~3 天逐渐拔除。敷料如被浸湿应勤加更换。如经过顺利、愈合良好,可于术后 7 天拆线。

4. 偶可见到从腹壁切口漏尿,多为前列腺囊壁切口缝合不全或膀胱前区感染所致。宜予暂时留置导尿,并做好膀胱前区的引流,多可自愈。

八、尿道端端吻合术

【适应证】

凡尿道球部或膜部损伤,不论是完全离断或大部分断裂,如早期尚无感染,都适应用本手术来修复。

【术前准备】

1. 防治休克。

2. 给予抗菌药物。

3. 行尿道造影检查,因既可确定损伤的部位和程度,又可了解有无骨盆骨折。

【麻醉、体位】

硬膜外麻醉,也可用全身麻醉。取截石位,两腿分开吊起,臀部垫高。

【手术步骤】

在会阴正中缝做"∧"形切口,切开皮肤、皮下组织,逐层深入。由于有血肿及尿外渗,不易辨认层次,因此要把所遇到的血肿、坏死组织都彻底清除,以显露球海绵体肌(图9-2-50)。将导尿管涂油润滑后,从尿道外口轻轻插入。切开球海绵体肌,在其中找到尿道。往往在断裂处可露出导尿管的前端。然后将断端清创修齐(图9-2-51),并向前部尿道做剥离,从周围组织中剥出健康的一段,以给端端吻合做准备。尿道如为完全横断,则后部断端往往退缩到尿生殖膈后,难以发现,此时如向下腹加压使尿液排出,便有线索可寻。若经静脉注射亚甲蓝或靛胭脂溶液,则5分钟左右可有蓝色尿液排出,可以帮助找到后部断端。如果局部解剖关系仍不清楚,需行耻骨上膀胱切开,经尿道内口插入探子,以寻找后部断端。找到后,把断端边缘清创修整,准备吻合。

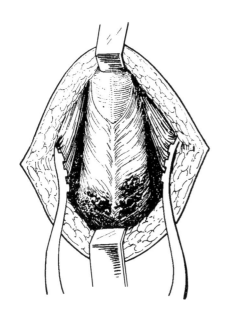

图 9-2-50 在血肿中找出球海绵体肌

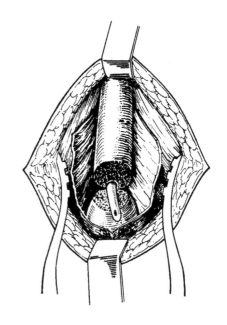

图 9-2-51 将断端清创修齐

要求前、后两断端靠拢衔接,缝合后不得紧张。如在清创后尿道缺损较多,致使两端衔接不上,或勉强地对合在一起但组织紧张时,需把前部尿道多做游离,以便使其伸长并向后端靠拢对合。缝合时先缝合尿道的背侧,用4-0号铬制肠线做结节缝合,缝针穿过尿道的海绵体及黏膜下,线结打在海绵体外(图9-2-52)。一般尿道背侧壁可缝3~4针,如果过密将影响血运,甚至愈合后还会形成环形瘢痕,导致狭窄。背侧壁缝合后,要使前部尿道内的导尿管通过吻合口进入膀胱内达适当的深度,以作为支架(图9-2-53)。然后,缝合尿道腹侧壁约2~3针,以重建尿道。结节缝合球海绵体肌,包绕吻合口(图9-2-54)。冲洗切口,并在创面周围注射抗生素。吻合处放置胶皮膜引流,然后逐层缝合。对已行膀胱切开者,需要行膀胱造瘘术。

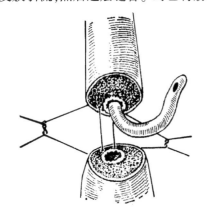

图9-2-52 缝线穿过尿道海绵体及黏膜下,线结打在海绵体外

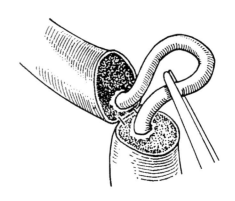

图9-2-53 导尿管插过吻合口

【术中注意事项及异常情况的处理】

1. 如有骨盆骨折,其耻骨或坐骨的骨折端或游离骨片在手术野内影响手术的进行时,可行复位、清除或凿去。

2. 彻底清创是手术成功的关键之一。凡已呈现紫褐色、水肿状、无弹力易刮除的组织,都应清除,剪修到创面上渗出新鲜的血液为止。如清创后组织缺损过多,以至两断端无法吻合时,可应用尿道牵引术。如清创中见有化脓处,说明感染严重不适于吻合,宜行局部引流及单纯膀胱造瘘,待日后再行二期手术,彻底除去瘢痕,行端端吻合术或尿道牵引术,以重建尿道。

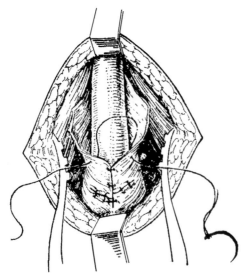

图9-2-54 缝合球海绵体肌

【术后处理】

1. 导尿管接至尿瓶,以观察引流尿液的性状。留置期间务必使导尿管通畅,并酌情洗涤膀胱。

2. 继续给予消炎药物。

3. 根据渗出的多少,按时更换敷料。如尿外渗和血肿无进展,可在术后 2~3 天相继拔除引流。

4. 如经过顺利,在术后 10 天左右拔除导尿管。但如患者出现发热、腰痛、脓尿等泌尿路上行感染症状,或有精索、附睾、睾丸肿痛等精液路感染症状,或发生尿道周围急性炎症,经治疗不能控制时,不得已应及时拔掉尿道内的留置导尿管。

5. 膀胱造瘘处的导尿管要一直留到尿道修复、排尿通畅时为止,否则只能更换不能拔除。当拔除尿道内导尿管后,可将膀胱造瘘处的导尿管钳闭,试行从尿道排尿 2~3 天,如果排尿顺利就可以进行尿道扩张。一般成人用 18~20 号以上的尿道探子,每周扩张一次,如能顺利通过,方可拔除膀胱造瘘处的留置导尿管。日后定期扩张尿道。

九、尿道会师术

【适应证】

1. 适用于早期闭合性尿道断裂,经尿道外口插不进导尿管,但有条件做膀胱造瘘者。

2. 患者有严重的合并损伤,处于重危状态,不能耐受吻合术者。

【术前准备】

1. 输血、补液以防治休克。

2. 给予抗生素防治感染。

3. 对合并急性尿潴留者,应用膀胱穿刺法抽出尿液,以缓解痛苦。不要用力排尿,以防尿液向四周浸润扩散。

【麻醉、体位】

选用局部麻醉、全身麻醉或硬膜外麻醉。取仰卧位,两腿稍分开。

【手术步骤】

1. 切口:下腹正中切口,通过皮肤、浅筋膜后分开白线达膀胱前壁。显露膀胱顶部,将膀胱前壁正中纵行切开约 4 cm 进入膀胱。用深钩拉开膀胱壁。

2. 会师:将两根 20 号尿道探子涂上滑润剂后,一根从尿道内口,另一根从尿道外口轻轻插入,借助于器械本身的重量和弯度缓缓滑行,这样,便可使两根探子的前端在尿道断裂处会合。如因有血块或断裂处的破裂组织介于中间而使两端不能碰头,则需拿着两尿道探子的柄端,沿尿道走行轻轻移动,如有相摩擦的感觉和触碰的声音,即可证明两者已碰头(图 9-2-55)。然后以尿道内口插入的探子为引导,把尿道外口插入的探子顺利地引进膀胱。

3. 引入导尿管:利用导入膀胱内的探子的前端,连接一支 20 号或 22 号导尿管,经尿道内口逆行牵出并留置尿道内。导尿管的一端留在膀胱内 2~3 cm,其管壁用橡皮膏固定在阴茎上(图 9-2-56),或缝合固定在包皮上。之后,向膀胱切口内放置 20 号导尿管,做

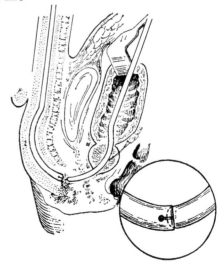

图 9-2-55 两探子碰头

膀胱造瘘。在膀胱前腔放置胶皮膜引流。

4. 缝合切口:逐层缝合腹壁切口,用一针皮肤缝线固定膀胱瘘口处的导尿管。

5. 切开引流:如合并有会阴、阴囊、下腹部皮下血肿和尿外渗时需做引流。在明显肿胀、发紫、发亮处的皮肤处做多数小切口,并从皮下潜行分离,使其互相交通,向其中塞入凡士林油纱布条或胶皮膜以便充分引流。最后用敷料包扎。

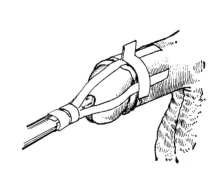

图 9-2-56　固定导尿管

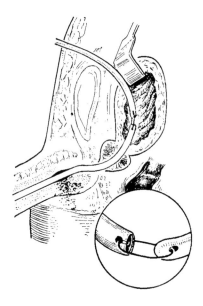

图 9-2-57　将线结穿入横孔中

【术中注意事项及异常情况的处理】

1. 利用被引进膀胱内的探子的前端逆行牵出导尿管时,有的把导尿管的末端套在探子上;有的在尿道探子上紧缚一根长线,用线扎到导尿管上然后引出。这样,导尿管末端的楞和拉紧了的线通过断裂处都可增加尿道的损伤。为避免这种损伤,可将探子的前端做成凹陷,在距前端 3~4mm 处横穿一孔,由侧孔向前端各制一沟槽。临用时将导尿管膨大的末端剪除,在靠近其前端处用 7 号丝线贯穿缝过,继而将缝线的一端从探子前端的横孔穿过,在使两端距离保持在 1~2 cm 处做缝线结扎,然后将线结塞入横孔中或导尿管内。如此,当逆行牵出时,缝线即纳入探子两侧的沟槽内(图 9-2-57),易于滑过,而不会增加尿道的损伤。

2. 留置于尿道内的导尿管虽有支架、引流的作用,但也有异物刺激的作用,因此要选用适当口径的导尿管。导尿管太粗不但起不到止血的作用,反而会因为尿道内分泌物不能顺利地排出、较多地积聚在断裂处而使感染加重,并可导致术后二次出血。一般以选择略小于正常尿道管径的 20~22 号导尿管为宜。

【术后处理】

同尿道端端吻合术。

第三节　男性外生殖器官的局部解剖及有关手术

一、男性外生殖器官的局部解剖

(一) 阴茎

阴茎(penis)由两个阴茎海绵体(cavernous body of penis)和一个尿道海绵体(cavernous body of urethra)所组成。阴茎海绵体位于阴茎的背侧,其前端并列且紧密相接,后端分为两个阴茎脚附着于两侧耻骨下支。尿道海绵体位于阴茎的腹侧,内有尿道通过。尿道海绵体后端膨大为尿道球,附着于尿生殖膈上;前端膨大形成阴茎头,顶端有尿道外口。阴茎头的周缘隆起,为阴茎头冠,冠的边缘有一环形的冠状沟,沟内有皮脂腺开口,排出皮脂并形成包皮垢。

每个海绵体都有白膜包绕,构成海绵体隔,并在两阴茎海绵体之间形成中隔。三个海绵体外面又有共同的筋膜包绕,称为阴茎筋膜(fascia of penis)(图 9-3-1)。阴茎筋膜之外包有皮肤。阴茎的皮肤很薄,具有显著的伸缩性,皮下有疏松的结缔组织。阴茎皮肤在冠状沟处折叠为包皮(prepuce),其内外层分别为包皮的内、外板。冠状沟的腹侧正中有一皱襞与包皮内板相连,称为包皮系带(frenulum of prepuce)。如阴茎头完全被包皮包绕时,则成为包皮过长,若包皮外口狭小以致不能向阴茎头后方翻转时,则形成包茎。包皮过长或包茎时常因包皮垢长期刺激而损害上皮组织,使细菌易于侵入,引起阴茎头包皮炎,甚至诱发阴茎癌,故需经常清洗,有时尚应切除。

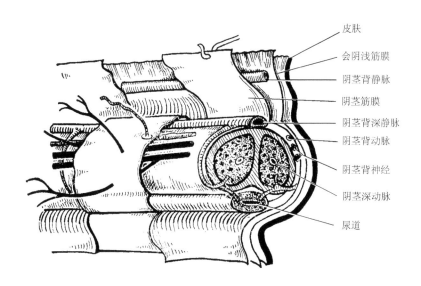

图 9-3-1　阴茎的被膜、血管及神经

阴茎的血液供应非常丰富,主要由阴茎背动脉和阴茎深动脉供应。前者走行于阴茎背侧,在阴茎筋膜与白膜之间;后者经阴茎脚进入阴茎海绵体,走行于海绵体之中。当行阴茎切除术时,需妥善结扎以免造成出血。阴茎的静脉分浅、深两组。浅静脉在会阴浅筋膜与阴茎筋膜之间;阴茎深静脉只有一条,行于阴茎背侧,在阴茎筋膜与白膜之间;在阴茎深静脉的两侧为阴茎背动脉和阴茎背神经。

阴茎有感觉神经和运动神经分布。感觉神经主要为阴部神经分出的阴茎背神经和会阴神经。阴茎背神经走行于阴茎背动脉的两侧,分布于阴茎头、阴茎海绵体、阴茎外侧及背侧的皮肤。会阴神经分布于阴茎腹侧皮肤及包皮系带。故行包皮手术时,应在阴茎根部分别自背侧及腹侧进行阻滞麻醉。阴茎的运动神经属交感神经和副交感神经,其神经纤维分别来自腹下丛和第2~4骶神经,均与动脉伴行进入海绵体,是阴茎的勃起神经。

阴茎皮肤及包皮的淋巴沿阴茎背浅静脉至两侧腹股沟浅淋巴结。阴茎头与海绵体的淋巴沿阴茎背深静脉至两侧腹股沟深淋巴结,然后再经股管导致髂外淋巴结。因此,阴茎癌根治手术的疗效,以尚未转移至髂淋巴结者为好。

(二) 阴囊及其内容

1. 阴囊(scrotum):阴囊位于阴茎根部与会阴之间,呈袋形。其间有阴囊中隔将阴囊分为左、右两腔,内有睾丸、附睾、精索的阴囊段(图9-3-2)。

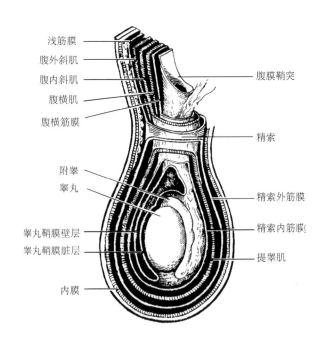

图 9-3-2　阴囊及其内容物

阴囊的皮肤薄而柔软,富有弹性,愈合力强,故损伤后易于愈合。浅筋膜中含有许多的平滑肌纤维,称为肉膜。此膜收缩时,能使阴囊皮肤出现许多皱褶,借以调节阴囊内的温度,即热弛冷缩,以利于精子的生成。

在胚胎发育过程中,阴囊是腹壁的延续,因此阴囊的层次与腹壁各层相当,二者的对比见表9-3-1。

表 9-3-1　阴囊与腹前壁各层次对比表

阴　囊	腹前壁
皮肤	皮肤
肉膜	腹壁浅筋膜的浅层
会阴浅筋膜（Colles 筋膜）	腹壁浅筋膜的深层
精索外筋膜	腹外斜肌腱膜
提睾肌	腹内斜肌和腹横肌
精索内筋膜	腹横筋膜
睾丸鞘膜（壁、脏两层）	腹膜（壁层）

2. 睾丸（testis）：睾丸位于阴囊内，左、右各一，为产生精子、分泌男性激素的生殖腺。睾丸表面被有一层坚厚而无弹性的纤维膜，称为睾丸白膜。睾丸白膜缺乏弹性，并有丰富的神经分布，在急性睾丸炎时，常引起剧烈的疼痛。睾丸白膜在睾丸后缘增厚，成为睾丸纵隔。纵隔的结缔组织呈放射状伸入睾丸实质，将睾丸分成许多小叶。有 12~15 条输出小管出睾丸上部进入附睾。

睾丸鞘膜来自胚胎的腹膜鞘突，在出生后鞘突的上端闭锁，下端包绕睾丸和附睾形成睾丸鞘膜。睾丸鞘膜分为壁、脏两层，两层之间为鞘膜腔，由于某种原因所致的该腔内的积液过多称为睾丸鞘膜积液。

在睾丸上极稍低于附睾头处有时有无蒂的、来源于胚胎发育时苗勒管的原基，叫做睾丸附件的小体，呈粟粒大小，由柔软而富有毛细血管的结缔组织所构成，贴附于睾丸面，是偶见的正常组织，不要误认为是结核病变。

3. 附睾（epididymis）：附睾位于睾丸的后缘，上端膨大为附睾头，其中有睾丸输出小管弯曲盘绕。中部为附睾体，下端为附睾尾，其中有极弯曲的附睾管。成熟精子即贮存于附睾管中。附睾管在附睾尾部弯曲向上移行于输精管。附睾的炎症多因输精管感染所致，故附睾结核多见于尾部，同时也易波及输精管，导致管壁增厚变硬。附睾头和尾与睾丸上、下紧密愈着，但附睾体与睾丸不连接，此部分称为附睾窦（图 9-3-3），故做附睾切除时，体部易于剥离。

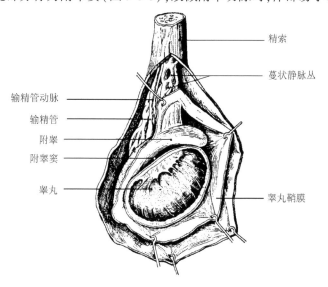

精索

蔓状静脉丛

输精管动脉

输精管

附睾

附睾窦

睾丸

睾丸鞘膜

图 9-3-3　睾丸及附睾

4. 输精管(deferent duct):输精管自附睾尾部开始,在精索内向上进入腹股沟管外环,经腹股沟管,出腹股沟管内环,绕过腹壁下动脉,进入腹后向内下方入小骨盆腔,再弯曲向内经输尿管前方沿膀胱底斜向内下,在此处,输精管膨大,称为壶腹部。输精管末端细小,与精囊的排泄管合成射精管,穿过前列腺实质,开口于尿道前列腺部的精阜上(图9-3-4)。输精管壁较厚、硬韧,结扎输精管时,易在阴囊皮下触知及固定。输精管再生能力强,行结扎手术时最好切除一段,以免术后再通。

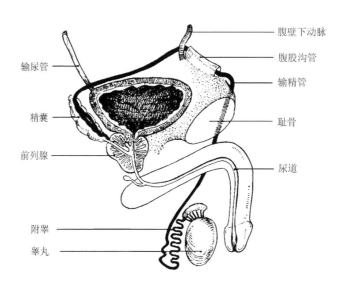

图9-3-4 输精管

5. 精索的组成:精索是由输精管、睾丸动脉、蔓状静脉丛、生殖股神经、鞘突剩件、淋巴管等组成,周围有被膜包绕。其被膜由里向外分别是:精索内筋膜、提睾肌和精索外筋膜,手术时不必分离,可视为一层处理。

二、包皮环切术

【适应证】

1. 包茎或包皮过长不易翻转者。

2. 包皮口狭小,影响排尿或造成勃起时疼痛。

3. 因炎症反复发作,以致包皮内板和阴茎头、尿道外口形成不同程度的粘连等情况。

为了预防感染、粘连及阴茎癌的发生,宜在学龄前后行此手术。对伴有遗尿症的包茎患儿行环切术,有时对遗尿症可收到较好的效果。有急性包皮阴茎头炎时,暂不宜手术,需给以消炎药物及洗涤;如果排脓不畅,可暂做包皮背部切开术,以利引流,待炎症彻底消退后1~2周,再做环切术。

【术前准备】

因包皮不能翻转而使包皮垢不得清除时,可用0.02%呋喃西林溶液、0.02%高锰酸钾溶液或用清水冲入包皮口内进行洗涤。术前1~2天开始,每天冲洗数次。阴毛可剪短或剃去。局部消毒使用 0.1% 苯扎溴铵溶液或用红汞、酒精清拭。不用碘酒,以防发生皮肤炎。

【麻醉、体位】

麻醉的方法很多。一般采用阴茎根部阻滞麻醉或海绵体麻醉。先在阴茎根部扎上一条止血带,在止血带下方的阴茎根部,阴茎背神经所过之处,约相当于 10 点钟及 2 点钟的位置上,各做一皮丘,然后刺入皮下(图 9-3-5)。用 1% 普鲁卡因溶液约 3~4 ml,围绕阴茎根部各注射半周,并向深部把同量麻醉剂注射到阴茎海绵体筋膜下,或刺过较为硬韧的海绵体筋膜和白膜,注入到阴茎海绵体内。如抽吸无回血,缓慢注射。最后,向阴茎根部的腹侧,尿道海绵体和阴茎海绵体间沟中各注射 2~3 ml 麻醉药(图 9-3-6)。轻轻揉搓 2~3 分钟,即可麻醉。小儿可用全麻。取仰卧位。

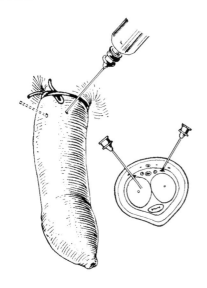

图 9-3-5　阻滞麻醉或海绵体麻醉
的进针方向

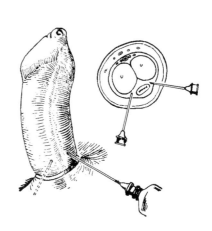

图 9-3-6　阻滞麻醉,向腹侧进针

【手术步骤】

1.切开和剥离:在自然状态下,先在外板做一个和冠状沟大致相并行的切口。把包皮外板从浅筋膜上剥下来(图 9-3-7)。然后如同挽袖口一样,把剥下来的包皮翻转过去,使内板面向外,以便在内板上做切开。此时,如果包皮口狭小不能翻转,可在剥下的外板上做纵行切开(图 9-3-8),切过后,狭小的包皮口就容易翻过(图 9-3-9)。

其次在内板做一个距冠状沟约 0.5~1 cm 的环状切口,但在系带处留出一个"V"形皮瓣(图 9-3-10),使其成为一个边长为 1 cm 左右的等腰三角形的两个边。将内、外板两个切口线之间的一圈皮肤剥离切除,使阴茎头完全外露。

2. 止血:较小的出血可随时用止血钳捻挫止血,较大的出血用 3-0 号丝线或尼龙线结扎。线头要尽量剪短,以防术后形成皮下硬结。去掉阴茎根部的止血带,检查创面,确实止血。

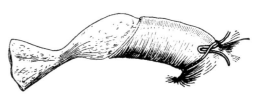

图 9-3-7　剥离外板

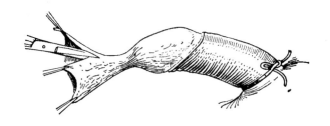

图 9-3-8 剪开包皮

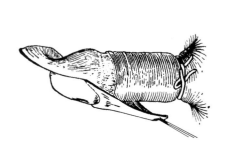

图 9-3-9 翻转外板

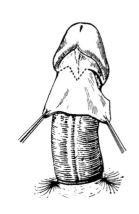

图 9-3-10 系带处留下"V"
形皮瓣

3. 缝合皮肤:首先在包皮的背侧正中,其次在腹侧的正中(即内板"V"形皮瓣的尖端和阴茎缝),各做结节定位缝合一针(图 9-3-11),然后在包皮左、右两侧的中点各缝合一针。以上 4 针缝线打完线结之后,提起缝线线尾,在每两缝线之间加针缝合(图 9-3-12)。每缝合一针,助手用两把小皮镊子预先将内外板两创缘对齐对正,在固定下,再予缝合、打结。剪去线尾时线头要留

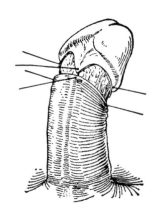

图 9-3-11 定位缝合

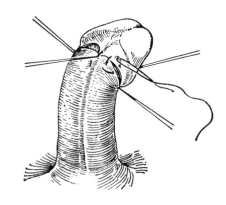

图 9-3-12 加针缝合

得稍长些,如留得过短,术后容易被隐没于血痂之下或水肿的皮面之中,使个别的线头不易被发现,就难以如数拆掉。为了醒目,可使用黑色缝线。

4.包扎固定:只宜简单、轻便,以利更换敷料。如果包扎得过多,反而容易脱落。为避免手术创口因被尿液或汗液浸湿而污染,可用凡士林油纱布条在缝合好的手术创上缠绕一周作为保护,然后扎上绷带。包扎时应尽量露出尿道外口,以免绷带被尿液浸湿。为了在立位时使阴茎头朝向上方,可用丁字带兜起。

【术中注意事项及异常情况的处理】

1.外板的切开线不要做成环绕阴茎前端的正圆形,而应是和冠状沟大致相平行的椭圆形。在做内板的切开时,留出"V"形皮瓣可避免伤到下面的血管;另外,它会使包皮口延长扩大,并且还可避免因系带短缩而致,勃起时阴茎头被牵拉向下弯曲。切开前用手术刀在包皮上预先做一道划痕,并在其上涂红汞,以使切口的标志更加明显。一般是先切外板,若外板切多了,就得留下足够的内板,这样最后缝合两创缘时才不会紧张。但内板的皮肤色调往往较淡,若留得过多,和外板皮色对比,将形成显著的差别。所以,做切开时,要随时比量长短才能做到既适当又相应。

2.手术刀要锐利,创缘要切得整齐,剥离的皮片要尽量菲薄。如果创缘交错不齐,术后就会形成凸凹不平的瘢痕。如果在剥离全层皮肤时,把浅筋膜切得过深,则不仅术中易出血,而且术后会形成水肿,这两种情况都能影响愈合。

3.遇到内板和阴茎头部粘连时,轻者向包皮口内插入探针,与阴茎头表面相平行地划动,有时即可剥开。重者向粘连间注入液体(如普鲁卡因溶液),以行水压分离,并使用小纱布球贴近内板予以逐点钝性分离,有时即使如此也才能勉强分开。此时,阴茎头的剥离创面上会有少量的渗血,轻轻加压多可自行止血。

4.术中如发现尿道外口异常狭窄,则需同时做尿道外口成形术。即沿外口向腹侧正中线上做切开(不许偏斜,以防系带中线两旁的小动脉受伤出血),切到宽敞的尿道舟状窝部,把尿道黏膜翻向外面,与皮肤做结节缝合,这样就可以不再因形成粘连而缩小。

【术后处理】

1.局部必须保持干燥和清洁。为了手术创不被尿液玷污,可准备一个去掉底部的玻璃瓶或试管,把瓶口或管口紧对尿道外口来进行排尿。如果敷料被浸湿,应立即更换。

2.为了避免术后因勃起而导致血肿形成或手术创裂开,可在手术当天或术前1~2天开始给予镇静药物或己烯雌酚(成人每天5 mg),术后连用3~5天。

3.术后早期局部发生水肿为淋巴回流障碍所致,多能自行消退。如果严重,可用注射针头向已消毒过的水肿处进行穿刺,刺成多数的针孔,然后用无菌干纱布包绕,用手握住稍加压力挤出淋巴液,可使水肿立即减退。

4.如果术后经过顺利,2~3天后可去掉敷料,4~5天后可拆线。

5.一旦发生创口血肿或感染,应及早部分拆线,使创口开放以利引流消炎,并给予抗感染药物。如果因为皮下线结、血肿、感染或水肿持续时间较长,虽然经过一段治疗,但手术局部仍有组织肥厚或遗留较大的硬结,并影响勃起时,应再次做局部切除。再次手术更应严密止血。如果局部缺损较大,创线缝合困难,可以植皮。

三、睾丸切除术

【适应证】

1. 睾丸恶性肿瘤。

2. 附睾结核病变波及到睾丸者。

3. 睾丸外伤或扭转引起坏死者。

4. 精索肿瘤与精索内动脉粘连无法分离者。

5. 为减少前列腺癌患者男性激素的产生,可做两侧睾丸切除。

【术前准备】

一般不需要特殊准备。如为睾丸、附睾结核,可在术前2周开始给予抗结核药物。适于应用放射疗法的睾丸恶性肿瘤,宜于满疗程后争取及早手术。

【麻醉、体位】

局部麻醉或硬膜外麻醉。取仰卧位,两腿稍分开。

【手术步骤】

1. 切口:在患侧腹股沟韧带上2 cm处,与之平行地做一斜行切口。上端起自腹股沟管内环高度,下端至耻骨嵴上缘(图9-3-13)。切开皮肤、浅筋膜及腹外斜肌腱膜,显露精索。

2. 切断精索:钝性分离精索并将其提起,沿精索向上分离至腹股沟管内环。然后把精索分为2~3束,行双重结扎(图9-3-14)或贯穿缝合结扎后切断。从中找出较为硬韧的输精管予以个别结扎、切断,断端涂碘酒、酒精。提起精索的远侧断端向下做钝性分离,直到把睾丸从阴囊内提出。做分离、提出时不应挤压睾丸。

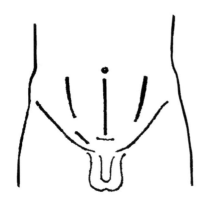

图9-3-13 睾丸切除术切口

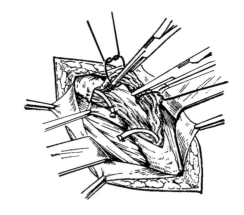

图9-3-14 将精索分束结扎、切断

3. 切除睾丸:将睾丸下极的导带结扎、切断(图9-3-15),除去病变睾丸。如果包块较大,不能从阴囊颈部开口提出时,可在阴囊另做一切口取出。

4. 缝合切口及放置引流:按层缝合切口。在阴囊的最底部切一小口,插入胶皮膜引流。

【术中注意事项】

1. 对睾丸、附睾结核病变与阴囊皮肤粘连,甚至形成瘘孔者,为了避免切口受到污染,先通过腹股沟切口处理精索,然后将切口缝合。再于阴囊上做围绕瘘孔或粘连处皮肤的梭形切口,以切除睾丸。

2. 进行睾丸、附睾结核或肿瘤之外的睾丸切除,如前列腺癌行去势术时,也可经阴囊前外侧切口,先将精索于腹股沟管外环下方分束处理,然后连同睾丸一并切除。

【术后处理】

1. 用丁字带兜起阴囊。

2. 胶皮膜引流于 1～2 天后拔除。

3. 对睾丸结核患者继续给予抗结核药物。睾丸肿瘤患者拆线后,按具体情况予以综合疗法(如放射治疗或化学疗法)。

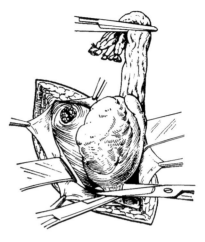

图 9-3-15 切断睾丸导带

四、附睾切除术

【适应证】

附睾结核,附睾良性肿瘤,症状显著、久治不愈的慢性附睾炎。

【术前准备】

1. 为防治感染给予抗生素。

2. 如为附睾结核,至少在术前 2 周开始给予抗结核药物。

【麻醉、体位】

局部麻醉或硬膜外麻醉。取仰卧位。

【手术步骤】

1. 切口及显露附睾:用手把持并绷紧阴囊,在患侧阴囊前外方做纵切口,切开皮肤、肉膜、精索外筋膜和睾丸鞘膜,显露睾丸与附睾,以行探查(图9-3-16)。如果附睾病变已累及睾丸,则应连同睾丸一起切除。

2. 剥离并切除附睾:用刀尖或剪刀贴近附睾头,在其与睾丸上极之间做锐性分离(图9-3-17),然后分离附睾体、尾部。分离时要注意勿伤及周围血管。如病变为结核,切勿剥破,以防脓汁污染。剥离后把睾丸白膜上的创面用 4 号丝线做结节缝合(图9-3-18)。提起附睾的头、体、尾部向上做钝性分离,从精索的筋膜中分离输精管,在切口可及范围内尽量于高位做结扎、切断。断端涂碘酒、酒精。遂将附睾连同一段输精管切除。

3. 缝合切口:彻底止血后,进行睾丸鞘膜及精索外筋膜的连续缝合。将精索、睾丸送回阴囊内。缝合肉膜并结节缝合阴囊切口。如有渗血,可放置胶皮膜引流,从阴囊底部引出。

【术后处理】

同睾丸切除术。

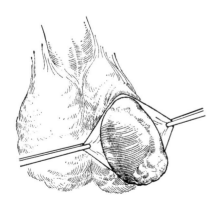

图 9-3-16 显露睾丸、附睾

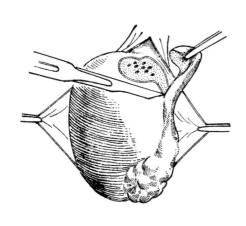

图 9-3-17　锐性剥离附睾头部

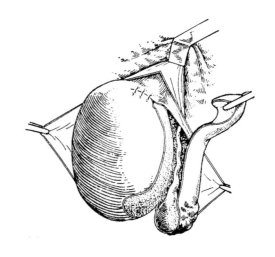

图 9-3-18　结节缝合睾丸白膜上的创面

五、睾丸固定术

【适应证】

1. 6 岁以后隐睾仍不下降至阴囊者,需早期手术。

2. 两侧隐睾经内分泌疗法无效时,可先做一侧,或两侧同时手术。

【术前准备】

一般不需要特殊准备。

【麻醉、体位】

全身麻醉或硬膜外麻醉。取仰卧位,两腿分开。

【手术步骤】

1. 切口及显露精索、睾丸:从脐和髂前上棘联线的外 1/3 等分点上,斜向隐睾起始部做皮肤切口。切开皮肤、浅筋膜及腹外斜肌腱膜,以显露精索。沿着精索找到睾丸。此时睾丸多被包裹在结缔组织之中,需从周围加以钝性分离(图 9-3-19),则可见睾丸上连精索,下连睾丸导带。此导带呈条状,常附着在阴囊底部以外的异常位置上(如附在阴囊的较高处,或在耻骨上缘等),将其剪断(图 9-3-20)。

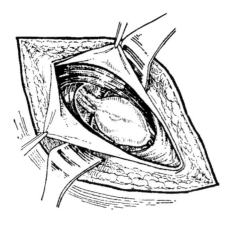

图 9-3-19　显露精索及睾丸

2. 处理鞘突:多数隐睾患者都伴有鞘突未闭,有较细的内腔和腹膜腔相交通,有的腔道较大,形成疝。要先找到鞘突起始部(疝囊颈),将其从精索上分离,于高位横行切断(图 9-3-21)。用 4 号丝线贯穿缝合或行内荷包缝合。结扎线可暂不剪断。

3. 分离精索血管:提起结扎线,在腹膜后沿精索血管走行向上(肾下极方向),在直视下做钝性分离。

此时要注意不要剥破腹膜。随着与腹膜分离,精索血管便由最初的迂曲状逐渐变直而伸长。需剥离至足以使睾丸下降到阴囊底的长度,但绝对不要剥破或剥断,以免造成睾丸萎缩。

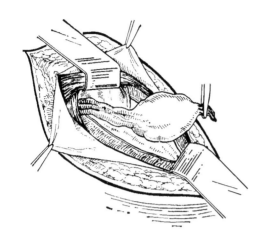

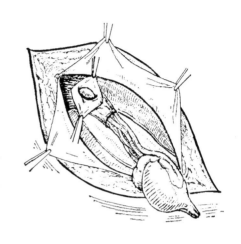

图 9-3-20　切断睾丸导带　　　　　　　　　　图 9-3-21　处理鞘突

经过如上分离,精索血管长度仍不足时,把构成腹股沟管下部的腹横筋膜从腹股沟管内环到耻骨切开,把在此筋膜上经过的腹壁下动、静脉做双重结扎、切断。将精索拉直后,直接经过腹股沟管外环进入阴囊底,便可延长精索。

4. 剥离输精管:切开精索被膜即可找到较为硬韧、发白的输精管。将其从精索上进行分离,直至足够的长度。输精管在腹壁下动脉的外上方离开精索,走向骨盆内膀胱后精囊的方向(图 9-3-22)。循此走行做钝性分离,只要不剥破腹膜,分离是容易的。但小儿输精管非常细小,不应用力牵拉,以防扯断。除非隐睾位置特别高,一般都不会因为输精管的长度而影响将睾丸拉入阴囊底。

5. 分离阴囊、牵引睾丸:用中指或食指从切口下角处腹壁深筋膜的深面向发育不全的阴囊内做钝性分离(图 9-3-23),做成空隙,直达阴囊底,以容纳睾丸。用长约 20 cm 的 7 号丝线贯

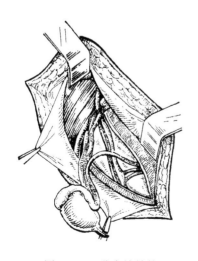

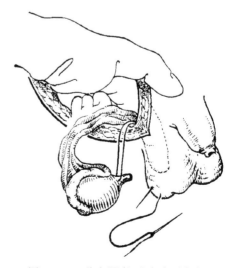

图 9-3-22　分离输精管　　　　　　　　　　图 9-3-23　分离阴囊,准备牵引睾丸

穿睾丸的下极或导带,把缝线两端分别用直针经阴囊内穿出阴囊底(图9-3-24)。余下的线尾不要剪去,而在其末端打结,使成一线环用作牵引。

6. 缝合切口、固定睾丸:将切开的腹横筋膜、腹外斜肌腱膜缝合,最后逐层缝合腹壁切口。把线环用橡皮膏牵引固定在同侧(或对侧)的大腿内面(图9-3-25)。但牵引不能过于紧张。

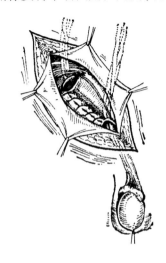

图9-3-24 显露精索及睾丸

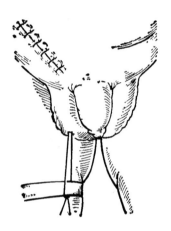

图9-3-25 将牵引线固定在
大腿内面

【术中注意事项及异常情况的处理】
1. 手术的关键是,在切断鞘突后,在直视下将精索血管从后腹膜上细心、轻巧地向上方进行剥离,剥出足够的长度,以行牵引固定。但精索血管并不都能延长,有时把睾丸牵引至腹股沟管外环或阴囊的较高位置上即再不下降,此时不应勉强,宜就地固定。如为小儿,则随其发育,待1年后再行固定手术。如为年长儿或成年人,此种位置总比停留于腹内好,既可维护睾丸的机能,又便于观察日后有无恶变。如果成年人精索过短,而睾丸呈现萎缩,或有可疑的病变时,应放弃固定而行睾丸切除术。

2. 如果精索过短,在腹股沟管找不到睾丸时,需向上扩大切口,在腹膜后间隙内寻找,甚至可达肾下极。如能找到,可试行牵引。如果找到的睾丸已经萎缩,则应予切除。

3. 将睾丸及精索血管向下推送时,也可以不结扎、切断腹壁下动、静脉,而在其后面做分离,然后将睾丸连同精索从腹壁下动、静脉的前面绕至后方,送到阴囊内以行固定。

【术后处理】
1. 嘱患者在术后3~5天内不要因牵引不适而屈腿,以防睾丸回缩。以后鼓励患者下地活动。
2. 术后7~8天拆除皮肤缝线及牵引线。

六、睾丸鞘膜积液根治术

【适应证】
成人的睾丸鞘膜积液适于手术。对婴幼儿,可暂观察,如有增大时可穿刺排液。继发于睾丸、附睾病变(如结核、肿瘤等)的症状性积液不适于此种手术。

【术前准备】

一般不需要特殊准备。

【麻醉、体位】

局部麻醉。取仰卧位。

【手术步骤】

1.切口:把阴囊握紧固定,在患侧阴囊的前外方做纵行切口到阴囊底部(图9-3-26)。切开皮肤、肉膜,以显露积液的鞘膜囊及部分精索。将其从周围结缔组织中钝性剥离。

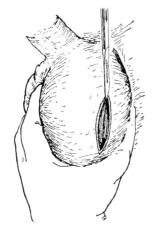

图 9-3-26　把紧阴囊做皮肤切口

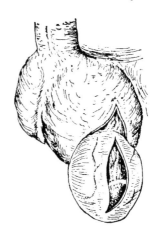

图 9-3-27　切开鞘膜囊

2. 剖开囊壁:把鞘膜囊提出切口外。如因积液过多难以提出时,可先穿刺、吸引,减张后囊即缩小(一般积液为草黄色透明的液体,如穿刺液混浊或带血性,应考虑有其他病变)。在鞘膜囊上纵行切开鞘膜壁层(图9-3-27),用4把止血钳钳住被剖开的鞘膜的四角,并向外方牵引,使鞘膜摊开展平,以检查睾丸、附睾有无病变。如有病变,宜酌情做附睾切除术。

3. 处理鞘膜:除贴近精索、睾丸、附睾的鞘膜需要予以保留外,其余部分尽量剪除(图9-3-28)。在切除后的囊壁上会有较多的毛细血管渗血,用1号丝线做连续锁边缝合以行止血(图9-3-29)。

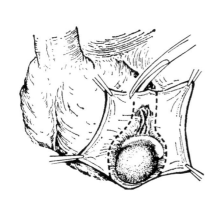

图 9-3-28　剪除部分鞘膜

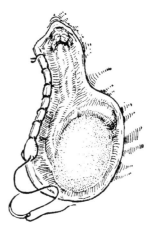

图 9-3-29　囊壁边缘行锁边缝合

4. 缝合切口:确实止血后,将睾丸、精索还纳于阴囊内。然后,放置胶皮膜引流,从阴囊最底部引出。最后,逐层缝合切口(图9-3-30)。

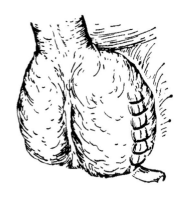

图9-3-30 缝合切口

【术中注意事项及异常情况的处理】

1. 阴囊组织疏松,血管丰富,术中如不严密止血,术后极易形成血肿,进而导致感染。所以,手术成功的关键在于止血。对切除后的鞘膜创缘做好连续锁边缝合止血极为重要,务必做到缝合要致密、针距要均匀、线结要拉紧。

2. 在残留的囊壁上可涂以碘酒、酒精,用以破坏浆膜阻碍其分泌,促进其与周围的粘连。

3. 向阴囊内放置引流时,胶皮膜不要放在切口的高位,因为这样可使阴囊底形成一个兜囊,妨碍引流。所以,一定要将胶皮膜放置在收缩后的阴囊最低处。

4. 如积液处理后,阴囊还巨大而松弛,可切除其多余的皮肤。

【术后处理】

1. 术后将阴囊加压包扎,用提睾带兜起,以防形成血肿。

2. 胶皮膜引流可在次日拔除。

3. 如经过顺利,在术后5~6天拆线。

七、精索鞘膜积液根治术

【适应证】

本手术适于精索鞘膜积液经非手术疗法治疗无效者;症状显著而影响日常活动者。

【术前准备、麻醉、体位】

同睾丸鞘膜积液根治术。

【手术步骤】

1. 切口:根据鞘膜的大小,可适当做腹股沟部或阴囊部切口。然后显露精索。

2. 处理鞘膜:在剥离出精索后,多可见精索被膜已被积液的鞘膜压迫变薄,故两者不必分离,只做一层处理即可。在其前外侧做切开,放出积液后,如果积液的鞘膜囊较小而无粘连,可用小纱布团紧贴鞘膜进行分离,之后切除。如果囊大而有粘连,则不宜全部剥离切除。应将紧贴精索血管的部分予以保留,而将其余的鞘膜剪除。在保留下来的鞘膜边缘上,用1号丝线做连续锁边缝合以行止血。

3. 缝合切口:将睾丸、精索还纳阴囊内。在阴囊底另做一小切口引出胶皮膜引流。然后逐层缝合皮肤。

【术后处理】

同睾丸鞘膜积液根治术。

八、交通性睾丸鞘膜积液根治术

交通性睾丸鞘膜积液的手术方法近似疝手术。处理鞘膜同处理疝囊一样,需高位结扎疝囊颈,然后将囊壁开放。可参见腹股沟斜疝的手术。

九、精索内静脉高位结扎术

【适应证】

1. 精索静脉曲张及其伴随症状显著,经非手术疗法治疗无效,影响日常工作者。

2. 与腹股沟疝或鞘膜积液等同时存在者,需要一并手术。

【术前准备】

不需要特殊准备。

【麻醉、体位】

局部麻醉或硬膜外麻醉。取仰卧位。

【手术步骤】

1. 切口及显露精索:按患侧腹股沟管走行做皮肤斜行切口,长5~6 cm(图9-3-31)。分开皮下脂肪,沿腱纤维走行将腹外斜肌腱膜切开(图9-3-32),以显露精索(图9-3-33)。

2. 分离、结扎精索内静脉:将整个精索与周围组织行钝性分离至腹股沟管内环。在内环附近切开精索筋膜后(图9-3-34),常可找到汇集成一粗支或分为两支的精索内静脉。该静脉管壁菲薄,剥离时要注意避免剥破出血。剥出后行双重结扎(图9-3-35),在两结扎线间将其切断。此时,其近端多自行向腹膜后退缩;其远端有时立即出现曲张静脉明显减退或消失。上述步骤完成后,如有疝需予同时修补。

3. 缝合切口:按层缝合腹壁切口。不放置引流。

【术后处理】

用丁字带兜起阴囊。用砂袋压迫腹股沟手术区,24小时后移去。

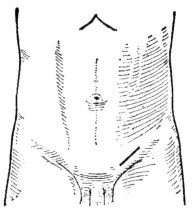

图9-3-31　精索内静脉高位
结扎术切口

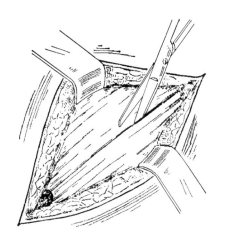

图9-3-32　剪开腹外斜肌腱膜

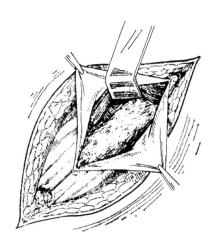

图9-3-33　显露精索

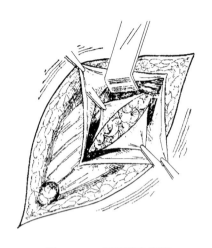

图 9-3-34　剪开精索筋膜

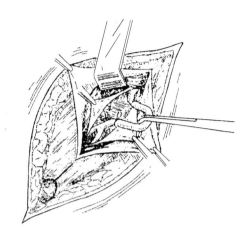

图 9-3-35　结扎精索内静脉

十、阴茎部分切除术

【适应证】

阴茎癌早期应以手术治疗为主。对于肿瘤较为局限、浸润不深者,如能在距肿瘤 2～3 cm 处做部分切除,有较好的疗效。

【术前准备】

1. 患部每天用 0.02% 高锰酸钾溶液洗涤 2～3 次,连续 3～5 天。

2. 使用抗生素控制感染。

【麻醉、体位】

硬膜外麻醉。取仰卧位。

【手术步骤】

1. 术野消毒:先将外阴部用 0.02% 高锰酸钾溶液冲洗,然后用无菌纱布把患部包扎。提起阴茎进行皮肤消毒。为防止污染手术野,也可以在纱布外面套上消毒过的手套,并把手套口扎紧。为控制出血,在阴茎根部扎止血带。

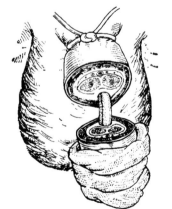

图 9-3-36　横断阴茎海绵体,
剥出一段尿道

2. 切口及阴茎部分切除:在距病变 2～3 cm 处呈环状切开皮肤,并横断阴茎海绵体。沿此断面向远侧分离尿道海绵体,使其长于阴茎海绵体 1 cm(图 9-3-36),然后横断尿道,完成部分切除。

3. 止血:将阴茎背侧动、静脉分别结扎。将位于阴茎海绵体中的深动脉也分别结扎。然后,把止血带略放松一下,如有较大的出血点,还应个别结扎。用 4 号丝线在阴茎海绵体断面上做横贯两侧海绵体白膜并穿过其中间纵隔的缝合(图 9-3-37、38),以行结扎止血。另有如图9-3-39所示,在距横断边缘2~3mm处,使用角针丝线绕过阴茎海绵体周围做荷包缝合以行结扎止血的方法。

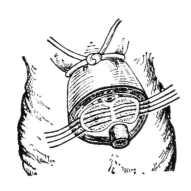

图9-3-37　做横贯阴茎海绵体
断端的缝合

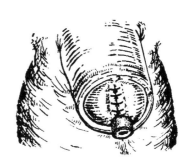

图9-3-38　阴茎海绵体断端缝合结扎

4. 缝合切口:去掉止血带,检查确无出血时方可缝合皮肤。将皮肤从左右对合在正中,结节缝合。把尿道断端黏膜外翻,缝合于切口的皮缘上(图9-3-40)。也可把尿道末端切开,将其分为上、下或左、右的两瓣,以与皮线缝合。一般不需留置导尿管。

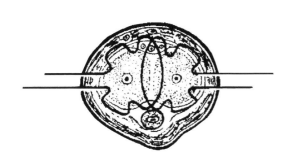

图9-3-39　荷包缝合止血

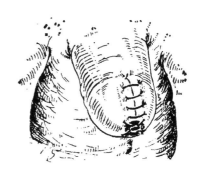

图9-3-40　缝合阴茎皮肤切口
及尿道断端

【术后处理】

1. 每次排尿后,用干棉球清拭尿道外口。

2. 术后消炎治疗4~6周。如果腹股沟部肿大的淋巴结不消退,或经病理检查证实其有转移时,需做淋巴结清除术,即切除两侧腹股沟的包括淋巴结在内的纤维及脂肪等大块组织。

3. 进行阴茎癌的综合治疗。

十一、阴茎全切除术

【适应证】

阴茎由于癌瘤浸润、破坏,其根部的正常组织不满3 cm者,宜行阴茎全切除术。已有远隔转移,或因髂腹股沟转移淋巴结的压迫形成下肢循环障碍者,不适于手术治疗。

【术前准备】

同阴茎部分切除术。

【麻醉、体位】

硬膜外麻醉。取仰卧位,两腿分开、吊起。

【手术步骤】

1. 术野消毒:同阴茎部分切除术。

2. 切口:围绕阴茎根部做梭形切口(图9-3-41),切开皮肤、浅筋膜,在其背侧正中切断阴茎悬韧带。然后,切开阴茎筋膜,在其背侧分离阴茎背深静脉、阴茎背动脉,分别将其结扎、切断。

3. 切断尿道:在距离肿瘤3 cm处把尿道横断,然后将其从白膜上尽量游离出来(图9-3-42),保留足够的长度,切开,将残端移植于会阴皮肤。

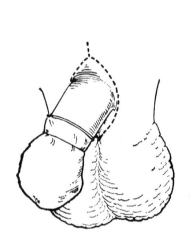

图9-3-41 阴茎根部梭形切口

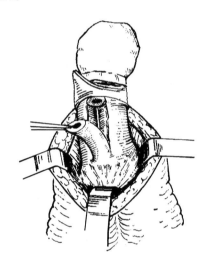

图9-3-42 横断、游离尿道

4. 切断海绵体:沿白膜做分离,达耻骨支处。随后在耻骨联合处切断阴茎根部。将左、右阴茎海绵体脚(阴茎深动脉走行于其中)在贴近耻骨处做钝性分离,分别将其钳夹(图9-3-43),然后切断,残端做贯穿缝合结扎(图9-3-44)。

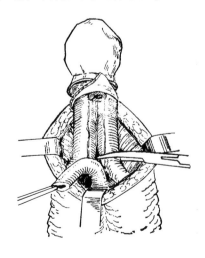

图9-3-43 钳夹阴茎脚

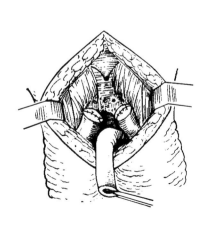

图9-3-44 缝合结扎阴茎脚

5. 处理尿道:在会阴缝上做一皮肤切口,用长柄钳牵出尿道残端,以便将其移植在此切口处(图9-3-45),形成新的尿道开口。尿道残端的处理同阴茎部分切除术。需把尿道残端的黏膜外翻或剪成两瓣,使其突向皮肤外面,然后将其缝合、固定于切口皮肤上。

6. 缝合切口:向创面周围注射青、链霉素溶液,并于阴囊皮下放置胶皮膜引流,之后横行缝合阴囊切口(图9-3-46)。

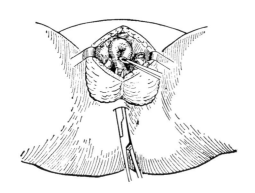 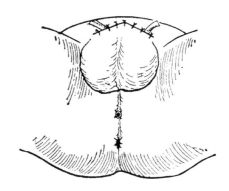

图 9-3-45　自会阴皮肤切口牵出尿道残端　　　　图 9-3-46　横行缝合阴囊皮肤

【 术中注意事项 】

新的会阴皮肤上的尿道外口,最好在正中缝的适中位置,不要靠近阴囊或肛门。应使尿道接近于正常走行而穿出会阴,不得使其屈曲或扭转,以免影响排尿。

【 术后处理 】

同阴茎部分切除术。

第十章

上肢的局部解剖与手术

第一节　四肢大动脉结扎的一般原则

（一）严格掌握手术适应证

结扎四肢大动脉的主要适应证有：①肢体组织损伤广泛而严重，不能修复血管或修复后也不能保存肢体时，应结扎血管。②患者病情危重，有多处重要脏器伤，不能耐受血管修复手术。③缺乏必要的修复血管技术或血管来源，应先做好清创、结扎动脉断端，再迅速转送到有条件的医院，争取修复血管。④次要动脉伤，如尺、桡动脉之一或胫前、胫后动脉之一断裂，而另一血管完好，可试行结扎损伤血管。如结扎后肢体循环受影响，则仍应修复血管。⑤为预防某些手术中的广泛出血，如切除巨大的血管瘤等。

（二）结扎部位的选择

这对结扎大动脉的后果很重要，应注意以下两点：①当不能用其他方法控制大出血时，不论血管有多大，要靠近血管损伤的部位进行结扎，即使知道其侧支循环不足也要这样结扎；②如果允许选择，应当在动脉主干的一个较大分支的远侧进行结扎，这样常可有足够的侧支循环，但也有例外。

（三）结扎线的选择

结扎大动脉应当用编织的丝线或其他不吸收的结扎线。线的粗细要适当，若线太粗，则结扎不够紧，特别是第一个单结如结扎不紧，血管内膜就不能紧密对合，即达不到结扎的目的；若线太细，则容易割破血管壁。

（四）结扎方法

要切除动脉受损伤或有病变的部分，以避免或减少血栓形成、继发性出血或动脉痉挛。结扎已经断裂的动脉以前，必须肯定血管腔内，特别是其远侧端无血凝块。如果有血凝块在管腔内，可用冲洗法或用手挤法清除之，因血凝块在管腔里有碍侧支循环建立。动脉的近侧端要结扎两道，其中远侧的一道最好用贯穿结扎比较安全。血管的远侧端可以只结扎一道。结扎的残端要留有足够的长度，以免结扎线滑脱。残端的长度以约等于结扎血管的直径为好。

为永久阻断通流而结扎未受损伤的大动脉时，还应当在三道结扎线的远侧两道之间切断动脉。这样,动脉的断端能回缩,有一定的活动度,则血流冲击的力量即有相当一部分用于扩展和伸长断端,从而减少了结扎线处所承受的冲击。不然,由于结扎线会使管壁产生压迫性坏死,且经常受血流较大的冲击,因而容易引起继发性出血。

(五) 伴行静脉的处理

对完好的伴行静脉不应结扎,损伤的大静脉应争取修复。

第二节　腋动脉的局部解剖与显露

一、腋动脉的局部解剖

腋动脉(axillary artery)从第1肋外缘到大圆肌下缘,被横跨的胸小肌腱分为3段。腋动脉第1、2段位置较深,不易显露。第3段位置较浅,上半部被皮肤、浅筋膜、深筋膜和胸大肌覆盖,而下半部只位于皮肤和浅、深筋膜的深面,容易显露。

腋动脉第3段前面有正中神经由内侧斜过至动脉的外侧,后面有腋神经和桡神经,外侧有正中神经和肌皮神经,内侧有腋静脉。腋动、静脉之间,由前而后,分别为前臂内侧皮神经和尺神经。腋静脉的内侧有臂内侧皮神经(图10-2-1)。

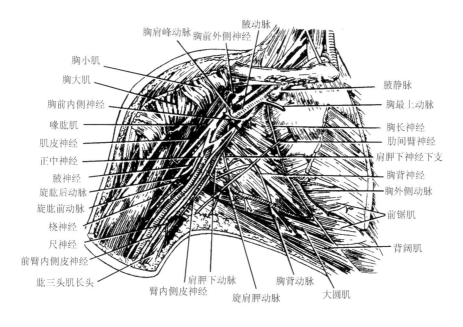

图 10-2-1　腋窝内容

当上肢外展90°并稍外旋时,由锁骨中点到肘窝中点(肱骨内、外上髁连线的中点)之间的连线即为腋动脉和肱动脉的体表投影。两者以腋后皱襞为界。

腋动脉第1段只分出一个较小的胸最上动脉,分布到胸侧壁的上部。腋动脉第2段分出胸肩峰动脉和胸外侧动脉。前者分布到肩峰、胸肌和锁骨附近诸结构,后者沿胸小肌下缘走行于胸壁的外侧。腋动脉第3段发出肩胛下动脉、旋肱前动脉和旋肱后动脉。肩胛下动脉比较粗大,沿肩胛骨外侧缘走行,途中分出旋肩胛动脉后,改名为外侧动脉。旋肱前、后动脉分别经肱骨颈前面和后面到肱骨上部的后方。

结扎腋动脉第3段常在肩胛下动脉以上进行,因可有足够的侧支循环。其主要的侧支循环是由结扎以上的肩胛上动脉和颈横动脉(均为锁骨下动脉的甲状颈干的分支)与结扎以下的肩胛下动脉各分支在肩胛部相互吻合形成。

在肩胛下动脉以下结扎腋动脉需在旋肱前、后动脉以下结扎,因肩胛下动脉与旋肱前、后动脉之间的距离很短,其侧支循环较差,因为这个侧支循环是由结扎以上的肩胛下动脉和两个旋肱动脉与结扎以下的较小的肱深动脉的升支相互吻合而建立(图10-2-2)。

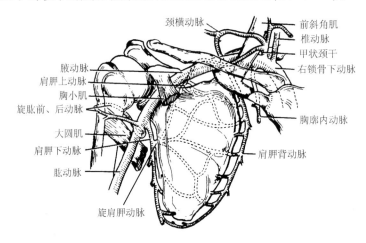

图 10-2-2　肩胛部动脉吻合网

二、腋动脉的显露

【手术步骤与方法】

患者仰卧,头转向对侧,上肢外展90°并稍向外旋,前臂放在手术台旁小桌上,上臂不用任何支持物,以免肌肉移位,增加手术的困难。沿动脉的表面投影或动脉的搏动,以腋前皱襞为中心,做一长6~8cm的皮肤切口(图10-2-3),切开皮肤和皮下组织,沿喙肱肌和肱二头肌内侧缘

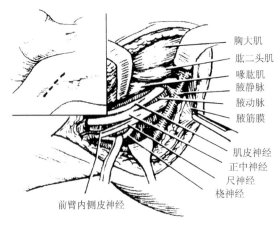

图 10-2-3　腋动脉的显露

切开深筋膜,向该二肌深面进行钝性分离并拉向外侧,可见腋血管神经束。用尖镊将束膜提起与血管分离开,并切一小口,再向远侧和近侧扩大。

应先将静脉与动脉分离开,因静脉壁薄,容易损伤。然后分离紧邻动脉周围的神经。

将尺神经、前臂内侧皮神经和伴行静脉拉向内侧,将正中神经和肌皮神经拉向外侧。注意动脉后方的腋神经和桡神经,不可损伤。

血管手术完成后,检查有无出血,将各结构恢复原位,依次缝合深筋膜、皮下组织和皮肤。

第三节　肱动脉的局部解剖与显露

一、肱动脉的局部解剖

肱动脉(brachial artery)为腋动脉的延续,从大圆肌下缘(腋后皱襞)到肘窝,平桡骨颈分为桡、尺动脉。

肱动脉由上而下依次位于肱三头肌长头、内侧头及喙肱肌止点和肱肌前面。肱二头肌掩盖在肱动脉的外侧(图10-3-1)。

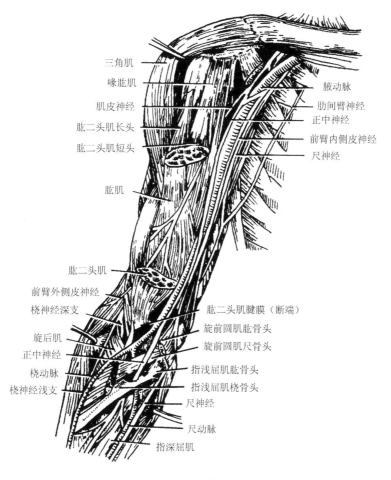

图 10-3-1　肱动脉的毗邻

正中神经(median nerve)的上份位于肱动脉的外侧;中1/3越过肱动脉的前面;下份沿动脉的内侧下行。尺神经在上臂的上半位于肱动脉的内侧,但在下半乃离开动脉向后。前臂内侧皮神经在上臂上半也位于肱动脉的内侧(图10-3-1)。

肱动脉的主要分支有:肱深动脉发自肱动脉起点稍下方,伴随桡神经(radial nerve)沿肱骨桡神经沟内下降。肱动脉在上臂中部发出尺侧上副动脉,伴随尺神经(ulnar nerve)到肱骨内上髁后方。肱动脉在肘上部发出尺侧下副动脉,向下走行到内上髁前方(图10-3-2)。

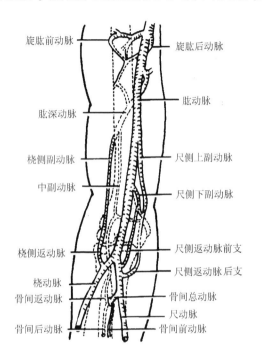

图 10-3-2　肘关节周围动脉网

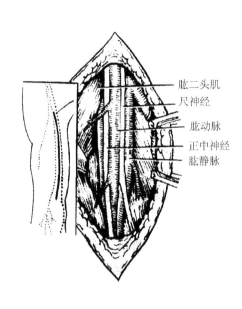

图 10-3-3　肱动脉的显露(右上臂)

在肱动脉中部结扎,其侧支循环比较丰富,特别是在尺侧上副动脉以下结扎,其侧支循环主要由结扎以上的肱深动脉和尺侧上副动脉结扎以下的桡尺返动脉、骨间返动脉在肘部相吻合而建立。尺侧下副动脉在一定程度上也参与了侧支循环。

二、肱动脉的显露

【手术步骤与方法】

患者体位与显露腋动脉者相同。沿动脉表面投影或肱二头肌内侧沟,以上臂中点为中心,做一长6~8cm的皮肤切口(图10-3-3),在皮肤切口线上切开深筋膜,注意勿伤及头静脉。分离肱二头肌并将其拉向外侧,显露出血管神经束,小心地切开束膜,将静脉和正中神经与动脉分离。前臂内侧皮神经和尺侧上副动脉在肱动脉的内侧,不可损伤。手术完毕,检查有无出血,依次缝合深筋膜、皮下组织和皮肤。

第四节　上肢骨、大关节的局部解剖与手术入路

一、肩关节的局部解剖与前侧手术入路

（一）肩关节的局部解剖

肩关节盂甚浅,其周缘虽有纤维软骨环使之加深,但肱骨头的关节面却比关节盂面大得多。肩关节囊很松弛,附着于关节盂缘和肱骨解剖颈。这些都适应于范围较大的肩关节运动,但另一方面却是肩关节容易脱位的因素。肩关节周围的韧带和肌肉等结构对维持肩关节的稳定性起着重要作用(图10-4-1)。

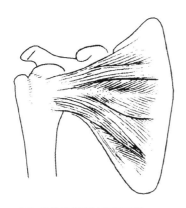

（1）肩关节前面的肩胛下肌

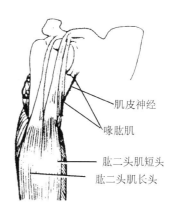

肌皮神经

喙肱肌

肱二头肌短头

肱二头肌长头

（2）肩关节前面的肌肉

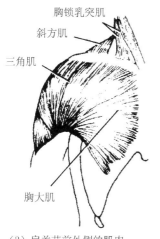

胸锁乳突肌

斜方肌

三角肌

胸大肌

（3）肩关节前外侧的肌肉

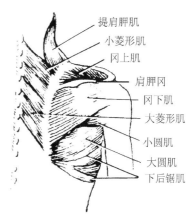

提肩胛肌

小菱形肌

冈上肌

肩胛冈

冈下肌

大菱形肌

小圆肌

大圆肌

下后锯肌

（4）肩关节后方的肌肉

图 10-4-1　肩关节周围的肌肉

在肩关节的上方有啄突、肩峰、喙肩韧带共同构成喙肩弓,可防止肱骨向上移位;其前方有肩胛下肌、肱二头肌短头、喙肱肌和其浅面的胸大、小肌;其上外方有三角肌;上后方有冈上肌、

冈下肌、小圆肌;肩关节的下部则无肌肉和韧带,较为薄弱,所以肩关节脱位常发生于这个部位。

(二) 肩关节前侧手术入路

【 手术步骤与方法 】

肩关节的入路很多,常用的是前侧入路,其对组织损伤较少,显露范围可大可小,适用于范围较大的肩关节手术,如肩关节脱位切开复位和肱骨上端骨肿瘤切除等;也适用于较小的肩关

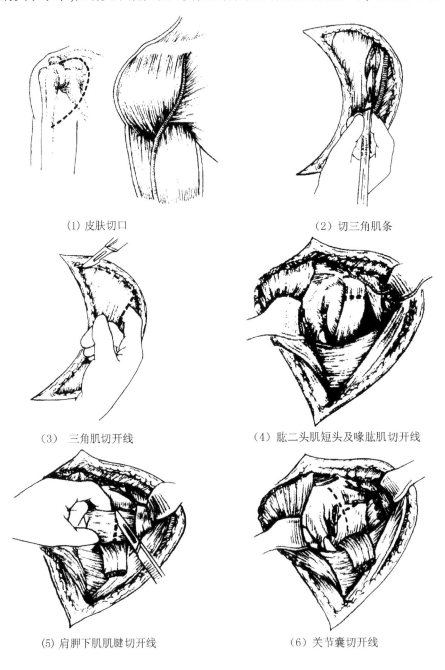

(1) 皮肤切口　　　　　　　　　　（2）切三角肌条

（3）三角肌切开线　　　　　（4）肱二头肌短头及喙肱肌切开线

(5)肩胛下肌肌腱切开线　　　　　（6）关节囊切开线

图 10-4-2　肩关节前侧入路

节手术,如切开引流和取活体组织等。

患者仰卧,术侧肩部稍垫高。用"7"形切口,起自肩峰尖(尖峰外侧缘最突出点)向内横行至锁骨外1/3处,绕过喙突,折向下外方,再沿三角肌前缘向外下方延伸,至肱骨中1/3处(图10-4-2)。切开皮肤和皮下组织,在三角肌和胸大肌的间沟中认清头静脉,在其外侧切开深筋膜。在距头静脉外侧约0.5~1cm处,顺肌纤维方向切开三角肌,利用其内侧肌条保护头静脉。三角肌的肌条不可过宽,以免损伤腋神经分支。

用手指钝性分离三角肌深面,在距锁骨下约1cm处切断该肌的前部,翻向下外方,将胸大肌、三角肌条和头静脉一并向内拉,即可露出喙突和关节囊的前、外侧部。

如果仅做关节切开引流或采取活体组织等小型手术,可将肱二头肌短头和喙肱肌向内拉,即可切开关节囊。其切口要从上部开始,向下沿肱二头肌长头肌腱的稍内侧切开,以免损伤该肌的滑膜鞘和肌腱。

如果术前已经确定没有必要显露肩关节的内侧份,则皮肤切口可以从喙突尖开始,向下沿三角肌前缘做长约12cm的切口,不需在肩部做横切口。

如果需要显露关节的内侧份,则将肱二头肌短头和喙肱肌在距喙突约0.5cm处切断,翻向下方。继而将肩胛下肌肌腱在距肱骨小结节约1~2cm处切断,翻向内下,即可露出关节囊的内侧和下部。沿肱骨头做弧形或"十"字形切口,切开关节囊。关节内手术完毕后,依次缝合关节囊、肩胛下肌、肱二头肌短头、喙肱肌、三角肌、深筋膜、皮下组织和皮肤。

二、肘关节的局部解剖与后侧手术入路

(一) 肘关节的局部解剖

肘关节囊的前、后壁薄而松弛,两侧壁厚而紧张,并有韧带加强。在桡侧有桡侧副韧带,由肱骨外上髁向下扩展,附着于桡骨环状韧带;在尺侧有尺侧副韧带,由肱骨内上髁向下扩展,附着于尺骨滑车切迹内侧缘(图10-4-3)。肘关节的前面即肘窝底,肘窝内有较大的血管和神经,它们之间的关系比较复杂,不宜作为手术入路。

肘关节后方在关节线以上大部为肱三头肌肌腱所覆盖。肘后肌主要起于肱骨外上髁,止于

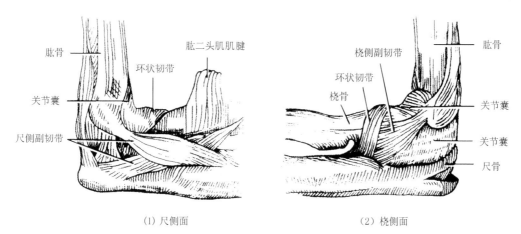

(1) 尺侧面　　　　　　　　　　　(2) 桡侧面

图 10-4-3　肘关节囊及韧带

鹰嘴的外侧面和尺骨的后缘。肱三头肌肌腱全部都在肘关节后面,它的尺侧为尺侧腕屈肌,桡侧为尺侧腕伸肌。尺神经在鹰嘴内侧沟与骨膜相接触,在深筋膜深面。

(二) 肘关节后侧手术入路

【手术步骤与方法】

患者仰卧,手术侧肩部稍垫高,前臂置于胸前;也可取俯卧位,将患肢置于手术台旁小桌上。常用"S"状切口(图 10-4-4),起自尺侧肘上 6~7cm,向下绕过鹰嘴突,经肱骨外缘下行,止于桡

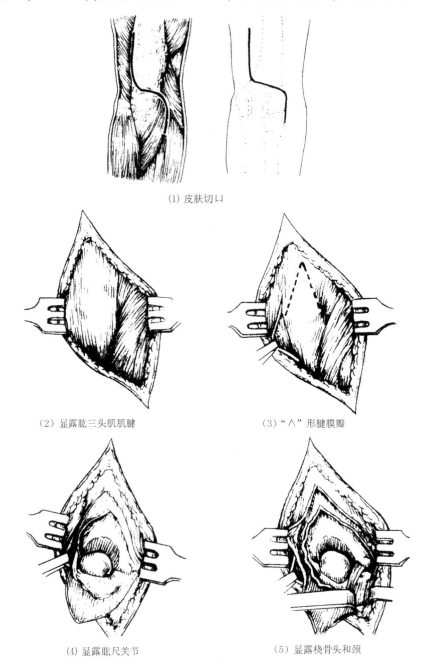

(1) 皮肤切口

(2) 显露肱三头肌肌腱

(3) "∧"形腱膜瓣

(4) 显露肱尺关节

(5) 显露桡骨头和颈

图 10-4-4　肘关节后侧入路

骨小头下方2~3cm。切开皮肤及皮下组织,向两侧分离到内、外上髁。沿肱骨尺神经沟切开深筋膜,分离出尺神经,用橡皮条轻轻拉开,妥为保护。然后,显露肱三头肌肌腱。

将肱三头肌肌腱切成"∧"或"∩"形腱膜瓣,顶朝上,要距尺骨鹰嘴约10cm,基底部分别到内、外上髁,使瓣膜的顶部只有腱膜,中间部含有腱膜和部分肌肉,基底部为肌腱。将腱膜瓣向下翻转,从骨膜下剥离肱三头肌其余部分,显露关节囊及肱骨下端后部。横行切开关节囊,屈曲肘关节,即可见肱骨下端关节面和尺骨半月切迹。如果需要显露桡骨头和颈时,可在肘后肌与尺侧腕伸肌之间做钝性分离,并分别拉向两侧,再将旋后肌上部纤维向下拉或在靠尺骨处切断,切开关节囊,即可见桡骨头和颈。

关节内手术完毕后,缝合关节囊,如有困难,可部分缝合。然后缝合切断的肌腱或肌肉,最后缝合深筋膜、皮下组织和皮肤。

三、桡骨干的局部解剖与手术入路

(一) 桡骨干的局部解剖

尺骨和桡骨的掌侧被前臂屈肌群所覆盖,并有较多神经和血管,不适于作为桡骨手术的入路,尺骨的后缘和桡骨远侧半的外缘都浅居皮下,可以摸到,因而显露较易。桡骨近侧半的背侧位置较深,紧贴于桡骨上部的深层肌肉由上而下依次为旋后肌、拇长展肌和拇短伸肌,浅层肌肉由外而内有桡侧腕长伸肌、桡侧腕短伸肌和指总伸肌。浅、深肌肉之间较大的血管和神经只有桡神经深支和骨间背血管(图10-4-5)。

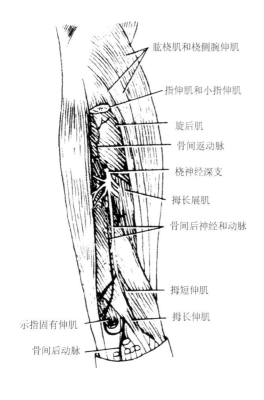
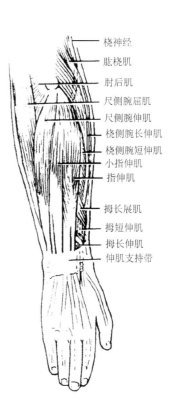

图10-4-5　前臂后区结构

(二) 桡骨干手术入路

【手术步骤与方法】

显露桡骨干(图 10-4-6)时患者的体位与肘关节后侧入路相同。切口起自肱骨外上髁,斜向下经桡骨外缘到桡骨背面为止。切口长度和位置根据手术需要,一般约为 8 ~ 10cm。切开皮肤及皮下组织,在指总伸肌与桡侧腕短伸肌之间切开深筋膜,做钝性分离,将该二肌拉向两侧,露出旋后肌和拇长展肌,注意勿损伤桡神经深支。摸认桡骨,偏向桡侧切断旋后肌和部分拇长展肌。然后切开骨膜,进行骨膜下剥离。将旋后肌和桡神经深支翻向尺侧,即可显露桡骨中上份。

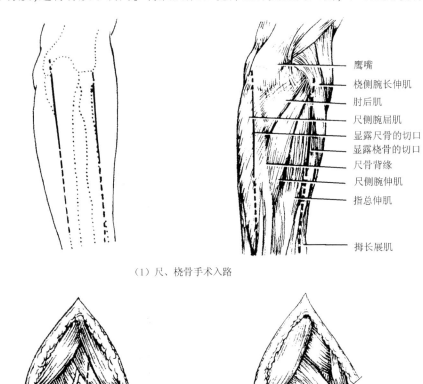

鹰嘴
桡侧腕长伸肌
肘后肌
尺侧腕屈肌
显露尺骨的切口
显露桡骨的切口
尺骨背缘
尺侧腕伸肌
指总伸肌

拇长展肌

(1) 尺、桡骨手术入路

(2) 显露桡骨中上份:旋后肌和
拇长展肌切离线

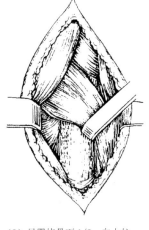

(3) 显露桡骨下 1/3:向上拉
拇长展肌和拇短伸肌

图 10-4-6　桡骨干的显露

如果只显露桡骨下 1/3,可将拇长展肌和拇短伸肌向上移,从其下方切开骨膜。桡骨干手术完毕后,依次缝合切断的肌肉、深筋膜、皮下组织和皮肤。

第五节 上肢主要神经的局部解剖与显露

一、上肢主要神经的局部解剖

(一) 桡神经

桡神经起自臂丛后束所有的神经纤维($C_{5\sim8}$及T_1)。桡神经在上臂位于肱骨的内侧、肱动脉的后方、肱三头肌长头的前方。桡神经和肱深动脉一同通过肱三头肌长头与内侧头之间,在肱三头肌外侧头覆盖下到达肱骨后方的桡神经沟(图10-5-1),并伴随着动脉在桡神经沟内一同向外侧朝下行进,在上臂下1/3,桡神经穿过外侧肌间隔到肱骨外上髁前面。桡神经在肱骨外上髁处位于肱桡肌与肱肌之间的深部,并分为浅、深两支,在肱骨中1/3以上发出肌支支配肱三头肌。

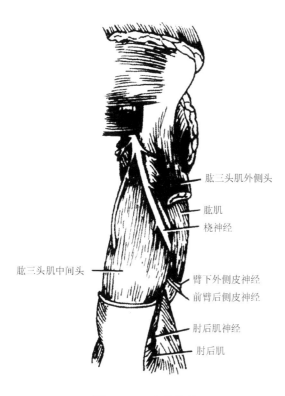

图 10-5-1 上臂桡神经

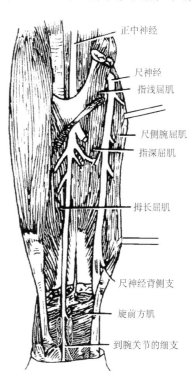

图 10-5-2 前臂正中神经和尺神经

(二) 正中神经

正中神经在肘窝处位于肱二头肌腱膜及肘正中静脉的深面,然后在旋前圆肌两头之间进入前臂,并沿前臂浅、深肌群间向下行,至腕部变浅表,紧贴掌长肌深面、指浅屈肌的浅面,通过腕横韧带深面进入手掌(图10-5-2)。正中神经在手筋膜和掌浅弓的覆盖下发出6个终末支。

（三）尺神经

尺神经在上臂无重要分支,在肘部分出尺侧腕屈肌与指深屈肌尺侧半的运动支,在前臂中部分出掌部皮支,在腕关节上方约5cm处分出背侧皮支。尺神经主干在腕横韧带浅面、豌豆骨外侧与尺动脉相伴进入掌部。

二、上肢主要神经的显露

（一）上臂桡神经的显露

【手术步骤】

患者仰卧,患臂置于胸前,自三角肌后缘起,沿肱三头肌长头与外侧头间沟进行分离。牵开肱三头肌长头与外侧头,分离显露桡神经与伴行的肱深动脉,直至肱三头肌外侧头的深面。牵拉肱三头肌时,注意勿损伤走行在其前内侧的尺神经。使患者上臂稍外旋,在肱桡肌与桡肌起始部之间切开深筋膜,沿肌间隙向深处分离。桡神经在此处位于桡骨前外侧肌间隙的深处。牵开肱桡肌与肱肌,显露桡神经(图 10-5-3)。为便于显露肱三头肌深面的桡神经,可将肱三头肌起始部稍做分离。向后牵开肱三头肌外侧头,显露其深面的桡神经。

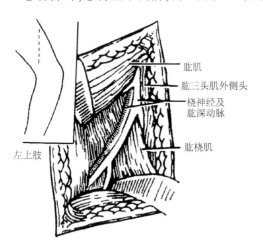

图 10-5-3　上臂桡神经显露法

左上肢

肱肌
肱三头肌外侧头
桡神经及肱深动脉
肱桡肌

（二）前臂正中神经的显露

【手术步骤】

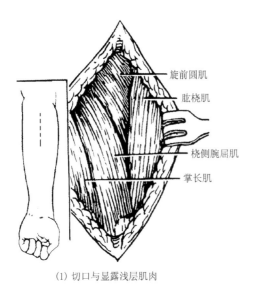

(1) 切口与显露浅层肌肉

旋前圆肌
肱桡肌
桡侧腕屈肌
掌长肌

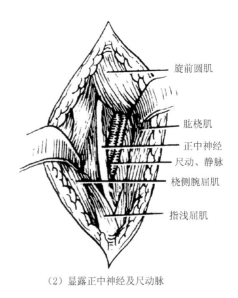

(2) 显露正中神经及尺动脉

旋前圆肌
肱桡肌
正中神经
尺动、静脉
桡侧腕屈肌
指浅屈肌

图 10-5-4　前臂正中神经上部的显露

在前臂上部做显露时,切口起自肘横纹,沿前臂腹侧中线向下延伸,止于前臂中部。切开深筋膜后,钝性分离旋前圆肌与桡侧腕屈肌,向两侧牵开。再将深层的指浅屈肌向尺侧牵开,即可找到正中神经(图 10-5-4)。如需探查正中神经中段,可由此向下追踪,将桡侧腕屈肌和指浅屈肌向两侧牵开,即可找到。

(三) 前臂尺神经的显露

【手术步骤】

切口沿前臂前内侧的尺侧腕屈肌外缘下行,长度视手术需要而定(可直达腕横纹)。切开屈肌筋膜,沿尺侧腕屈肌外缘进行分离,将其牵向尺侧,将指浅屈肌牵向桡侧,即可显露尺神经(图 10-5-5)。

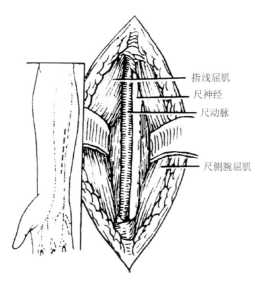

图 10-5-5　前臂中段尺神经的显露

第六节　手部的局部解剖与感染切开引流术

一、手部的局部解剖

手指末节掌面又称指髓(pulp of finger)或指腹,它的结构特点(图 10-6-1)是皮肤厚,皮下组织具有许多垂直纤维连于皮肤和骨膜之间,形成许多小格,其间充满脂肪和结缔组织,而且在指髓远侧 4/5 与近侧 1/5 之间的垂直纤维特别致密而坚韧,形成一个完整的隔,所以指髓远侧 4/5 是个封闭的间隙。

手指末节的血液供给和神经分布来自指掌侧固有动脉和神经(图 10-6-2)。在脓性指头炎时,脓液不易经皮肤溃破流出,而是局限于密闭的间隙内。随着脓液和分泌物的增加,间隙内的压力急剧增高,首先压迫感觉神经末梢,随着动脉的搏动,出现剧烈的跳痛;如果压力持续增高,可引起血液循环障碍,以致末节指骨远侧 4/5 发生坏死。

每个手指都有纤维鞘和滑膜鞘包绕着屈指肌腱(图 10-6-3),食指、中指、环指、小指四个手指的纤维鞘附着在近侧两个指骨和第三指骨基底部;拇指纤维鞘附着在近侧指骨和远侧指骨的

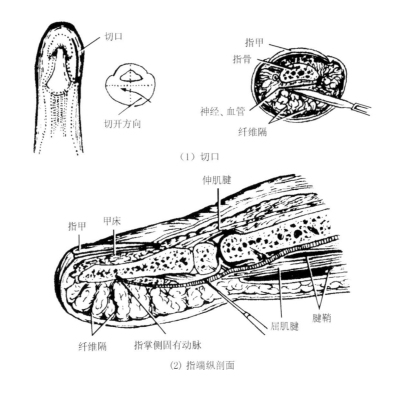

（1）切口

图 10-6-1 指端解剖

（2）指端纵剖面

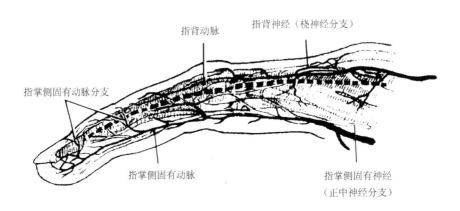

图 10-6-2 手指的血管、神经分布

基底部。纤维鞘的功能是在屈指时防止肌腱滑脱。滑膜鞘在各指包绕着肌腱的全长，而且是个封闭囊。它们的外面又被纤维鞘所包绕。在指间关节处，纤维鞘较薄弱。

食指、中指、环指的滑膜鞘的近侧端终止于掌指关节平面；小指的滑膜鞘则与尺侧囊相续；拇指的滑膜鞘与桡侧囊相连（图 10-6-4）。尺侧囊是位于手掌部包绕食指、中指、环指、小指屈肌腱的滑膜囊。它的近侧起于腕横韧带上约 2.5 cm，远侧止于手掌中部，故从手掌中部到掌指关节平面，四个手指的屈肌腱无滑膜包绕。

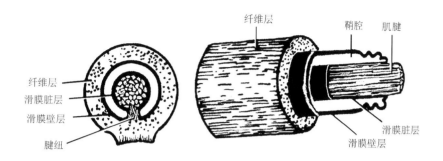

图 10-6-3　腱鞘的构造

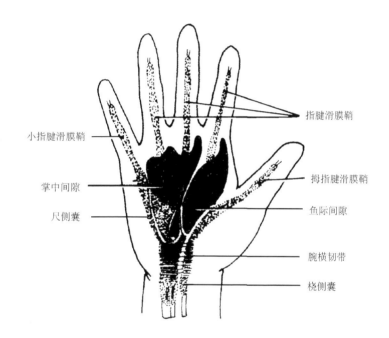

图 10-6-4　手掌滑膜囊与掌间隙

桡侧囊是包绕拇长屈肌腱的滑膜囊。它也起于腕横韧带以上 2.5 cm,经手掌与拇指滑膜鞘相连。有时尺侧囊与桡侧囊在腕部有一个小孔相连通。

手掌深部各个间隙的确切界限、它们之间的关系以及其向前臂扩展的范围不易确定。任何一个间隙的感染都可直接或通过淋巴而有不同途径的扩散。

掌中间隙(midpalmar space)是指手掌中心部和尺侧部深层的疏松结缔组织(蜂窝组织)间隙。它位于尺侧囊的深面、内侧三个掌骨和其掌侧骨间肌的浅面。这个间隙向远侧沿蚓状肌管与内侧两个指蹼间隙相连,向近侧经腕横韧带深面与前臂屈肌深间隙相通(图 10-6-5)。

鱼际间隙是在手掌桡侧深部的疏松结缔组织间隙,它位于桡侧囊和部分鱼际肌的深面、拇收肌的浅面。此间隙向远侧延伸到拇指指蹼。鱼际间隙和掌中间隙是以第 3 掌骨向前伸展的纤维隔为界。鱼际间隙的脓液可经拇收肌横头与斜头之间扩散到拇收肌的背侧。

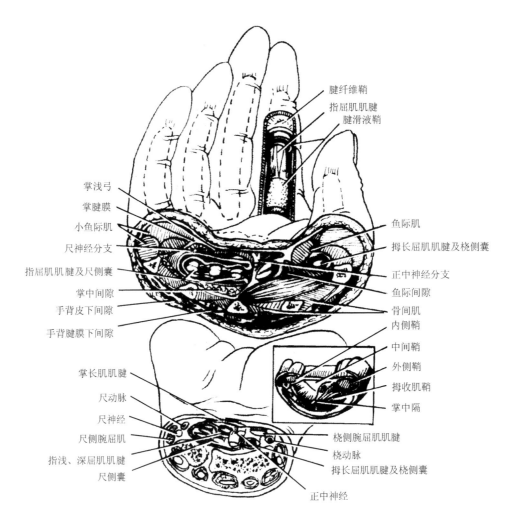

图 10-6-5　手部的骨筋膜鞘及间隙

二、急性化脓性指头炎切开引流术

【适应证】

一旦确诊为脓性指头炎,应在用抗生素等保守疗法下,争取于 48 小时内使感染局限于小的区域,之后再切开引流。少数病例用保守疗法后感染可完全消退,从而免于手术。如果术前未用抗生素治疗,患指已有剧烈的跳痛和胀痛,可不必等待出现波动即行切开引流。

【手术方法】

切口要做在末节指侧面正中线上,其近侧端要距手指远侧横纹 0.3~0.5cm,其远侧端要距指端 0.2cm 左右。切口的深度必须能切断脓腔内所有的纤维隔。切口内最好用橡皮条引流。如果用凡士林油纱布引流,不可填塞过紧。

如果切开后没有脓液流出,则脓液可能在指腹的浅部,刀应切向指腹的前方,如果估计切口引流不畅,可做对侧引流。"鱼口"状切口只用于取出指端死骨或骨痂。

三、脓性指腱鞘炎切开引流术

【适应证】

在指腱鞘炎时,炎性肿胀和渗出物的增加使指腱鞘内的压力急剧升高,血液循环受阻,短期内即可引起肌腱坏死。因此,急性指腱鞘炎一般来势凶猛,一旦确诊,用非手术疗法不能见效时,应及时切开引流,一般不可超过48小时。

【手术方法】

引流指腱鞘的脓液一般要在手指侧面的正中做纵行皮肤切口(图10-6-6)。手指侧面正中的标志是手指横纹两端的位置,如切口靠后则引流不畅。如果炎症不只累及一个指节,切口不可切过指间关节,应再另做一切口,以免日后瘢痕形成,影响功能。绝不可在手指掌面正中做切口,以免肌腱脱出。引流指腱鞘炎时,不宜放置引流物于腱鞘内,应置于皮下。

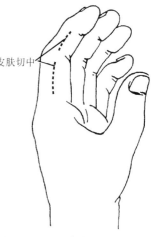

图 10-6-6　指腱鞘炎引流切口

四、手掌滑膜囊感染切开引流术

(一) 尺侧囊感染切开引流术

【适应证】

尺侧囊的感染是手部感染最严重的一种,因为它包绕着四个手指的屈肌腱。感染常是小指腱鞘炎直接扩散的结果。患者手部疼痛剧烈,体温高,脉搏快,在手掌远侧横纹的尺侧压痛最明显。

【手术方法】

切开引流尺侧囊时,自手掌远侧横纹起,向近侧沿小鱼际桡侧缘(第4、5掌骨间)做皮肤切口(图10-6-7)。切开皮肤、皮下组织和掌腱膜,必要时切断并结扎掌浅弓,即可到达尺侧囊。切开尺侧囊时,要尽量靠近囊的尺侧。如果小指腱鞘也受累,可将皮肤切口的远侧端延长到小指的桡侧。

(二) 桡侧囊感染切开引流术

【适应证】

拇指腱鞘的感染可以很快扩散到桡侧囊,肿胀也从拇指扩展到鱼际。如不及时切开,感染可向近侧腕以上的盲端扩散,也可向尺侧囊或掌深筋膜间隙扩散。

【手术方法】

皮肤切口起自拇指近侧横纹的尺侧端,向近侧沿鱼际的尺侧缘,直到距腕部远侧横纹至少3 cm处为止,以免损伤支配鱼际肌的正中神经返支(见图10-6-7)。切开皮肤和皮下组织,沿拇短屈肌纤维的方向切开深筋膜,分离拇短屈肌的纤维,显露出桡侧囊,将其切开引流。

如果拇长屈肌腱鞘也受累,可将皮肤切口的远侧端延长到拇指的尺侧或在拇指的桡侧另做切口。

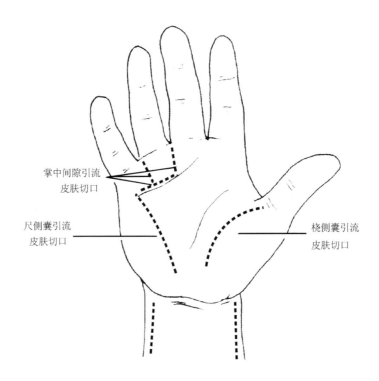

掌中间隙引流
皮肤切口

尺侧囊引流
皮肤切口

桡侧囊引流
皮肤切口

图 10-6-7　尺、桡侧囊及掌中间隙脓肿引流切口

五、手掌深间隙感染切开引流术

(一) 掌中间隙感染切开引流术

【适应证】

掌中间隙感染位置很深,现今已很少见,它可能是由于中指、环指腱鞘或指蹼间隙的感染所致。临床体征是手掌的凹陷消失,手背肿胀。如果此间隙的感染位置很深,则局部体征不明显,掌指关节运动能力减弱或消失。

【手术方法】

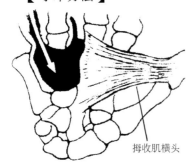

拇收肌横头

图 10-6-8　掌中间隙的范围
及手术入路

掌中间隙的范围及手术入路如图 10-6-8 所示。掌中间隙引流常用以下两种切口:

1.在中指与环指间或在环指与小指间的指蹼掌侧做纵行切口,但其近端不能超过手掌远侧横纹(见图 10-6-7)。切开皮肤后用血管钳钝性分离深部组织,沿蚓状肌管的方向,将血管钳插入掌中间隙。这个切口操作简单,对组织损伤小,但有时引流不够通畅,并在一定程度上影响手指的功能。

2.在手掌远侧横纹中 1/3 段或在该横纹稍远侧做横切口,切口的长度相当于环指的宽度(见图 10-6-7)。切开皮肤和皮下组织后,小心切开掌腱膜,勿损伤其深面的血管、神经,将血管鞘经屈肌腱之间插入掌中间隙。这个切口的优点是引流通畅,日后瘢痕不影响手的功能,但有损伤血管、神经的危险。

(二) 鱼际间隙感染切开引流术

【适应证】

鱼际间隙的感染常由拇指或食指感染的扩散所致。肿胀在拇指指蹼和鱼际区最明显,可使得拇指呈外展状。脓液可从指蹼的掌面或背面溃破。

【手术方法】

鱼际间隙引流常用的切口有(图 10-6-9):

1.在拇指指蹼的掌面或背面与皮纹平行做一横行或弧形皮肤切口,但切口不要过大,更不可切断指蹼皮肤的游离缘。切开皮肤和皮下组织,沿骨间肌掌面做钝性分离以达脓腔。这个切口简单有效。

2.在手背拇指、食指间,沿第 1 背侧骨间肌桡侧缘纵行切开皮肤,切口的近侧端勿伤桡动脉。切开皮肤和皮下组织,沿骨间肌掌面进行钝性分离,将骨间肌拉向尺侧,显露拇收肌的远侧缘,可根据脓腔的位置,将血管钳沿拇收肌掌侧或背侧插入脓腔。这个切口的优点是便于引流拇收肌背侧的脓液。

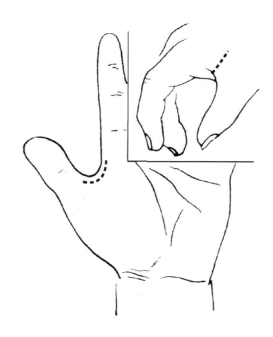

图 10-6-9　鱼际间隙引流切口

第十一章

下肢的局部解剖与手术

第一节　下肢主要动脉的局部解剖与显露和结扎

一、股动脉的局部解剖与显露和结扎

（一）股动脉的局部解剖

股动脉（femoral artery）为髂外动脉在腹股沟韧带中点深面向下的延续，经股三角和内收肌管，穿内收肌裂孔改名为腘动脉。在大腿稍外展和外旋、膝关节微曲时，由腹股沟中点到内收肌结节做一连线，该线的上 2/3 为股动脉的体表投影。

在股三角，股动脉的内侧有股静脉，外与股神经为邻。股动脉在腹股沟韧带稍下方相继发出腹壁浅动脉、旋髂浅动脉、阴部外浅动脉和阴部外深动脉 4 个小支。股动脉在腹股沟韧带以下 3~4cm 处发出较粗大的股深动脉，股深动脉在股动脉的后方，向大腿下内走行，进入内收肌群之间，沿途发出旋股内侧动脉和旋股外侧动脉，以及 3~4 个穿支（图 11-1-1、2）。

股动脉在内收肌管位于股静脉的前方，隐神经和股内侧皮神经又在股动脉的前方。股动脉在未穿内收肌裂孔以前，发出膝最上动脉。在股深动脉以上结扎股动脉即股总动脉，由于侧支循环不够充分，结扎以下肢体坏死率较高。结扎后的侧支循环主要由结扎以上的髂内动脉的臀上动脉和臀下动脉与结扎以下的股深动脉的旋股内、外侧动脉和第 1 穿动脉在臀部所形成的"十"字吻合而建立。此外，髂内动脉的闭孔动脉与旋股外侧动脉也相互吻合建立侧支循环（图 11-1-3）。

在股深动脉起点以下结扎股动脉，由于股深动脉分支广泛，一般大腿和小腿都可得到足够的血液。股深动脉是大腿内收肌群、伸肌群和股后部诸肌的血液供给者。在膝关节的周围，股深动脉的旋股外侧动脉及第 3、4 穿动脉与腘动脉的关节支也参与这个侧支循环的建立（图 11-1-4）。

（二）显露和结扎

【手术步骤】

股动脉在股三角位置最浅，容易受伤（图 11-1-5）。显露时患者仰卧，术侧大腿稍外展，膝关节微曲。自腹股沟稍上沿股动脉的表面投影或沿动脉搏动明显处做一长约 6~8cm 的皮肤切口，分离皮下组织容易找到大隐静脉和隐静脉裂孔。大隐静脉不可损伤，但其属支可根据需要

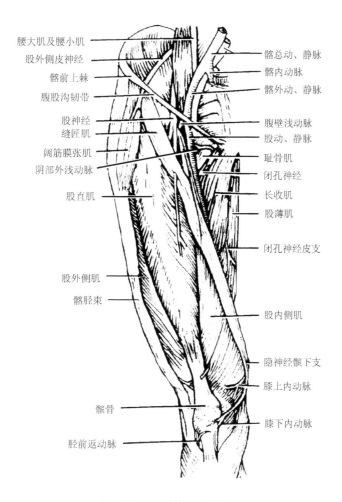

腰大肌及腰小肌
股外侧皮神经
髂前上棘
腹股沟韧带
股神经
缝匠肌
阔筋膜张肌
阴部外浅动脉
股直肌
股外侧肌
髂胫束
髌骨
胫前返动脉

髂总动、静脉
髂内动脉
髂外动、静脉
腹壁浅动脉
股动、静脉
耻骨肌
闭孔神经
长收肌
股薄肌
闭孔神经皮支
股内侧肌
隐神经髌下支
膝上内动脉
膝下内动脉

图 11-1-1　股前部浅层结构

切断、结扎。一般常需要切断旋髂浅静脉。手术野内的浅动脉应尽量保留。在隐静脉裂孔外侧
1cm 处纵行切开深筋膜并拉向两侧。先在切口上部切开股鞘,小心地将股动脉与静脉分离,再
继续向下解剖直到股深动脉起点以下,即可进行结扎。

二、腘动脉的局部解剖与显露和结扎

(一)局部解剖

股动脉经内收肌裂孔后,改名为腘动脉(图 11-1-6)。腘动脉(popliteal artery)向下走行到
腘肌下缘分为胫前、后动脉。自腘窝上内侧 1 横指处到腘窝下角之间的连线为腘动脉的表面
投影。

腘动脉在腘窝上角位于腘静脉和胫神经的内侧;在腘窝的中部位于腘静脉和胫神经的深
面;在腘窝下角则位于腘静脉与胫神经的外侧。腓总神经沿腘窝上外侧界而走行,位置很浅,在
腘窝做任何手术时,都应注意不可伤及。

腘动脉发出 5 个关节支,它们都细小,基本上是横向走行,又因被腘窝底的窝筋膜所限,扩

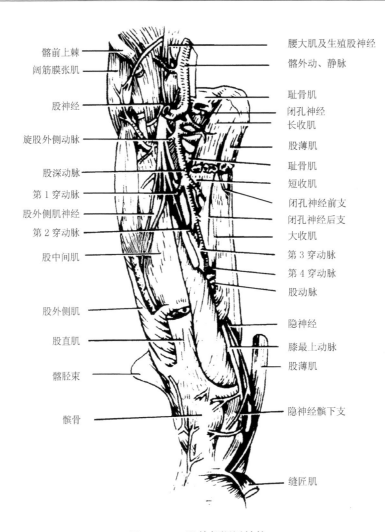

图 11-1-2　股前部深层结构

左侧标注（从上到下）：髂前上棘、阔筋膜张肌、股神经、旋股外侧动脉、股深动脉、第 1 穿动脉、股外侧肌神经、第 2 穿动脉、股中间肌、股外侧肌、股直肌、髂胫束、髌骨

右侧标注（从上到下）：腰大肌及生殖股神经、髂外动、静脉、耻骨肌、闭孔神经、长收肌、股薄肌、耻骨肌、短收肌、闭孔神经前支、闭孔神经后支、大收肌、第 3 穿动脉、第 4 穿动脉、股动脉、隐神经、膝最上动脉、股薄肌、隐神经髌下支、缝匠肌

展性不大。它们之间虽有吻合，但血运不够充分。在腘动脉的上部和下部都发出一些肌支。这些肌支中，以腓肠动脉比较粗大，供血给腓肠肌和比目鱼肌等。腓肠动脉对建立小腿的侧支循环具有重要意义。在小腿后部，腓肠动脉与胫前动脉、胫后动脉之间有吻合。腓肠动脉的升支与股深动脉的第 3、4 穿支及旋股外侧动脉的降支有吻合。

结扎腘动脉以在腓肠动脉起点以下结扎为好。但若在腘动脉损伤后立即结扎，小腿的坏死率可高达 95%～100%；如果在该动脉损伤后已经形成搏动性血肿或伤后数日再进行结扎，则因此时侧支循环已初步建立，小腿坏死较少发生；如果腘动脉刺伤后已形成假动脉瘤，侧支循环较丰富，则此时结扎腘动脉，小腿坏死的危险更小。

（二）显露和结扎

【手术步骤】

患者俯卧，在腘窝做一"S"形皮肤切口（图 11-1-7）。切口的上半沿半腱肌、半膜肌肌腱向

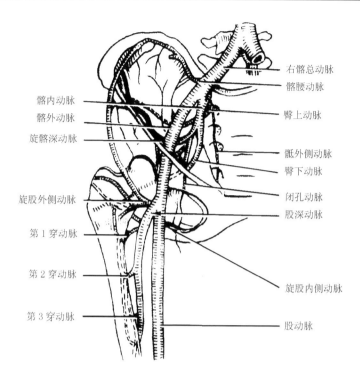

图 11-1-3 髂内、外动脉间的交通(模式图)

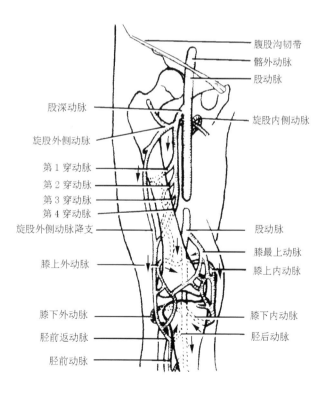

图 11-1-4 膝关节周围动脉吻合网(模式图)

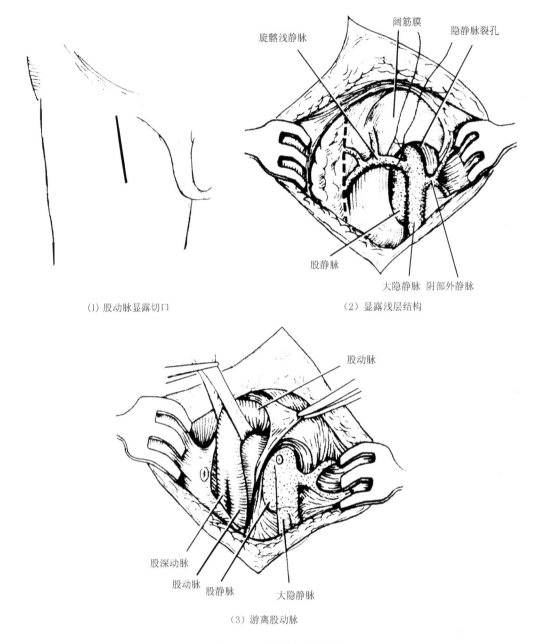

(1) 股动脉显露切口

(2) 显露浅层结构

旋髂浅静脉　阔筋膜　隐静脉裂孔

股静脉

大隐静脉　阴部外静脉

股动脉

股深动脉

股动脉　股静脉　大隐静脉

(3) 游离股动脉

图 11-1-5　股动脉的显露

下,下半到腓肠肌外侧头肌腹,中份与皮纹一致,在皮下组织中的小隐静脉可以结扎切断,将腓肠神经拉向一侧。纵行切开腘筋膜(腘窝处的深筋膜较厚),分别拉向两侧。在切口上部沿半腱肌、半膜肌腱与股二头肌之间进行分离,并分别拉向两侧。在切口下部,将腓肠肌内、外侧头分开,也分别拉开,显露腘窝中的血管神经束。为了显露腘动脉的终末部分,将跨越腘血管的纤维弓(位于股骨和腓骨上份之间)切断(图 11-1-6),同时也将比目鱼肌起于该纤维弓的部分顺其纤维方向劈开,注意勿损伤腓肠动脉。先将胫神经与腘静脉分离开,再分离腘静脉与动脉。

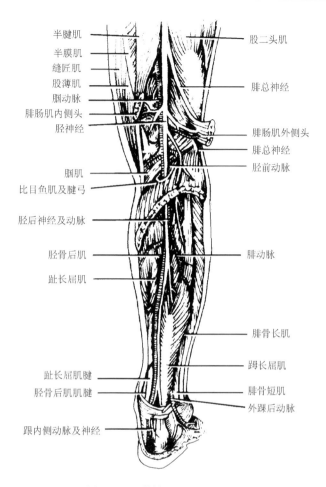

半腱肌
半膜肌
缝匠肌
股薄肌
腘动脉
腓肠肌内侧头
胫神经

股二头肌
腓总神经

腓肠肌外侧头
腓总神经
胫前动脉

腘肌
比目鱼肌及腱弓
胫后神经及动脉
胫骨后肌
趾长屈肌

腓动脉

腓骨长肌
踇长屈肌

趾长屈肌腱
胫骨后肌肌腱
跟内侧动脉及神经

腓骨短肌
外踝后动脉

图 11-1-6 腘窝和小腿(后面)

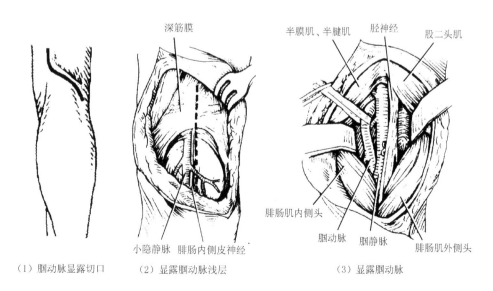

深筋膜

半膜肌、半腱肌   胫神经   股二头肌

腓肠肌内侧头
腘动脉   腘静脉   腓肠肌外侧头

小隐静脉 腓肠内侧皮神经

(1) 腘动脉显露切口   (2) 显露腘动脉浅层   (3) 显露腘动脉

图 11-1-7 腘动脉的显露

将股神经与腘静脉拉向外侧,小心地将腘动脉从其周围的脂肪和疏松的结缔组织中解剖出来。在腘动脉的下部找到腓肠动脉和胫前、后动脉,即可进行结扎。

第二节 下肢大关节、骨的局部解剖与手术入路

一、髋关节的局部解剖与髋关节手术前外侧入路

(一) 局部解剖

髋关节由髋臼与股骨头构成。髋臼下方的切迹有髋臼横韧带跨过,使髋臼趋于完整。髋臼的周缘镶有一个纤维软骨环,称为关节盂缘,加深了髋臼,使髋关节更为稳定。

髋关节囊在上方附着在髋臼外面的周缘和关节盂缘,在下方的前面附着在股骨转子间线,在后面附着在股骨颈中、外 1/3 交界处。故股骨颈前面的全部和后面的内侧 2/3 在关节囊之内。

关节囊增厚的部分称为关节囊韧带。髋关节前方有髂股韧带,其后方有坐骨囊韧带,其下方有耻骨囊韧带。另外,在髋关节囊内有股骨头韧带连于股骨头凹与髋臼切迹及髋臼横韧带之间(图 11-2-1)。

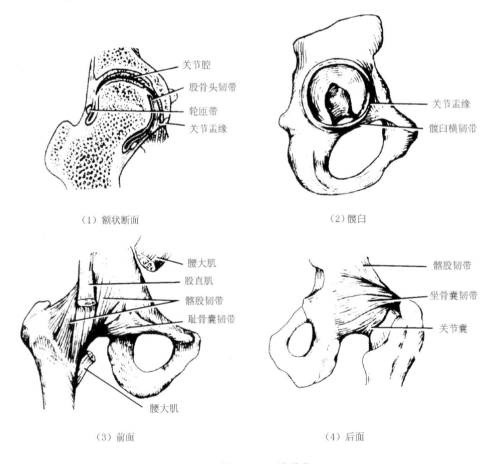

（1）额状断面　　　　　　　　　　　　　（2）髋臼

（3）前面　　　　　　　　　　　　　（4）后面

图 11-2-1 髋关节

髋关节的血液供给主要来自旋股内、外侧动脉及闭孔动脉的分支。这些分支大都从股骨颈基底部进入关节囊内。在髋关节手术中,切勿过多地剥离股骨颈基底部关节囊(图 11-2-2)。

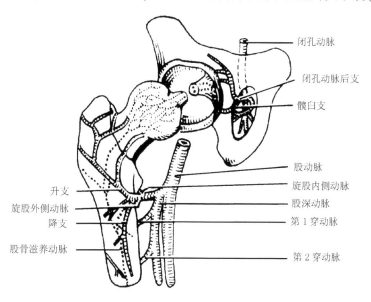

图 11-2-2　髋关节的血液供给

髋关节周围的肌肉对维持髋关节的稳定性和防止脱位都有重要作用。在髋关节外侧有阔筋膜张肌和部分臀中肌与臀小肌;在其前面有髂腰肌和股直肌;在其后面有臀大肌,和其深面的梨状肌、上　肌、下　肌、闭孔内肌等。显露髋关节时,应尽量从这些肌间隙进入,以免因过多地损伤肌纤维而影响髋关节的功能。

(二)髋关节手术前外侧入路

髋关节的手术入路很多,常用的是前外侧入路(图 11-2-3)。

【适应证】

髋关节前外侧入路适于髋关节结核病灶清除术、髋关节融合术或成形术等。

【麻醉、体位】

硬膜外麻醉或全身麻醉。取仰卧位,患侧臀部稍垫高。

【手术步骤】

切口起自髂嵴最高点,沿髂嵴向前至髂前上棘,再垂直向下 10~12cm。切开皮肤分向两侧。在切口内将浅筋膜和深筋膜切开。将阔筋膜张肌和部分臀中肌从髂嵴的附着处切断并在骨膜下进行剥离,露出髂骨背面前份,以干纱布填塞创面止血。在髂前上棘下方游离股外侧皮神经并拉开,予以保护。识别和分开阔筋膜张肌与缝匠肌的间隙,向内牵拉缝匠肌。必要时,可将缝匠肌自起点稍下方切断,显露股直肌和髂腰肌外缘。注意股部大血管和神经就在髂腰肌外缘的内侧,不可损伤。在髂前上棘以下约 0.5~1cm 处切断股直肌的腱部并向下翻转。遇到的旋股外侧动脉的升支可以结扎、切断。如此即能充分显露关节囊。对关节囊可行纵行、横行或"十"字形切开,进入关节腔,显露股骨头。必要时,可切断股骨头韧带,将大腿屈曲、内收和外

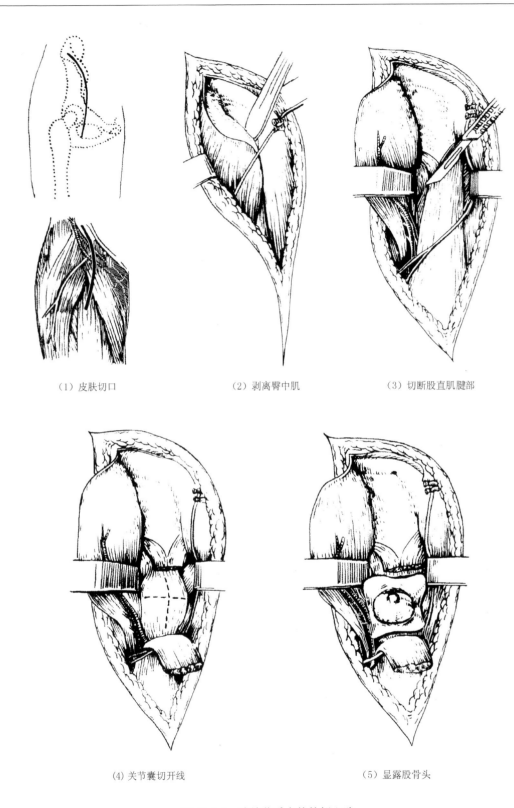

（1）皮肤切口　　　　　　　　　（2）剥离臀中肌　　　　　　　　　（3）切断股直肌腱部

（4）关节囊切开线　　　　　　　　　　　　　　　　（5）显露股骨头

图 11-2-3　髋关节手术前外侧入路

旋,使股骨头脱出髋臼,充分显露关节腔内部。这个操作要轻柔、以防止股骨颈或股骨上端骨折。关节手术结束后,将股骨头复位,间断缝合关节囊,褥式缝合股直肌和缝匠肌,再将阔筋膜张肌和臀中肌缝于原处。最后,缝合筋膜和皮肤。

二、股骨干的局部解剖与股骨干手术前外侧入路

(一) 局部解剖

大腿的深筋膜因其范围广泛而叫阔筋膜。它向股骨粗线伸入,形成内、外、后三个股间隔,将股部肌肉分成前、后、内三个肌群。后肌间隔并不明显,其上部约位于大收肌与半膜肌之间,其下部位于大收肌的后面。

外侧肌间隔附着于股骨大转子、股骨粗线外唇,至股骨外踝的外侧,大部分位于股四头肌外侧份与股二头肌之间。

内侧肌间隔附着于股骨小转子、股骨粗线内唇,至内收肌结节,大部分位于股四头肌内侧份与内收肌群之间(图 11-2-4)。

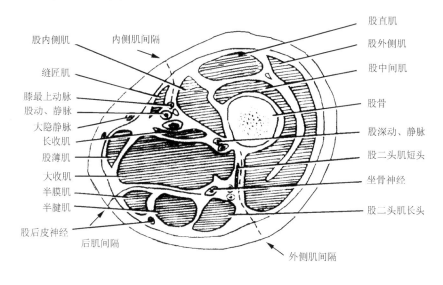

图 11-2-4　股部肌间隔(股部中 1/3 横断面)

显露股骨干时,应尽量沿肌间隔进入,可避免损伤过多的肌纤维。由于股部较大的血管和神经在股前部和股后部较多,故股骨干的手术从前外侧入路能避免伤及上述血管和神经。

(二) 股骨干手术前外侧入路

【适应证】
前外侧入路适于股骨干骨折、结核、肿瘤等的手术。
【麻醉、体位】
硬膜外麻醉或全身麻醉。取仰卧位,患侧臀部稍垫高。

【手术步骤】

皮肤切口可做在髂前上棘至髌骨外缘之间的连线上(图 11-2-5),若要显露股骨的中 1/3,即在该线的中段做一长约 8~10cm 的皮肤切口。切开皮肤、皮下组织及深筋膜,辨认股直肌和股外侧肌,沿此二肌的间隙进行分离,分别拉向两侧,显露深面的股中间肌。在手术野上部能遇见旋股外侧血管和股外侧肌神经,必要时,血管可以结扎、切断,神经则应予以保留。纵行切开股中间肌直达骨膜。进行骨膜下剥离,显露股骨的中份。手术结束后,间断缝合肌肉和切口的各层组织。

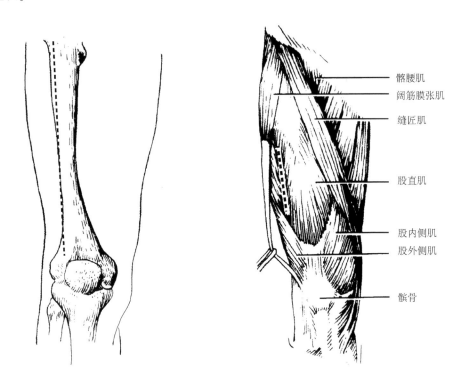

髂腰肌

阔筋膜张肌

缝匠肌

股直肌

股内侧肌

股外侧肌

髌骨

图 11-2-5　显露股骨中 1/3 的切口

三、膝关节的局部解剖与膝关节手术前内侧入路

(一) 局部解剖

膝关节由股骨下端、胫骨上端和髌骨构成。腓骨一般不参与膝关节的构成,但有时近侧胫腓关节与膝关节腔相通。髌骨前面被股四头肌肌腱所覆盖,后面光滑,与股骨髌面相接触。

膝关节囊松弛而薄,其近端附着于股骨关节软骨边缘,远端附着于胫骨与髌骨关节软骨缘。囊的前面不完整,为股四头肌肌腱和髌韧带所代替,并由股四头肌肌腱内侧和外侧的部分纤维沿髌韧带的两侧向下延续,附着在胫骨粗隆的两侧,同时与关节囊纤维附着,形成髌内侧支持带和外侧支持带(图 11-2-6)。

膝关节囊外面有胫、腓侧副韧带。胫侧副韧带宽而扁,附着于股骨内上髁与胫骨上端内侧面之间,其深层纤维与关节囊融合,并有一部分与内侧半月板相连。腓侧副韧带为圆索状,附着

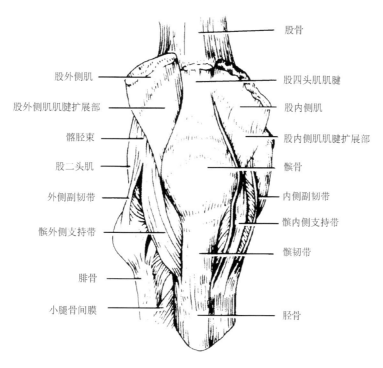

图 11-2-6 膝关节前面观

于股骨外上髁与腓骨头尖之间,有疏松结缔组织与关节囊相隔,与外侧半月板无连接。

胭窝位于膝关节后方,其中有较大的血管和神经,一般不便于作为膝关节的手术入路。

(二)膝关节手术前内侧入路

【适应证】
前内侧入路适于半月板损伤及膝关节结核、骨折手术等。

【麻醉、体位】
硬膜外麻醉或全身麻醉。取仰卧位。

【手术步骤】
若想从前方显露膝关节,可从其内侧或外侧进入,常用前内侧入路(图 11-2-7),因髌骨容易向外翻转,可更好地显露关节腔。可采用"S"型切口或直切口。

取"S"形切口时,自髌骨上方约 6~8 cm,沿股四头肌肌腱内侧向下,绕过髌骨内缘,再沿髌韧带向下,止于胫骨结节。切开皮肤、皮下组织及深筋膜,分离股四头肌肌腱和股内侧肌,在距髌骨内缘约 1cm 处切开关节囊并向上、下延长。将髌骨向外翻转并屈曲关节,充分显露关节腔前部。

如果做关节融合术,可将股四头肌肌腱做人字形切断,再切开关节囊,向下翻转髌韧带,则显露更充分。

关节腔内手术完毕后,间断缝合关节囊及股四头肌肌腱,再分层缝合深筋膜、皮下组织和皮肤。

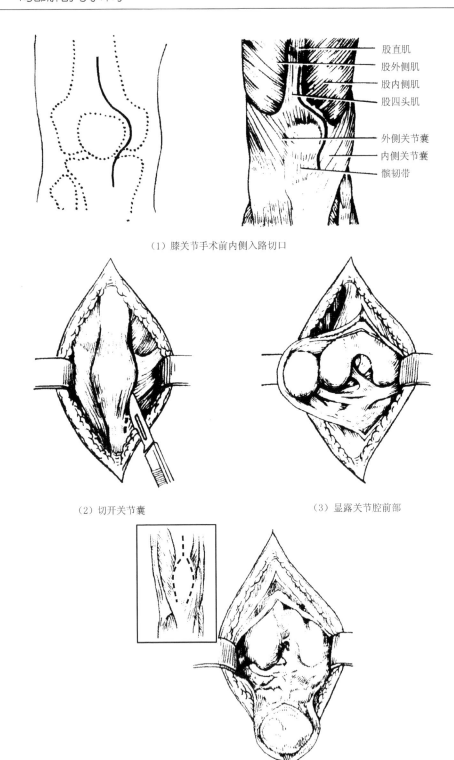

股直肌
股外侧肌
股内侧肌
股四头肌

外侧关节囊
内侧关节囊
髌韧带

(1) 膝关节手术前内侧入路切口

(2) 切开关节囊

(3) 显露关节腔前部

(4) 切断股四头肌肌腱，充分显露关节腔

图 11-2-7　膝关节手术前内侧入路

四、腓骨的局部解剖与腓骨干手术外侧入路

（一）局部解剖

腓骨下 1/3 在皮下，易于摸到，但其上 2/3 在腓骨长、短肌深处，并在其后方被腓肠肌和比目鱼肌所掩盖。腓总神经自腓骨颈上外进入腓骨长肌。故显露腓骨上部时，应从前为腓骨长、

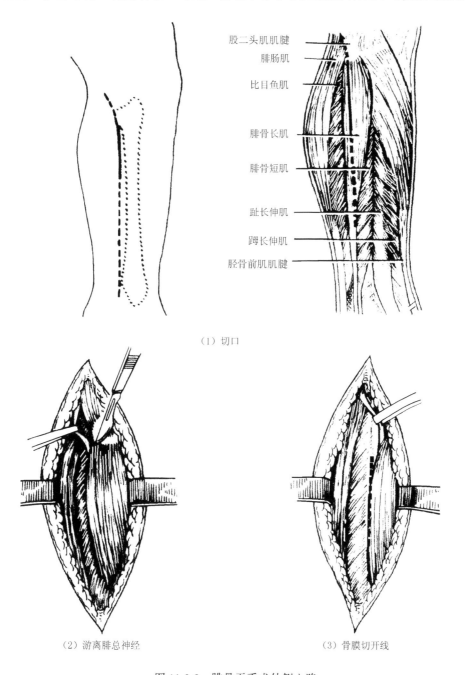

股二头肌肌腱
腓肠肌
比目鱼肌

腓骨长肌

腓骨短肌

趾长伸肌

踇长伸肌

胫骨前肌肌腱

（1）切口

（2）游离腓总神经　　　　　　　　（3）骨膜切开线

图 11-2-8　腓骨干手术外侧入路

短肌,后为腓肠肌和比目鱼肌的肌间隙之间进行分离。注意在腓骨颈处勿损伤腓总神经。

(二) 腓骨手术外侧入路

【适应证】

外侧入路适于腓骨干肿瘤、开放性骨折手术等。

【麻醉、体位】

硬膜外麻醉。取仰卧位

【手术步骤(图 11-2-8)】

在腓骨头后缘至外踝之间的连线上,根据手术的需要,做一纵切口。切开皮肤、皮下组织及深筋膜,显露股二头肌肌腱、腓骨长肌、腓肠肌和比目鱼肌,在股二头肌肌腱后缘找到腓总神经,向下分离到进入腓骨长肌处。沿腓总神经小心地将腓骨长肌起始部后缘切断,将腓总神经拉开,摸认腓骨,沿腓骨长肌后缘进行分离,直到腓骨。将骨膜连同腓骨长、短肌与比目鱼肌分别拉向两侧,即可露出腓骨上 1/3。

如果需要显露腓骨下 1/3,则勿需游离腓总神经,可在腓骨长、短肌与趾长伸肌之间切开骨膜。

第三节　臀部的局部解剖与深脓肿切开引流术

一、臀部的局部解剖

臀部的皮肤很厚,皮下脂肪较多,其深筋膜上附于髂嵴,下与大腿深筋膜相续。臀部深筋膜特称臀筋膜,它在臀大肌上缘分为两层包绕臀大肌,且向下延伸成为坚韧的髂胫束。

臀大肌为一宽而厚的肌肉,起于髂骨翼外面和骶尾骨背面,其纤维向下外走行,止于股骨臀肌粗隆和髂胫束。自尾骨尖经坐骨结节至股骨上、中 1/3 交界处之间的连线,为臀大肌下缘的体表面投影。从髂后上棘做一与臀大肌下缘体表投影相平行的线,即为臀大肌上缘的体表投影,两线之间为臀大肌区,两个平行线的方向即臀大肌肌纤维的方向。

臀大肌深面有臀中肌、臀小肌、梨状肌、闭孔内肌、上　肌、下　肌和股方肌(图 11-3-1)。

梨状肌经坐骨大孔出盆腔。在梨状肌上孔有臀上血管和神经出入。臀上动脉的主干很短,如在术中不慎被切断,能立即回缩,结扎困难,出血严重,常需经盆腔结扎髂内动脉止血。在梨状肌下孔,由内而外依次有阴部内血管、阴部神经、臀下血管神经、股后皮神经和坐骨神经通过。

臀大肌深面有大量疏松结缔组织,形成一个间隙,如果因感染而积脓时,由于被厚的臀大肌、臀筋膜、大量的皮下组织和厚的皮肤所覆盖,局部体征常不明显,不易查及波动,也不易从表面溃破。如果不及时切开引流,脓液因重力关系可先向下沿坐骨神经蔓延到大腿后部,也可沿梨状肌上、下的血管、神经蔓延到盆腔,甚至沿阴部神经和阴部内血管蔓延到坐骨直肠窝。同样,上述各区域的感染也可蔓延到臀大肌深面。

二、臀部深脓肿切开引流术

【适应证】

已确诊有臀大肌深部脓肿形成者。

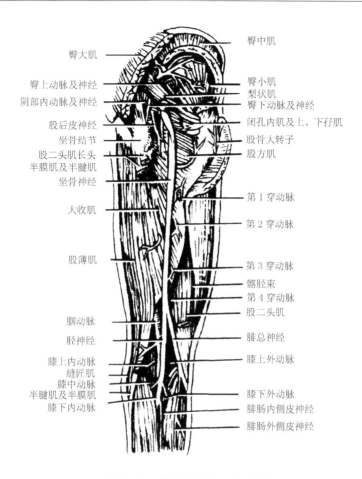

图 11-3-1 臀及股后的血管、神经

左侧标注（从上到下）：
臀大肌
臀上动脉及神经
阴部内动脉及神经
股后皮神经
坐骨结节
股二头肌长头
半膜肌及半腱肌
坐骨神经
大收肌
股薄肌
腘动脉
胫神经
膝上内动脉
缝匠肌
膝中动脉
半腱肌及半膜肌
膝下内动脉

右侧标注（从上到下）：
臀中肌
臀小肌
梨状肌
臀下动脉及神经
闭孔内肌及上、下孖肌
股骨大转子
股方肌
第1穿动脉
第2穿动脉
第3穿动脉
髂胫束
第4穿动脉
股二头肌
腓总神经
膝上外动脉
膝下外动脉
腓肠内侧皮神经
腓肠外侧皮神经

【麻醉、体位】

局部麻醉或硬膜外麻醉。取俯卧位。

【手术方法】

引流臀大肌深部脓肿可经臀大肌下缘做皮肤切口。切开皮肤和皮下组织，先将深筋膜切一小口，注意勿损伤坐骨神经(自股骨大转子尖到坐骨结节间连线的中点稍内侧为坐骨神经进入股部的体表投影)，再用血管钳经此切口插入脓腔并扩大切口，伸入手指分开脓腔内纤维隔，术后放置引流物。

臀部深脓肿也可经分离臀大肌纤维进行引流。

第四节 下肢静脉的局部解剖与手术

一、下肢静脉的局部解剖

(一) 浅静脉

下肢浅静脉有两个主干：大隐静脉由下而上伸展到下肢的全长；小隐静脉向上仅到膝部

（图 11-4-1）。

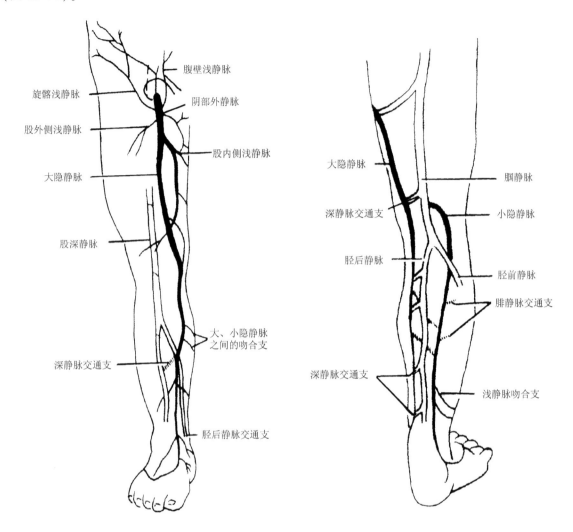

图 11-4-1　下肢浅、深静脉示意图

大隐静脉（great saphenous vein）起于足背静脉网的内侧，行经内踝前、上 1cm，继续上行到股骨内髁的后方，再到大腿内侧，即逐渐行向前、外到耻骨结节下、外各 3～4cm 处的隐静脉裂孔，穿过筛筋膜，汇入股静脉。大隐静脉汇入股静脉以前的主要属支有腹壁浅静脉、旋髂浅静脉、阴部外静脉及股内、外侧浅静脉，但有许多变异。高位的股内侧或外侧浅静脉可被误认为是大隐静脉的主干，股外侧浅静脉也可以有两条。一般，各属支是单独汇入大隐静脉，有时可能有两支或三支先形成一个干再汇入大隐静脉。各个属支之间都有侧支相互连接。在高位结扎大隐静脉手术中，所有这些属支必须一一结扎、切断，不然静脉曲张容易复发。

（二）深静脉

在小腿部有胫前静脉、胫后静脉和腓静脉。胫后静脉和腓静脉汇合成为胫腓干，与胫前静脉连接后即成为腘静脉，进入收肌管后成为股静脉，越过腹股沟韧带后称髂外静脉。髂外静脉在骨盆内与髂内静脉汇合而成为髂总静脉;左、右髂总静脉汇合为下腔静脉。

（三）交通静脉

下肢浅、深静脉之间,以及大、小隐静脉之间都有许多交通静脉。大、小隐静脉之间最主要的一支交通静脉位于膝部附近。在小腿部以踝交通静脉最重要,内踝有 3 支,外踝有 1 支,均直接穿过筋膜而进入股后静脉和腓静脉。

（四）瓣膜

在下肢静脉系统内,有为数众多的瓣膜。瓣膜所处位置不定,但在下列部位却有恒定的瓣膜:①大隐静脉汇入股静脉处;②小隐静脉汇入腘静脉处;③衔接浅、深静脉的交通静脉内;④主干静脉的其他属支开口处。

在深静脉系统内,髂外静脉和股静脉内不一定都有瓣膜;远侧的胫腓静脉内,有为数众多而数目不定的瓣膜。大隐静脉从内踝到汇入股静脉处约有 9~10 对瓣膜;小隐静脉从外踝到汇入股静脉处约有 7~8 对瓣膜。

静脉瓣关闭不全是导致静脉曲张的关键因素。瓣膜关闭不全可因长期静脉压力增高引起或由于退行性改变如血栓性静脉炎所致。原发性下肢静脉曲张的病因可能与下列因素有关:先天或后天的静脉壁或瓣膜薄弱;长期静脉压力增高,如长期站立或腹内压力增高;浅静脉缺乏肌肉和筋膜的支持;大隐静脉的行程较长等。

当瓣膜关闭不全时,血液可从深部静脉逆流到浅静脉,使浅静脉扩张。如大隐静脉主干的瓣膜关闭不全时,股静脉的血液逆流到大隐静脉;小隐静脉瓣膜关闭不全时,腘静脉的血液逆流到小隐静脉;交通静脉瓣膜关闭不全时,血液从深静脉逆流到浅静脉。

小腿浅静脉曲张使肢体有不舒适的感觉,甚至产生严重的并发症,如静脉曲张性溃疡(即小腿溃疡)、出血等。如果用非手术疗法无效时,应及时采用手术治疗。

二、大隐静脉高位结扎术

【适应证】

此手术适用于原发性大隐静脉主干瓣膜关闭不全,而交通静脉瓣膜与股静脉瓣膜功能良好者。全身或局部有化脓性感染、伴有严重感染的小腿溃疡以及由于妊娠、心脏病、腹内肿瘤所致的继发性下肢静脉曲张均不宜做此手术。

【麻醉、体位】

局部麻醉或硬膜外麻醉。标志出曲张的浅静脉。患者仰卧位,使头低脚高至少 10°,如此可使下肢静脉压力降低,可减少术时出血。

【手术步骤(图 11-4-2)】

在患侧,以耻骨结节下、外各 3~4cm 处为中心,做一长 6~8cm 的纵行或斜行皮肤切口。用剪刀或血管钳在皮下组织中做钝性分离,找到大隐静脉主干,沿主干分离,找到所有的属支和大隐静脉汇入股静脉处,勿损伤股静脉。将所有汇入此段大隐静脉的属支均一一结扎切断,再在距隐静脉裂孔 2~3cm 处用两把止血钳夹住大隐静脉的主干,并在两钳间切断大隐静脉。在距大隐静脉与股静脉交界远侧 0.5~1cm 处结扎大隐静脉。将结扎线与近侧钳之间的大隐静脉切

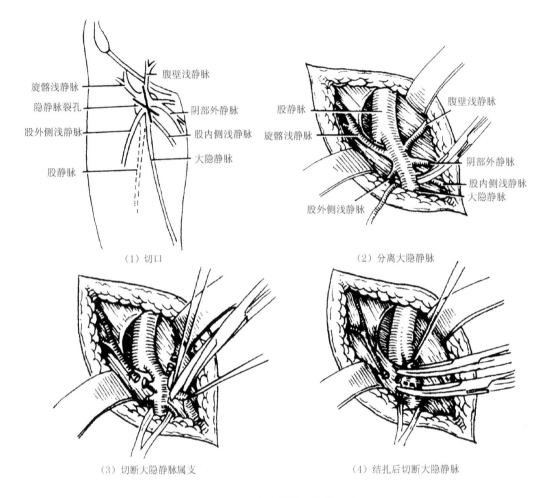

(1) 切口

旋髂浅静脉
隐静脉裂孔
股外侧浅静脉
股静脉
腹壁浅静脉
阴部外静脉
股内侧浅静脉
大隐静脉

(2) 分离大隐静脉

股静脉
旋髂浅静脉
腹壁浅静脉
阴部外静脉
股内侧浅静脉
大隐静脉
股外侧浅静脉

(3) 切断大隐静脉属支

(4) 结扎后切断大隐静脉

图 11-4-2　大隐静脉高位结扎术

除 1~2cm,并将大隐静脉近端再结扎或缝扎一次。将大隐静脉远侧端双重结扎,皮肤切口要缝合紧密,以免留有死腔,盖以纱垫并固定。用弹力绷带行下自踝部或足趾,上至腹股沟部的加压包扎。术后,抬高患肢约 1 周,嘱患者下床活动。

三、大隐静脉高位结扎、剥脱术

【适应证】

此手术适用于大隐静脉瓣膜和交通静脉瓣膜都有关闭不全,但股静脉健康畅通无阻者。手术禁忌证与大隐静脉高位结扎相同。

【麻醉、体位】

全身麻醉或硬膜外麻醉。体位同上。

【手术步骤(图 11-4-3)】

手术的第一步(高位结扎)已如前述,只是切断大隐静脉的远端不用结扎。用两把蚊式钳提起断端开口的管壁,向远端血管腔轻轻插入静脉剥脱器,至内踝上方。在剥脱器头部抵达的

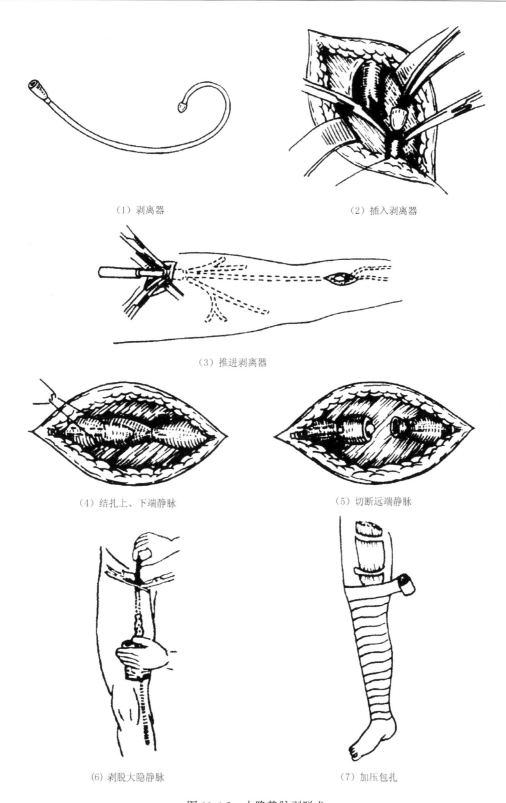

　　（1）剥离器　　　　　　　　　　　　　　　（2）插入剥离器

　　　　　　　　　　　　（3）推进剥离器

　　（4）结扎上、下端静脉　　　　　　　　　　（5）切断远端静脉

　　（6）剥脱大隐静脉　　　　　　　　　　　　（7）加压包扎

图 11-4-3　大隐静脉剥脱术

相应部位做一纵行小切口,显露大隐静脉并将其切断,将其远端结扎后,再将其近端与剥脱器结扎在一起。将静脉剥脱器慢慢向上抽出,同时,由助手压紧抽除部位。

如果抽出途中遇到阻力,表示可能已达到交通支平面或为静脉的曲折所阻,切勿用力强行通过,可在这个部位做一个 2~3cm 长的小切口,显露静脉,切断并结扎交通支,切断大隐静脉,按照上法抽出近侧段大隐静脉,继续从远侧段切口以同样的方法分段抽出曲张的静脉直到踝部。术后处理与高位结扎相同。

如果病变严重,静脉曲张的范围较广,则在抽除大隐静脉后,还应当在静脉曲张明显处分别做纵行小切口,尽可能地将曲张的静脉结扎切除。

四、深静脉瓣膜功能不全的手术

(一) 股静脉包瓣术

本手术即通过缩窄股静脉宽度,恢复瓣膜远侧股静脉宽度、瓣窦、瓣膜长度三者的比例关系,从而纠正瓣膜关闭不全,防止和减轻血液逆流。常用将静脉片移植在股浅静脉第 1 对瓣膜远端管壁(环绕一周)的方法,具有操作简便、不切开血管、取材方便、效果可靠等优点。

(二) 股静脉瓣膜修复术

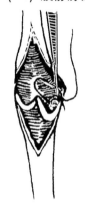

股静脉瓣膜修复术即通过手术,将伸长的、荷叶边状的、脱垂而关闭不全的瓣膜予以缩短、修复到半挺直状态,使之能合拢关闭,阻止血液的逆流(图 11-4-4)。近年来,利用血管镜实行直视下股静脉壁外瓣膜修复术,避免了切开静脉壁的缺点,不仅能直视监控手术操作,也可直视诊察瓣叶间裂隙在修复前后的变化,可使瓣膜修复成型术获得确实可靠的疗效。这种手术操作简便易行,并发症少,近期疗效良好。

(三) 带瓣膜静脉段移植术

带瓣膜静脉段移植术即将有正常瓣膜的一段自体静脉移植于股静脉上端,以阻止血液逆流。常用的静脉多选自健侧的股静脉、臂静脉或腋静脉。

图 11-4-4 股静脉瓣膜修复术

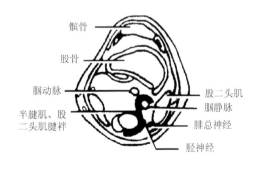

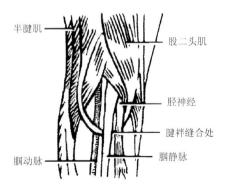

图 11-4-5 半腱肌、股二头肌腱袢腘静脉瓣膜代替术

（四）半腱肌、股二头肌腱袢月国静脉瓣膜代替术

本手术的原理是利用半腱肌和股二头肌腱袢的收缩与放松,使腘静脉获得瓣膜样的功能(图11-4-5)。

第五节　下肢主要神经的局部解剖与显露

一、坐骨神经的局部解剖与显露

（一）局部解剖

坐骨神经(sciatic nerve)由骶丛发出,经坐骨大孔梨状肌下缘出骨盆。自髂后上棘至坐骨结节做一连线,此线的上、中1/3的交点为坐骨神经出梨状肌下孔的部位。坐骨神经下行经坐骨结节和股骨大转子连线的中点至股后部(图11-5-1)。

坐骨神经在臀部平面损伤,则有膝关节屈曲障碍,踝关节及足趾不能背伸、跖屈,足下垂,走路呈跨阈步态,小腿外侧及足部感觉消失。神经断裂者,经早期缝合,一般在术后1~3年肌力恢复。

（二）显露

【手术步骤】

取俯卧位,自髂后上棘下外约4~5cm处斜向下外方切开至股骨大粗隆内侧约2cm,再呈弧形向内至臀皱襞下方中点处,若需要可沿股后正中线向下延长。切开皮肤、皮下脂肪组织达深筋膜,切开臀筋膜,分开臀大肌至股骨大粗

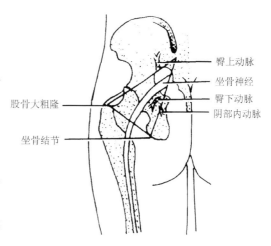

图11-5-1　臀部血管、神经的投影

臀上动脉
坐骨神经
臀下动脉
阴部内动脉
股骨大粗隆
坐骨结节

隆处,再将股部筋膜纵行切开至臀皱襞处,切断臀大肌外侧附着于髂胫束及股骨的腱性纤维。必要时可将梨状肌切断,以便显露坐骨神经在梨状肌深面的部分。为进一步显露坐骨神经的骨盆部,可咬除部分骶骨或髂骨(图11-5-2)。

若要显露坐骨神经的股部,可沿股后正中线切开,长度根据需要而定,沿切口切开深筋膜,注意保护好股后皮神经。在股二头肌与半腱肌之间分离,并向两侧牵开股二头肌与半腱肌、半膜肌,继续分离至深部,分开神经周围的脂肪显露坐骨神经,注意保护好该神经的肌支(图11-5-3)。

二、腓总神经的局部解剖与显露

（一）局部解剖

腓总神经由腰4~5、骶1~2神经根组成,在腘窝上方,于股二头肌内缘由坐骨神经分出,迂回绕过腓骨颈外侧,分为腓浅神经和腓深神经两支,分布于小腿前外侧。

腓总神经损伤后,出现胫前肌群瘫痪、足下垂、各足趾不能背伸、足趾不能外翻、足背及小腿

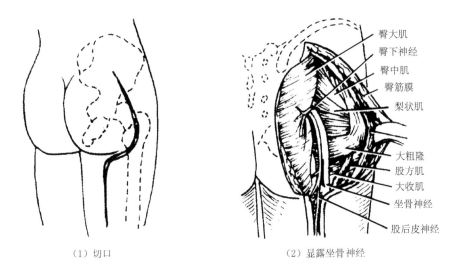

（1）切口　　　　　　　　　（2）显露坐骨神经

图 11-5-2　臀部坐骨神经的显露

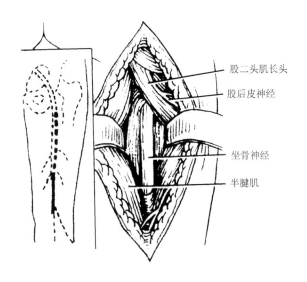

图 11-5-3　股后部坐骨神经的显露

外侧感觉障碍等。

（二）显露

【手术步骤】

俯卧,患肢稍垫高,自股后腓骨头上约 8cm,沿股二头肌内缘向下外经腓骨头后方转向腓骨颈下,做长约 12cm 的切口,必要时可延长切口。在股二头肌内侧深部游离出腓总神经,用橡皮条轻轻牵引,继续向远侧游离至腓骨头后外稍下,必要时在此处分离出腓总神经的浅、深支(图 11-5-4、5)。

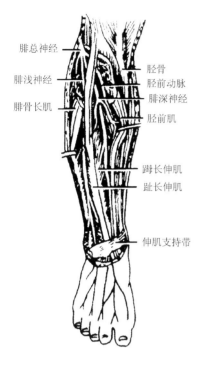

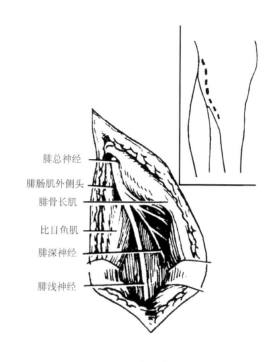

图 11-5-4　腓总神经走向及解剖关系　　　　　　图 11-5-5　腓总神经显露法

第六节　血管和肌腱缝合术

注意事项:①术者要有轻柔细致的手法和精巧熟练的技术,尤其对显微外科手术,术者需要经过专门训练。②严格无菌技术,以免因感染导致手术失败,特别是肌腱对感染的抵抗力较差,更应注意。③彻底止血,以免形成过多的瘢痕,影响愈合及功能。④防止显露的组织干燥,术中要时常用生理盐水湿润组织。在血管缝合术中,要用0.1%肝素生理盐水或3.8%枸橼酸钠水溶液湿润,防止血栓形成。⑤缝合处不能有过大的张力,对神经和血管缝合更应注意。缝合后,用软组织覆盖。肌腱最好利用附近的筋膜覆盖,再置于软组织中。⑥术后固定肢体,使缝合处处于无张力状态。

一、动脉缝合术

对血管外伤应尽量修复,如果不能直接修复,也要用自体静脉或人造血管做移植,以重建血管通道。虽然移植的血管在后期有闭塞的可能性,但它在保持通畅期间已建立起较好的侧支循环。

下面以端对端吻合为例进行动脉缝合方法的讲述。

(一) 两定点缝合法(图 11-6-1)

此法常用于间断缝合直径在 2mm 以下的小血管,操作简单、迅速,但容易有漏血或将血管前、后壁缝在一起的危险。一般常用 8-0~10-0 号锦纶线。

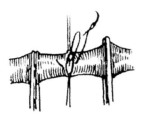
（1）两牵引线间前壁第一针缝合

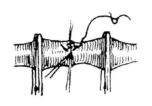
（2）缝合前壁全长

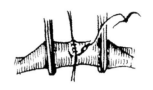
（3）向上翻转血管缝合后壁

图 11-6-1　两定点间断缝合法

未吻合前，先充分游离受损的血管，以能在损伤的近、远端夹住血管夹为度。切除血管受损部分。用抗凝剂冲洗管腔，必要时，先挤出管腔内的血栓，再冲洗。在距血管断端约 1cm 以内切除血管的外膜，以免外膜的纤维随线带入管腔，招致血栓形成。

未吻合前的准备如前所述。将血管夹拉拢，对齐血管断端，在血管前、后壁相对应的两点，通过血管壁的全层，缝 2 条牵引线并结扎之，注意要使血管断端的边缘外翻，内膜相对合。如果血管壁正常，所做的牵引线即已使血管壁外翻。第一针要缝在血管前壁两牵引线的中间，结扎后，作为牵引，则血管前壁与后壁分离开。然后以 1~2mm 的间隔和 1~2mm 的边距缝合前壁。把血管夹和牵引线向上翻转 180° 显露出后壁，以同样的针距、边距缝合后壁。血管夹的松紧以能阻断血流而且在翻转血管时不致松脱为度。结扎缝线时，用力要均匀一致，以免内膜出现皱褶。

缝合完毕后，先松开远侧的血管夹（吻合静脉时，先松近侧的）。因逆流血液的压力相对低些。一旦发现有明显漏血，立即补缝一针。然后将近侧的血管夹慢慢松开，用纱布轻轻压迫吻合部，渗血可在数分钟内自行停止。有时需要补缝 1~2 针。

未缝合伤口以前，应彻底止血，以免形成过多的瘢痕。吻合部用软组织覆盖，有利于伤口愈合。最后，逐层缝合伤口。

（二）三定点缝合法（图 11-6-2）

此法常用连续缝合以吻合直径在 3mm 以上的血管，也可用间断或连续褥式缝合，对正在发育的儿童或少年患者不能用任何连续缝合，以免将来血管狭窄。此法操作比较复杂，若缝合线拉得过紧，有使吻合口缩小和内膜出现皱褶等缺点。此法具有不易漏血和避免前、后壁被缝在一起等优点。

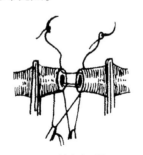
（1）缝合牵引线

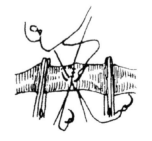
（2）由12点向4点处及由4点向8点处缝合

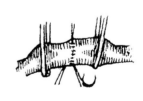
（3）由8点向12点处缝合

图 11-6-2　三定点连续缝合法

未吻合前的准备与两定点缝合法相同。

在12、4和8点处各缝合一针,结扎后,作为牵引线,先用12点牵引线的一股,向4点处做连续缝合,并与4点处牵引线的一股打结。再将8点处的牵引线轻轻向前拉,用同法缝合4点与8点之间的血管壁。最后,将血管夹和血管向上翻转,用相同的方法缝合8点与12点间的血管壁。缝合完毕后的处理与两定点法相同。

二、肌腱缝合术

肌腱是由一些纵行纤维束构成,借助束间的疏松结缔组织连在一起。肌腱断裂后,断端的纤维束即分散开,所以用一般缝合法修复肌腱,缝线容易脱出。

肌腱在没有滑膜包绕的地方,常有一层薄的腱旁组织,它含有弹力纤维和特异化的脂肪组织。修复这些部位的肌腱,如手背或前臂的肌腱,效果较好,因此肌腱周围组织如果与肌腱粘连,则能随肌腱而活动。在滑膜鞘内修复肌腱,如手指屈肌腱,效果很差,因肌腱与滑膜如果产生粘连,会严重限制肌腱的活动。

缝合肌腱的方法很多,常用的有两种。

(一)"8"字缝合法

"8"字缝合法即 Bunnell 法(图 11-6-3),其方法为:用蚊式止血钳夹住断裂肌腱的近侧端,在距断端约 2cm 处,用直针和细线横行穿过肌腱,再斜行交叉穿过 2~3 次。然后,用另一针于

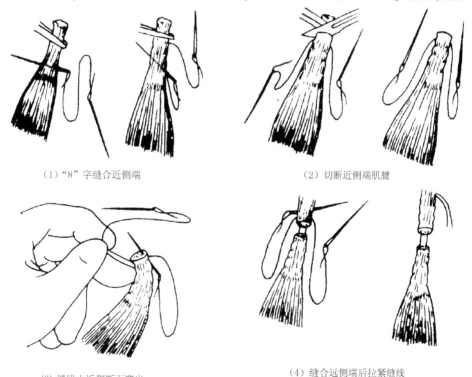

(1)"8"字缝合近侧端　　　　　　　(2)切断近侧端肌腱

(3)缝线由近侧断面穿出　　　　(4)缝合远侧端后拉紧缝线

图 11-6-3　"8"字缝合法

相反的方向做交叉穿过肌腱2~3次。注意,肌腱内的线不要互相纠缠,否则会导致缝线不能拉紧。沿蚊式止血钳的近侧用刀片切断肌腱,将两针由断面穿出。

将断裂肌腱的远侧端用蚊式止血钳夹住,沿止血钳的远侧切除肌腱。对正两断面,将双针线穿过远侧肌腱断面,再由两侧穿出,按上法斜行交叉穿过2~3次。拉紧缝线并打结,然后间断缝合数针。缝合部位最好能用软组织覆盖,以防手术后发生粘连。

(二) 双直角缝合法(图11-6-4)

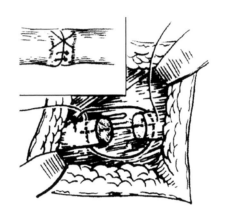

图 11-6-4　双直角缝合法

此法操作简单,效果也比较好,多用于缝合手屈肌腱在腕部的断裂伤,但肌腱的大小应大致相同。

修齐断端后,用细、直圆针和细线,在距近侧断端约1cm处,垂直于肌腱的长轴穿过肌腱的中心到该腱的另一侧,再以相同的距离、相反的方向垂直地穿过远侧肌腱断端,完成第一道缝合。用此针在与前一进针方向成直角、距断端相同距离处,依次垂直穿过近侧和远侧的肌腱断端,完成第二道缝合,拉紧缝线并打结。最后,做几针间断缝合进行加强。

参 考 文 献

段慧灵主编.1997.简明外科学.北京:人民卫生出版社

韩子玉主编.1990.外科手术学基础.沈阳:辽宁科学技术出版社

何三光主编.1993.外科学.北京:人民卫生出版社

黄志强主编.1996.外科手术学.北京:人民卫生出版社

黎介寿主编.1996.泌尿外科学.北京:人民军医出版社

齐兆生主编.1996.临床外科学纲要.上海:上海科学技术出版社

沈　魁,何三光主编.1989.实用普通外科手术学.沈阳:辽宁教育出版社

盛志勇主编.1996.手术学全集.北京:人民军医出版社

石美鑫主编.1992.实用外科学.北京:人民卫生出版社

王大玫主编.1997.外科手术解剖学.香港:香港时代图书有限公司

吴孟超主编.1996.外科学新理论与新技术.上海:上海科技教育出版社

吴在德主编.2001.外科学.第 5 版.北京:人民卫生出版社

徐恩多,何维为,于　频主编.1992.外科解剖学.沈阳:辽宁教育出版社

叶舜宾主编.1995.外科学.北京:人民卫生出版社

仲剑平主编.1998.医疗护理技术操作常规.北京:人民军医出版社